临床护理学理论与实践

LINCHUANG HULIXUE LILUN YU SHIJIAN

主编 刘 清 周文秀 葛宝芬 郑 英 杨 雪 曹秀秀 白 雪

黑龙江科学技术出版社

HEILONGJIANG SCIENCE AND TECHNOLOGY PRESS

图书在版编目（CIP）数据

临床护理学理论与实践 / 刘清等主编. -- 哈尔滨：
黑龙江科学技术出版社，2023.4
ISBN 978-7-5719-1892-7

Ⅰ．①临… Ⅱ．①刘… Ⅲ．①护理学 Ⅳ．①R47

中国国家版本馆CIP数据核字（2023）第065566号

临床护理学理论与实践
LINCHUANG HULIXUE LILUN YU SHIJIAN

主　　编	刘　清　周文秀　葛宝芬　郑　英　杨　雪　曹　秀　白　雪	
责任编辑	陈兆红	
封面设计	宗　宁	
出　　版	黑龙江科学技术出版社	
	地址：哈尔滨市南岗区公安街70-2号　邮编：150007	
	电话：（0451）53642106　传真：（0451）53642143	
	网址：www.lkcbs.cn	
发　　行	全国新华书店	
印　　刷	黑龙江龙江传媒有限责任公司	
开　　本	787 mm×1092 mm　1/16	
印　　张	23.5	
字　　数	592千字	
版　　次	2023年4月第1版	
印　　次	2023年4月第1次印刷	
书　　号	ISBN 978-7-5719-1892-7	
定　　价	238.00元	

前　言

护理学的形成和发展与人类文化、科学进步息息相关,并深受社会变迁的影响。在人类的生存过程中,不可避免地会出现生、老、病、死,原始的照顾由此应运而生,主要护理形式为自我护理和家庭护理。后来随着社会和文化的发展,人们对疾病的认识逐渐增加,护理工作从家庭走向社会,形成了早期护理的雏形。文艺复兴时期,医学研究得到了迅速发展,从事护理工作的人员开始接受专门的培训,护士逐渐成为一种独立且高尚的职业。随着现代社会对健康和疾病认识的不断深化,人们健康观念与健康需求不断增加,"有病要治疗,未病要预防"的理念已逐渐为人们所接受,因此,对护理人员的专业知识、技术水平和人文素养等也提出了更高的要求。为进一步推进优质护理服务,提高现有护理从业人员的业务水平,培养更多合格的护理人员,特编写了《临床护理学理论与实践》一书。

本书试图从多方位、多层次、多角度反映近年来临床护理研究与护理实践的最新成果,针对书中涉及的各种疾病,没有大篇幅地讲述其病因、发病机制、病理生理、实验室检查等基础知识,而是着重讲解了临床表现、护理诊断、护理措施等与护理工作息息相关的内容。本书资料翔实,深入浅出,覆盖面广,特别注重先进性、实用性、系统性,及时地反映了护理学的新进展,并充分考虑到了我国当前护理学的发展水平。本书可以为广大护理人员解决临床工作中经常遇到的问题,提供更为规范、专业的护理方面的指导,适合护理管理者、护理教育工作者、医院护士阅读参考,对提高护理人员工作水平有重要意义。

由于编写时间仓促,学识水平和工作实践存在局限,故书中可能存在疏漏及不足之处。为了进一步提高本书的质量,诚恳地希望各位读者不吝赐教,提出宝贵意见。

《临床护理学理论与实践》编委会

2023 年 2 月

目　录

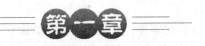

护理理论

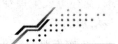

第一节 需要理论

一、需要概述

每个人都有一些基本的需要,包括生理的、心理的和社会的。这些需要的满足使人类得以生存和繁衍发展。

(一)需要的概念

需要是人脑对生理与社会要求的反应。人类的基本需要具有共性,在不同年代、不同地区或不同人群,为了自身与社会的生存与发展,必须对一定的事物产生需求,例如,食物、睡眠、情爱、交往等,这些需求反映在个体的头脑中,就形成了他的需要。当个体的需要得到满足时,就处于一种平衡状态,这种平衡状态有助于个体保持健康。反之,当个体的需要得不到满足时,个体则可能陷入紧张、焦虑、愤怒等负性情绪中,严重者可导致疾病的发生。

(二)需要的特征

1.需要的对象性

人的任何需要都是指向一定对象的。这种对象既可以是物质性的,也可以是精神性的。无论是物质性的还是精神性的需要,都须有一定的外部物质条件才可获得满足。

2.需要的发展性

需要是个体生存发展的必要条件,如婴儿期的主要需要是生理需要,少年期则产生了尊重的需要。

3.需要的无限性

需要不会因暂时满足而终止,当某些需要满足后,还可产生新的需要,新的需要就会促使人们去从事新的满足需要的活动。

4.需要的社会历史制约性

人的各种需要的产生及满足均可受到所处环境条件与社会发展水平的制约。

5.需要的独特性

人与人之间的需要既有相同,也有不同,其需要的独特性是个体的遗传因素、环境因素所决定的。在临床工作中,护理人员应细心观察患者需要的独特性,以及时给予合理的满足。

(三)需要的分类

常见的分类有两种。

1.按需要的起源分类

需要可分生理性需要与社会化需要。生理性需要(如饮食、排泄等);社会性需要如劳动、娱乐、交往等。生理性需要主要作用是维持机体代谢平衡;社会性需要的主要作用是维持个体心理与精神的平衡。

2.按需要的对象分类

需要可分物质需要与精神需要。物质需要如衣、食、住、行等;精神需要如认识的需要、交往的需要等。物质需要既包括生理性需要,也包括社会性需要;精神需要是指个体对精神文化方面的要求。

(四)需要的作用

需要是个体从事活动的基本动力,是个体行为积极性的源泉。根据需要的作用,护理人员在护理患者时,既要满足患者的基本需要,又要激发患者依靠自己的力量恢复健康的需要。

二、需要层次理论

许多哲学家和心理学家试图将人的需要这一概念发展成理论,并用以解释人的行为。心理学家亚伯拉罕·马斯洛于1943年提出了人类基本需要层次论,这一理论已被广泛应用于心理学、社会学和护理学等许多学科领域。

(一)需要层次论的主要内容

马斯洛将人类的基本需要分为5个层次,并按照先后次序,由低向高依次排列,包括生理的需要、安全的需要、爱与归属的需要、尊敬的需要和自我实现的需要。

1.生理的需要

生理的需要是人类最基本的需要,包括食物、空气、水、温度(衣服和住所)、排泄、休息和避免疼痛。

2.安全的需要

人需要一个安全、有秩序、可预知、有组织的世界,以使其感到有所依靠,不被意外的、危险的事情所困扰,即包括安全、保障、受到保护,以及没有焦虑和恐惧。

3.爱与归属的需要

人渴望归属于某一群体并参与群体的活动和交往,希望在群体或家庭中有一个适当的位置,并与他人有深厚的情感,即包括爱他人、被爱和有所归属,以免遭受遗弃、拒绝、举目无亲等痛苦。

4.尊敬的需要

尊敬的需要是个体对自己的尊严和价值的追求,包括自尊和被尊两方面。尊敬需要的满足可使人感到自己有价值、有能力、有力量和必不可少,使人产生自信心。

5.自我实现的需要

自我实现的需要是指一个人要充分发挥自己才能与潜力的要求,是力求实现自己可能之事的要求。

马斯洛在晚年时,又把人的需要概括为三大层次:基本需要、心理需要和自我实现需要。

(二)各需要层次之间的关系

马斯洛不仅将人的需要按照不同层次进行了划分,而且十分强调各层次之间的关系。他指出如下几点。

(1)必须首先满足较低层次的需要,然后再考虑满足较高层次的需要。生理需求是最低层次的,也是最重要的,人在最基本的生理需要满足后,才得以维持生命。

(2)通常一个层次的需要被满足后,更高一层的需要才会出现,并逐渐明显和强烈。例如,人的生理需要得到满足后,会争取满足安全的需要;同样,在安全的需要满足之后,才会提出爱和更高层次的需要。但是,有些人在追求满足不同层次的需要时会出现重叠,甚至颠倒。例如,有的科研工作者为探求科学真理(自我实现),不顾试验场所可能存在危害生命的因素(安全的需要);有的运动员为夺冠军,为祖国争光(自我实现),不考虑自己可能会受伤甚至致残(生理和安全的需要),也要勇往直前。

(3)维持生存所必需的低层次需要是要求立即和持续予以满足的,如氧气;越高层次的需要越可被较长久地延后,如性的需要、尊敬的需要等。但是,这些可被暂时延缓或在不同时期有所变化的需要是始终存在的,不可被忽视。

(4)人们满足较低层次需要的活动基本相同,如对氧的需要,都是通过呼吸运动来满足。而越是高层次的需要越为人类所特有,人们采用的满足方式越具有差异性,如满足自我实现需要的需要时,作家从事写作,科学家作研究,运动员参加竞赛等。同时,低层次需要比高层次需要更易确认、更易观测、更有限度,如人只吃有限的食物,而友爱、尊重和自我实现需要的满足则是无限的。

(5)随着需要层次向高层次移动,各种需要满足的意义对每个人来说越具有差异性。这是受个人的愿望、社会文化背景及身心发展水平所决定的。例如,有的人对有一个稳定的职业、受他人尊敬的职位就很满意了,而有的人还要继续学习,获得更高的学位,不断改革和创新。

(6)各需要层次之间可相互影响。例如,有些较高层次需要并非生存所必需,但它能促进生理机能更旺盛,使人的健康状态更佳、生活质量更高,如果不被满足,会引起焦虑、恐惧、抑郁等情绪,导致疾病发生,甚至危及生命。

(7)人的需要满足程度与健康成正比。当所有的需要被满足后,就可达到最佳的健康状态。反之,基本需要的满足遭受破坏,会导致疾病。人若生活在高层次需要被满足的基础上,就意味着有更好的食欲和睡眠、更少的疾病、更好的心理健康和更长的寿命。

(三)需要层次论对护理的意义

需要层次论为护理学提供了理论框架,它是护理程序的理论基础,可指导护理实践有效进行。

(1)帮助护理人员识别患者未满足的需要的性质,以及对患者所造成的影响。

(2)帮助护理人员根据需要层次和优势需要,确定需要优先解决的健康问题。

(3)帮助护理人员观察、判断患者未感觉到或未意识到的需要,给予满足,以达到预防疾病的目的。

(4)帮助护理人员对患者的需要进行科学指导,合理调整需要间关系,消除焦虑与压力。

三、影响需要满足的因素

当人的需要大部分被满足时,人就能处于一种相对平衡的健康状态。反之,会造成机体环境的失衡,导致疾病的发生。因此,了解可能引起人的需要满足的障碍因素十分必要。

（一）生理的障碍

生理的障碍包括生病、疲劳、疼痛、躯体活动有障碍等,如因腹泻而影响水、电解质的平衡,以及食物摄入的需要。

（二）心理的障碍

人处于焦虑、恐惧、愤怒、兴奋或抑郁等状态时会影响基本需要的满足,如引起食欲改变、失眠、精力不集中等。

（三）认知的障碍和知识缺乏

人要满足自身的基本需要是要具备相关知识的,如营养知识、体育锻炼知识和安全知识等。人的认知水平较低时会影响对有关信息的接受、理解和应用。

（四）能力障碍

一个人具备多方面能力,如交往能力、动手能力、创造能力等。当个体某方面能力较差,就会导致相应的需要难以满足。

（五）性格障碍

一个人性格与他的需要产生与满足有密切关系。

（六）环境的障碍

如空气污染、光线不足、通风不良、温度不适宜、噪音等都会影响某些需要的满足。

（七）社会的障碍

缺乏有效的沟通技巧、社交能力差、人际关系紧张、与亲人分离等会导致缺乏归属感和爱,也可影响其他需要的满足。

（八）物质的障碍

需要的满足需要一定的物质条件,当物质条件不具备时,以这些条件为支撑的需要就无法满足。如生理需要的满足需要食物、水;自我实现的需要的满足需要书籍、实验设备等。

（九）文化的障碍

如地域习俗的影响、信仰、观念的不同、教育的差别等,都会影响某些需要的满足。

四、患者的基本需要

一个人在健康状态下能够由自己来满足各类需要,但在患病时,情况就发生了变化,许多需要不能自行满足。这就需要护理人员作为一种外在的支持力量,帮助患者满足需要。

（一）生理的需要

1.氧气

缺氧、呼吸道阻塞、呼吸道感染等。

2.水

脱水、水肿、电解质紊乱、酸碱失衡。

3.营养

肥胖、消瘦、各种营养缺乏、不同疾病(如糖尿病、肾脏疾病)的特殊饮食需要。

4.体温

过高、过低、失调。

5.排泄

便秘、腹泻、大小便失禁等。

6.休息和睡眠

疲劳、各种睡眠形态紊乱。

7.避免疼痛

各种类型的疼痛。

（二）刺激的需要

患者在患病的急性期，对刺激的需要往往不很明显，当处于恢复期时，此需要的满足日趋重要。如长期卧床的患者，如果他心理上刺激的需要、生活上活动的需要不满足，那就意味着其心理上、生理上都在退化。因此，卧床患者需要翻身、肢体活动，以减轻或避免皮肤受损、肌肉萎缩等。

长期单调的生活不但引起体力衰退、情绪低落，智力也会受到影响。故应注意环境的美化，安排适当的社交和娱乐活动。长期住院的患者更应注意满足刺激的需要，如布置优美、具有健康教育性的住院环境，病友之间的交流和娱乐等。

（三）安全的需要

患病时由于环境的变化、舒适感的改变，安全感会明显降低，如担心自己的健康没有保障；寂寞和无助感；怕被人遗忘和得不到良好的治疗和护理；对各种检查和治疗产生恐惧和疑虑；对医护人员的技术不信任；担心经济负担问题等。具体护理内容包括以下两点。

1.避免身体伤害

应注意防止发生意外，如地板过滑、床位过高或没有护栏、病室内噪音、院内交叉感染等均会对患者造成伤害。

2.避免心理威胁

应进行入院介绍和健康教育，增强患者自信心和安全感，使患者对医护人员产生信任感和可信赖感，促进治疗和康复。

（四）爱与归属的需要

患病住院期间，由于与亲人的分离和生活方式的变化，这种需要的满足受到影响，就变得更加强烈，患者常常希望得到亲人、朋友和周围人的亲切关怀、理解和支持。护理人员要通过细微、全面的护理，与患者建立良好的护患关系，允许家属探视，鼓励亲人参与护理患者的活动，帮助患者之间建立友谊。

（五）自尊与被尊敬的需要

在爱和所属的需要被满足后，患者也会感到被尊敬和被重视，因而这两种需要是相关的。患病会影响自尊需要的满足，患者会觉得因生病而失去自身价值或成为他人的负担，护理人员在与患者交往中，始终保持尊重的态度、礼貌的举止。

注意帮助患者感到自己是重要的、是被他人接受的，如礼貌称呼患者的名字，而不是床号；初次与患者见面时，护士应介绍自己的名字；重视、听取患者的意见；让患者做力所能及的事，使患者感到自身的价值。

在进行护理操作时，应注意尊重患者的隐私，减少暴露；为患者保密；理解和尊重患者的个人习惯、价值观、宗教信仰等，不要把护士自己的观念强加给患者，以增加其自尊和被尊感。

（六）自我实现的需要

个体在患病期间最受影响而且最难满足的需要是自我实现的需要。特别是有严重的能力丧失时，如失明、耳聋、失语、瘫痪、截肢等对人的打击更大。但是，疾病也会对某些人的成长起到促进作用,从而对自我实现有所帮助。此需要的满足因人而异,护理的功能是切实保证低层次需要的满足,使患者意识到自己有能力、有潜力,并加强学习,为自我实现创造条件。

五、满足患者需要的方式

护理人员满足患者需要的方式有 3 种。

(一)直接满足患者的需要

对于暂时或永久丧失自我满足某方面需要能力的患者,护理人员应采取有效措施来满足患者的基本需要,以减轻痛苦,维持生存。

(二)协助患者满足需要

对于具有或恢复一定自我满足需要能力的患者,护理人员应有针对性地给予必要的帮助和支持,提高患者自护能力,促进早日康复。

(三)间接满足患者的需要

可通过卫生宣教、健康咨询等多种形式为护理对象提供卫生保健知识,避免健康问题的发生或恶化。

(刘　清)

第二节　自理理论

奥瑞姆(Dorothea.Elizabeth.Orem)是美国著名的护理理论学家之一。她在长期的临床护理、教育和护理管理及研究中,形成和完善了自理模式。强调护理的最终目标是恢复和增强人的自护能力,对护理实践有着重要的指导作用。

一、自理理论概述

奥瑞姆的自理模式主要包括自理理论、自理缺陷理论和护理系统理论。

(一)自理理论

每个人都有自理需要,而且因不同的健康状况和生长发育的阶段而不同。自理理论包括自我护理、自理能力、自理的主体、治疗性自理需要和自理需要等五个主要概念。

(1)自我护理是个体为维持自身的结构完整和功能正常,维持正常的生长发育过程,所采取的一系列自发的调节行为。人的自我护理活动是连续的、有意义的。完成自我护理活动需要智慧、经验和他人的指导与帮助。正常成人一般可以进行自我护理活动,但是婴幼儿和那些不能完全自我护理的成人则需要不同程度的帮助。

(2)自理能力是指人进行自我护理活动的能力,也就是从事自我照顾的能力。自理能力是人为了维护和促进健康及身心发展进行自理的能力,是一个趋于成熟或已成熟的人的综合能力。人为了维持其整体功能正常,根据生长发育的特点和健康状况,确定并详细叙述自理需要,进行相应的自理行为,满足其特殊需要,比如人有预防疾病和避免损伤的需要,在患病或受损伤后,有减轻疾病或损伤对身心损害的需要。奥瑞姆认为自理能力包括十个主要方面:①重视和警惕危害因素的能力:关注身心健康,有能力对危害健康的因素引起重视,建立自理的生活方式。②控制和利用体能的能力：人往往有足够的能量进行工作和日常生活,但疾病会不同程度地降低此能力,患病时人会感到乏力,无足够的能量进行肢体活动。③控制体位的能力：当感到不适时,有改变体位或减轻不适的能力。④认识疾病和预防复发的能力：患者知道引发疾病的原因、过程、治疗方法及预后,有能力采取与疾病康复和预防复发相关的自理行为,如改善或调整原有的生活方式,避免诱发因素、遵医嘱服药等。⑤动机：是指对疾病的态度。若积极对待疾病,患者有避免各种危险因素的意向或对恢复工作回归社会有信心等。⑥对健康问题的判断能力：当身体健康出现问题时,能做出决定,以及时就医。⑦学习和运用与疾病治疗和康复相关的知识和技能的能力。⑧与医护人员有效沟通,配合各项治疗和护理的能力。⑨安排自我照顾行为的能力,能解释自理活动的内容和益处,并合理安排自理活动。⑩从个人、家庭和社会各方面,寻求支持和帮助的能力。

(3)自理的主体：是指完成自我护理活动的人。在正常情况下,成人的自理主体是本身,但是儿童、患者或残疾人等的自理主体部分是自己、部分为健康服务者或是健康照顾者如护士等。

(4)治疗性自理需要：指在特定时间内,以有效的方式进行一系列相关行为以满足自理需要,包括一般生长发育的和健康不佳时的自理需要。

(5)自理需要：为了满足自理需要而采取的所有活动,包括一般的自理需要,成长发展的自理需要和健康不佳的自理需要。

一般的自理需求：与生命过程和维持人体结构和功能的整体性相关联的需求。①摄取足够的空气、水和食物。②提供与排泄有关的照料。③维持活动与休息的平衡。④维持孤独及社会交往的平衡。⑤避免对生命和健康有害因素。⑥按正常规律发展。

发展的自理需求：与人的成长发展相关的需求;不同的发展时期有不同的需求;有预防和处理在成长过程中遇到不利情况的需求。

健康不佳时的自理需求：个体在身体结构和功能、行为和日常生活习惯发生变化时出现的自理需求。包括：①及时得到治疗。②发现和照顾疾病造成的影响。③有效地执行诊断、治疗和康复方法。④发现和照顾因医护措施引起的不适和不良反应。⑤接受并适应患病的事实。⑥学习新的生活方式。

(6)基本条件因素：反映个体特征及生活状况的一些因素。包括：年龄、健康状况、发展水平、社会文化背景、健康照顾系统、家庭、生活方式、环境和资源等。

(二)自理缺陷理论

自理缺陷是奥瑞姆理论的核心,是指人在满足其自理需要方面,在质或量上出现不足。当自理需要小于或等于自理主体的自理能力时,人就能进行自理活动。当自理主体的自理能力小于自理需要时,就会出现自理缺陷。这种现象可以是现存的,也可以是潜在的。自理缺陷包括两种情况：当自理能力无法全部满足治疗性自理需求时,即出现自理缺陷;另一种是照顾者的自理能力无法满足被照顾者的自理需要。自理缺陷是护理工作的重心,护理人员应与患者及其家属进行有效沟通,保持良好的护患关系,以确定如何帮助患者,与其他医疗保健专业人士和社会教育性服务机构配合,形成一个帮助性整体,为患者及其家属提供直接帮助。

(三)护理系统理论

护理系统是在人出现自理缺陷时护理活动的体现,是依据患者的自理需要和自理主体的自理能力制订的。

护理力量是受过专业教育或培训的护士所具有的护理能力。即了解患者的自理需求及自理力量,并做出行动、帮助患者,通过执行或提高患者的自理力量来满足治疗性自理需求。

护理系统也是护士在护理实践中产生的动态的行为系统,奥瑞姆将其分为3个系统:即全补偿护理系统、部分补偿系统、辅助教育系统。各护理系统的适用范围、护士和患者在各系统中所承担的职责如下所述。

1.全补偿护理系统

患者没有能力进行自理活动;患者神志和体力上均没有能力;神志清楚,知道自己的自理需求,但体力上不能完成;体力上具备,但存在精神障碍无法对自己的自理需求做出判断和决定,对于这些患者需要护理给予全面的帮助。

2.部分补偿护理系统

这是满足治疗性自理需求,既需要护士提供护理照顾,也需要患者采取自理行动。

3.辅助-教育系统

患者能够完成自理活动,同时也要求其完成;需要学习才能完成自理,没有帮助就不能完成。护士通过对患者提供教育、支持、指导,提高患者的自理能力。

这3个系统类似于我国临床护理中一直沿用至今的分级护理制度,即特级和一级护理、二级护理和三级护理。

奥瑞姆理论的特征:其理论结构比较完善而有新意;相对简单而且易于推广;奥瑞姆的理论与其他已被证实的理论、法律和原则也是一致的;奥瑞姆还强调了护理的艺术性,以及护士应具有的素质和技术。

二、自理理论在护理实践中的应用

奥瑞姆的自理理论被广泛应用在护理实践中,她将自理理论与护理程序有机地联系在一起,通过设计好的评估方法和工具评估患者的自理能力及自理缺陷,以帮助患者更好地达到自理。她将护理程序分为以下3步。

(一)评估患者的自理能力和自理需要

在这一步中,护士可以通过收集资料来确定病种存在哪些自理缺陷,以及引起自理缺陷的原因,评估患者的自理能力与自理需要,从而确定患者是否需要护理帮助。

1.收集资料

护士收集的资料包括患者的健康状况,患者对自身健康的认识,医师对患者健康的意见,患者的自理能力,患者的自理需要等。

2.分析与判断

在收集自理能力资料的基础上,确定以下问题:①患者的治疗性自理需要是什么。②为满足患者的治疗性自理需求,其在自理方面存在的缺陷有哪些。③如果有缺陷,由什么原因引起的。④患者在完成自理活动时具备的能力有哪些。⑤在未来一段时间内,患者参与自理时具备哪些潜在能力,如何制订护理目标。

(二)设计合适的护理系统

根据患者的自理需要和能力,在完全补偿系统、部分补偿系统和支持-教育系统中选择一个合适的护理系统,并依据患者智力性自理需求的内容制订出详细的护理计划,给患者提供生理和心理支持及适合于个人发展的环境,明确护士和患者的角色功能,以达到促进健康、恢复健康、提高自理能力的目的。

(三)实施护理措施

根据护理计划提供适当的护理措施,帮助和协调患者恢复和提高自理能力,满足患者的自理需求。

(刘　清)

第三节　健康系统理论

贝蒂·纽曼(Betty Neuman)1970年提出了健康系统模式,后经两年的完善于1972年在《护理研究》杂志上发表了《纽曼健康系统模式》一文。经过多次修改,于1988年再版的《纽曼系统模式在护理教育与实践中的应用》完善地阐述了纽曼的护理观点,并被广泛地应用于临床护理及社区护理实践中。

一、健康系统理论概述

纽曼健康系统模式主要以格式塔特心理学为基础,并应用了贝塔朗菲的系统理论,席尔(Selye)压力与适应理论及凯普兰(Caplan)三级预防理论。

主要概念如下。

(一)个体

个体是指个体的人,也可为家庭、群体或社区。它是与环境持续互动的开放系统,称为服务对象系统。

1.正常防御线

正常防御线是指每个个体经过一定时间逐渐形成的对外界反应的正常范围,即通常的健康/稳定状态。是由生理的、心理的、社会文化的、发展的、精神的技能所组成,用来对付应激原的。这条防御线是动态的,与个体随时需要保持稳定有关。一旦压力源入侵正常防线,个体发生压力反应,表现为稳定性减低和产生疾病。

2.抵抗线

抵抗线是防御应激原的一些内部因素,其功能是使个体稳定并恢复到健康状态(正常防御线)。它是保护基本结构,并且当环境中的应激原侵入或破坏正常防御线时,抵抗线被激活,如免疫机制,如果抵抗线的作用(反应)是有效的,系统可以重建;但如果抵抗线的作用(反应)是无效的,其结果是能量耗尽,系统灭亡。

3.弹性防御线

弹性防御线为外层的虚线,也是动态的,能在短期内迅速发生变化。当环境施加压力时,它是正常防御线的缓冲剂,而当环境给以支持并有助于成长和发展时,它是正常防御线的过滤器。其功能会因一些变化如失眠、营养不良或其他日常生活变化而降低。

当这个防御线的弹性作用不能再保护个体对抗应激原时,应激原就会破坏正常防御线而导致疾病。当弹性防御线与正常防御线之间的距离增加,表明系统保障程度增强。

以上3种防御机制,既有先天赋予的,又有后天习得的,抵抗效能取决于心理、生理、社会文化、生长发育、精神5个变量的相互作用。3条防御线的相互关系是弹性防御线保护正常防御线,抵抗线保护基本结构。当个体遇到压力源时,弹性防御线首先激活以防止压力源入侵。若弹性防御线抵抗不消,压力源侵入正常防御线,人体发生反应,出现症状。此时,抵抗线被激活。当抵抗有效,个体又恢复到正常防御线未遭受入侵时的健康状态。

（二）应激原

纽曼将应激原定义为能够产生紧张及潜在地引起系统失衡的刺激。系统需要应对一个或多个刺激。纽曼系统模式中强调的是确定应激原的类型、本质和强度。

1.个体外的

这是发生在个体以外的力量。如失业,是受同事是否接受（社会文化力量）、个人对失业的感受（心理的）及完成工作的能力（生理的、发展的、心理的）所影响。

2.个体间的

这是发生在一个或多个个体之间的力量。如夫妻关系,常受不同地区和时代（社会文化）、双方的年龄和发展水平（生理和发展的）和对夫妻的角色感觉和期望（心理的）所影响。

3.个体内的

这是发生在个体内部的力量。如生气,是一种个体内部力量,其表达方式是受年龄（发展的）、体力（生理的）、同伴们的接受情况（社会文化的）及既往应对生气的经历（心理的）所影响。

应激原可以对此个体有害,但对另一个体无害。因而仔细评估应激原的数量、强度、相持时间的长度及对该系统的意义和既往的应对能力等,对护理干预是非常重要的。

（三）反应

纽曼认为保健人员应根据个体对应激原反应情况进行以下不同的干预。

1.初级预防

初级预防是指在只有怀疑有或已确定有应激原而尚未发生反应的情况下就开始进行的干预。初级预防的目的是预防应激原侵入正常防御线或通过减少与应激原相遇的可能性,和增强防御线来降低反应的程度。如减轻空气污染、预防免疫注射等。

2.二级预防

如果反应已发生,干预就从二级预防开始。主要是早期发现病例、早期治疗症状以增强内部抵抗线来减少反应。如进行各种治疗和护理。

3.三级预防

三级预防是指在上述治疗计划后,已出现重建和相当程度的稳定时进行的干预。其目的是通过增强抵抗线维持其适应性以防止复发。如进行患者教育,提供康复条件等。

二、纽曼系统模式在护理中的应用

纽曼系统模式自正式发表以来得到了护理学术界的一致认同,已被广泛用于护理教育、科研和临床护理实践中。

纽曼系统模式的整体观、三级预防概念及于个人、家庭、群体、社区护理的广泛适应性,为中专、大专、本科、硕士等不同层次护理专业学生的培养提供了有效的概念框架。除了用于课程设置,此系统模式还可作为理论框架设计护理评估、干预措施和评价工具供学生在临床实习使用,且具有可操作性。

在护理科研方面,纽曼系统模式既已用于指导对相关护理现象的定性研究又已作为对不同服务对象预防性干预效果的定量研究理论框架,而此方面报道最多的是应用纽曼系统模式改善面对特定生理、心理、社会、环境性压力源患者的护理效果研究。

在临床护理实践方面,大量文献报道,纽曼系统模式可用于从新生儿到老年处于不同生长发育阶段人的护理。它不仅在精神科使用,也在内外科、重症监护室、急诊、康复病房、老年护理院等使用。纽曼系统模式已被用于对多种患者的护理,如慢性阻塞性肺病、多发性硬化、高血压、肾脏疾病、癌症、急慢性脊髓损伤、矫形整容手术等患者,甚至也用于对艾滋病和一些病情非常危重复杂的患者,如多器官衰竭、心肌梗死患者的护理。

(刘　清)

第四节　应激与适应理论

一、应激及其相关内容

(一)应激

应激又称压力或紧张,是指内、外环境中的刺激物作用于个体而使个体产生的一种身心紧张状态。应激可降低个体的抵抗力、判断力和决策力,例如,面对突如其来的意外事件或长期处于应激状态,可影响个体的健康甚至致病;但应激也可促使个体积极寻找应对方法、解决问题,如面临高考时紧张复习、护士护理患者时遇到疑难问题设法查阅资料、请教他人等。人在生活中随时会受到各种刺激物的影响,因此应激贯穿于人的一生。

(二)应激原

应激原又称压力原或紧张原,任何对个体内环境的平衡造成威胁的因素都称为应激原。应激原可引起应激反应,但并非所有的应激原对人体均产生同样程度的反应。常见的应激原分为以下3类。

1.一般性应激原

(1)生物性:各种细菌、病毒、寄生虫等。

(2)物理性:温度、空气、声、光、电、外力、放射线等。

(3)化学性:酸、碱、化学药品等。

2.生理病理性应激原

(1)正常的生理功能变化:如月经期、妊娠期、更年期,或基本需要没有得到满足,如饮食、性欲、活动等。

(2)病理性变化:各种疾病引起的改变,如缺氧、疼痛、电解质紊乱、乏力等,以及手术、外伤等。

3.心理和社会性应激原

(1)一般性社会因素:如生离死别、搬迁、旅行、人际关系纠葛及角色改变,如结婚、生育、毕业等。

(2)灾难性社会因素:如地震、水灾、战争、社会动荡等。

(3)心理因素:如应付考试、参加竞赛、理想自我与现实自我冲突等。

（三）应激反应

应激反应是对应激原的反应,可分为两大类。

1.生理反应

应激状态下身体主要器官系统产生的反应包括心率加快、血压增高、呼吸深快、恶心、呕吐、腹泻、尿频、血糖增加、伤口愈合延迟等。

2.心理反应

如焦虑,抑郁,使用否认、压抑等心理防卫机制等。

一般来说,生理和心理反应经常是同时出现的,因为身心是持续互相作用的。应激状态下出现的应激反应常具有以下规律:①一个应激原可引起多种应激反应的出现,如当贵重物品被窃后,个体可能出现心悸、头晕,同时感觉愤怒、绝望,此时,头脑混乱无法做出正确决定。②多种应激原可引起同一种应激反应。③对极端的应激原如灾难性事件,大部分人都会以类似的方式反应。

二、有关应激学说

汉斯·塞尔耶是加拿大的生理学家和内分泌学家,也是最早研究应激的学者之一。早在1950年,塞尔耶在《应激》一书中就阐述了他的应激学说。他的一般理论对全世界的应激研究产生了影响。他认为应激是身体对任何需要做出的非特异性反应,例如,不论个人是处于精神紧张、外伤、感染、冷热、X光线侵害等任何情况下,身体都要发生反应,而这些反应是非特异性的。

塞尔耶还认为,当个体面对威胁时,无论是什么性质的威胁,体内都会产生相同的反应群,他称之为全身适应综合征(GAS),并提出这些症状都是通过神经内分泌途径产生的(图1-1)。

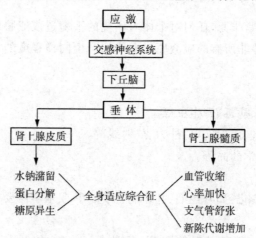

图1-1　应激反应的神经内分泌途径

全身适应综合征解释了为什么不同的应激原可以产生相同的应激反应,尤其是生理应激的反应。此外,塞尔耶还提出了局部适应综合征(LAS)的概念,即机体对应激原产生的局部反应,这些反应常发生在某一器官或区域,如局部的炎症、血小板聚集、组织修复等。

无论GAS还是LAS,塞尔耶认为都可以分为3个独立的阶段(图1-2)。

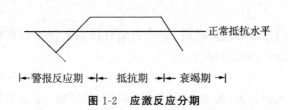

图 1-2　应激反应分期

(一)警报反应期

这是应激原作用于身体的直接反应。应激原作用于人体,开始抵抗力下降,如果应激原过强,可致抵抗力进一步下降而引起死亡。但绝大多数情况下,机体开始防御,如激活体内复杂的神经内分泌系统功能,使抵抗水平上升,并常常高于机体正常抵抗水平。

(二)抵抗期

若应激原仍然存在,机体将保持高于正常的抵抗水平与应激原抗衡。此时机体也处于对应激适应的阶段。当机体成功地适应了应激之后,GAS 将在此期结束,机体的抵抗力也将由原有的水平有所提高。相反则由此期进入衰竭期。

(三)衰竭期

发生在应激原强烈或长期存在时,机体所有的适应性资源和能力被耗失殆尽,抵抗水平下降。表现为体重减轻,肾上腺增大,随后衰竭,淋巴结增大,淋巴系统功能紊乱,激素分泌先增加后衰竭。这时若没有外部力量如治疗、护理的帮助,机体将产生疾病甚至死亡。

由此可见,为防止应激原作用于机体产生衰竭期的后果,运用内部或外部力量及时去除应激原、调整应激原的作用强度,保护和提高机体的抵抗水平是非常重要的。

塞尔耶认为,不仅 GAS 分为以上三期,MS 也具有这样三期的特点,只是当 LAS 的衰竭期发生时,全身适应综合征的反应将开始被激活和唤起。

三、适应与应对

(一)适应

适应是指应激原作用于机体后,机体为保持内环境的平衡而做出改变的过程。适应是生物体区别于非生物体的特征之一,而人类的适应又比其他生物更为复杂。适应是生物体调整自己以适应环境的能力,或促使生物体更能适于生存的一个过程。适应性是生命的最卓越特性,是内环境平衡和对抗应激的基础。

(二)应对

应对即个体对抗应激原的手段。它具有两方面的功能:一个是改变个体行为或环境条件来对抗应激原,另一个是通过应对调节自身的情绪情感并维持内环境的稳定。

(三)适应的层次

人的适应层次不同于其他生物体,除生理层次的适应外,还有心理、社会文化、知识技术层次的适应。

1.生理层次

生理适应是指发生在体内的代偿性变化。如一个从事脑力劳动的人进行跑步锻炼,开始会感到肌肉酸痛、心跳加快,但坚持一段时间后,这些感觉就会逐渐消失,这是由于体内的器官慢慢地增加了强度和功效,适应了跑步对身体所增加的需求。

2.心理层次

心理适应是指当人们经受心理应激时,如何调整自己的态度去认识情况和处理情况。如癌症患者平静接受自己的病情,并积极配合治疗。

3.社会文化层次

社会适应是调整个人的行为,使之与各种不同群体,如家庭、专业集体、社会集团等信念、习俗及规范相协调。如遵守家规、校规、院规。

4.知识技术层次

知识技术层次是指对日常生活或工作中涉及的知识及使用的设备、技术的适应。例如,电脑时代年轻人应学会使用电脑,护士能够掌握使用先进监护设备、护理技术的方法等。

(四)适应的特性

所有的适应机制,无论是生理的、心理的、文化的或技术的,都有共同特性。

(1)所有的适应机制都是为了维持最佳的身心状态,即内环境的平衡和稳定。

(2)适应是一种全身性的反应过程,可同时包括生理、心理、社会文化甚至技术各个层次。如护士学生在病房实习时,不仅要有充足的体力和心理上的准备,还应掌握足够的专业知识和操作技能,遵守医院、病房的规章制度,并与医师、护士、患者和其他同学做好沟通工作。

(3)适应是有一定限度的,这个限度是由个体的遗传因素如身体条件、才智及情绪的稳定性决定的。如人对冷热不可能无限制地耐受。

(4)适应与时间有关,应激原来得越突然,个体越难以适应;相反,时间越充分,个体越有可能调动更多的应对资源抵抗应激原,适应得就越好,如急性失血时,易发生休克,而慢性失血则可以适应,一般不发生休克。

(5)适应能力有个体差异,这与个人的性格、素质、经历、防卫机能的使用有关。比较灵活和有经验的人,能及时对应激原做出反应,也会应用多种防卫机制,因而比较容易适应环境而生存。

(6)适应机能本身也具有应激性。如许多药物在帮助个体对付原有疾病时,药物产生的不良反应又成为新的应激原给个体带来危害。

(五)应对方式

面对应激原个体所使用的应对方式、策略或技巧是多种多样的。常用的应对方式如下。

1.去除应激原

避免机体与应激原的接触,如避免食用引起变态反应的食物,远离过热、过吵及不良气味的地方等。

2.增加对应激的抵抗力

适当的营养、运动、休息、睡眠,戒烟、酒,接受免疫接种,定期做疾病筛查等,以便更有效地抵抗应激原。

3.运用心理防卫机能

心理上的防卫能力决定于过去的经验、所受的教育、社会支持系统、智力水平、生活方式、经济状况及出现焦虑的倾向等。此外,坚强度也应作为对抗应激原的一种人格特征。因为一个坚强而刻苦耐劳的人相信:人生是有意义的;人可以影响环境;变化是一种挑战。这种人在任何困境下都能知难而进,尽快适应。人的一生都在学习新的应对方法,以对抗和征服应激原。

4.采用缓解紧张的方法

缓解紧张的方法包括:①身体运动,可使注意力从担心的事情上分散开来而减轻焦虑。②按摩。③松弛术。④幽默等。

5.寻求支持系统的帮助

一个人的支持系统是由那些能给予他物质上或精神上帮助的人组成的,常包括其家人、朋友、同事、邻居等,此外,曾有过与其相似经历并很好应对过的人,也是支持系统中的重要成员。当个体处于应激状态时,非常需要有人与他一起分担困难和忧愁,共同讨论解决问题的良策,支持系统在对应激的抵抗中起到了强有力的缓冲剂的作用。

6.寻求专业性帮助

专业性帮助包括医师、护士、理疗师、心理医师等专业人员的帮助。人一旦患有身心疾病,就必须及时寻找医护人员的帮助。由医护人员提供针对性的治疗和护理,如药物治疗、心理治疗、物理疗法等,并给予必要的健康咨询和教育来提高患者的应对能力,以利于疾病的痊愈。

四、应激与适应在护理中的应用

应激原作用于个体,使其处于应激状态时,个体会选择和采取一系列的应对方法对应激进行适应。若适应成功则机体达到内环境的平衡;适应失败,会导致机体产生疾病。为帮助患者提高应对能力,维持身心平衡,护理人员应协助住院患者减轻应激反应,措施如下。

(1)评估患者所受应激的程度、持续时间、过去个体应激的经验等。

(2)分析患者的具体情况,协助患者找出应激原。

(3)安排适宜的住院环境。减少不良环境因素对患者的影响。

(4)协助患者适应实际的健康状况,应对可能出现的心理问题。

(5)协助患者建立良好的人际关系,并与家属合作减轻患者的陌生、孤独感。

（刘　清）

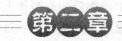

护理程序

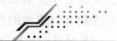

第一节 概 述

护理程序是一种系统而科学地安排护理活动的工作方法,目的是确认和解决护理对象对现存或潜在健康问题的反应。是指在护理服务活动中,通过一系列有目的、有计划、有步骤的行动,为护理对象提供生理、心理、社会、文化及发展的整体护理。

一、护理程序的特征

护理程序作为护理人员照顾护理对象的独特工作方法,具有以下几个方面的特征。

(一)个体性

根据患者的具体情况和需求设计护理活动,满足不同的需求。

(二)目标性

以识别及解决护理对象的健康问题,以及对健康问题的反应为特定目标,全面计划及组织护理活动。

(三)系统性

以系统论为理论框架,指导护理工作的各个步骤系统而有序地进行,每一项护理活动都是系统中的一个环节,保证了护理活动的连续性。

(四)连续性

不限于某特定时间,而是随着护理对象反应的变化随时进行。

(五)科学性

综合了现代护理学的理论观点和其他学科的相关理论,如控制论、需要论等学说为理论基础。

(六)互动性

在整个过程中,护理人员与护理对象、同事、医师及其他人员密切合作,以全面满足服务对象的需要。

(七)普遍性

护理程序适合在任何场所、为任何护理服务对象安排护理活动。

二、护理程序的理论基础

护理程序在现代护理理论基础上产生,通过一系列目标明确的护理活动为服务对象的健康服务,可作为框架运用到面向个体、家庭和社区的护理工作中。相关的理论基础主要包括系统论、需要层次论、生长发展理论、应激适应理论、沟通理论等,具体见表 2-1。

表 2-1　护理程序的理论基础与应用

理论	应用
一般系统理论	理论框架、思维方法、工作方法
需要层次论	指导分析资料、提出护理问题
生长发展理论	制订计划
应激适应理论	确定护理目标、评估实施效果
沟通理论	收集资料、实施计划、解决问题过程

三、护理程序的步骤

护理程序由评估、诊断、计划、实施和评价五个步骤组成,这五个步骤之间相互联系,互为影响(图 2-1)。

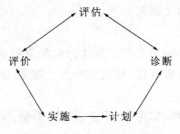

图 2-1　护理程序模式图

(1)护理评估:是护理程序的第一步,收集护理对象生理、心理、社会方面的健康资料并进行整理,以发现和确认服务对象的健康问题。

(2)护理诊断:在评估基础上确定护理诊断,以描述护理对象的健康问题。

(3)护理计划:对如何解决护理诊断涉及的健康问题做出决策,包括排列护理诊断顺序、确定预期目标、制订护理措施和书写护理计划。

(4)护理实施:即按照护理计划执行护理措施的活动。

(5)护理评价:即将护理对象对护理的反应与预期目标进行比较,根据预期目标达到与否,评定护理计划实施后的效果。必要时,应重新评估服务对象的健康状况,引入护理程序的下一个循环。

(杨　雪)

第二节 护理评估

护理评估是有目的、有计划、有步骤地收集有关护理对象生理、心理、社会文化和经济等方面的资料,对此进行整理与分析,以判断服务对象的健康问题,为护理活动提供可靠的依据。具体包括收集资料、整理资料和分析资料三部分。

一、收集资料

(一)资料的来源

1.直接来源

护理对象本人,是第一资料来源也是主要来源。

2.间接来源

(1)护理对象的重要关系人,也就是社会支持性群体,包括亲属、关系亲密的朋友、同事等。

(2)医疗活动资料,如既往实验室报告、出院小结等健康记录。

(3)其他医护人员、放射医师、化验师、药剂师、营养师、康复师等。

(4)护理学及其他相关学科的文献等。

(二)资料的内容

在收集资料的过程中,各个医院均有自己设计的收集资料表,无论依据何种框架,基本内容主要包括一般资料、生活状况及自理程度、健康检查及心理-社会状况等。

1.一般资料

包括患者姓名、性别、出生日期、出生地、职业、民族、婚姻、文化程度、住址等。

2.现在的健康状况

包括主诉、现病史、入院方式、医疗诊断及目前用药情况。目前的饮食、睡眠、排泄、活动、健康管理等日常生活形态。

3.既往健康状况

包括既往史、创伤史、手术史、家族史、有无过敏史、有无传染病。既往的日常生活形态、烟酒嗜好、女性还包括月经史和婚育史。

4.护理体检

包括体温、脉搏、呼吸、血压、身高、体重、生命体征、各系统的生理功能及有无疼痛、眩晕、麻木、瘙痒等,有无感觉(视觉、听觉、嗅觉、味觉、触觉)异常,有无思维活动、记忆能力等障碍等认知感受形态。

5.实验室及其他辅助检查结果

包括最近进行的辅助检查的客观资料,如实验室检查、X线、病理检查等。

6.心理方面的资料

包括对疾病的认知和态度、康复的信心,病后情绪、心理感受、应对能力等变化。

7.社会方面的资料

包括就业状态、角色问题和社交状况;有无重大生活事件,支持系统状况等;有无宗教信仰;

享受的医疗保健待遇等。

（三）资料的分类

1.按照资料的来源划分

包括主观资料和客观资料：主观资料指患者对自己健康问题的体验和认识。包括患者的知觉、情感、价值、信念、态度、对个人健康状态和生活状况的感知。主观资料的来源可以是患者本人，也可以是患者家属或对患者健康有重要影响的人。客观资料指检查者通过观察、会谈、体格检查和实验等方法得到或被检测出的有关患者健康状态的资料。客观资料获取是否全面和准确主要取决于检查者是否具有敏锐的观察能力及丰富的临床经验。

当护士收集到主观资料和客观资料后，应将两方面的资料加以比较和分析，可互相证实资料的准确性。

2.按照资料的时间划分

包括既往资料和现时资料：既往资料是指与服务对象过去健康状况有关的资料，包括既往病史、治疗史、过敏史等。现时资料是指与服务对象现在发生疾病有关的状况，如现在的体温、脉搏、呼吸、血压、睡眠状况等。

护士在收集资料时，需要将既往资料和现时资料结合起来分析。

（四）收集资料的方法

1.观察

观察是指护理人员运用视、触、叩、听、嗅等感官获得患者、家属及患者所处环境的信息并进行分析判断，是收集有关服务对象护理资料的重要方法之一。观察贯穿在整个评估过程中，可以与交谈同时进行。护士应及时、敏锐、连续的对服务对象进行观察，如患者出现面容痛苦、呈强迫体位，就提示患者是否有疼痛，由此进一步询问持续时间、部位、性质等。观察作为一种技能，护理人员在实践中需要不断培养和锻炼，以期得到发展和提高。

2.交谈

护患之间的交谈是一种有目的的医疗活动，使护理人员获得有关患者的资料和信息。一般可分为两种。①正式交谈：指事先通知患者，有目的、有计划的交谈，如入院后的采集病史。②非正式交谈：指护士在日常护理工作中与患者随意自然的交谈，不明确目的，不规定主题、时间，是一种"开放式交流"，以便及时了解到服务对象的真实想法和心理反应。交谈时护士应注意沟通技巧的运用，对一些敏感性话题应注意保护患者的隐私。

3.护理体检

护理人员运用体检技能，为护理对象进行系统的身体评估，获取与护理有关的生命体征、身高、体重等，以便收集与护理诊断、护理计划有关的患者方面的资料，以及时了解病情变化和发现护理对象的健康问题。

4.阅读

包括查阅护理对象的医疗病历（门诊和住院）、各种护理记录及实验室和辅助检查结果，以及有关文献等。也可以用心理测量及评定量表对服务对象进行心理-社会评估。

二、整理资料

为了避免遗漏和疏忽相关和有价值的资料，得到完整全面的资料，常依据某个护理理论模式设计评估表格，护理人员依据表格全面评估，整理资料。

(一)按戈登的功能性健康形态整理分类

1.健康感知-健康管理形态

指服务对象对自己健康状态的认识和维持健康的方法。

2.营养代谢形态

包括食物的利用和摄入情况。如营养、液体、组织完整性、体温调节及生长发育等的需求。

3.排泄形态

主要指肠道、膀胱的排泄状况。

4.活动-运动形态包括运动、活动、休闲与娱乐状况。

5.睡眠-休息形态

指睡眠、休息及精神放松的状况。

6.认知-感受形态

包括与认知有关的记忆、思维、解决问题和决策,以及与感知有关的视、听、触、嗅等功能。

7.角色-关系形态

家庭关系、社会中角色任务及人际关系的互动情况。

8.自我感受-自我概念形态

指服务对象对于自我价值与情绪状态的信念与评价。

9.性-生殖形态

主要指性发育、生殖器官功能及对性的认识。

10.应对-压力耐受形态

指服务对象压力程度、应对与调节压力的状况。

11.价值-信念形态

指服务对象的思考与行为的价值取向和信念。

(二)按马斯洛需要层次进行整理分类

1.生理需要

体温 39 ℃,心率 120 次/分,呼吸 32 次/分,腹痛等。

2.安全的需要

对医院环境不熟悉,夜间睡眠需开灯,手术前精神紧张,走路易摔倒等。

3.爱与归属的需要

患者害怕孤独,希望有亲友来探望等。

4.尊重与被尊重的需要

如患者说:"我现在什么事都不能干了""你们应该征求我的意见"等。

5.自我实现的需要

担心住院会影响工作、学习,有病不能实现自己的理想等。

(三)按北美护理诊断协会的人类反应形态分类

1.交换

包括营养、排泄、呼吸、循环、体温、组织的完整性等。

2.沟通

主要指与人沟通交往的能力。

3.关系

指社交活动、角色作用和性生活形态。

4.价值

包括个人的价值观、信念、宗教信仰、人生观及精神状况。

5.选择

包括应对能力、判断能力及寻求健康所表现的行为。

6.移动

包括活动能力、休息、睡眠、娱乐及休闲状况,日常生活自理能力等。

7.知识

包括自我概念,感知和意念;包括对健康的认知能力、学习状况及思考过程。

8.感觉

包括个人的舒适、情感和情绪状况。

三、分析资料

(一)检查有无遗漏

将资料进行整理分类之后,应仔细检查有无遗漏,并及时补充,以保证资料的完整性及准确性。

(二)与正常值比较

收集资料的目的在于发现护理对象的健康问题。因此护士应掌握常用的正常值,将所收集到的资料与正常值进行比较,并在此基础上进行综合分析,以发现异常情况。

(三)评估危险因素

有些资料虽然目前还在正常范围,但是由于存在危险因素,若不及时采取预防措施,以后很可能会出现异常,损害服务对象的健康。因此,护士应及时收集资料评估这些危险因素。

护理评估通过收集服务对象的健康资料,对资料进行组织、核实和分析,确认服务对象对现存的或潜在的健康问题或生命过程的反应,为做出护理诊断和进一步制订护理计划奠定了基础。

四、资料的记录

(一)原则

书写全面、整洁、简练、流畅,客观资料运用医学术语,避免使用笼统、模糊的词,主观资料尽量引用护理对象的原话。

(二)记录格式

根据资料的分类方法,根据各医院,甚至各病区的特点自行设计,多采用表格式记录。与患者第一次见面收集到的资料记录称入院评估,要求详细、全面,是制订护理计划的依据,一般要求入院后 24 小时内完成。住院期间根据患者病情天数,每天或每班记录,反映了患者的动态变化,用以指导护理计划的制订、实施、评价和修订。

(杨艳辉)

第三节 护理诊断

护理诊断是护理程序的第二个步骤,是在评估的基础上对所收集的健康资料进行分析,从而确定服务对象的健康问题及引起健康问题的原因。护理诊断是一个人生命过程中的生理、心理、社会文化发展及精神方面健康状况或问题的一个简洁、明确的说明,这些问题都是属于护理职责范围之内,能够用护理的方法解决的问题。

一、护理诊断的概念

1990年,北美护理诊断协会(NANDA)提出并通过了护理诊断的定义:护理诊断是关于个人、家庭、社区对现存或潜在的健康问题及生命过程反应的一种临床判断,是护士为达到预期的结果选择护理措施的基础,这些预期结果应能通过护理职能达到。

二、护理诊断的组成部分

护理诊断有四个组成部分:名称、定义、诊断依据和相关因素。

(一)名称

名称是对服务对象健康状况的概括性的描述。应尽量使用NANDA认可的护理诊断名称,以有利于护士之间的交流和护理教学的规范。常用改变、受损、缺陷、无效或低效等特定描述语。例如,排便异常(便秘);有皮肤完整性受损的危险。

(二)定义

定义是对名称的一种清晰的、正确的表达,并以此与其他诊断相鉴别。一个诊断的成立必须符合其定义特征。有些护理诊断的名称虽然十分相似,但仍可从定义中发现彼此的差异。例如,"压力性尿失禁"的定义是"个人在腹内压增加时立即无意识地排尿的一种状态""反射性尿失禁"的定义是"个体在没有要排泄或膀胱满胀的感觉下可以预见的不自觉地排尿的一种状态"。虽然两者都是尿失禁,但前者的原因是腹内压增高,后者的原因是无法抑制的膀胱收缩。因此,确定诊断时必须认真区别。

(三)诊断依据

诊断依据是做出护理诊断的临床判断标准。诊断依据常常是患者所具有的一组症状和体征,以及有关病史,也可以是危险因素。对于潜在的护理诊断,其诊断依据则是原因本身(危险因素)。

诊断依据依其在特定诊断中的重要程度分为主要依据和次要依据。

1.主要依据

主要依据是指形成某一特定诊断所应具有的一组症状和体征及有关病史,是诊断成立的必要条件。

2.次要依据

次要依据是指在形成诊断时,多数情况下会出现的症状、体征及病史,对诊断的形成起支持作用,是诊断成立的辅助条件。

例如,便秘的主要依据是"粪便干硬,每周排大便不到三次",次要依据是"肠鸣音减少,自述肛门部有压力和胀满感,排大便时极度费力并感到疼痛,可触到肠内嵌塞粪块,并感觉不能排空"。

(四)相关因素

相关因素是指造成服务对象健康状况改变或引起问题产生的情况。常见的相关因素包括以下几个方面。

1.病理生理方面的因素

指与病理生理改变有关的因素。例如,"体液过多"的相关因素可能是右心衰竭。

2.心理方面的因素

指与服务对象的心理状况有关的因素。例如,"活动无耐力"可能是由疾病后服务对象处于较严重的抑郁状态引起。

3.治疗方面的因素

指与治疗措施有关的因素(用药、手术创伤等)。例如,"语言沟通障碍"的相关因素可能是使用呼吸机时行气管插管。

4.情景方面的因素

指环境、情景等方面的因素(陌生环境、压力刺激等)。例如,"睡眠形态紊乱"可能与住院后环境改变有关。

5.年龄因素

指在生长发育或成熟过程中与年龄有关的因素。如婴儿、青少年、中年、老年各有不同的生理、心理特征。

三、护理诊断与合作性问题及医疗诊断的区别

(一)合作性问题—潜在并发症

在临床护理实践中,护士常遇到一些无法完全包含在 NANDA 制订的护理诊断中的问题,而这些问题也确实需要护士提供护理措施,因此,1983 年有学者提出了合作性问题的概念。她把护士需要解决的问题分为两类:一类经护士直接采取措施可以解决,属于护理诊断;另一类需要护士与其他健康保健人员尤其是医师共同合作解决,属于合作性问题。

合作性问题需要护士承担监测职责,以及时发现服务对象身体并发症的发生和情况的变化,但并非所有并发症都是合作性问题。有些可通过护理措施预防和处理,属于护理诊断;只有护士不能预防和独立处理的并发症才是合作性问题。合作性问题的陈述方式是"潜在并发症:××××"。如"潜在并发症:脑出血"。

(二)护理诊断与合作性问题及医疗诊断的区别

1.护理诊断与合作性问题的区别

护理诊断是护士独立采取措施能够解决的问题;合作性问题需要医师、护士共同干预处理,处理决定来自医护双方。对合作性问题,护理措施的重点是监测。

2.护理诊断与医疗诊断的区别

明确护理诊断和医疗诊断的区别对区分护理和医疗两个专业、确定各自的工作范畴和应负的法律责任非常重要。两者主要区别见表 2-2。

表 2-2 护理诊断与医疗诊断的区别

项目	护理诊断	医疗诊断
临床判断的对象	对个体、家庭、社会的健康问题/生命过程反应的一种临床判断	对个体病理生理变化的一种临床判断
描述的内容	描述的是个体对健康问题的反应	描述的是一种疾病
决策者	护士	医疗人员
职责范围	在护理职责范围内进行	在医疗职责范围内进行
适应范围	适用于个体、家庭、社会的健康问题	适用于个体的疾病
数量	往往有多个	一般情况下只有一个
是否变化	随病情的变化	一旦确诊不会改变

（周文秀）

第四节 护理计划

制订护理计划是如何解决护理问题的一个决策过程,计划是对患者进行护理活动的指南,是针对护理诊断制订具体护理措施来预防、减轻或解决有关问题。其目的是为了确认护理对象的护理目标,以及护士将要实施的护理措施,使患者得到合适的护理,保持护理工作的连续性,促进医护人员的交流和利于评价。制订计划包括4个步骤。

一、排列护理诊断的优先顺序

一般情况下,患者可以存在多个护理诊断,为了确定解决问题的优先顺序,根据问题的轻重缓急合理安排护理工作,需要对这些护理诊断包括合作性问题进行排序。

(一)排列护理诊断

一个患者可同时有多个护理问题,制订计划时应按其重要性和紧迫性排出主次,一般把威胁最大的问题放在首位,其他的依次排列,这样护士就可根据轻、重、缓、急有计划地进行工作,通常可按如下顺序排列。

1.首优问题

首优问题是指会威胁患者生命,需立即行动去解决的问题。如清理呼吸道无效、气体交换受阻等。

2.中优问题

中优问题是指虽不会威胁患者生命,但能导致身体上的不健康或情绪上变化的问题,如活动无耐力、皮肤完整性受损、便秘等。

3.次优问题

次优问题指人们在应对发展和生活中变化时所产生的问题。这些问题往往不是很紧急,如营养失调、知识缺乏等。

(二)排序时应该遵循的原则

(1)按马斯洛的人类基本需要层次论进行排列,优先解决生理需要。这是最常用的一种方法。生理需要是最低层次的需要,也是人类最重要的需要,一般来说,影响了生理需要满足的护理问题,对生理功能的平衡状态威胁最大的护理问题是需要优先解决的护理诊断。如与空气有关的"气体交换障碍""清理呼吸道无效"、与水有关的"体液不足"、与排泄有关的"尿失禁""潴留"等。

具体的实施步骤可以按以下方法进行:首先列出患者的所有护理诊断,将每一诊断归入五个需要层次,然后由低到高排列出护理诊断的先后顺序。

(2)考虑患者的需求。马斯洛的理论为护理诊断的排列提供了一个普遍的原则,但由于护理对象的复杂性、个体性,相同的需求对不同的人,其重要性可能不同。因此,在无原则冲突的情况下,可与患者协商,尊重患者的意愿,考虑患者认为最重要的问题予以优先解决。

(3)现存的问题优先处理,但不要忽视潜在的和有危险的问题。有时它们常常也被列为首优问题而需立即采取措施或严密监测。

二、制订预期目标

预期目标是指通过护理干预,护士期望患者达到的健康状态或在行为上的改变。其目的是指导护理措施的制订。预期目标不是护理行为,但能指导护理行为,并作为对护理效果进行评价的标准。每一个护理诊断都要有相应的目标。

(一)预期目标的制订

1.目标的陈述公式

时间状语+主语+(条件状语)+谓语+行为标准。

(1)主语:是指患者或患者身体的任何一部分,如体温、体重、皮肤等,有时在句子中省略了主语,但句子的逻辑主语一定是患者。

(2)谓语:指患者将要完成的行动,必须用行为动词来说明。

(3)行为标准:主语进行该行动所达到的程度。

(4)条件状语:指患者完成该行为时所处的特定条件。如"拄着拐杖"行走 50 m。

(5)时间状语:是指主语应在何时达到目标中陈述的结果,即何时对目标进行评价,这一部分的重要性在于限定了评价时间,可以督促护士尽心尽力地帮助患者尽快达到目标,评价时间的确定,往往需要根据临床经验和患者的情况来确定。

2.预期目标的种类

根据实现目标所需时间的长短可将护理目标分为短期目标和长期目标两大类。

(1)短期目标:指在相对较短的时间内要达到的目标(一般指一周内),适合于病情变化快、住院时间短的患者。

(2)长期目标:是指需要相对较长时间才能实现的目标(一般指一周以上甚至数月)。

长期目标是需要较长时间才能实现的,范围广泛;短期目标则是具体达到长期目标的台阶或需要解决的主要矛盾。如下肢骨折患者,其长期目标是"三个月内恢复行走功能",短期目标分别为:"第一个月借助双拐行走""第二个月借助手杖行走""第三个月逐渐独立行走"。短期目标与长期目标互相配合、呼应。

(二)制订预期目标的注意事项

(1)目标的主语一定是患者或患者的一部分,而不能是护士。目标是期望患者接受护理后发生的改变,达到的结果,而不是护理行动本身或护理措施。

(2)一个目标中只能有一个行为动词。否则在评价时,如果患者只完成了一个行为动词的行为标准就无法判断目标是否实现。另外行为动词应可观察和测量,避免使用含糊的不明确的词语;可运用下列动词:描述、解释、执行、能、会、增加、减少等,不可使用含糊不清、不明确的词,如了解、掌握、好、坏、尚可等。

(3)目标陈述的行为标准应具体,以便于评价。有具体的检测标准;有时间限度;由护患双方共同制订。

(4)目标必须具有现实性和可行性,要在患者的能力范围之内,要考虑其身体心理状况、智力水平、既往经历及经济条件。目标完成期限的可行性,目标结果设定的可行性。患者认可,乐意接受。

(5)目标应在护理工作所能解决范围之内,并要注意医护协作,即与医嘱一致。

(6)目标陈述要针对护理诊断,一个护理诊断可有多个目标,但一个目标不能针对多个护理诊断。

(7)应让患者参与目标的制订,这样可使患者认识到对自己的健康负责不仅是医护人员的责任,也是患者的责任,护患双方应共同努力以保证目标的实现。

(8)关于潜在并发症的目标,潜在并发症是合作性问题,护理措施往往无法阻止其发生,护士的主要任务在于监测并发症的发生或发展。潜在并发症的目标陈述为:护士能及时发现并发症的发生并积极配合处理。如"潜在并发症:心律失常"的目标是"护士能及时发现心律失常的发生并积极配合抢救"。

三、制订护理措施

护理措施是护士为帮助患者达到预定目标而制订的具体方法和内容。规定了解决健康问题的护理活动方式与步骤。是一份书面形式的护理计划,也可称为"护嘱"。

(一)护理措施的类型

护理措施可分为依赖性护理措施、协作性护理措施和独立性护理措施三类。

1.依赖性的护理措施

即来自医嘱的护理措施,它描述了贯彻医疗措施的行为。如医嘱"每晨测血压1次""每小时巡视患者1次"。

2.协作性护理措施

协作性护理措施是护士与他健康保健人员相互合作采取的行动。如患者出现"营养失调:高于机体的需要量"的问题时,为帮助患者达到理想体重的目标,需要和营养师一起协商、讨论、制订护理措施。

3.独立性护理措施

独立性护理措施是护士根据所收集的资料,凭借自己的知识、经验、能力,独立思考、判断后做出的决策,是在护理职责范围内。这类护理措施完全由护士设计并实施,不需要医嘱。如长期卧床患者存在的"有皮肤破损的危险",护士每天定时给患者翻身、按摩受压部位皮肤,温水擦拭等措施都是独立性护理措施。

(二)护理措施的构成

完整的护理措施计划应包括:护理观察措施、行动措施、教育措施三部分。

例如,护理诊断——胸痛:与心肌缺血、缺氧致心肌坏死有关。

护理目标:24小时内患者主诉胸痛程度减轻。

制订护理措施如下。

1.观察措施

(1)观察疼痛的程度和缓解情况。

(2)观察患者心律、心率、血压的变化。

2.行动措施

(1)给予持续吸氧,2～4 L/min。(依赖性护理措施)

(2)遵医嘱持续静脉点滴硝酸甘油15滴/分。(依赖性护理措施)

(3)协助床上进食、洗漱、大小便。(独立性护理措施)

3.教育措施

(1)教育患者绝对卧床休息。

(2)保持情绪稳定。

(三)制订护理措施应注意的注意事项

1.针对性

护理措施针对护理目标制订,一般一个护理目标可通过几项措施来实现,措施应针对目标制订,否则即使护理措施没有错误,也无法促使目标实现。

2.可行性

护理措施要切实可行,措施制订时要考虑以下问题。①患者的身心问题:这也是整体护理中所强调的要为患者制订个体化的方案。措施要符合患者的年龄、体力、病情、认知情况,以及患者自己对改变目前状况的愿望等。如对老年患者进行知识缺乏的健康教育时,让患者短时间内记忆很多教育内容是困难的。护理措施必须是患者乐于接受的。②护理人员的情况:护理人员的配备及专业技术、理论知识水平和应用能力等是否能胜任所制订的护理措施。③适当的医院设施、设备。

3.科学性

护理措施应基于科学的基础上,每项护理措施都应有措施依据,措施依据来自护理科学及相关学科的理论知识。禁止将没有科学依据的措施用于患者。护理措施的前提是一定要保证患者的安全。

4.一致性

护理措施不应与其他医务人员的措施相矛盾,否则容易使患者不知所措,并造成不信任感,甚至可能威胁患者安全。制订护理措施时应参阅其他医务人员的病历记录、医嘱,意见不一致时应共同协商,达成一致。

5.指导性

护理措施应具体,有指导性,不仅使护理同一患者的其他护士很容易地执行措施,也有利于患者。如对于体液过多需低盐饮食的患者,正确的护理措施:①观察患者的饮食是否符合低盐要求。②告诉患者和家属每天摄盐<5 g。含钠多的食物除咸味食品外,还包括发面食品、碳酸饮料、罐头食品等。③教育患者及家属理解低盐饮食的重要性等。

不具有指导性护理措施:①嘱患者每天摄盐量<5 g。②嘱患者不要进食含钠多的食物。

四、护理计划成文

护理计划成文是将护理诊断、目标、护理措施以一定的格式记录下来而形成的护理文件。不仅为护理程序的下一步实施提供了指导,也有利于护士之间及护士与其他医务人员之间的交流。护理计划的书写格式,因不同的医院有各自具体的条件和要求,所以书写格式也是多种多样的。大致包括日期、护理诊断、目标、措施、效果评价几项内容,见表2-3。

表 2-3 护理计划

日期	护理诊断	护理目标	护理措施	评价	停止日期	签名
2021-02-19	气体交换受阻	1、 2、	1、 2、 3、			
2021-02-22	焦虑	1、 2、	1、 2、 3、			

护理计划应体现个体差异性,一份护理计划只对一个患者的护理活动起作用。护理计划还应具有动态发展性,随着患者病情的变化,护理的效果而调整。

(周文秀)

第五节 护理实施

实施是为达到护理目标而将计划中各项措施付诸行动的过程。实施的质量如何与护士的专业知识、操作技能和人际沟通能力三方面的水平有关.实施过程中的情况应随时用文字记录下来。

实施过程包括实施前准备、实施和实施后记录三个部分,一般来讲,实施应发生于护理计划完成之后,但在某些特殊情况下,如遇到急诊患者或病情突变的住院患者,护士只能先在头脑中迅速形成一个初步的护理计划并立即采取紧急救护措施,事后再补上完整的护理计划。

一、实施前的准备

护士在执行护理计划之前,为了保证护理效果,应思考安排以下几个问题,即"五个W"。

(一)"谁去做"

对需要执行的护理措施进行分类和分工,确定护理措施是由护士做,还是辅助护士做;哪一级别或水平的护士做;是一个护士做,还是多个护士做。

(二)"做什么"

进一步熟悉和理解计划,执行者对计划中每一项措施的目的、要求、方法和时间安排应了如指掌,以确保措施的落实,并使护理行为与计划一致。此外,护士还应理解各项措施的理论基础,保证科学施护。

(三)"怎样做"

(1)三分析所需要的护理知识和技术:护士必须分析实施这些措施所需要的护理知识和技术,如操作程序或仪器设备使用的方法,若有不足,则应复习有关书籍或资料,或向其他有关人员求教。

(2)明确可能会发生的并发症及其预防:某些护理措施的实施有可能对患者产生一定程度的损伤。护士必须充分预想可能发生的并发症,避免或减少对患者的损伤,保证患者的安全。

(3)如患者情绪不佳,合作性差,那么需要考虑如何使措施得以顺利进行。

(四)"何时做"

实施护理措施的时间选择和安排要恰当,护士应该根据患者的具体情况、要求等多方面因素来选择执行护理措施的时机,例如,健康教育的时间,应该选择在患者身体状况良好、情绪稳定的情况下进行以达到预期的效果。

(五)"何地做"

确定实施护理措施的场所,以保证措施的顺利实施。在健康教育时应选择相对安静的场所;对涉及患者隐私的操作,更应该注意选择环境。

二、实施

实施是护士运用操作技术、沟通技巧、观察能力、合作能力和应变能力去执行护理措施的过程。在实施阶段,护理的重点是落实已制订的措施,执行医嘱、护嘱,帮助患者达到护理目标,解决问题。在实施中必须注意既要按护理操作常规规范化地实施每一项措施,又要注意根据每个患者的生理、心理特征个性化地实施护理。

实施是评估、诊断和计划阶段的延续,需随时注意评估患者的病情及患者对护理措施的反应及效果,努力使护理措施满足患者的生理、心理需要、促进疾病的康复。

三、实施后的记录

实施后,护士要对其所执行的各种护理措施及患者的反应进行完整、准确的文字记录,即护理病历中的护理病程记录,以反映护理效果,为评价做好准备。

记录可采用文字描述或填表,在相应项目上打"√"的方式。常见的记录格式有 PIO 记录方式,PIO 即由问题(problem,P)、措施(intervention,I)、结果(outcome,O)组成。"P"的序号要与护理诊断的序号一致并写明相关因素,可分别采用 PES、PE、SE 三种记录方式。"I"是指与 P 相对应的已实施的护理措施。即做了什么,但记录并非护理计划中所提出的全部护理措施的罗列。"O"是指实施护理措施后的结果。可出现两种情况:一种结果是当班问题已解决;另一种结果是当班问题部分解决或未解决,若措施适当,由下一班负责护士继续观察并记录;若措施不适宜,则由下一班负责护士重新修订并制订新的护理措施。

记录是一项很重要的工作,其意义在于:①可以记录患者住院期间接受护理照顾的全部经过;②有利于其他医护人员了解情况;③可作为护理质量评价的一个内容;④可为以后的护理工作提供资料;⑤它是护士辛勤工作的最好证明。

(白　雪)

第六节 护理评价

评价是有计划的、系统的将患者的健康现状与确定的预期目标进行比较的过程。评价是护理程序的第五步,但实际上它贯穿于整个护理程序的各个步骤,如评估阶段,需评估资料收集是否完全,收集方法是否正确;诊断阶段,需评价诊断是否正确,有无遗漏,是否是以收集到的资料为依据;计划阶段,需评价护理诊断的顺序是否合适,目标是否可行,措施是否得当;实施阶段,需评价措施是否得到准确执行,执行效果如何等。评价虽然位于程序的最后一步,但并不意味着护理程序的结束,相反,通过评价发现新问题,重新修订计划,而使护理程序循环往复地进行下去。

评价包括以下几个步骤。

一、收集资料

收集有关患者目前健康状态的资料,资料涉及的内容与方法同评估部分的相应内容。

二、评价目标是否实现

评价的方法是将患者目前健康状态的资料与计划阶段的预期目标相比较,以判断目标是否实现。经分析可得出 3 种结果:①目标已达到;②部分达到目标;③未能达到目标。

例:预定的目标为"一个月后患者拄着拐杖行走 50 m",一个月后评价结果如下。

患者能行走 50 m——目标达到。

患者能行走 30 m——目标部分达到。

患者不能行走——目标未达到。

三、重审护理计划

对护理计划的调整包括以下几种方式。

(一)停止

重审护理计划时,对目标已经达到,问题已经解决的,停止采取措施,但应进一步评估患者可能存在的其他问题。

(二)继续

问题依然存在,计划的措施适宜,则继续执行原计划。

(三)修订

对目标部分实现或目标未实现的原因要进行探讨和分析,并重审护理计划,对诊断、目标和措施中不适当的内容加以修改,应考虑下述问题:收集的资料是否准确和全面;护理问题是否确切;所定目标是否现实;护理措施设计是否得当及执行是否有效、患者是否配合等。

护理程序作为一个开放系统,患者的健康状况是一个输入信息,通过评估、计划和实施,输出患者健康状况的信息,经过护理评价结果来证实计划是否正确。如果患者尚未达到健康目标,则需要重新收集资料、修改计划,直到患者达到预期的目标,护理程序才告停止。因此,护理程序是一个周而复始,无限循环的系统工程(图 2-2)。

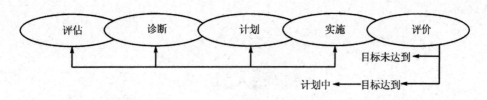

图 2-2 护理程序的循环过程

护理程序是一种系统的解决问题的程序,是护士为患者提供护理照顾的方法,应用护理程序可以保证护士给患者提供有计划、有目的、高质量、以患者为中心的整体护理。因此它不仅适用于医院临床护理、护理管理,同时它还适用于其他护理实践,如社区护理、家庭护理、大众健康教育等,是护理专业化的标志之一。

(张兰萍)

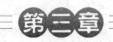

临床护理技术

第一节 无 菌 技 术

一、基本概念

(一)无菌技术

无菌技术是指在医疗、护理操作过程中,防止一切微生物侵入人体,防止无菌物品、无菌区域被污染的操作技术。

(二)无菌物品

无菌物品指灭菌处理后,在无菌有效期内且未被污染的物品。

(三)无菌区

无菌区指灭菌处理后未被污染的区域。

(四)非无菌区

非无菌区指未经灭菌处理,或灭菌处理后被污染的区域。

二、基本操作原则

(一)环境要求

无菌操作环境应清洁、宽敞、定期消毒,物品布局合理。操作 30 分钟前用浸有消毒液的抹布擦拭桌面、台面、治疗车和治疗盘,操作前 30 分钟停止清扫工作、减少走动,防止尘土飞扬。

(二)操作者准备

工作人员操作前修剪指甲,洗手,戴好帽子、口罩。必要时消毒手,穿无菌衣、戴无菌手套。

(三)无菌区

(1)无菌区只存放无菌物品,非无菌物品应远离无菌区。

(2)进行无菌操作时,操作者应面向无菌区,手臂保持在腰部或治疗台面以上,身体与无菌区保持一定距离。避免面对无菌区谈笑、咳嗽、打喷嚏。

(3)非无菌物品不可跨越无菌区。

(四)无菌物品

1.存放

无菌物品应与非无菌物品分开放置,存放于无菌包或无菌容器中,不可暴露在空气中;包装外应有明显标志,注明物品名称、灭菌日期,按失效期先后顺序摆放并定期检查,当发现过期、启封或包装受潮时,应重新灭菌。

2.有效期

无菌物品的有效期因其外面的包装材料不同而不同。医用一次性纸袋包装的有效期为 1 个月,一次性医用皱纹纸、医用无纺布、一次性纸塑袋、硬质容器包装的有效期为 6 个月。布类包的有效期还与存放区环境条件有关,在温度低于 24 ℃、相对湿度在 70% 以下、通风 4~10 次/小时的环境条件下,有效期宜为 14 天,未达到环境标准时有效期宜为 7 天。

3.使用

手不可直接接触无菌物品,应使用无菌持物钳取用无菌物品;无菌物品一经取出,即使未用,也不可放回无菌容器内;无菌物品疑有污染或已被污染,应予更换并重新灭菌。

4.一次性无菌物品

应符合国家有关规定,在规定有效期内使用,不得重复使用。

5.其他

一套无菌物品只供一位患者使用 1 次,以防交叉感染。

三、基本操作方法

(一)无菌持物钳的使用

无菌持物钳是用于夹取和传递无菌物品的器械。

1.类别

(1)三叉钳(图 3-1A):适于夹取盆、罐等较重的物品,如瓶、罐、盆、骨科器械等;不能夹取细小的物品。

(2)卵圆钳(图 3-1B):适于夹取刀、剪、镊、治疗碗、弯盘等,不能夹取较重物品。

(3)镊子(图 3-1C):适于夹取缝针、棉球等较小物品。

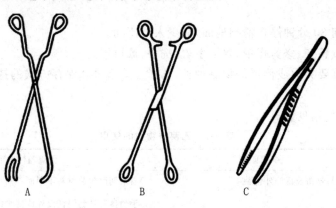

图 3-1 无菌持物钳
A.三叉钳;B.卵圆钳;C.镊子

2.保存

(1)湿式保存:将无菌持物钳(镊)浸泡在盛有器械消毒液的持物钳罐中,液面浸没钳轴节以上 2～3 cm 或镊子的 1/2 以上为宜(图 3-2)。持物钳(镊)及容器每周清洁、灭菌 2 次,同时更换消毒液。使用较多的部门,如手术室、门诊,应每天清洁、灭菌、更换消毒液。

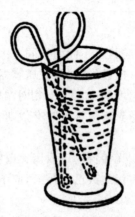

图 3-2　无菌持物钳及罐

(2)干式保存:将灭菌后的无菌持物钳(镊)保存在原灭菌包装内,临用前从灭菌包内取出,暂存于干燥的无菌持物钳罐中,未污染的情况下无菌有效期为 4～8 小时。干式保存无消毒液残留,不污染环境,但易受到环境中微生物的污染。主要适用于手术室、产房、新生儿室、层流病房等空气洁净度较高的场所。

3.目的

保持无菌物品在传递过程中不被污染。

4.评估

(1)环境是否清洁、宽敞、干燥、无尘。

(2)操作者着装等行为规范是否符合无菌操作要求。

(3)用物持物钳的种类,是否在有效期内。

5.计划

(1)环境操作前 30 分钟停止清扫地面,减少人群流动。

(2)操作者穿戴整齐,修剪指甲,取下手表,洗手,戴口罩。

(3)用物根据将要夹取或传递的物品种类,选择合适型号和保存方式的持物钳。

6.实施

无菌持物钳的使用见表 3-1。

表 3-1　无菌持物钳的使用

流程	步骤详解	要点与注意事项
1.检查包装	检查持物钳及罐的外包装	◇有效期因包装材料不同而不同
2.取出	打开包装,取出持物钳及罐	◇手勿接触持物钳柄以外或持物钳罐内部,避免污染持物钳及罐
3.标记时间	在化学指示胶贴上书写开包启用时间	◇具体有效时间受环境空气质量、使用频率影响

续表

流程	步骤详解	要点与注意事项
4.开盖取钳	(1)一手打开罐盖	◇不可在容器盖孔中取放无菌持物钳
	(2)另一手持钳	◇手固定在持物钳上端两个圆环或镊子上部的1/3处,不能触及其他部位
	(3)将钳端闭合,垂直取出	◇钳端不可触及容器口缘,以免污染
	(4)盖上罐盖	◇尽量减少在空气中暴露的时间
5.夹物	按需夹取物品	◇不能用无菌持物钳夹取油纱布;持物钳只可在操作者的胸腹水平移动,不可过高或过低;湿式保存的持物钳使用中不可将钳端倒转向上,以防消毒液倒流污染(图3-3);使用弯持物钳时持物钳弯头朝下(图3-4)
6.保存	打开持物钳罐盖,将钳端闭合后垂直放入,盖上罐盖	◇湿式保存的持物钳浸入消毒液后需要松开轴节,以利于钳端和消毒液接触

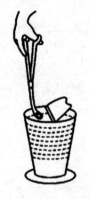

图 3-3 持无菌持物钳的姿势

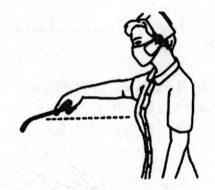

图 3-4 持弯无菌持物钳

7.其他注意事项

(1)持物钳罐口径宜宽大,配有带弯月形缺口的盖,容器口边缘高于持物钳关节5 cm或镊子的2/3左右,每个持物钳罐只能放置一把无菌持物钳。

(2)到较远处取物时,应连同持物钳罐一起搬移至操作处,就地使用,尽量减少在空气中暴露的时间。

(3)不能用无菌持物钳直接给患者换药或消毒皮肤,以防被污染。

(二)使用无菌包

1.分类

无菌包根据包装分为闭合式包装无菌包和密封式包装无菌包。

(1)闭合式包装是指关闭包装而没有形成密封,例如,通过反复折叠形成一弯曲路径。包装材料可用全棉布、一次性无纺布。布类包装应选择质厚、致密的棉布,脱浆洗涤后双层缝制成正方形;包布应一用一清洗,无污渍,灯光检查无破损。包装时将清洁、消毒后的物品放在包布中央(玻璃物品须先用棉垫包裹,手术器械须先用内层包布包裹),先将包布的一角盖住物品,再将左右两角先后盖上,最后一角遮盖后,用化学指示胶带粘贴封包(图 3-5),外附标签注明物品名称及灭菌日期,高度危险性物品包内应放置化学指示卡。

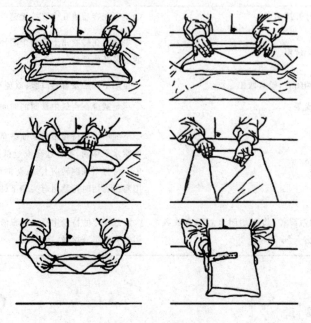

图 3-5　无菌包包扎法

(2)密封式包装密封是指包装层间严密封闭。例如,使用纸袋、纸塑袋等材料包装,再用黏合剂或热熔法使之密封(图 3-6),适用于单独包装的器械。纸塑包装透过包装材料可直接观察包内灭菌化学指示物的颜色变化,包外可不放置灭菌化学指示物。

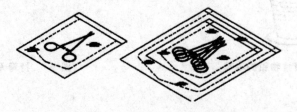

图 3-6　纸塑袋密封式包装无菌包

2.目的

取出无菌包内物品使用,并保持无菌包内物品处于无菌状态。

3.评估、计划

(1)环境同使用无菌持物钳。

(2)操作者同使用无菌持物钳。

(3)用物无菌包,酌情备笔、无菌持物钳、无菌剪刀。

4.实施

无菌包的使用见表 3-2。

表 3-2　无菌包的使用

流程	步骤详解	要点与注意事项
1.封闭式		
(1)检查	查看无菌包的名称、有效期、化学指示胶贴是否变色,包布有无潮湿或破损	◇若化学指示胶贴未变色、超过有效期、包布潮湿或破损不可使用
(2)开外层包布	①将无菌包平放在清洁、干燥、宽敞、平坦的操作处	◇便于操作,避免无菌包受潮或污染
	②按原折痕顺序逐层打开无菌包	◇手只能接触包布四角的外面,不可触及包布内面,不可跨越无菌面
(3)开内层包布	用无菌持物钳打开内层包布	◇不可跨越无菌区
(4)查指示卡	检查包内化学指示卡是否变色	
(5)取物	用无菌持物钳夹取所需物品	◇避免污染无菌物品
(6)包盖	按原折痕包盖无菌包内余物	◇如包内物品不慎被污染,需重新灭菌
(7)记录保存	记录开包时间,将无菌包置于无菌区保存	◇包内物品 24 小时内使用
(8)一次递送	如需将包内物品全部取出,可将包托在手上打开。另一手将包布四角抓住,稳妥地将包内物品放在无菌区内(图 3-7)	◇投放时,手托包布使无菌面朝向无菌区域
2.密封式		
(1)检查	名称、出厂日期、灭菌有效期、封包有无	◇如有过期、包装漏气或破损,则不能使用
(2)开包装	①用两手拇指和示指在启封处向外翻转揭开封包上下两层,暴露物品(图 3-8A)	◇手不可直接接触内层包装
	②有双层包装的无菌物品需用灭菌剪刀剪开内层包装,或戴无菌手套后用手撕开内层包装	
(3)取物	①用无菌持物钳夹取无菌物品放至无菌区(图 3-8B)	◇一次性无菌注射器、输液器、棉签等无菌物品开包后可直接用手取物
	②将包装袋废弃	◇一次性无菌物品外包装可按生活垃圾处理
(4)取无菌棉签	①按上述方法检查包装后,将包内棉签推至包装一侧,分离 1 根棉签至另一侧(图 3-9A)	
	②向外翻下包装袋顶部空虚部分,依靠棉签棍棒顶开包装袋(图 3-9B),推出 1 根棉签棍棒	
	③有揭开窗口的复合碘医用消毒棉签:揭开包装窗口后(图 3-9C),向外翻下包装袋顶部空虚部分,露出棉签棍棒(图 3-9D)	◇手不可触及窗口胶封内面,以防污染
	④持棍棒顶端取出棉签(图 3-9E)	
	⑤封好窗口,书写开启时间	◇开启后,剩余棉签 24 小时内有效

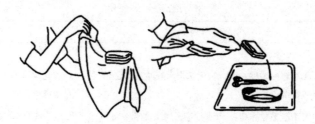

图 3-7　一次递送无菌包内物品法

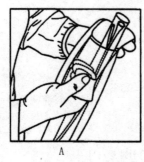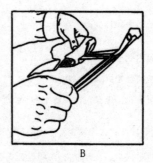

图 3-8　开纸塑袋密封式包装法
A.开外层包装;B.持物钳取物

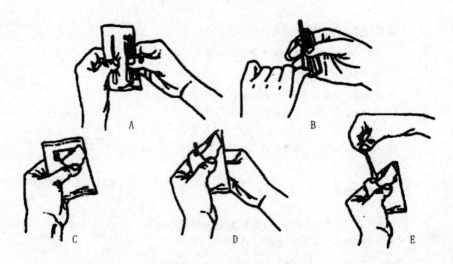

图 3-9　取无菌棉签法
A.将棉签推至一侧;B.顶开包装;C.揭开窗口;D.向外翻折包装,露出棉签棍棒;E.持棍棒顶端取出棉签

(三)使用无菌容器

　　无菌容器的盖子应能严密地盖住容器的边缘,不小于容器口。硬质容器应设置安全闭锁装置,无菌屏障完整性破坏时应可识别。

　　1.目的

　　取出容器内物品使用,并保持无菌容器内存放的无菌物品处于无菌状态。

　　2.评估、计划

　　(1)环境同使用无菌持物钳。

(2)操作者同使用无菌持物钳。

(3)用物无菌容器,酌情备笔、无菌持物钳。

3.实施

无菌容器的使用见表 3-3。

表 3-3　无菌容器的使用

流程	步骤详解	要点与注意事项
1.检查	查看容器外包装的有效期	◇硬质容器包装的无菌物品有效期为 6 个月;若首次启封,且容器内物品不能一次用完,需书写启封时间,启封后容器内物品 24 小时内使用
2.开盖	打开无菌容器盖,将盖内面向上置于稳妥处,或盖内面向下拿在手中	◇手指不可触及容器及盖的边缘、内面;不可在容器上方将盖翻转;避免盖内面与非无菌区接触而污染
3.取物	用无菌持物钳夹取所需物品	◇不可触及容器边缘
4.盖盖	及时将容器盖由近侧向对侧小心盖严	◇避免容器内物品在空气中暴露过久
5.移动	需移动或传递容器时,手托住无菌容器底部	

4.其他注意事项

从无菌容器内取出的无菌物品,即使未用,也不能再放回无菌容器内。

(四)取用无菌溶液

临床常用无菌溶液有玻璃瓶装和输液软袋包装,溶液瓶的胶塞有翻盖式和平盖式等。

1.目的

取用无菌溶液,维持无菌溶液在无菌状态下使用。

2.评估、计划

(1)环境同使用无菌持物钳。

(2)操作者同使用无菌持物钳。

(3)用物按需备无菌溶液,酌情备消毒液、棉签、笔、无菌剪刀。

3.实施

取用无菌溶液步骤见表 3-4。

表 3-4　取用无菌溶液

流程	步骤详解	要点与注意事项
1.玻璃瓶装		
(1)检查溶液	①擦去瓶外灰尘或撕去瓶外塑料包装	◇核对无误,确认质量合格,方可使用
	②瓶签药名、剂量、浓度正确,在有效期内	
	③瓶盖无松动	
	④瓶身无裂痕	
	⑤溶液将溶液瓶倒转轻摇,对光检查无混浊、无沉淀、无变色、无絮状物等	
(2)去外盖	去掉瓶盖外的铝盖	◇不可触及容器瓶口边缘

流程	步骤详解	要点与注意事项
(3)消毒	取消毒棉签消毒瓶塞	◇由瓶塞上缘向下旋转消毒至瓶颈膨大部分
(4)拔出胶塞	用单手拇指与示指或双手拇指将橡胶塞边缘向上翻起,捏住边缘拉出	◇手不可触及瓶口及瓶塞的塞入部分
(5)冲瓶口	另一手拿起溶液瓶,倒少量溶液冲洗瓶口	◇瓶签朝向掌心
(6)倒溶液	由原处倒所需液体于无菌容器内,瓶口距离容器10～15 cm	◇太高易致液体溅出,太低使瓶口接触容器导致污染
(7)盖胶塞	①立即将瓶塞盖好,消毒瓶塞翻转部分 ②翻下瓶塞翻转部分	◇瓶内余液24小时内可以再用
(8)记录开瓶时间	剩余溶液如需保存再用,在瓶签上注明开瓶日期和时间	◇手不可触及瓶塞及瓶口
2.软袋包装		
(1)检查溶液	①检查溶液的瓶签,撕掉塑料外包装 ②轻轻挤压软袋 ③依次检查瓶盖、瓶身、溶液	◇以检查有无液体渗漏
(2)消毒	取消毒棉球环形消毒注射液袋输液口连接管中部	
(3)剪开	取无菌剪刀从输液口连接管消毒处剪断	◇手切勿触及管口断端
(4)冲洗	倒少量溶液冲洗管口	
(5)倒液	由原处倒所需液量于无菌容器内	
(6)废弃	将袋内余液及包装废弃	◇若为一般性药物如外用盐水,余液可直接排入下水道。溶液包装软袋按非医疗废物处理

4.其他注意事项

(1)不可将物品伸入无菌溶液内蘸取溶液,或直接接触瓶口倒液。

(2)已倒出的溶液即使未用也不可再倒回瓶内,以免污染剩余的无菌溶液。

(3)尽量使用小包装溶液,避免溶液存留时污染。

(4)平盖式胶塞无翻折部分,可在去外盖、消毒后,使用无菌小持物钳夹住胶塞边缘向上启开瓶盖,或使用无菌纱布包裹胶塞拔出。若余液需要存留,倒液后及时盖上胶塞。

(五)铺无菌盘法

铺无菌盘是将无菌巾铺在清洁干燥的治疗盘内,形成一个无菌区,用以暂时存放无菌物品,供治疗、护理用。无菌巾可以使用棉布或医用无纺布,折叠方法有横折、纵折、扇形折叠法。不管如何折叠,在从无菌巾包内取出无菌巾及铺盘的过程中,护士的手始终只能接触无菌巾的一面,另一面须保持无菌。

1.目的

形成无菌区,供暂时存放备用状态的无菌物品,避免物品污染。

2.评估、计划

(1)环境同使用无菌持物钳。

(2)操作者同使用无菌持物钳。

(3)用物干燥、清洁的治疗盘，无菌巾包，无菌持物钳，酌情备笔。

3.实施

铺无菌盘步骤见表 3-5。

表 3-5　铺无菌盘

流程	步骤详解	要点与注意事项
1.放治疗盘	将治疗盘放于治疗台上	◇治疗盘清洁、干燥,治疗台清洁、干燥、宽敞,避免无菌巾受潮或污染,且便于操作
2.取无菌巾	按开无菌包的方法打开无菌巾包,夹取一块无菌巾后将无菌巾包封闭	◇核对无误,检查质量合格,方可使用
3.单巾铺盘	①双手捏住无菌巾一边外面两角,轻轻抖开,双折铺于治疗盘上	◇暴露无菌区域,方便无菌物品放入
	②或将双手捏住无菌巾一边外面两角,轻轻抖开,从远到近,三折成双层底	
	③将上层无菌巾折成扇形,边缘向外	◇无菌巾内面为无菌区,不可触及衣袖及其他有菌物
	④放入无菌物品	◇手臂或其他非无菌物品不能跨越无菌区
	⑤拉开扇形折叠层遮盖于物品上	◇注意对齐上下层边缘
	⑥将开口处向上折 2 次,两侧边缘分别向下折 1 次	◇折叠后露出治疗盘边缘,但不暴露无菌物品
4.双巾铺盘	①依上法取一块无菌巾,双手持巾的近侧面一角,由对侧向近侧平铺于治疗盘上	◇无菌面向上
	②放入无菌物品	
	③依上法取另一块无菌巾,双手持巾的近侧面一角,由近侧向对侧覆盖于无菌物品上	◇无菌面向下 ◇注意对齐上下层边缘
	④依次将近侧、对侧、左右两侧多余部分向上反折	◇折叠后不暴露无菌物品
5.开盘使用	需要取出无菌物品进行操作时,先将反折部分打开,再将上层无菌巾由对侧向近侧打开无菌区	◇打开时手臂不跨越无菌区域 ◇酌情由左向右或由右向左打开均可
6.记录保存	已铺好的无菌盘应注明铺盘时间	◇在未污染、未受潮的情况下,4 小时内可以再用

(六)戴、脱无菌手套法

执行某些无菌操作、接触患者破损皮肤黏膜或接触无菌物品时,应戴无菌手套,以保护患者免受感染。

1.目的

维持戴手套后的手为无菌状态,以防止无菌物品被污染,保护患者免受感染。

2.评估、计划

(1)环境同使用无菌持物钳。

(2)操作者同使用无菌持物钳。

(3)用物手套。

3.实施

戴、脱无菌手套步骤见表3-6。

表3-6 戴、脱无菌手套

流程	步骤详解	要点与注意事项
1.戴手套		
(1)检查	核对手套袋外的型号、灭菌标志和有效日期,检查包装是否合格完好	◇确认质量合格、型号合适,方可使用
(2)开手套袋	①用两手拇指和示指在启封处向外翻转揭开封包上下两层,露出手套内包装	◇如为外科手消毒后戴手套,应由他人协助打开手套外包,或自己消毒手前打开
	②一手固定手套外包装翻转处,另一手捏住手套内包装袋并取出	
	③按包装上的手套左右提示,将手套内包装袋放在平稳、干燥处,并打开手套内包装袋两侧	
(3)分次提取法	①一手捏住手套翻折部分(手套内面)取出手套,对准另一手五指戴上。	◇未戴手套的手不可触及手套的外面
	②未戴手套的手掀起另一只袋口,再将已戴手套的手指插入另一手套的翻边内面(手套外面)取出手套,同法将手套戴好	◇已戴手套的手不可触及未戴手套的手或另一手套的内面及有菌物品
(4)一次性提取法	①两手同时掀起手套袋开口处外层,分别捏住手套翻折部分同时取出,两手套五指相对	
	②一手伸入手套内对准五指戴上	
	③已戴手套的手指插入另一手套的翻边内面,同法将手套戴好	
(5)整理	①将手套的翻转处套在工作衣袖外面 ②取无菌纱布推擦手套,使之贴合	◇戴上无菌手套的双手应保持在腰部以上视线范围内
2.脱手套	见图3-10	
(1)脱第一只手套	①一手捏住另一手套的腕部外面(污染面)将手套翻转脱下 ②戴着手套的手握住脱下的手套	◇不可强拉手套边缘或手指,以免损坏
(2)脱第二只手套	已脱下手套的手指插入另一手套内(清洁面),将手套翻转脱下	◇已脱手套的手勿接触手套脏污部分
(3)废弃	用手捏住手套的里面丢至医疗废物袋内	
(4)洗手	洗手	◇必要时进行手消毒

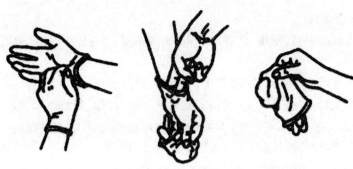

图 3-10　脱手套

4.其他注意事项

(1)戴手套后如发现有破洞,应立即更换;操作中发现手套有破洞,应立即更换并消毒双手。

(2)某些高风险的操作(如接触大量血液或体液)应戴双层手套。

(3)医务人员或患者对乳胶过敏时,可使用非乳胶手套。

（郑　英）

第二节　皮下注射

一、目的

(1)注入小剂量药物,用于不宜口服给药而需在一定时间内发生药效时。

(2)预防接种。

(3)局部供药,如局部麻醉用药。

二、评估

(一)评估患者

(1)双人核对医嘱。

(2)核对患者床号、姓名、住院号和腕带(请患者自己说出床号和姓名)。

(3)评估患者病情、意识状态、配合能力、用药史、药物过敏史、不良反应史等。

(4)向患者解释操作目的和过程,取得患者配合。

(5)查看注射部位皮肤情况(皮肤颜色,有无皮疹、感染)。

(6)协助患者取舒适坐位或卧位。

(二)评估环境

安静整洁,宽敞明亮,必要时遮挡。

三、操作前准备

(一)人员准备

仪表整洁,符合要求。洗手,戴口罩。

(二)按医嘱配制药液

(1)操作台上放置注射盘、纸巾、无菌治疗巾、无菌镊子、2 mL注射器、医嘱用药液、安尔碘、75％乙醇、无菌棉签。

(2)双人核对药液标签、药名、浓度、剂量、有效期、给药途径。

(3)检查瓶口有无松动、瓶身有无破裂、药液有无混浊、沉淀、絮状物和变质。

(4)检查注射器、安尔碘、75％乙醇、无菌棉签等,包装无破裂,在有效期内。

(5)按正规操作抽吸药液,并贴好标识,置于无菌盘内。

(6)再次核对药液,记录时间并签名。

(三)物品准备

治疗车上层放置无菌盘(内置抽吸好的药液)、治疗盘(安尔碘、75％乙醇)、注射单、快速手消毒剂,以上物品符合要求,均在有效期内。治疗车下层放置生活垃圾桶、医疗废物桶、锐器盒。

四、操作程序

(1)携用物推车至患者床旁,核对床号、姓名、住院号和腕带(请患者自己说出床号和姓名)。

(2)根据注射目的选择注射部位(上臂三角肌下缘、两侧腹壁、后背、股前侧和外侧等)。

(3)常规消毒皮肤,待干。

(4)二次核对患者床号、姓名和药名。

(5)排尽空气;取干棉签夹于左手示指与中指之间。

(6)一手绷紧皮肤,另一手持注射器,示指固定针栓,针头斜面向上,与皮肤呈30°～40°(过瘦患者可捏起注射部位皮肤,并减少穿刺角度)快速刺入皮下,深度为针梗的1/2～2/3;松开紧绷皮肤的手,抽动活塞,如无回血,缓慢推注药液。

(7)注射毕用无菌干棉签轻压针刺处,快速拔针后按压片刻。

(8)再次核对患者床号、姓名和药名,注射器按要求放置。

(9)协助患者取舒适体位,整理床单位,并告知患者注意事项。

(10)快速手消毒剂消毒双手,记录时间并签名。

(11)推车回治疗室,按医疗废物处理原则处理用物。

(12)洗手,根据病情书写护理记录单。

五、注意事项

(1)遵医嘱和药品说明书使用药品。

(2)长期注射者应注意更换注射部位。

(3)注射中、注射后观察患者不良反应和用药效果。

(4)注射＜1 mL药液时须使用1 mL注射器,以保证注入药液剂量准确无误。

(5)持针时,右手示指固定针栓,但不可接触针梗,以免污染。

(6)针头刺入角度不宜超过45°,以免刺入肌层。

(7)尽量避免应用对皮肤有刺激作用的药物做皮下注射。

(8)若注射胰岛素时,需告知患者进食时间。

(苗冬霞)

第三节 肌内注射

一、目的

注入药物,用于不宜或不能口服或静脉注射,且要求比皮下注射更快发生疗效时。

二、评估

(一)评估患者

(1)双人核对医嘱。

(2)核对患者床号、姓名、住院号和腕带(请患者自己说出床号和姓名)。

(3)评估患者病情、治疗情况、意识状态、用药史、药物过敏史、不良反应史、肢体活动能力和合作程度。

(4)向患者解释操作目的和过程,取得患者配合。

(5)查看注射部位皮肤情况(皮肤颜色,有无皮疹、感染和皮肤划痕阳性)。

(6)协助患者取舒适坐位或卧位。

(二)评估环境

安静整洁,宽敞明亮,必要时遮挡。

三、操作前准备

(一)人员准备

仪表整洁,符合要求。洗手,戴口罩。

(二)按医嘱配制药液

(1)操作台:注射盘、无菌盘、2 mL 注射器、5 mL 注射器、医嘱所用药液、安尔碘、无菌棉签。如注射用药为油剂或混悬液,需备较粗针头。

(2)双人核对药物标签、药名、浓度、剂量、有效期、给药途径。

(3)检查瓶口有无松动、瓶身有无破裂、药液有无混浊、变质。

(4)检查无菌注射器、安尔碘、无菌棉签等,包装无破裂,在有效期内。

(5)按正规操作抽吸药液,并贴好标识,置于无菌盘内。

(6)再次核对药液,记录时间并签名。

(三)物品准备

治疗车上层放置无菌盘(内置抽吸好药液)、安尔碘、注射单、无菌棉签、快速手消毒剂,以上物品符合要求,均在有效期内。治疗车下层放置生活垃圾桶、医疗废物桶、锐器盒。

四、操作程序

(1)携用物推车至患者床旁,核对床号、姓名、住院号和腕带(请患者自己说出床号和姓名)。

(2)协助患者取舒适体位,暴露注射部位,注意保暖,保护患者隐私,必要时可遮挡。

（3）选择注射部位（臀大肌、臀中肌、臀小肌、股外侧和上臂三角肌）。

（4）常规消毒皮肤，待干。

（5）再次核对患者床号、姓名和药名。

（6）拿取药液并排尽空气，取干棉签，夹于左手示指与中指之间，以一手拇指和示指绷紧局部皮肤，另一手持注射器，中指固定针栓，将针头迅速垂直刺入，深度约为针梗的2/3。

（7）松开紧绷皮肤的手，抽动活塞。如无回血，缓慢注入药液，同时观察反应。

（8）注射毕，用无菌干棉签轻按进针处，快速拔针，按压片刻。

（9）再次核对患者床号、姓名和药名。

（10）协助患者取舒适体位，整理床单位，注射后观察用药反应。

（11）快速手消毒剂消毒双手，记录时间并签名。

（12）推车回治疗室，按医疗废物处理原则处理用物。

（13）洗手，根据病情书写护理记录单。

五、常用肌内注射定位方法

(一)臀大肌肌内注射定位法

注射时应避免损伤坐骨神经。

1.十字法

从臀裂顶点向左或右侧画一水平线，然后从髂嵴最高点做一垂线，将一侧臀部被划分为4个象限，其外上象限并避开内角为注射区。

2.联线法

从髂前上棘至尾骨做一连线，其外1/3处为注射部位。

(二)臀中肌、臀小肌肌内注射定位法

（1）以示指尖和中指尖分别置于髂前上棘和髂嵴下缘处，在髂嵴、示指、中指之间构成一个三角形区域，示指与中指构成的内角为注射部位。

（2）髂前上棘外侧三横指处（以患者手指的宽度为标准）。

(三)股外侧肌内注射射定位法

在股中段外侧，一般成人可取髋关节下10 cm至膝关节的范围。此处大血管、神经干很少通过，且注射范围广，可供多次注射，尤适用于2岁以下的幼儿。

(四)上臂三角肌内注射定位法

取上臂外侧，肩峰下2～3横指处。此处肌肉较薄，只可做小剂量注射。

(五)体位准备

1.卧位

臀部肌内注射时，为使局部肌肉放松，减轻疼痛与不适，可采用以下姿势。

（1）侧卧位：上腿伸直，放松，下腿稍弯曲。

（2）俯卧位：足尖相对，足跟分开，头偏向一侧。

（3）仰卧位：常用于危重和不能翻身的患者，采用臀中肌、臀小肌肌内注射法较为方便。

2.坐位

为门诊患者接受注射时常用体位。可供上臂三角肌或臀部肌内注射时采用。

六、注意事项

(1)遵医嘱和药品说明书使用药品。

(2)药液要现用现配,在有效期内,剂量要准确。选择两种药物同时注射时,应注意配伍禁忌。

(3)注射时应做到"两快一慢"(进针、拔针快,推注药液慢)。

(4)选择合适的注射部位,避免刺伤神经和血管,无回血时方可注射。

(5)注射时切勿将针梗全部刺入,以防针梗从根部衔接处折断。若针头折断,应先稳定患者情绪,并嘱患者保持原位不动,固定局部组织,以防断针移位,同时尽快用无菌血管钳夹住断端取出;如断端全部埋入肌肉,应速请外科医师处理。

(6)对需长期注射者,应交替更换注射部位,并选择细长针头,以避免减少硬结的发生。如因长期多次注射出现局部硬结时,可采用热敷、理疗等方法予以处理。

(7)2 岁以下婴幼儿不宜选用臀大肌内注射,因其臀大肌尚未发育好,注射时有损伤坐骨神经的危险,最好选择臀中肌和臀小肌内注射。

(苗冬霞)

第四节　氧气吸入疗法

一、目的

(1)纠正各种原因造成的缺氧状态,提高动脉血氧分压(PaO_2)和动脉血氧饱和度(SaO_2),增加动脉血氧含量(CaO_2)。

(2)促进组织新陈代谢,维持机体生命活动。

二、适应证与禁忌证

(一)适应证

血气分析检查是用氧的指标,当患者 PaO_2 低于 6.7 kPa(50 mmHg)时[正常值 10.7～13.3 kPa(80～100 mmHg),6.7 kPa(50 mmHg)为最低限值],则应给予吸氧,适用疾病为以下几类。

(1)因呼吸系统疾病而影响肺活量,如哮喘、支气管肺炎或气胸等。

(2)心肺功能不全使肺部充血而呼吸困难者,如心力衰竭等。

(3)各种中毒引起的呼吸困难,使氧不能由毛细血管渗入组织而产生缺氧,如巴比妥类药物中毒、一氧化碳中毒等。

(4)昏迷患者,如脑血管意外或颅脑损伤患者。

(5)其他:某些外科手术前后患者,大出血休克患者等。

(二)禁忌证

依赖动脉导管未闭的患儿。

三、准备

(一)用物准备

1.治疗盘内备

有盖方盘(内盛橡胶导管、通气管、玻璃接头、鼻导管或另备一次性鼻导管、无菌纱布数块);小药杯(内盛冷开水)、弯盘、棉签、胶布、剪刀、别针、扳手。

2.治疗盘外备

氧气筒及氧气表装置一套或氧气管道装置、输氧卡或用氧记录单、笔。

(二)患者准备

了解吸氧的目的、注意事项和配合要点。

(三)护士准备

着装整洁,修剪指甲,洗手,戴口罩。

(四)环境准备

安静、温湿度适宜、舒适、安全、远离火源。

四、操作方法

(一)常用氧疗方法

1.鼻导管给氧法

鼻导管给氧法是临床上常用的方法之一,有单侧鼻导管给氧法和双侧鼻导管给氧法两种。单侧鼻导管给氧法是将一根细氧气鼻导管插入一侧鼻孔,经鼻腔到达鼻咽部,末端连接氧气的供氧方法。鼻导管插入长度为鼻尖至耳垂的2/3(图 3-11)。此法氧气全部进入患者体内,没有氧气的浪费,但因插管较深,刺激鼻腔黏膜,患者感觉不适;且导管易被鼻腔分泌物堵塞;再加上固定用的胶布易引起皮肤不适,故现在不常用。双侧鼻导管给氧法是将双侧鼻导管插入鼻孔内约 1 cm(图 3-12)。

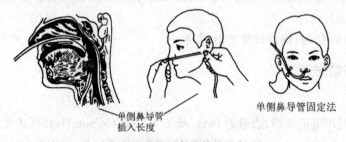

单侧鼻导管
插入长度

单侧鼻导管固定法

图 3-11　单侧鼻导管给氧气

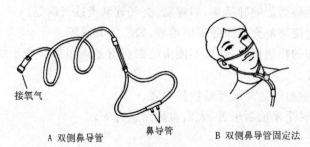

接氧气　　　鼻导管　　　B 双侧鼻导管固定法

A 双侧鼻导管

图 3-12　双侧鼻导管给氧气

2.鼻塞给氧法

鼻塞给氧法是将鼻塞塞入鼻前庭内给氧的方法。鼻塞是用塑料制成的一种球状物,有单侧(图3-13)和双侧鼻塞,使用时将鼻塞与橡胶管连接,调节好流量,擦净鼻腔,将鼻塞塞入鼻孔内。鼻塞大小以恰能塞住鼻孔为宜。此法刺激性小,患者感觉舒适,适用于长时间用氧的患者。

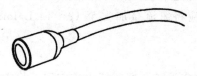

图 3-13　单侧鼻塞

3.面罩给氧法

面罩给氧法是将面罩置于患者的口鼻部把口鼻全部盖住,用松紧带固定,氧气自下端输入,呼出气体从面罩两侧孔排出(图3-14)。由于口、鼻部都能吸入氧气,效果较好。给氧时所需流量较大,一般为 6~8 L/min。可用于病情较重,氧分压明显下降者。

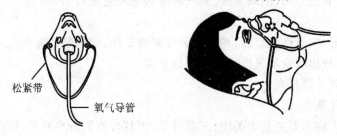

松紧带
氧气导管

图 3-14　面罩给氧法

4.氧气头罩给氧法

适用于婴幼儿。头罩用无毒有机玻璃制成,罩面上有多个露孔,通过开关露孔数目,可调节罩内的氧气浓度。使用时将头罩罩在患儿头部,调节氧流量,此法简便,无刺激性,透明的头罩易于观察病情变化,可以根据病情需要调节罩内氧浓度,长期给氧时不会产生氧中毒(图3-15)。

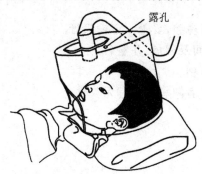

露孔

图 3-15　氧气头罩给氧法

5.氧气枕给氧法

用于危重患者的抢救或转运途中、家庭氧疗等,以氧气枕代替氧气装置。氧气枕是一长方形橡胶枕,枕的一角有一橡胶管,上有调节器可调节氧流量。使用前先将氧气枕内充满氧气(充气时接上湿化瓶),接上鼻导管或鼻塞,调节流量,即可使用。此法缺点是氧气量太少,使用时间较短。

6.氧气帐给氧法

此法一般用于儿科抢救时,如头、颈、面部损伤或皮肤大面积烧伤等患儿。氧气帐大小约为儿科病床的一半,两边开窗镶上透明胶片,下面塞入床垫下。使用时,将患儿头部放在紧闭的帐篷内,氧气经过湿化瓶,由橡胶管通入帐内,氧流量需 10～12 L/min,吸入氧浓度才能达到 60%～70%。每次打开帐幕后,应将氧流量加大至 12～14 L/min,持续 3 分钟,以恢复帐内氧浓度。

7.高压氧治疗

高压氧医学是一门新兴的临床学科。高压氧治疗应用于临床各科,治疗过程分为加压、高压下供氧、减压 3 个阶段。加压阶段一般在 10～15 秒内加至预定的压力 $2～3 \text{ kg/cm}^2$;舱内患者通过呼吸面罩间歇吸入高压氧,即吸氧 30 分钟后,休息 10 分钟,吸氧时间不超过 90 分钟;进入减压阶段,注意减压表检测,并观察患者的全身情况。

(二)操作步骤

以双侧鼻导管给氧法为例(供氧装置:氧气筒及氧气表装置)。

1.装表

(1)携用物至床旁,核对患者信息;并再次做好解释工作,取得患者配合。

(2)打开总开关,放出少量氧气以冲净气门处灰尘。

(3)接氧气表旋紧并使其直立。

(4)正确连接湿化瓶。

(5)检查氧气表上的小开关是否关闭,开总开关,再打开流量表小开关,检查氧气表连接是否正确。

(6)开小开关备用。

2.给氧

(1)检查并用湿棉签清洁鼻腔。

(2)检查并打开吸氧管,连接吸氧管,开小开关,检查吸氧管是否通畅,并依据病情调节氧流量。

(3)将吸氧管平行塞入患者鼻腔,妥善固定输氧管。

(4)洗手,记录开始吸氧时间及流量,并签名。

(5)向患者详细交代注意事项。

(6)吸氧过程中密切观察患者缺氧症状有无改善。

3.停氧

(1)向患者解释,取得患者配合。

(2)拔出鼻导管,擦净鼻部。

(3)关闭总开关。

(4)打开小开关放出余氧,关小开关。

(5)正确卸下氧气表。

(6)洗手,记录停氧时间并签名。

(7)整理床单位及用物。

五、注意事项

(1)用氧前注意检查氧气装置有无漏气,是否通畅。

(2)严格遵守操作规程,注意用氧安全,切实做好"四防",即防火、防热、防震、防油。氧气筒应放阴凉处,周围严禁烟火及易燃品,至少距离明火 5 m,距暖气 1 m,以防引起燃烧。氧气瓶搬运过程中避免撞击。氧气表及螺旋口勿上油。

(3)常用湿化液有冷开水、蒸馏水。为急性肺水肿患者给氧时,瓶内应改盛 20%～30%乙醇,可降低肺泡内泡沫的表面张力,使泡沫破裂,扩大气体和肺泡壁的接触面积,使气体易于弥散,改善通气功能,减轻缺氧症状。

(4)使用氧气时,应先调节流量后应用。停用氧气时,应先拔出导管,再关闭氧气开关。中途改变流量,先分离鼻导管与湿化瓶连接处,调节好流量再接上。以免一旦开关出错,大量氧气进入呼吸道而损伤肺部组织。

(5)用氧过程中,应加强监护。在用氧过程中应根据患者脉搏、血压、精神状态、皮肤颜色及湿度、呼吸方式等有无改善来衡量氧疗效果,同时还应测定血气分析判断疗效,从而选择合适的用氧浓度。

(6)持续鼻导管用氧者,定期更换鼻导管(单侧鼻导管每班更换,两侧鼻孔交替插管;双侧鼻导管、鼻塞每天更换),及时清除鼻腔分泌物,防止鼻导管堵塞。

(7)氧气筒内氧气不可用尽,压力表至少要保留 0.5 MPa(5 kg/cm²),以免灰尘进入筒内,再次充气时引起爆炸。

(8)对未用完或已用尽的氧气筒,应分别悬挂"有氧"或"无氧"的标识,既便于及时调换,也便于急用时搬运,提高抢救速度。

(葛宝芬)

第五节 铺床技术

一、备用床

(一)目的
保持病室整洁,准备接收新患者。

(二)操作前准备
1.操作护士
着装整洁,修剪指甲,洗手,戴口罩。

2.物品准备
床、床垫、床褥、棉被或毛毯、枕芯、床罩、床单、被套、枕套。

3.环境
整洁、安静。

(三)操作过程

(1)移开床旁桌椅于适宜位置。

(3)用物按使用顺序放于床旁椅上。

(3)检查床垫。

(4)将床褥齐床头平放于床垫上,并铺平。

(5)铺床单或床罩。

(6)将棉被或毛毯套入被套内。

(7)两侧内折后与床内沿平齐。

(8)尾端塞于床垫下。

(9)套枕套,将枕头平放于床头正中。

(10)移回床旁桌、椅。

(11)处理用物,洗手。

(四)注意事项

(1)注意省时、节力,防止职业损伤。

(2)铺床时,病室内无患者进食或治疗。

(五)评价标准

(1)用物准备齐全。

(2)床单位整洁、美观。

二、麻醉床

(一)目的

便于接收和护理麻醉手术后的患者;使患者安全、舒适、预防并发症。

(二)操作前准备

1.评估患者

诊断、病情、手术和麻醉方式。

2.操作护士

着装整洁、修剪指甲、洗手、戴口罩。

3.物品准备

(1)床上用物:床垫、床褥、棉被或毛毯、枕芯、床罩、一次性中单、被套、枕套。

(2)麻醉护理盘:治疗巾、开口器、舌钳、通气导管、牙垫、弯盘、吸氧管、吸痰管、棉签、压舌板、镊子、纱布。

(3)其他:心电监护仪、听诊器、血压计、吸氧装置、吸痰装置、生理盐水、手电筒、胶布、护理记录单、笔、输液架。

4.环境

安静、整洁。

(三)操作过程

(1)移开床旁桌椅于适宜位置。

(2)用物按使用顺序放于床旁椅上。

(3)从床头至床尾铺平床褥后,铺上床罩、根据患者手术麻醉情况和手术部位铺中单。

(4)将棉被或毛毯套入被套内。

(5)盖被尾端向上反折,齐床尾。

(6)将背门一侧盖被塞于床垫下,对齐床沿。

(7)将近门一侧盖被边缘向上反折,对齐床沿。

(8)套枕套后,将枕头横立于床头正中。

(9)移回床旁桌、椅。

(10)处理用物。

(11)洗手。

(四)注意事项

(1)注意省时、节力,防止职业损伤。

(2)枕头平整、充实。

(3)病室及床单位整洁、美观。

(五)评价标准

(1)用物准备齐全。

(2)操作过程规范,符合省时、省力原则。

(3)床单位整洁、美观、符合术后护理要求。

三、卧床患者更换床单

(一)目的

为卧床患者更换床单,保持清洁,增进舒适。

(二)操作前准备

1.告知患者

更换床单的目的及过程,教会患者配合方法。

2.评估患者

(1)病情、意识、身体移动能力及合作程度。

(2)有无肢体活动障碍、偏瘫和骨折。

(3)有无引流管、输液管及伤口,有无尿便失禁。

(4)年龄、性别、体重、心理状态与需求。

3.操作护士

着装整洁、仪表端庄、洗手、戴口罩。

4.物品准备

护理车、清洁的大单、一次性中单、被套、枕套、床刷及半湿状布套、污衣袋等。

5.环境

安静、整洁。

(三)操作过程

(1)根据需要移开床旁桌椅。

(2)松开固定在床单上的各种引流管,防止引流管脱落。

(3)移枕头,协助患者移向对侧。

(4)松开近侧各层床单,将其上卷于中线处塞于患者身下。

(5)扫床。

(6)按序依次铺近侧各层床单。

(7)移枕头,协助患者移至近侧。

(8)同法,铺另一侧。

(9)整理盖被,更换枕套。

(10)固定引流管。

(11)协助患者取舒适卧位,必要时上床挡。

(12)整理用物,洗手。

(四)注意事项

(1)保证患者安全,体位舒适。

(2)注意节力。

(3)注意观察病情变化。

(五)评价标准

(1)用物准备齐全。

(2)操作过程规范,符合省时、省力原则。

(3)床单位整洁、美观、患者安全舒适。

(葛宝芬)

第六节 脓肿切开引流术

一、脓肿切开引流术的适应证

(1)表浅脓肿形成,查有波动者,应切开引流。

(2)深部脓肿穿刺证实有脓液者。

(3)口底蜂窝织炎、手部感染及其他特殊部位的脓肿,应于脓液尚未聚集成明显脓肿前切开引流。

二、脓肿切开引流术的禁忌证

(1)结核性寒性脓肿无合并感染。

(2)急性化脓性蜂窝织炎,未形成脓肿者。

(3)合并全身脓毒血症,处于休克期者。

(4)血液系统疾病或凝血机制严重不全者。

(5)唇、面部疖痈虽有脓栓形成,也不宜广泛切开引流。

三、脓肿切开引流的术前准备

(1)洗净局部皮肤,必要时剃毛。

(2)术前治疗并发症,如糖尿病、结核病。

(3)合理应用抗生素,防止炎症扩散。

(4)对重危患者或合并败血症者,应积极提高全身抵抗力。

四、脓肿切开引流术中的配合

(1)消除患者顾虑,做好心理指导。

(2)协助患者取合适体位,充分暴露手术部位。

(3)术中询问患者感受,交代注意事项,随时观察患者反应,如有不适及时处理。

五、脓肿切开引流术后的注意事项

(1)嘱患者术后第 2 天起更换敷料,拔除引流条,检查引流情况,并重新放置引流条后包扎。

(2)保持患处干燥,定时清洁换药。

(3)给予饮食指导,食用富含维生素的食物,不要吃过于刺激的辛辣食物。

(4)注意休息,避免过劳。

(郑　英)

第七节　清创缝合

一、目的

清除开放性伤口内异物和失活组织,尽量消除细菌,争取伤口期愈合。

二、适应证与禁忌证

(1)适用于开放性损伤后 8 小时内污染不严重的伤口。

(2)化脓感染伤口不宜清创缝合。

三、准备

(1)向患者讲明伤口情况及清创缝合的重要性,争取患者配合。

(2)物品有无菌血管钳、持针器、镊子(有齿及无齿镊)、缝合针、线、剪刀、引流物或橡皮膜、外用生理盐水、过氧化氢溶液、75%乙醇、手套、洞巾、纱布、棉球、棉垫、绷带、胶布、1%~2%利多卡因等。

四、操作方法

(1)用无菌纱布覆盖伤口,剪去毛发,用肥皂水及松节油以软毛刷或纱布轻轻擦洗伤口周围皮肤,以除去污垢和泥沙等,再用过氧化氢和外用生理盐水清洗伤口。

(2)消毒伤口周围的皮肤,戴手套,铺无菌巾。

(3)局麻后检查伤口,清除血凝块和异物,对出血点进行结扎止血,剪除失去活力的皮下组织、筋膜和肌肉等。

（4）必要时可沿肢体长轴扩大伤口，以便处理深部创伤组织。

（5）重新消毒皮肤，铺无菌巾，更换器械，用外用生理盐水再冲洗伤口，缝合断裂的神经、肌腱缝合或原位固定。

（6）按组织层次缝合创缘（如面部、颈前部创口整齐，最好做皮内缝合，避免瘢痕形成），消毒缝合皮肤，覆盖无菌纱布，固定，必要时加棉垫，用绷带包扎。

五、注意事项

（1）污染严重或留有无效腔时，应置引流物或延期缝合皮肤。

（2）清创时尽可能保留重要血管、神经和肌腱。

（3）大块皮肤缺损时应及时进行植皮，以保护组织，特别是神经、血管和骨关节。

（郑　英）

第八节　换　药

一、目的

检查、清除伤口和创面的分泌物，去除伤口内和创面上的异物和坏死组织，通畅引流，控制感染，促进创面和伤口愈合。

二、适应证与禁忌证

（1）适用于手术后的无菌伤口，如无特殊情况应 3～5 天后首次换药；新鲜肉芽创面，隔 1～2 天换药一次；分泌物较多的感染伤口，应每天换药一次；严重感染或置引流的伤口，如烟卷引流、橡皮管引流、橡皮条引流及粪瘘等，应根据其引流量的多少决定换药的次数。

（2）无禁忌证。

三、准备

（1）换药室应提早做好各种清洁工作，换药半小时前室内不扫地。

（2）换药前必须了解伤口或创面部位、类型、大小、深度等情况，以便准备适当敷料和用物，避免造成浪费和忙乱。

（3）操作者衣帽整洁，洗净双手，严格无菌操作。无菌创面换药到无菌室进行；感染伤口在普通换药室进行；会阴部及大面积创口不能到换药室者，应备屏风。

（4）无菌治疗碗 2 个（1 个盛无菌敷料，1 个盛乙醇与盐水棉球等），镊子 2 把，按创口需要备油纱布、纱布条、外用药、绷带、纱布、胶布等。

四、操作方法

（1）让患者采取舒适卧位或坐位，但需利于暴露伤口，冬天注意保暖。取下绷带和外层敷料，再用无菌镊子取下内层敷料，若与伤口粘连，应先用生理盐水湿润后轻轻揭去，以免损伤肉芽组织或引起出血。揭除敷料的方向与伤口纵轴方向平行,以减少患者的疼痛。

(2)左手持无菌镊子将换药碗内的乙醇棉球传递给右手的镊子,擦洗伤口周围皮肤,再用盐水棉球蘸去分泌物以清洁创面。清洁创面可由内向外擦拭,化脓伤口则由外向内擦拭。

(3)交换左右手镊子,然后以右手持的无菌镊子,探查伤口或去除过度生长的肉芽组织、腐败组织或异物等,并观察伤口的深度及有无引流不畅等情况,再用乙醇棉球清除沾染在皮肤上的分泌物,最后用无菌敷料覆盖创面,固定包扎。

五、注意事项

(1)严格遵守无菌技术。换药时如手部接触过伤口上的绷带和敷料,则不能再接触换药车,需要物品时可由另一护士供给或洗手后再取。各种无菌棉球、敷料从容器中取出后,不得再放回原容器。污染的敷料须立即放入污物盘或污物桶内,不得随便乱丢。

(2)换药原则是先换清洁的伤口(如拆线等),再换感染的伤口,最后换严重感染的伤口。

(3)换药时应注意取出伤口内的异物,如线头、死骨、弹片、腐肉等,并检查引流物。

(4)换药动作应轻柔,并保护健康组织。

(5)每次换药完毕,应将一切用物放回指定的位置,认真洗手后方可给另一患者换药。

(6)特殊感染伤口的敷料应单独处理或烧毁,如破伤风、气性坏疽、结核、乙型病毒性肝及艾滋病等。

(郑 英)

第九节 外科手术后拆线

一、目的

为外科手术切口愈合后拆除缝线。

二、适应证与禁忌证

(1)适用于无菌手术后,局部及全身无异常表现,已到拆线时间,切口愈合良好,应如期拆线者。

(2)严重贫血、消瘦及恶病质患者,严重失水或电解质紊乱尚未纠正者,老年患者及婴幼儿,咳嗽没有控制且有胸腹部切口者,均应延迟拆线。

三、准备

(1)向患者说明换药目的,解除患者怕痛的顾虑以取得合作。

(2)无菌换药包内有有齿、无齿小镊子各1把,还应有拆线剪刀、无菌敷料、治疗碗、乙醇棉球、纱布、胶布、弯盘等。

四、操作方法

(1)取下敷料,用乙醇棉球由切口向周围方向消毒皮肤。

(2)用有齿镊子将线头一侧提起,将埋在皮内的缝线拉出针眼少许且在该处剪断,以镊子抽出缝线。

(3)用乙醇消毒切口皮肤后覆盖纱布,固定包扎。

五、注意事项

(1)严格遵守无菌技术。

(2)拆线时动作应轻柔。

(3)面颈部 4～5 天拆线;下腹部和会阴部 6～7 天拆线;胸部、上腹部、背部和臀部 7～9 天拆线;四肢 10～12 天拆线;近关节处可适当延长时间;减张缝线 14 天方可拆线。术后刀口有红、肿、热、痛等明显感染者,应提前拆线。伤口愈合不良,可间断拆线或延迟拆线。

(郑 英)

第十节 拔 甲 术

一、拔甲术的适应证

(1)顽固性甲癣、嵌甲,甲下感染等。

(2)甲周疣、甲下外生骨疣、甲下血管瘤的治疗。

二、拔甲术的禁忌证

禁忌证包括:①瘢痕;②炎症性皮肤病,如慢性放射性皮炎、化脓性皮肤病、复发性单纯疱疹、炎症明显的痤疮、着色性干皮病等;③出血倾向;④精神病;⑤严重内脏疾病;⑥白癜风活动期。

三、拔甲术的术前准备

(1)医护人员会与患者进行术前谈话,交代拔甲术的目的、方法及可能出现的并发症。

(2)做出、凝血时间及血常规检查。

(3)排除重要脏器疾病。

(4)局部清洁处理。

四、拔甲术中的配合

(1)协助患者取平卧位,充分暴露手术部位。

(2)操作中患肢要保持适当位置,避免活动。

(3)当术中有心悸、憋气、疼痛难忍时,应及时告诉医护人员。

五、拔甲术后的注意事项

(1)保持患处干燥,及时清洁换药。

(2)给予饮食指导,食用富含维生素的食物,促进指甲生长,不要吃过于刺激的辛辣食物。

(3)如果拔除足趾甲,需穿宽松鞋子,以免挤伤患趾再次出血。

(郑 英)

第十一节 关节腔穿刺术

关节腔穿刺术是指在无菌技术操作下,用注射器刺入关节腔内抽取积液,了解积液性质,为临床诊断提供依据,并可向关节内注射药物以治疗关节疾病。

一、关节腔穿刺术的适应证

(1)感染性关节炎关节肿胀积液。

(2)关节创伤所致关节积液、积血。

(3)骨性关节炎、滑膜炎所致关节积液。

(4)关节腔内药物注射治疗,或向关节腔内注射造影剂行关节造影检查。

(5)不明原因的关节积液行滑液检查。

二、关节腔穿刺术的禁忌证

(1)穿刺部位局部皮肤有破溃、严重皮疹或感染。

(2)严重凝血机制障碍、出血性疾病,如血友病等。

(3)严重的糖尿病,血糖控制不好。

(4)非关节感染患者,但体温升高,伴有其他部位的感染病灶者。

三、关节腔穿刺的术前准备

术前一天,用肥皂水清洗穿刺局部,术前医师会向患者及家属说明穿刺的目的和可能出现的情况,做好心理准备。

四、关节腔穿刺术中的配合

患者放松心情,术中轻微的酸胀感是正常的,但如果有难以忍受的疼痛感,应立即告知医护人员。

五、关节腔穿刺术后注意事项

(1)24 小时内,尽量保持注射部位干燥无菌,避免冲淋或洗澡。

(2)可在医护人员指导下活动关节,让药液均匀分布。

(3)24 小时内,不建议进行剧烈活动。

(4)2～3 天内建议多休息,清淡饮食。

(5)个别患者可能出现关节轻或中度疼痛和肿胀,一般都能耐受,不需特殊治疗,也可以对症处理,2～3天后症状消失。

(6)避免长时间的跑、跳、蹲,减少和避免爬楼梯,选择能够增加关节灵活性、伸展度以及加强肌肉力度的运动项目,如游泳、散步等。

(7)注意关节腔保暖,勿使关节腔受凉。

(8)可使用手杖、助步器等工具提升独立生活能力,避免因关节疼痛而活动受限。

(郑　英)

第十二节　视力检查技术

一、远视力检查

(一)适应证
(1)眼科就诊及其他科室要求会诊的患者。

(2)健康体检。

(二)禁忌证
全身状况不允许检查者。

(三)操作方法及程序
(1)可选用对数视力表、国标标准视力表、早期治疗糖尿病性视网膜病变研究(ETDRS)视力表。前两种视力表的检查距离为 5 m,后者的检查距离是 4 m。视力表的1.0 一行应与被检眼等高。视力表的照明应均匀,无眩光。可采用自然照明。如用人工照明,照明强度为300～500 lx。

(2)两眼分别检查,先查右眼,后查左眼。检查时用挡眼板遮盖一眼。如受检者戴镜,应先查裸眼视力,再查戴镜视力。

(3)下面以国际标准视力表为例叙述远视力检查方法。该表分 12 行,能看清第一行为 0.1,第 10 行为 1.0,第 12 行为 1.5。若能辨认第 8 行全部视标,同时辨认第 9 行半数以下视标时则记0.8＋;如能辨认第8行全部视标,同时辨认第9行半数以上视标时则记0.9－。

(4)如被检查者不能辨认视力表上最大视标,可移近视力表,直至看清第 1 行视标(0.1),记录视力为 0.1×被检者与视力表的距离(m)/5,例如,在 2 m 处能看清 0.1,视力为 0.1×2/5＝0.04。

(5)如在 1 m 处不能辨认最大视标,则检查数指(counting finger,CF)。嘱受检者背光而坐,检查者伸手指让被检者辨认手指数目,记录其能辨认数指的最远距离,如数指/30 cm 或 CF/30 cm。如果在眼前 5 cm 处仍不能辨认数指,则检查者在受试者前摆手,记录能辨认手动(hand motions,HM)的最远距离,如手动/30 cm 或 HM/30 cm。

(6)对只能辨认数指或手动的受检者,应在暗室中进一步检查光感(light perception,LP)及光定位。检查光感时,将患者一眼完全遮盖,检查者一手持烛光,放在被检眼前 5 m 处开始检查。若受检者看不见烛光,则将烛光向受检者移近,直至受检者能辨认为止。记录受检者能看见烛光的最远距离。检查光定位时将烛光置于患者前 1 m 处,嘱受检者向正前方注视,不要转动眼球和头部,分别将烛光置于左上、左中、左下、正上、正中、正下、右上、右中、右下,同时询问受检者是否能看见烛光。如应答正确记录为"＋",应答错误记录为"－"。如患者全无光感,记录为

"无光感"。

(四)注意事项

(1)如果检查室的最大距离＜5 m,采用反光镜法检查视力。将视力表置于被检查者座位的后上方,于视力表对面2.5 m处放一平面镜,嘱受检者注视镜内所见的视力表来检查远视力。

(2)每个视标辨认时间为2～3秒。

(3)未受检眼遮盖要完全,但不要压迫眼球。

(4)检查时受检者头位要正,不能歪头用另一只眼偷看,也不能眯眼。

(5)对于裸眼视力小于1.0,而且没有矫正眼镜的受检者,应加用针孔板后再查小孔视力。

(6)视力检查是心理物理检查,评价结果时应当考虑到这一点。

二、近视力检查

(一)适应证

(1)屈光不正患者。

(2)老视患者。

(3)需要检查近视力的其他情况。

(二)禁忌证

全身状况不允许时。

(三)操作方法及程序

(1)可选用徐广弟E字近视力表、Jaeger近视力表、对数近视力表。近视力表的照明不易固定,可采用自然弥散光,也可采用人工照明,但注意避免眩光。

(2)两眼分别检查,常规先查右眼,后查左眼。检查时用挡眼板遮盖一眼。

(3)检查距离一般为30 cm。对于屈光不正者,要改变检查距离才能测得最好近视力。如将近视力表向受检眼移近时视力逐渐增加,该眼可能为近视眼或假性近视眼。如将近视力表向受检眼移远时视力逐渐增加,该眼可能为远视眼或老视眼。

(4)以能看清的最小一行字母作为测量结果。可采用小数法记录。如用Jaeger近视力表,则以J1至J7记录,并注明检查距离。

(四)注意事项

(1)每个视标辨认时间为2～3秒。

(2)未受检眼遮盖要完全,但不要压迫眼球。

(3)检查时受检者头位要正,不能歪头用另一只眼偷看,不能眯眼。

三、婴幼儿视力检查

(一)适应证

(1)需要检查远视力的婴幼儿。

(2)怀疑弱视的婴幼儿。

(二)禁忌证

(1)全身状况不允许时。

(2)精神或智力状态不配合者。

(三)操作方法及程序

1.视动性眼球震颤检查法

(1)可测定 6 个月内婴幼儿视力。

(2)将黑白相间条纹的转鼓放在婴儿眼前 30 cm 处,使其转动,观察婴儿的眼部反应。

(3)如果眼球出现震颤为有视力,反之无视力。

(4)检查者可观察婴幼儿双眼球对不同宽窄光栅条纹的反应,记录引起眼球震颤的最细条纹。所用的转鼓条纹越细,表示婴儿的视力越好。

2.根据婴幼儿反应来判断视功能

(1)对于婴儿至 2 周岁幼儿,可交替遮盖双眼,根据观察幼儿反应,来判断视功能。

(2)若一眼被遮盖,另一眼视力好,并能保持中心注视,则患儿头位基本不动;若健眼被遮盖,另一眼视力差,患儿就会发出反抗的声音,或移动头位。

3.选择性观看检查法

(1)适用于 6 个月至 2 周岁幼儿。

(2)在暗室中进行检查,距离约为 50 cm,检查者随机调换条纹及灰板的方向,观察婴幼儿是否随条纹而转动头位。

(3)如对某一条纹的反应率达到 75% 时为通过,并可根据所用条纹的宽窄将其换算为 Snellen 视力表视力。

4.幼儿视力检测卡

(1)适用于 2~3 岁儿童。

(2)在自然光下分别检测双眼,距离为 5 m。

(3)检查者手持视力检测卡,令幼儿用手指或语言回答检测卡上条纹的走向。检查者可随机转换检测卡上条纹的方向。从 1 号、2 号……依次检查,直到不能辨认为止。

(4)检查结束时,可将其换算为 Snellen 视力表视力。

5.点状视力表

(1)这是一种近视力检测法,适合于 1~5 岁儿童。

(2)双眼分别检查,测试距离约为 25 cm。

(3)从最大视标开始辨认。令患儿指出黑点的位置,逐一更换小视标,直到不能辨认为止。

6.儿童图形视力卡

(1)适用于 4~5 岁儿童。

(2)在室内自然光线下进行,检查距离为 5 m。

(3)双眼分别检查,测试前要向儿童解释图形。

(4)以看清最小图形的视力卡记录视力。

7.图形视觉诱发电位(VEP)视力

(1)适用于 4~6 个月儿童。

(2)图形视觉诱发电位是以翻转棋盘格或翻转黑白条栅作为刺激源。随棋盘格逐渐变小,其 P 波也变小。直至能测出最小波幅的 VEP 为止。

(3)根据这时的空间频率来对视力进行推测。

(四)注意事项

(1)检查者必须耐心。

（2）最好由经治医师或专科护士进行检查。

（3）检查环境应安静。

（4）被检者应保持精力充沛。

（苗冬霞）

第十三节 眼动脉压测量技术

一、目的

测量眼动脉的压力,诊断眼科疾病及全身疾病,如颅内压增高、颈动脉血液循环障碍与颈内动脉血栓形成等。

二、适应证与禁忌证

（1）适用于单纯性青光眼、眼底动脉异常等疾病。

（2）对患有心血管疾病、眼底血管病及晚期青光眼的患者应慎用。

三、准备

（1）操作前应向患者解释检查的目的、方法和步骤,取得其合作。

（2）备血压计、眼压计、0.5%丁卡因、1%～10%新福林(去氧肾上腺素)。

四、操作方法

（1）先用血压计分别测量两侧肋动脉血压并记录。再按 Schiotz 眼压计使用常规分别测量两眼之眼压。用 1%～10%去氧肾上腺素眼液散大瞳孔。

（2）在暗室内检查。先用右手持检眼镜,用右眼观察患者右眼底视盘,左手将眼底动脉血压计压力杆尖端置于外直肌止端巩膜上,加压于眼球,至视盘之动脉开始出现搏动时,立刻查明其压力值,此值为舒张压。然后继续加压至动脉搏动消失,记录其压力值,此为收缩压。用同样方法测量左眼动脉压。用 Bail-Tiart 换算表,分别查出眼动脉之舒张压与收缩压数值。

五、注意事项

（1）眼动脉压计顶端应垂直于巩膜,加压方向应正对眼球中心。

（2）可连续测量舒张压 2～3 次,取其平均值。对有心血管病、眼底血管病及晚期青光眼患者应慎重测量收缩压。

（苗冬霞）

第十四节　眼部用药技术

一、滴眼药水

(一)目的

(1)由于眼内血液、房水屏障的存在,全身给药常不易达到眼内有效浓度,所以临床上把眼睛局部用药作为治疗眼部感染的重要途径。

(2)用于预防、治疗眼部疾病,散瞳或缩瞳,眼部表面麻醉。

(二)评估

1.评估患者

(1)双人核对医嘱。

(2)核对患者床号、姓名、病历号、腕带和眼别(请患者自己说出床号、姓名和眼别)。

(3)了解患者病情、意识状态、配合能力和心理反应。

(4)评估患者眼部情况(结膜充血、结膜囊及睑缘分泌物),有无药物过敏史。

(5)向患者解释操作目的及过程,取得患者配合。

2.评估环境

安静整洁,宽敞明亮。

(三)操作前准备

1.人员准备

仪表整洁,符合要求。洗手,戴口罩。

2.物品准备

治疗车上层治疗盘内放置眼药水,消毒棉签或棉球。以上物品符合要求,均在有效期内。治疗车下层放置医疗废物桶、生活垃圾桶。

(四)操作程序

(1)携用物推车至床旁,核对患者床号、姓名、病历号、腕带和眼别(请患者自己说出床号、姓名和眼别)。

(2)患者取坐位头稍后仰或平卧位。

(3)操作者示指轻轻向下拉开下睑,同时嘱患者向上注视。另一只手手持眼药瓶。

(4)先挤出1~2滴眼药水冲洗瓶口,再于距离眼表2~3 cm处将眼药水滴入下穹隆1~2滴,使药液均匀分布于结膜囊内。

(5)以无菌棉签或棉球拭干流出的药液,并嘱患者轻轻闭眼,无菌棉签压迫泪囊2~3分钟。

(6)嘱患者点药后可轻轻转动眼球,让药水充分覆盖眼球。

(7)快速手消毒剂消毒双手,推车回治疗室,按医疗废物分类处理原则清理用物。

(8)洗手,并记录。

(五)注意事项

(1)滴眼药水前操作者要先洗净双手,检查眼药水有无过期、有无絮状沉淀物等变质现象。

询问患者有无药物过敏史;核对患者床号、姓名、病历号、腕带和眼别。

（2）严格执行查对制度,尤其对散瞳、缩瞳及激素类药物切忌滴错,以免造成恶果。

（3）易沉淀的眼药水（如醋酸泼尼松龙滴眼液）滴前应充分摇匀。

（4）操作者动作要轻柔,勿压迫眼球,特别是对角膜溃疡、眼球穿孔伤及青光眼术后患者。

（5）注意眼药水不要直接滴在角膜上,药瓶或滴管勿触及睑睫毛,以免污染药瓶或划伤角膜。

（6）同时滴用数种药物时,每次每种用药需间隔3～5分钟。应注意先滴眼药水,后涂眼药膏;先滴刺激性弱的药物,后滴刺激性强的药物。疗效持续性眼药水及期待产生疗效的眼药水均需后点。若双眼用药患者,应先滴健眼,后滴患眼。

（7）滴毒性药物（如阿托品、毛果芸香碱）后,应用棉球压迫泪囊部2～3分钟,防止药液经泪道黏膜吸收而引起全身中毒。

（8）同时给不同患者滴药时,操作中间应洗手或进行快速手消毒剂消毒双手。

（9）眼药水开瓶后要注明开瓶日期、床号和姓名。一般眼药水开瓶后有效期为1个月。

（10）嘱患者点药后要闭眼休息,切勿揉眼睛。

二、眼用软膏用药

（一）目的
眼药膏比眼药水在结膜囊内停留且接触眼球时间长、作用时间持久,可减少用药次数。

（二）评估
1.评估患者
（1）双人核对医嘱。
（2）核对患者床号、姓名、病历号和腕带和眼别（请患者自己说出床号、姓名和眼别）。
（3）了解患者病情、意识状态、配合能力和心理反应。
（4）评估患者眼部情况（结膜充血、结膜囊及睑缘分泌物）,有无药物过敏史。
（5）向患者解释操作目的及过程,取得患者配合。
2.评估环境
安静整洁,宽敞明亮。

（三）操作前准备
1.人员准备
仪表整洁,符合要求。洗手,戴口罩。
2.物品准备
治疗车上层治疗盘（内置眼药膏、消毒棉签或棉球、消毒圆头玻璃棒）。以上物品符合要求,均在有效期内。治疗车下层放置医疗废物桶、生活垃圾桶。

（四）操作程序
（1）携用物至患者床旁,核对床号、姓名、病历号、腕带和眼别（请患者自己说出床号、姓名和眼别）。
（2）患者取坐位头稍后仰或平卧位。
（3）玻璃棒法:操作者一手分开下眼睑,嘱患者眼球上转,另一只手持玻璃棒蘸少许药膏轻轻水平放入下穹隆部,松开眼睑,嘱患者轻闭眼睑,同时转动玻璃棒从水平方向抽出,药膏被留在结膜囊内。
（4）软管法:手持药膏软管,将药膏直接挤入下穹隆部结膜囊内。

(5)涂眼药膏后,用棉球擦去溢出眼外的药膏,嘱患者闭眼 1～2 分钟。

(6)协助患者取舒适体位,观察病情及有无不适,并告知注意事项,整理床单位。

(7)快速手消毒剂消毒双手,推车回治疗室,按医疗废物分类处理原则清理用物。

(8)洗手,并记录。

(五)注意事项

(1)滴眼药膏前应按七步洗手法洗净双手,以防交叉感染。

(2)严格执行查对制度,认真核对患者姓名、床号及所用药物标签、有效期及眼别(请患者自己说出姓名,床号和眼别)。

(3)涂眼药膏前应检查玻璃棒圆头是否光滑完整,若发现有破损应停止使用,以免损伤角膜和结膜。

(4)涂眼药膏时不要将睫毛随同玻璃棒卷入结膜囊内,以免刺激角膜引起不适。

(5)涂管状眼膏前,应先将管口部药膏挤掉少许。涂用眼药膏时管口勿触及睫毛及睑缘。

(6)嘱患者用药后要闭眼休息,切勿揉眼睛。

(苗冬霞)

第十五节 泪道冲洗技术

一、目的

主要是检查眼道有无狭窄或阻塞,并判断阻塞部位;冲洗泪道分泌物,治疗慢性泪囊炎。

二、适应证与禁忌证

(1)适用于慢性泪囊炎、泪道阻塞的治疗和诊断、内眼手术前的常规准备。

(2)急性泪道炎、结膜炎及不合作者禁做冲洗。

三、准备

(1)向患者说明泪道冲洗的目的,以取得合作。

(2)备 1‰丁卡因、泪道冲洗针头,5 mL 注射器、生理盐水、泪点扩张器、短棉签、弯盘及药液等。

四、操作方法

(1)患者取坐位仰头或仰卧位,头偏向患眼侧。冲洗前先用手挤压泪囊,观察有无分泌物排出,并注意量及性质。

(2)用棉签蘸 1‰丁卡因置于上、下泪小点之间,行表面麻醉 5～10 分钟,然后开始冲洗。若泪点小或阻塞者,须先用泪点扩张器扩张后再行冲洗。

(3)冲洗者右手持抽有生理盐水的注射器,并接冲洗针头,左手示指拉开患者下眼睑,把针头垂直插入泪点 1.5～2 mm,再将针头转向水平与睑缘平行,推向内眦方向 5～6 mm。缓慢注入生理盐水,并询问患者有无液体流入咽部。然后再依同法自上泪点进行冲洗。冲洗毕,点抗生素眼药水或眼药膏。酌情覆盖纱布,固定。

(4)泪道通畅者注入的液体应流入咽部而不会从泪小点反流。鼻泪管阻塞者则冲洗液全部反流,有时伴有脓性分泌物外溢。泪小管和总泪管阻塞时,插入针头时有坚韧的抵抗感,冲洗液自原泪点或另一泪点回流。

五、注意事项

(1)冲洗时动作要轻柔,以免损伤角膜。

(2)进针时要顺泪小管方向,遇到阻力不可粗暴进针,以免刺破泪小管。

(3)若冲洗液进入皮下组织,眼睑皮肤肿胀,此时应立即停止冲洗,并应用抗生素预防感染。

（苗冬霞）

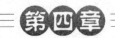

医院感染护理

第一节　多重耐药菌感染的预防与控制

一、基本概念

（一）细菌耐药

抗菌药物通过杀灭细菌发挥治疗感染的作用,细菌作为一类广泛存在的生物体,也可以通过多种形式获得对抗菌药物的抵抗作用,逃避被杀灭的危险,这种抵抗作用被称为"细菌耐药",获得耐药能力的细菌就被称为"耐药细菌"。

（二）细菌耐药机制

细菌改变结构,不和抗菌药物结合,避免抗菌药物作用;细菌产生各种酶,破坏抗菌药物;细菌产生防御体系,关闭抗菌药物进入细菌的通道或将已经进入菌体的抗菌药物排出菌体。

（三）天然耐药

天然耐药指细菌对某些抗菌药物天然不敏感,是由细菌的种属特性所决定的。抗菌药物对细菌能起作用的首要条件是细菌必须具有药物的靶位,而有些细菌对某种药物缺乏作用靶位,而产生固有耐药现象。如嗜麦芽窄食单胞菌对碳青霉烯类天然耐药,肠球菌对头孢类天然耐药。

（四）获得性耐药

获得性耐药指敏感的细菌中出现了对抗菌药物有耐药性的菌株,与药物使用的剂量、细菌耐药的自发突变率和可传递耐药性的情况有关。细菌通过自身基因突变产生耐药的概率较低,而获得性耐药才是细菌耐药迅速上升的主要原因。耐药基因可通过质粒、转座子和整合子等元件在同种和不同种细菌之间传播而迅速传递耐药性。

（五）质粒

质粒是细菌染色体外的遗传物质,存在于细胞质中,具有自主复制能力,是闭合环状的双链DNA分子。质粒携带的遗传信息能赋予宿主菌某些生物学性状,有利于细菌在特定的环境条件下生存。

（六）转座子

转座子是一种复合型转座因子,除含有与转座子有关的基因外,还可含有耐药基因和接合转移基因等,它的两端就是插入序列,构成"左臂"和"右臂"。这两个"臂"可以是正向重复,也可以

68

是反向重复,可赋予受体细胞一定的表型特征。

(七)插入序列

插入序列是在细菌中首先发现的一类最简单的转座因子,它除了与转座功能有关的基因外不带有任何其他基因。

(八)整合子

1989 年,stokes 和 Hall 首次提出了一个与耐药基因水平传播有关的新的可移动基因元件:整合子。整合子是细菌基因组中的可移动遗传物质,携带位点特异性重组系统组分,可将许多耐药基因盒整合在一起,从而形成多重耐药。整合子是细菌,尤其是革兰阴性菌多重耐药迅速发展的主要原因。

(九)多重耐药

指对通常敏感的 3 类或 3 类以上抗菌药物(每类中至少有 1 种)的获得性(而非天然的)耐药。

(十)泛耐药

指对除了 1～2 类抗菌药物之外的所有其他抗菌药物种类(每类中至少有 1 种)不敏感,即只对 1～2 类抗菌药物敏感。

(十一)全耐药

指对目前所有抗菌药物分类中的药物均不敏感,如全耐药鲍曼不动杆菌给临床抗感染治疗带来了极大的困难与挑战。

(十二)β-内酰胺酶

β-内酰胺酶是通过水解 β-内酰胺环抑制 β-内酰胺类抗生素的抗菌活性,这是 β-内酰胺类耐药性产生的主要原因。β-内酰胺酶是能够水解 β-内酰胺类抗生素的一类酶的总称,其类型众多,底物不同,特性各异,包括青霉素酶、超广谱 β-内酰胺酶(ESBLs)、头孢菌素酶(cephalosporinase,AmpC 酶)和金属 β-内酰胺酶(MBLs)等。

(十三)青霉素酶

青霉素酶是一种 β-内酰胺酶,水解许多青霉素的 β-内酰胺键,产生一种丧失抗生素活性的物质——青霉酸。如葡萄球菌属可产青霉素酶。

(十四)头孢菌素酶

头孢菌素酶是由革兰阴性细菌(肠杆菌科细菌、铜绿假单胞菌等)的染色体或质粒介导产生的一类 β-内酰胺酶,属 Bush 分类第一群,Ambler 分类中 C 类,首选作用底物是头孢菌素,且不被克拉维酸所抑制。对多种第三代头孢菌素、单环类抗生素及头霉素耐药,一般对第 4 代头孢菌素和碳青霉烯类抗生素敏感。

(十五)金属 β-内酰胺酶

金属 β-内酰胺酶又称金属酶,是一组活性部位为金属离子且必须依赖金属离子的存在而发挥催化活性的酶类,属 Ambler 分子分类 B 组。它能水解除单环类以外的包括碳青霉烯类在内的一大类 β-内酰胺类抗生素,其活性可被离子螯合物 EDTA、菲咯啉及巯基化合物所抑制,但不被克拉维酸、舒巴坦等常见的 β-内酰胺酶抑制剂所抑制。

(十六)KPC 酶

KPC 酶指肺炎克雷伯菌产生的碳青霉烯酶,属于 Ambler 分类的 A 类、Bush 分类的 2f 亚群,是一种由质粒介导的丝氨酸 β-内酰胺酶。KPC 酶是目前引起肠杆菌科细菌对碳青霉烯类耐药的主要原因,其特点是水解除头孢霉素类以外的几乎所有 β-内酰胺类抗生素,包括青霉素类、头孢菌素类、单酰胺类和碳青霉烯类。

(十七)碳青霉烯酶

碳青霉烯酶指能够明显水解至少亚胺培南或美罗培南的一类 β-内酰胺酶,它包括 Ambler 分子结构分类的 A、B、D 三类酶。其中 B 类为金属 β-内酰胺酶,简称金属酶,属于 Bush 分类中的第三组,主要见于铜绿假单胞菌、不动杆菌和肠杆菌科细菌;A、D 类为丝氨酸酶,分别属于 Bush 分类中的第 2f 和 2d 亚组,A 类酶主要见于肠杆菌科细菌,D 类酶(OXA 型酶)主要见于不动杆菌。

(十八)Ⅰ型新德里金属 β-内酰胺酶

NDM-1 是 β-内酰胺酶的一种。β-内酰胺酶有数百种,各种酶的分子结构和对 β-内酰胺类抗菌药物的水解能力存在较大差异,一般根据分子结构分为 A、B、C、D 四大类。NDM-1 属于其中的 B 类,其活性部位结合有锌离子,因此又称为金属 β-内酰胺酶。产 NDM-1 的细菌表现为对青霉素类、头孢菌素类和碳青霉烯类等广泛耐药。产 NDM-1 的主要菌种为大肠埃希菌和肺炎克雷伯菌,也见于阴沟肠杆菌、变形杆菌、弗劳地枸橼酸菌、产酸克雷伯菌、摩根菌和普罗威登菌等。

(十九)氨基糖苷类钝化酶

氨基糖苷类钝化酶通过磷酸转移酶、乙酰转移酶、腺苷转移酸的作用,使氨基糖苷结构改变而失去抗菌活性。由于氨基糖苷类抗菌药物结构相似,故有明显的交叉耐药现象。

(二十)氯霉素乙酰转移酶

由氯霉素乙酰转移酶基因家族编码,产生乙酰转移酶,使氯霉素转化成无活性的代谢产物而失去抗菌活性。

(二十一)红霉素类钝化酶

红霉素类钝化酶主要包括红霉素酯酶和红霉素磷酸转移酶等,对红霉素具有高度耐受性的肠杆菌属、大肠埃希菌中存在红霉素钝化酶,可酯解红霉素和竹桃霉素的大环内酯结构。

(二十二)药物作用的靶位改变

为细菌在抗生素作用下产生诱导酶对菌体成分进行化学修饰,使其与抗生素结合的有效部位变异;或通过基因突变造成靶位变异,使抗生素失去作用位点。靶位改变包括亲和力降低和替代性途径的取代。

(二十三)主动外排系统

某些细菌能将进入菌体的药物泵出菌外,导致细菌耐药。这种泵因需要能量,故称主动外排系统。这种主动外排系统对抗菌药物具有选择性的特点。细菌外排系统由蛋白质组成,主要为膜蛋白。

(二十四)生物膜耐药

生物膜是依附于某载体表面的由胞外多聚物和基质网包被的高度组织化、系统化的微生物膜性聚合物。生物膜内的细菌生长速度缓慢、代谢水平低,抗生素通过作用于代谢环节去影响细菌活性的概率也降低,从而引起细菌耐药。

(二十五)ESKAPE

ESKAPE 是 6 种耐药菌的简称。

E:E.faecium(VRE)——屎肠球菌(耐万古霉素肠球菌)。

S:S.aureus(MRSA)——金黄色葡萄球菌(耐甲氧西林金黄色葡萄球菌)。

K：ESBL-producing E.coli and Klebsiella species——产 ESBLs 的大肠埃希菌和克雷伯菌属。

A：A.baumannii——鲍曼不动杆菌。

P：P.aeruginosa——铜绿假单胞菌(可以对喹诺酮类、碳青酶烯类和氨基糖苷类耐药)。

E：Enterobacter Species——肠杆菌属细菌(包括产 ESBLs 和 KPC 肠杆菌科细菌以外的其他肠杆菌属细菌)。

美国 CDC 最新数据显示,2/3 的医院感染是由这 6 种 ESKAPE 细菌引起的。

二、防控原则

(1)行政管理：①应高度重视多重耐药菌的医院感染预防和控制管理,将预防和控制多重耐药菌的措施成为患者安全的优先考量之一。②应提供人、财、物的支持,预防和控制多重耐药菌的传播。③提供专家咨询,分析流行病学资料,辨认多重耐药微生物问题,或制定有效感染管理策略。④针对多重耐药菌医院感染的诊断、监测、预防和控制等各个环节,结合本机构实际工作,制定多重耐药菌医院感染管理的规章制度和防控措施。⑤加大对重症监护病房(ICU)、新生儿室、血液科、呼吸科、神经科、烧伤科等重点部门的患者,或接受过广谱抗菌药物治疗或抗菌药物治疗效果不佳的患者,留置各种管道以及合并慢性基础疾病的患者等重点人群的管理力度,落实各项防控措施。⑥通过多元化的培训、监测和实地演练的方式,加强医务人员对标准预防和接触隔离的依从性。⑦在注意患者隐私的情况下,标识特定多重耐药菌感染或定植患者,在转送患者前,先通知接收病区和医务人员采取防护措施。

(2)强化多重耐药菌感染危险因素、流行病学以及预防与控制措施等知识培训,确保医务人员掌握正确、有效的多重耐药菌感染预防和控制措施。

(3)医疗机构应提供有效、便捷的手卫生设施,如洗手设施和速干手消毒剂,提高医务人员手卫生依从性。严格执行手卫生规范,切实遵守手卫生的 5 个重要时机。

(4)严格实施隔离措施：①应对所有患者实施标准预防,对确诊或疑有多重耐药菌感染或定植患者,实施接触隔离。②对患者实施诊疗、护理操作时,应将确诊或疑有多重耐药菌感染或定植患者安排在最后进行。

(5)严格遵守无菌技术操作规程,特别是在实施各种侵入性操作时,有效预防感染。

(6)加强清洁和消毒工作：①应加强多重耐药菌感染或定植患者诊疗环境的清洁、消毒工作,特别要做好 ICU、新生儿室、血液科、呼吸科、神患者诊疗环境的清洁、消毒工作。②与患者直接接触的诊疗器械、器具及物品如听诊器、血压计、体温表、输液架等要专人专用,并及时消毒处理。③轮椅、担架、床旁心电图机等不能专人专用的诊疗器械、器具及物品要在每次使用后消毒处理。④对医务人员和患者频繁接触的物体表面,如心电监护仪、微量输液泵、呼吸机等诊疗器械的面板或旋钮表面、听诊器、计算机键盘和鼠标、电话机、患者床栏杆和床头桌、门把手、水龙头开关等,应经常清洁消毒。⑤出现多重耐药菌感染暴发或者疑似暴发时,应增加清洁、消毒频次。

(7)合理使用抗菌药物：①应认真落实抗菌药物临床合理使用的有关规定,严格执行抗菌药物临床使用的基本原则,切实落实抗菌药物的分级管理,正确、合理地实施个体化抗菌药物给药方案。②提高临床微生物送检率,根据临床微生物检测结果,合理选择抗菌药物。③应监测本机构致病菌耐药性,定期向临床医师提供最新的抗菌药物敏感性总结报告和趋势分析。至少每年向临床公布一次临床常见分离菌株的药敏情况,正确指导临床合理使用抗菌药物。④要严格执行围术期抗菌药物预防性使用的相关规定,避免由于抗菌药物滥用而导致多重耐药菌的产生。

(8)加强对多重耐药菌的监测:①应加强多重耐药菌监测工作,提高临床微生物实验室的检测能力,积极开展常见多重耐药菌的监测,如耐甲氧西林金黄色葡萄球菌(MRSA)、ESBLs介导的多重耐药肠杆菌科细菌、多重耐药(泛耐药)鲍曼不动杆菌(MDR/XDR-AB)和铜绿假单胞菌(MDR/XDR-PA)、产碳青霉烯酶KPC的肺炎克雷伯菌和其他肠杆菌科细菌、万古霉素耐药肠球菌(VRE)以及新出现的如万古霉素中介(耐药)金黄色葡萄球菌(VISA/VRSA)等多重耐药菌。②必要时开展主动筛查,以便早期发现和诊断多重耐药菌感染或定植患者。③临床微生物实验室发现多重耐药菌感染或定植患者后,应及时反馈临床科室以及医院感染管理部门,以便采取有效的治疗和预防控制措施。④有条件时应制定并完善微生物实验室保存所选择的多重耐药菌,以便于进行分子生物学分型,从而可以验证是否存在医疗机构中的传播或描述其流行病学特征。⑤患者隔离期间要定期监测多重耐药菌感染情况,直至患者标本连续2次(每次间隔应>24小时)耐药菌培养阴性,感染已经痊愈但无标本可送后,方可解除隔离。

三、MRSA

(一)定义

MRSA即耐甲氧西林金黄色葡萄球菌,指对现有β-内酰胺类抗菌药物(青霉素类、头孢菌素类和碳青霉烯类)耐药的金黄色葡萄球菌,是最常见的多重耐药菌之一,可分为社区内MRSA(community-associated MRSA,CA-MRSA)及医院内MRSA(hospital-acquired MRSA,HA-MRSA)。

1.HA-MRSA

指在医疗护理机构的人员之间传播,可出现在医院或医疗护理机构内(医院发病)或出院后发生在社区内(社区发病)。HA-MRSA除对β-内酰胺类抗菌药物耐药以外,还会出现对非β-内酰胺类抗菌药物(如林可霉素、喹诺酮类、利福平、磺胺甲噁唑/甲氧苄啶、氨基糖苷类和四环素类)耐药。

(1)社区发病:社区发病是指具备下列至少一项医院内感染的危险因素。①入院时带有侵入性设备。②有MRSA定植或感染病史。③在阳性培养结果之前12个月内有手术、住院、透析,或在护理机构长期居住。

(2)医院发病:从入院48小时后患者的正常无菌部位分离出病菌。不论这些患者是否有医院内感染的危险因素。

2.CA-MRSA

CA-MRSA指分离自社区感染患者的一种MRSA菌株,其细菌耐药及临床特征等与以往HA-MRSA有明显不同。首例报道为1981年美国密歇根州一名使用注射药物的患者。CA-MRSA易感人群为先前从未直接或间接接触过医院、疗养院或其他医疗保健场所的健康人,大多仅对β-内酰胺类抗菌药物耐药,而对非β-内酰胺类抗菌药物(如林可霉素、喹诺酮类、利福平、磺胺甲噁唑/甲氧苄啶、氨基糖苷类和四环素类)敏感,通常产生Panton-Valentine杀白细胞素(Panton-Valentine leukocidin,PVL),主要引起皮肤软组织感染,少数可引起致死性的肺炎或菌血症。

诊断标准如下:①分离自门诊或入院48小时内的患者。②该患者在1年内无医院、护理机构、疗养院等医疗机构接触史,无手术及透析史。③无长期留置导管或人工医疗装置。④无

MRSA 定植或感染的病史。

由于患者和病原菌在医院与社区之间的不断流动,CA-MRSA 可由患者带入医院导致医院内暴发,HA-MRSA 也可由感染或定植患者带入社区导致社区内传播。目前仅依据临床和流行病学来区分两者是困难的,而进行 MRSA 遗传类型和表型检测有助于二者的鉴别,见表 4-1。

表 4-1　HA-MRSA 与 CA-MRSA 的主要特点

特点	HA-MRSA	CA-MRSA
临床特征	外科感染,侵入性感染	皮肤感染,"昆虫叮咬样",多发,反复,很少侵入性感染
耐药特点	多重耐药	仅对 β-内酰胺类耐药
分子标志	PVL 常阴性,SCCmec I～Ⅲ	PVL 常阳性,SCCmec Ⅳ～Ⅶ

(二)流行病学

(1)MRSA 自 1961 年英国首次发现至今已经几乎遍布全球,成为严重公共卫生威胁。1999－2003 年美国 ICU 病房 MRSA 的流行率由 50％上升到 59.5％,部分地区高达 64％。一些亚洲地区 MRSA 的检出率也在大幅增长,1986－2001 年台湾地区 MRSA 的检出率从 26％增长到 77％;1999－2001 年韩国三级甲等医院中 MRSA 的流行率为 64％。

(2)我国 MRSA 检出率总体呈增长趋势。我国卫生部全国细菌耐药监测网(MOHNARIN)数据显示,2009－2010 年 MRSA 的检出率为 51.6％。

(3)MRSA 由于其高发病率和高致死率,已被列为三大最难解决感染性疾病的首位。

(4)MRSA 并非只局限于医院感染,CA-MRSA 在全球的流行范围也在逐步扩大,欧美国家较严重,部分地区 CA-MRSA 占 MRSA 引起的皮肤软组织感染的 75％。我国 CA-MRSA 的流行情况尚不清楚。

(5)MRSA 定植和感染患者是医院内 MRSA 的最重要宿主。在长期护理机构、脊柱科、烧伤科和 ICU 等科室,MRSA 定植率比较高。没有明显感染征象的 MRSA 带菌者,是重要的传染源,可以把 MRSA 传播给其他患者或医护人员。

(三)对临床常用药物的敏感性

MRSA 对临床常用药物的敏感性见表 4-2。

表 4-2　2010 年中、美两国 MRSA 对临床常用抗菌药物的敏感率和耐药率(％)

抗菌药	中国		美国	
	敏感率	耐药率	敏感率	耐药率
头孢吡肟	14.1	82.1	ND	ND
红霉素	9.3	87.8	10.8	88.5
克林霉素	85.9	10.3	71.4	28.6
左氧氟沙星	11.2	86.7	32.4	65.5
利奈唑胺	100.0	0	100.0	0
替加环素	100.0	0	100.0	ND
万古霉素	100.0	0	100.0	0

(四)防控措施

(1)对重点科室如 ICU、血液透析室等,重点人群如心脏手术患者、老年患者等进行鼻拭子筛查 MRSA,建议对阳性患者进行接触隔离。

(2)对重点岗位医护人员,如鼻腔携带 MRSA,建议短期局部应用抗菌药物。

(3)制定 MRSA 监测计划,进行 MRSA 监测,监测要点包括:保持监测标准的一致性;保持实验室检验结果报告系统完整性和一致性;保持与微生物实验室的协作;MRSA 监测结果反馈、通告相关人员。

(4)医务人员培训、环境消毒、手卫生与合理使用抗菌药物等参见"防控原则"。

四、VRE

(一)定义

VRE 即耐万古霉素肠球菌,指对万古霉素等糖肽类抗生素获得性耐药的肠球菌,常见于屎肠球菌和粪肠球菌,以 VanA、VanB 耐药基因簇编码最常见。

(二)流行病学

(1)VRE 自 1988 年伦敦某医院首次分离至今已经在世界各地流行。美国 CDC 医院感染监测系统报道,VRE 已经成为第二位的医院感染菌。1990－1996 年 VRE 在血中的分离率从不到 1％增加至 39％,VRE 菌血症的发生率从 3.2/10 万增加至 131/10 万;VRE 的暴发流行多为屎肠球菌。

(2)我国 VRE 的分离率＜5％。卫生部全国细菌耐药监测网(MOHNARIN)数据显示,VRE 在屎肠球菌中的检出率为 1.1％～6.4％,以华北和西南地区较高;在粪肠球菌中的检出率为 0.5％～2.6％。

(3)易感人群包括:①严重疾病,长期入住 ICU 病房的患者。②严重免疫抑制,如肿瘤患者。③外科胸腹腔大手术后的患者。④侵袭性操作,留置中央导管的患者。⑤长期住院患者、有 VRE 定植的患者。⑥接受广谱抗菌药物治疗,曾口服、静脉接受万古霉素治疗的患者。

(三)对临床常用药物的敏感性

VRE 对临床常用药物的敏感性见表 4-3。

表 4-3　2010 年中美两国粪肠球菌对抗菌药物的敏感率和耐药率(％)

抗菌药	中国		美国	
	敏感率	耐药率	敏感率	耐药率
氨苄西林	11.0	89.0	100.0	0
红霉素	4.0	92.1	12.3	50.3
左氧氟沙星	13.9	82.4	69.7	29.2
利奈唑胺	100.0	0	99.5	0.5
万古霉素	94.7	3.8	96.4	3.6
替考拉宁	97.0	2.3	96.9	3.1
四环素	51.0	46.4	23.6	75.4
磷霉素	73.2	19.1	ND	ND

(四)防控措施

(1)合理掌握万古霉素使用适应证。在医院内应用万古霉素已确证是 VRE 产生和引起暴发流行的危险因素。因此,所有医院均应制订一个全面的抗菌药物使用计划。严格掌握万古霉素和相关糖肽类抗菌药物使用的适应证。

(2)提高临床微生物室在检测、报告和控制 VRE 感染中的作用。临床微生物室是预防 VRE 感染在医院流行的第一道防线,即时、准确地鉴定和测定肠球菌对万古霉素耐药的能力,对诊断 VRE 定植和感染、避免问题复杂化都有极其重要的作用。

(3)加强重点部门的主动监测,尽早发现 VRE 定植或感染者,并第一时间进行干预。

(4)告知工作人员和患者有关注意事项,减少工作人员和患者在病房内的传播,患者医疗护理物品专用。

(5)携带 VRE 的手术医师不得进行手术,直至检出转为阴性。

(6)接触隔离、医护人员培训、消毒和手卫生措施参见"防控原则"。

五、MDR-AB

(一)定义

1.MDR-AB

MDR-AB 即多重耐药鲍曼不动杆菌,指对下列 5 类抗菌药物中至少 3 类耐药的菌株,包括抗假单胞菌头孢菌素、抗假单胞菌碳青霉烯类、含有 β-内酰胺酶抑制剂的复合制剂(包括哌拉西林/他唑巴坦、头孢哌酮/舒巴坦、氨苄西林/舒巴坦)、喹诺酮类、氨基糖苷类。

2.XDR-AB

XDR-AB 即泛耐药鲍曼不动杆菌,指仅对 1～2 种潜在有抗不动杆菌活性的药物[主要指替加环素和/或多黏菌素]敏感的菌株。

3.PDR-AB

PDR-AB 即全耐药鲍曼不动杆菌,指对目前所能获得的潜在有抗不动杆菌活性的抗菌药物(包括多黏菌素、替加环素)均耐药的菌株。

(二)流行病学

(1)鲍曼不动杆菌具有在体外长期存活能力,易造成克隆播散。

(2)美国 NNIS 以及卫生部细菌耐药监测结果均显示,鲍曼不动杆菌的分离率在非发酵菌中占第 2 位,仅次于铜绿假单胞菌。是我国院内感染的主要致病菌之一,占临床分离革兰阴性菌的16.1%,仅次于大肠埃希菌与肺炎克雷伯杆菌。

(3)鲍曼不动杆菌可引起医院内肺炎、血流感染、腹腔感染、中枢神经系统感染、泌尿系统感染、皮肤软组织感染等。最常见的部位是肺部,是医院内肺炎(HAP),尤其是呼吸机相关肺炎(VAP)重要的病原菌。

(4)长时间住院、入住监护室、接受机械通气、侵入性操作、抗菌药物暴露以及严重基础疾病等是鲍曼不动杆菌感染的危险因素。常合并其他细菌和/或真菌的感染。

(5)鲍曼不动杆菌感染患者病死率高,但目前缺乏其归因病死率的大规模临床研究。

(6)鲍曼不动杆菌不仅是医院内感染的重要病原菌,同时也是社区获得性肺炎的重要致病菌。

(三)对临床常用药物的敏感性

MDR-AB 对临床常用药物的敏感性见表 4-4。

表 4-4　2010 年鲍曼不动杆菌对抗菌药物的敏感率(%)

抗菌药物	中国	美国
氨苄西林/舒巴坦	38.8	54.0
哌拉西林/他唑巴坦	33.6	43.0
头孢他啶	35.7	46.0
头孢噻肟	12.9	24.0
头孢唑肟	33.6	ND
亚胺培南	45.1	55.3
美罗培南	45	62.0
阿米卡星	50.7	60.0
庆大霉素	34.3	53.0
妥布霉素	41.5	54.0
环丙沙星	33.3	54.0
左氧氟沙星	35.3	ND
磺胺甲噁唑/甲氧苄啶	29.9	56.0
多黏霉素 B	97.2	ND
米诺环素	62.7	ND

(四)防控措施

鲍曼不动杆菌医院感染大多为外源性医院感染,其传播途径主要为接触传播;耐药鲍曼不动杆菌的产生是抗菌药物选择压力的结果。因此,其医院感染的预防与控制至关重要。需要从以下几个方面考虑。

(1)加强抗菌药物临床管理,延缓和减少耐药鲍曼不动杆菌的产生。医疗机构通过建立合理处方集、制定治疗方案和监测药物使用,同时联合微生物实验人员、传染病专家和医院感染管理人员对微生物耐药性增加的趋势进行干预,至少可以延缓鲍曼不动杆菌多重耐药性的迅速发展。如针对目前碳青霉烯耐药鲍曼不动杆菌不断增加现状,可考虑限制碳青霉烯类抗菌药物的使用,并加强临床微生物室对碳青霉烯耐药鲍曼不动杆菌的检出能力。

(2)严格遵守无菌操作和感染控制规范。医务人员应当严格遵守无菌技术操作规程,特别是实施中央导管插管、气管插管、导尿管插管、放置引流管等操作时,应当避免污染,减少感染的危险因素。对于留置的医疗器械要严格实施感染控制指南提出的有循证医学证据的干预组合策略,包括呼吸机相关肺炎、导管相关血流感染、导管相关尿路感染等。

(3)环境筛查。对多重耐药鲍曼不动杆菌暴发或流行的部门,应对患者周围的环境或设备进行微生物标本采样和培养,明确感染来源。

(4)必要时进行多重耐药菌主动监测培养。

(5)手卫生、隔离、环境清洁与消毒等措施参见"防控原则"。

六、MDR-PA

(一)定义

1.MDR-PA

MDR-PA 即多重耐药铜绿假单胞菌,指对下列 5 类抗菌药中的 3 类及以上耐药的菌株,包括头孢菌素类(如头孢他啶或头孢吡肟)、碳青霉烯类(如亚胺培南)、含 β-内酰胺酶抑制剂的复合制剂(如头孢哌酮/舒巴坦)、喹诺酮类(如环丙沙星)和氨基糖苷类(如阿米卡星)。

2.XDR-PA

XDR-PA 即泛耐药铜绿假单胞菌,指对以下抗菌药物均耐药的菌株,包括头孢吡肟、头孢他啶、亚胺培南、美罗培南、哌拉西林/他唑巴坦、环丙沙星、左氧氟沙星。

3.铜绿假单胞菌

通过获得各种 β-内酰胺酶编码基因、广谱或超广谱 β-内酰胺酶、氨基糖苷类修饰酶、借助整合子 qacE△1 基因对抗菌药物耐药。

(二)流行病学

(1)铜绿假单胞菌广泛分布于周围环境及正常人的皮肤、呼吸道和消化道等部位,是医院感染最常见的条件致病菌之一。

(2)铜绿假单胞菌适宜在潮湿环境中生长,氧气湿化瓶、沐浴头、牙科治疗台水系统等常有铜绿假单胞菌的污染,常常成为造成医院内感染暴发的主要原因。

(3)卫生部 2010 年细菌耐药监测结果显示,铜绿假单胞菌分离率为 16.7%,仅次于大肠埃希菌,在革兰阴性菌中排名第二。

(4)近年来,由于 β-内酰胺类抗菌药物、免疫抑制剂、肿瘤化学治疗(简称化疗)等药物的广泛使用以及各种侵入性操作的增多,该菌引起的医院感染日益突出。

(三)对临床常用抗生素的敏感性

MDR-PA 对临床常用抗生素的敏感性见表 4-5。

表 4-5 2010 年铜绿假单胞菌对临床常用抗菌药物的敏感率(%)

抗菌药物	中国	美国
哌拉西林/他唑巴坦	77.5	77.0
头孢他啶	71.8	81.0
头孢噻肟	10	24.0
头孢吡肟	68.5	ND
亚胺培南	71.8	ND
美罗培南	75	62.0
阿米卡星	80.2	60.0
庆大霉素	68.7	53.0
妥布霉素	72.9	54.0
环丙沙星	68.9	54.0
左氧氟沙星	65.3	ND
磺胺甲噁唑/甲氧苄啶	ND	56.0
多黏霉素 B	96.4	ND

(四)防控措施

(1)主动监测医院内 MDR-PA。

(2)隔离 MDR-PA 感染或定植的患者。

(3)制定抗生素治疗指南,对某些抗生素的使用加以限制。

(4)手卫生、环境清洁与消毒等措施参见"防控原则"。

七、产 ESBLs 肠杆菌科细菌

(一)定义

(1)肠杆菌科细菌是一大群形态、生物学性状相似的革兰阴性杆菌。这类细菌多数有周身鞭毛,有动力,均能发酵利用葡萄糖,需氧或厌氧生长。在自然界中广泛分布,大多数寄生于人和动物的肠道中,也可存在于水、土壤或腐败的物质上,多数为条件致病菌,少数为致病菌。其主要包含的菌种为埃希菌属、克雷伯菌属、志贺菌属、沙门菌属、枸橼酸杆菌属、肠杆菌、沙雷菌属和变形杆菌属等。

(2)超广谱 β-内酰胺酶(extended-spectrum β-lactamases,ESBLs)是指能够水解第三代头孢菌素的 β-内酰胺酶,由质粒介导的广谱酶如 TEM、SHV、CTX 和 OXA 酶发生点突变而形成。能够介导对青霉素类、头孢菌素类和氨曲南耐药。产 ESBLs 的菌株常同时对氨基糖苷类、磺胺类、喹诺酮类和/或四环素类耐药,呈多重耐药。

(3)ESBLs 主要在大肠埃希菌和肺炎克雷伯菌中发现,也见于肠杆菌属、枸橼柠檬酸菌属、变形杆菌属、沙雷菌属等其他肠杆菌科细菌。不动杆菌属和铜绿假单胞菌等非发酵菌也可产 ESBLs。

(二)流行病学

(1)卫生部 2010 年全国细菌耐药监测结果显示,头孢噻肟耐药的大肠埃希菌和肺炎克雷伯菌均＞50%。各个国家和地区产 ESBLs 细菌的发生率明显不同。日本、欧盟等国家产 ESBLs 细菌的发生率很低,而印度等国家产 ESBLs 细菌的发生率很高,而且具有较严重的耐药性。

(2)产 ESBLs 细菌可以发生克隆传播,也可通过质粒或转座子将产酶基因水平传播给敏感的非产酶细菌,引起更多的细菌产生 ESBLs,从而引起院内感染的暴发流行,还可以向院外传播,使流行范围扩大。

(3)危险因素包括:①入住 ICU。②住院时间长(≥7 天)。③机械通气。④留置有导尿管和/或中央导管。⑤有严重基础疾病(如糖尿病等)。⑥不适当联合使用抗菌药物或第三代头孢菌素。⑦年龄≥60 岁等。

(三)对临床常用药物的敏感性

2010 年以前 CLSI 规定,产 ESBLs 菌株对青霉素类和第一、第二、第三代头孢菌素均耐药。即使体外试验对某些青霉素类、头孢菌素敏感,临床上也可能治疗无效。2010 年 1 月,基于药代动力学(药效学)(PK/PD)和临床实践,CLSI 对肠杆菌科的头孢唑林、头孢噻肟、头孢唑肟、头孢曲松、头孢他啶和氨曲南的判读折点进行了修订,临床医师应结合药敏试验结果和临床表现严重性,确定抗生素治疗方案。2009 年监测产 ESBLs 菌株对药物的敏感性见表 4-6。

表 4-6　2009 年我国 Mohnarin 监测产 ESBLs 菌株对临床常用药物的敏感率和耐药率(％)

抗菌药物	产 ESBLs 大肠埃希菌		产 ESBLs 肺炎克雷伯菌		产 ESBLs 产酸克雷伯菌	
	耐药率	敏感率	耐药率	敏感率	耐药率	敏感率
氨苄西林/舒巴坦	73.7	8.6	83.0	6.4	85.5	6.8
哌拉西林/他唑巴坦	5.4	85.0	19.6	61.0	27.7	59.6
阿莫西林/克拉维酸	23.2	35.5	45.8	20.3	47.7	23.8
头孢哌酮/舒巴坦	8.9	64.2	16.2	54.2	27.0	51.3
头孢西丁	15.3	75.6	28.4	68.4	31.7	65.2
亚胺培南	0.3	99.4	1.3	98.4	1.3	98.4
美罗培南	0.2	99.8	1.4	98.3	1.0	99.0
庆大霉素	68.3	30.2	63.9	34.3	65.0	33.2
妥布霉素	43.2	37.4	43.3	42.6	53.4	33.9
阿米卡星	11.0	85.3	22.8	75.3	19.8	76.7
四环素	80.6	18.7	62.8	34.6	67.1	30.5
米诺环素	34.9	53.6	51.7	30.2	42.6	42.6
氯霉素	48.4	41.5	58.1	38.3	55.9	44.1
呋喃妥因	6.0	82.9	48.1	21.7	30.1	56.6
磺胺甲噁唑/甲氧苄胺	78.5	20.7	74.4	23.9	72.7	26.9
环丙沙星	80.2	17.4	48.2	39.9	53.1	37.8
左氧氟沙星	76.3	21.0	41.3	53.1	45.3	45.3

(四)防控措施

1.加强检测

实验室检测有助于明确产 ESBLs 细菌感染,便于采取消毒隔离措施。住院患者中常规监测产 ESBLs 细菌定植,可能有助于产 ESBLs 肠杆菌科的预防和管理。

2.合理使用抗菌药物

有证据表明,不适当的抗菌治疗是产 ESBLs 细菌的独立预测因素。第三代头孢菌素经验性用药可导致更多产 ESBLs 细菌的出现,从而引起产 ESBLs 细菌的流行。抗菌药物控制策略必须强制执行以减少细菌的耐药。具体措施包括严格抗菌药物的使用指征,尽量少用第三代头孢菌素类及青霉素类抗菌药物。

八、CRE

(一)定义

CRE 即耐碳青霉烯类肠杆菌科细菌,指对多利培南、美罗培南或亚胺培南等碳青霉烯类药物之一不敏感,而且对包括头孢曲松、头孢噻肟和头孢他啶在内所测试的第三代头孢菌素类均耐药的肠杆菌科细菌。

(二)流行病学

(1)近年来 CRE 呈迅速上升趋势,具有从单一菌株扩散至其他不同种属的细菌,从单一流行

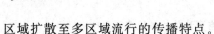

区域扩散至多区域流行的传播特点。

(2)我国 CRE 发生率较低(<5%),但呈逐年上升趋势,最常见的是产 KPC 酶,且已有全耐药产 KPC 酶菌株报道。目前产 KPC 酶的细菌逐渐形成全球播散的趋势,现已报道过产 KPC 酶细菌的国家横跨美洲、欧洲和亚洲等十几个国家和地区。

(3)主要感染类型包括泌尿道感染、伤口感染、医院内肺炎、呼吸机相关肺炎、血流感染、导管相关感染等。

(4)CRE 与其他多重耐药菌感染相似,易感人群为疾病危重、入住 ICU、长期使用抗菌药物、插管、机械通气的患者。

(5)CRE 感染患者病死率高,有研究报道高达 40%～50%。

(三)对临床药物的敏感性

由于碳青霉烯酶的基因多为质粒所介导,这些质粒同时又携带其他多种耐药基因,CRE 往往表现为泛耐药(XDR)甚至是全耐药(PDR)表型,此类菌株一旦暴发流行将对患者生命构成极大威胁。

(四)防控措施

(1)加强监测。医疗机构应明确入院 48 小时内的住院患者是否已有 CRE(至少是大肠埃希菌属和克雷伯菌属)检出。若已有 CRE 检出,医疗机构应明确:①是否有院内传播。②哪些科室最严重,若不知晓这些信息,则应量化评估 CRE 的临床发病率,如回顾 CRE 检出前一段时间(如6～12个月)微生物实验室的检验结果中 CRE 的数量和/或构成比。此外,还应收集 CRE 感染或定植患者的基本流行病学信息,以了解其共有特征,如人口学特征、入院时间、疾病转归、用药史和既往史(如科室、手术、操作)等。

(2)最大限度地减少侵入性器械的使用,确有必要时,应定期评估侵入性器械是否有必要继续使用,若无必要应尽快拔除。

(3)微生物实验室应建立预警机制,当检出 CRE 时应尽快告知临床和医院感染管理人员。

(4)加强抗菌药物临床合理使用管理,碳青霉烯类抗菌药物应严格按照特殊类抗菌药物进行管理,使用抗菌药物时应尽可能确保使用指征和使用疗程合理;针对临床具体情况选用最窄谱的抗菌药物。

(5)CRE 主动筛查:对于具有 CRE 定植或感染高风险的患者,采用主动筛检有助于发现 CRE 定植患者,主动筛查培养通常包括粪便、直肠或肛周培养,还可养通常包括粪便、直肠或肛周培养,还可包括伤口分泌物或尿培养(有导尿管的患者)。

(6)氯己定沐浴:当常规措施不能有效降低 CRE 感染或定植时,可考虑采取氯己定沐浴措施。一般采用 2%氯己定稀释液或湿巾进行擦浴,通常不可用于下颌以上部位或开放性伤口。使用该项措施时,一般用于所有患者而不仅限于 CRE 感染或定植患者。沐浴的频率可根据日常沐浴方案进行调整。

(7)手卫生、接触隔离和员工教育培训等参见"防控原则"。

(李洪梅)

第二节　呼吸机相关肺炎感染的预防与控制

一、定义

呼吸机相关肺炎(VAP)是指气管插管或气管切开患者接受机械通气48小时后发生的肺炎,机械通气撤机、拔管后48小时内出现的肺炎也属于VAP范畴。

二、流行病学

VAP属于医院获得性感染,我国大规模的医院感染横断面调查结果显示,住院患者中医院获得性感染的发生率为3.22%～5.22%,其中医院获得性下呼吸道感染为1.76%～1.94%。国内外研究结果均显示,包括VAP在内的下呼吸道感染居医院获得性感染构成比之首。

我国一项调查结果显示,46所医院的17 358例ICU住院患者,插管总天数为91 448天,VAP的发病率为8.9/1 000机械通气日。机械通气患者中VAP的发病率为9.7%～48.4%,或为(1.3～28.9)/1 000机械通气日,病死率为21.2%～43.2%。国内外的研究结果均表明,若病原菌为多重耐药(MDR)或全耐药(PDR)病原菌,归因病死率可高达38.9%～60%。VAP的病死率与高龄、合并糖尿病或慢性阻塞性肺疾病(慢阻肺)、感染性休克(脓毒症休克)及高耐药病原菌感染等相关。

三、危险因素和发病机制

(一)危险因素

发生VAP的危险因素涉及各个方面,可分为宿主自身和医疗环境两大类因素,主要危险因素见表4-7。患者往往因多种因素同时存在或混杂,导致VAP的发生、发展。

(二)发病机制

VAP的发病机制是病原体到达支气管远端和肺泡,突破宿主的防御机制,从而在肺部繁殖并引起侵袭性损害。致病微生物主要通过两种途径进入下呼吸道。

(1)误吸。

(2)致病微生物以气溶胶或凝胶微粒等形式通过吸入进入下呼吸道,其致病微生物多为外源性,如结核分枝杆菌、曲霉和病毒等。此外,VAP也有其他感染途径,如感染病原体经血行播散至肺部、邻近组织直接播散或污染器械操作直接感染等。

气管插管使得原来相对无菌的下呼吸道直接暴露于外界,同时增加口腔清洁的困难,口咽部定植菌大量繁殖,含有大量定植菌的口腔分泌物在各种因素(气囊放气或压力不足、体位变动等)作用下通过气囊与气管壁之间的缝隙进入下呼吸道;气管插管的存在使得患者无法进行有效咳嗽,干扰了纤毛的清除功能,降低了气道保护能力,使得VAP发生风险明显增高;气管插管内外表面容易形成生物被膜,各种原因(如吸痰等)导致形成的生物被膜脱落,引起小气道阻塞,导致VAP。此外,为缓解患者气管插管的不耐受,需使用镇痛镇静药物,使咳嗽能力受到抑制,从而增加VAP的发生风险。

表 4-7 医院获得性肺炎/呼吸机相关肺炎反生的危险因素

分类	危险因素
宿主自身因素	高龄
	误吸
	基础疾病(慢性肺部疾病、糖尿病、恶性肿瘤、心功能不全等)
	免疫功能受损
	意识障碍、精神状态失常
	颅脑等严重创伤
	电解质紊乱、贫血、营养不良或低蛋白血症
	长期卧床、肥胖、吸烟、酗酒等
医疗环境因素	ICU 滞留时间、有创机械通气时间
	侵袭性操作,特别是呼吸道侵袭性操作
	应用提高胃液 pH 的药物(H_2-受体阻断剂、质子泵抑制剂)
	应用镇静剂、麻醉药物
	头颈部、胸部或上腹部手术
	留置胃管
	平卧位
	交叉感染(呼吸器械及手感染)

VAP 可自局部感染逐步发展到脓毒症,甚至感染性休克。其主要机制是致病微生物进入血液引起机体失控的炎症反应,导致多个器官功能障碍,除呼吸系统外,尚可累及循环、泌尿、神经和凝血系统,导致代谢异常等。

四、病原学

非免疫缺陷患者的 VAP 通常由细菌感染引起,由病毒或真菌引起者较少,常见病原菌的分布及其耐药性特点随地区、医院等级、患者人群及暴露于抗菌药物的情况不同而异,并且随时间而改变。我国 VAP 常见的病原菌包括鲍曼不动杆菌、铜绿假单胞菌、肺炎克雷伯菌、金黄色葡萄球菌及大肠埃希菌等。但需要强调的是,了解当地医院的病原学监测数据更为重要,在经验性治疗时应根据及时更新的本地区、本医院甚至特定科室的细菌耐药特点针对性选择抗菌药物。

(一)病原谱

我国 VAP 患者主要见于 ICU。VAP 病原谱中,其中鲍曼不动杆菌分离率高达 35.7%～50.0%,其次为铜绿假单胞菌和金黄色葡萄球菌,二者比例相当(表 4-8)。≥65 岁的患者中铜绿假单胞菌的分离率高于其他人群。

由于我国二级及以下医院高质量前瞻性的 VAP 流行病学研究尚不足,目前查到的文献绝大部分为回顾性研究,以上数据仅供参考。

(二)常见病原菌的耐药性

细菌耐药给 VAP 的治疗带来了严峻挑战。临床上 MDR 的定义是指对 3 类或 3 类以上抗菌药物(除天然耐药的抗菌药物)耐药,广泛耐药(XDR)为仅对 1～2 类抗菌药物敏感而对其他抗菌药物耐药,PDR 为对能得到的、在常规抗菌谱范围内的药物均耐药。

表 4-8 我国呼吸机相关肺炎患者常见细菌的分离率(%)

菌种	≥18 岁	≥65 岁
鲍曼不动杆菌	12.1～50.5	10.3～18.5
铜绿假单胞菌	12.5～27.5	27.7～34.6
肺炎克雷伯菌	9.0～16.1	5.1～13.9
金黄色葡萄球菌	6.9～21.4	5.8～15.4
大肠埃希菌	4.0～11.5	1.3～6.2
阴沟肠杆菌	2.0～3.4	3.1
嗜麦芽窄食单胞菌	1.8～8.6	4.6～9.6

VAP 常见的耐药细菌包括碳青霉烯类耐药的鲍曼不动杆菌(CRAB)、碳青霉烯类耐药的铜绿假单胞菌(CRPA)、产超广谱 β-内酰胺酶(ESBLs)的肠杆菌科细菌、甲氧西林耐药的金黄色葡萄球菌(MRSA)及碳青霉烯类耐药的肠杆菌科细菌(CRE)等。我国多中心细菌耐药监测网中的中国细菌耐药监测网(CHINET)和中国院内感染的抗菌药物耐药监测(CARES)数据均显亦,在各种标本中(血、尿、痰等)CRAB 的分离率高达 60%～70%,CRPA 的分离率为 20%～40%,产 ESBLs 的肺炎克雷伯菌和大肠埃希菌的分离率分别为 25%～35% 和 45%～60%,MRSA 的分离率为 35%～40%,CRE 的分离率为 5%～18%。而来自痰标本中的某些耐药菌,如 MRSA 的发生率往往更高。

五、诊断

(一)临床诊断标准

VAP 的临床表现及病情严重程度不同,从单一的典型肺炎到快速进展的重症肺炎伴脓毒症、感染性休克均可发生,目前尚无临床诊断的"金标准"。肺炎相关的临床表现满足的条件越多,临床诊断的准确性越高。

胸部 X 线或 CT 显示新出现或进展性的浸润影、实变影或磨玻璃影,加上下列 3 种临床症候中的2 种或以上,可建立临床诊断:①发热,体温>38 ℃。②脓性气道分泌物。③外周血白细胞计数$>10\times10^9$/L或$<4\times10^9$/L。

影像学是诊断 VAP 的重要基本手段,应常规行胸部 X 线片,尽可能行胸部 CT 检查。对于危重症或无法行胸部 CT 的患者,有条件的单位可考虑床旁肺超声检查。

(二)病原学诊断

在临床诊断的基础上,若同时满足以下任一项,可作为确定致病菌的依据。

(1)合格的下呼吸道分泌物(中性粒细胞数<25 个/低倍镜视野,上皮细胞数<10 个/低倍镜视野,或二者比值>2.5:1)、经支气管镜防污染毛刷(PSB)、支气管肺泡灌洗液(BALF)、肺组织或无菌体液培养出病原菌,且与临床表现相符。

(2)肺组织标本病理学、细胞病理学或直接镜检见到真菌并有组织损害的相关证据。

(3)非典型病原体或病毒的血清 IgM 抗体由阴转阳或急性期和恢复期双份血清特异性 IgG 抗体滴度呈 4 倍或 4 倍以上变化。呼吸道病毒流行期间且有流行病学接触史,呼吸道分泌物相应病毒抗原、核酸检测或病毒培养阳性。

六、VAP 的预防与控制措施

(一)管理要求

(1)应将 VAP 的预防与控制工作纳入医疗质量和医疗安全管理。

(2)应明确医务人员在 VAP 预防与控制工作中的责任,制订并落实 VAP 预防与控制工作的各项规章制度和标准操作规程。

(3)医院感染管理、医务、护理及其他有关部门应在各自专业范围内负责 VAP 预防与控制工作的监督管理,制订 VAP 循证措施依从性核查表,并督促落实。

(4)应制订 VAP 预防与控制知识和技能岗位培训计划,培训内容应定期根据最新循证医学证据和当地流行病学资料进行更新,并对计划的实施进行考核、评价与反馈。

(5)开展呼吸机诊疗活动的临床科室,应配备受过专业训练,具备独立工作能力的医务人员。

(6)医务人员在诊疗活动中应严格执行《医务人员手卫生规范》WS/T313 的要求,遵循洗手与卫生手消毒的原则、指征和方法。

(7)医务人员在诊疗活动中应严格执行《医院隔离技术规范》WS/T311 的要求,遵循"标准预防"和"基于疾病传播途径"的原则。患有呼吸道传染性疾病时,应避免直接接触患者。

(8)医务人员宜每年接种流感疫苗。

(二)预防措施

(1)若无禁忌证,应将患者床头抬高 30°~45°。

(2)应定时对患者进行口腔卫生,至少每 6~8 小时 1 次。

(3)宜使用 0.12%~2%氯己定消毒液对患者口腔黏膜、牙龈等部位擦拭或冲洗,意识清醒的患者可采取漱口的方式。

(4)对患者实施肠内营养时,应避免胃过度膨胀,条件许可时应尽早拔除鼻饲管。

(5)对患者实施肠内营养时,宜采用远端超过幽门的鼻饲管,注意控制输注容量和速度。

(6)应积极预防深静脉血栓形成。

(7)对多重耐药菌如甲氧西林耐药金黄色葡萄球菌(MRSA)、多重耐药或泛耐药鲍曼不动杆菌(MDR/XDR-AB)、耐碳青霉烯肠杆菌科细菌(CRE)、多重耐药或泛耐药铜绿假单胞菌(MDR/XDR-PA)等具有重要流行病学意义的病原体感染或定植患者,应采取隔离措施。

(8)应规范人工气道患者抗菌药物的预防性使用,避免全身静脉使用或呼吸道局部使用抗菌药物预防 VAP。

(9)不宜常规使用口服抗菌药物进行选择性消化道脱污染。

(三)气道管理

(1)严格掌握气管插管指征。对于需要辅助通气的患者,宜采用无创正压通气。

(2)宜选择经口气管插管。两周内不能撤除人工气道的患者,宜尽早选择气管切开。

(3)应选择型号合适的气管插管,并常规进行气囊压力监测,气囊压力应保持在 25~30 cmH$_2$O(2.45~2.94 kPa)。

(4)预计插管时间超过 72 小时的患者,宜选用带声门下分泌物吸引气管导管。

(5)对于留置气管插管的患者,每天停用或减量镇静剂 1 次,评估是否可以撤机或拔管,应尽早拔除气管插管。

(6)应定时抽吸气道分泌物。当转运患者、改变患者体位或插管位置、气道有分泌物积聚时,应及时吸引气道分泌物。吸引气道分泌物时,应遵循无菌操作,每次吸引应更换吸痰管,先吸气管内,再吸口鼻处,每次吸引应充分。气管导管气囊上滞留物的清除方法包括以下内容。①清除方法:操作前先清除呼吸机管路集水杯中的冷凝水。协助患者取头低脚高位或平卧位。先吸引下呼吸道分泌物,再吸引口鼻腔内分泌物。将简易呼吸器与气管插管连接,操作者在患者吸气末轻轻挤压简易呼吸器,在患者呼气初用力挤压简易呼吸器,另操作者同时放气囊。再次吸引口鼻腔内分泌物。如此反复操作 2~3 次,直到完全清除气管导管气囊上滞留物为止。②注意事项:操作前应充分做好用物准备。操作时断开的呼吸机管路接头应放在无菌巾上。操作时医务人员应戴无菌手套,不宜使用镊子等替代方式。戴无菌手套持吸痰管的手应避免污染。冲洗吸痰管分泌物的无菌溶液,应分别注明"口鼻腔""气管内"的字样,不应交叉使用。

(7)对多重耐药病原体感染或定植患者、呼吸道传染性疾病患者或疑似患者,宜采用密闭式吸痰管。

(8)连续使用呼吸机机械通气的患者,不应常规更换呼吸机管路,遇污染或故障时及时更换。

(9)呼吸机管路集水杯应处于管路最低位置,患者翻身或改变体位前,应先清除呼吸机管路集水杯中的冷凝水,清除冷凝水时呼吸机管路应保持密闭。

(10)应在呼吸机管路中采用加热湿化器或热湿交换器等湿化装置,不应使用微量泵持续泵入湿化液进行湿化,加热湿化器的湿化用水应为无菌水。

(11)热湿交换器的更换频率不宜<48 小时,遇污染或故障时及时更换。

(12)雾化器应一人一用一消毒。

(13)雾化器内不宜添加抗菌药物。

(14)不应常规使用细菌过滤器预防 VAP。呼吸道传染性疾病患者或疑似患者,可使用细菌过滤器防止病原体污染呼吸机内部。

(四)消毒灭菌

(1)应遵循《医疗机构消毒技术规范》WS/T367 的管理要求和消毒灭菌基本原则。

(2)高度危险性物品应一人一用一灭菌,中度危险性物品应一人一用一消毒。应遵循《医院消毒供应中心 第 1 部分:管理规范》WS310.1 的管理要求,呼吸机螺纹管、雾化器、金属接头、湿化罐等,应由消毒供应中心(CSSD)回收,集中清洗、消毒、灭菌和供应。

(3)使用中的呼吸机外壳、按钮、面板等应保持清洁与干燥,每天至少擦拭消毒 1 次,遇污染应及时进行消毒;每位患者使用后应终末消毒。发生疑似或者确认医院感染暴发时应增加清洁消毒频次。

(4)应使用细菌过滤器防止麻醉机、呼吸机内部污染。复用的细菌过滤器清洁消毒应遵循生产厂家的使用说明,一次性细菌过滤器应一次性使用。感染性疾病患者使用后应立即更换。加热湿化器、活瓣和管路应一人一用一消毒,遇污染或故障时应及时更换。

(5)频繁接触的诊疗环境表面,如床栏杆、床头桌、呼叫按钮等,应保持清洁与干燥,每天至少消毒1 次,遇污染时及时消毒,每位患者使用后应终末消毒。

(6)病床隔帘应保持清洁与干燥,遇污染时应及时更换。多重耐药菌如 MRSA、MDR/XDR-AB、CRE、MDR/XDR-PA 等具有重要流行病学意义的病原体感染或定植患者使用后应及时更换。

(五)监测

(1)应遵循《医院感染监测规范》WS/T312 的要求,开展 VAP 的目标性监测,包括发病率、危险因素和常见病原体等,定期对监测资料进行分析、总结和反馈。

(2)应定期开展 VAP 预防与控制措施的依从性监测、分析和反馈,并有对干预效果的评价和持续质量改进措施的实施。

(3)出现疑似医院感染暴发时,特别是多重耐药菌或不容易清除的耐药菌、真菌感染暴发以及发生军团菌医院感染时,应进行人员与环境的目标性微生物监测,追踪确定传染源,分析传播途径,并评价预防控制措施效果。

(李洪梅)

第三节　导尿管相关尿路感染的预防与控制

导尿管相关尿路感染(CA-UTI)是医院感染中常见的感染类型,仅次于呼吸道感染,占医院感染的 35%～50%,而在这些尿路感染病例中,80%～90% 与留置导尿管有关。留置导尿管是临床最常见的一项侵入性操作,是造成医院内感染最常见的原因之一,美国医院约 25% 的住院患者需要留置导尿管。导尿管选择、导尿技术操作及护理和导尿留置时间的长短等因素与导尿管相关尿路感染有关。相对于其他医院感染来说,CA-UTI 的病死率较低,但是泌尿道插管的高使用率可引起大量的感染,使经济负担加重。

一、概述

(一)定义

导尿管相关尿路感染(CA-UTI)主要是指患者留置导尿管后,或者拔除导尿管 48 小时内发生的泌尿系统感染。根据感染部位的不同分为上尿路感染和下尿路感染:上尿路感染主要是肾盂肾炎,下尿路感染主要是膀胱炎、尿道炎。

导尿管相关无症状性菌尿症(CA-ASB)是指患者虽然没有症状,但在 1 周内有内镜检查或导尿管置入,尿液培养革兰阳性球菌菌落数 $\geqslant 10^4$ cfu/mL,革兰阴性杆菌菌落数 $\geqslant 10^5$ cfu/mL,应当诊断为导尿管相关无症状性菌尿症(CA-ASB)。

医院 CA-UTI 几乎是专有的器械相关性感染,且绝大部分患者无尿路感染相应的症状或体征。CA-ASB 是全球范围内最常见的卫生保健相关感染,约占美国每年医院感染的 40%。在医院有 28% 的患者留置了导尿管。一项研究发现,留置导尿管的患者中有 31% 被不适当地插入了导尿管。另一研究发现,所有保留尿管天数有 36% 是不必要的。

(二)CA-UTI 流行病学

1.发病率

导尿管相关尿路感染(CA-UTI)是全球范围内最常见的医院相关感染,约占美国每年医院感染的 40%。有 80%～90% 的医院获得性泌尿道感染由导尿管引起。如留置导尿管少于 1 周或 1 周的患者,UTI 的发生率为 10%～40%,长期留置导尿管(≥30 天)的患者,UTI 有 100% 的发病率。

我国相关研究资料显示,导尿管相关尿路感染率为 1.1%～53.8%,日感染率为 1.13‰～26.4‰,说明 CA-UTI 的发生率在不同的地区或不同的医院有明显的不同。有学者对 485 例留置导尿管病例调查显示,平均感染发生率为53.8%,平均每1 000床位日发生感染26.4例。导尿管留置时间与感染的发生密切相关,汕头大学医学院第一附属医院李毅萍等报道,如留置导管1～3天,CA-UTI的发生率为10.3%,留置导管≥10天,CA-UTI的发生率为97.6%。田桂平等报道留置尿管10天,尿路感染的发生率为8.7%;留置尿管20天,尿路感染的发生率为17.39%;留置尿管＞30天,尿路感染的发生率为43.48%。陈佩燕等对87例留置导尿管的患者的监测结果显示,留置导尿管后3天尿路感染率为20.7%,7天后感染率为26.8%,14天后尿路感染率为31.3%。

CA-UTI的发生与插管方法、导尿管留置时间、导尿管的维护、膀胱冲洗等密切相关,苏燕娟等研究显示,引流袋更换时间与发生菌尿有显著差异(P＜0.01)。每3天更换引流袋,菌尿发生率明显低于每天更换引流袋;每天更换引流袋,菌尿阳性率为20.83%;3天以上更换引流袋,菌尿阳性率为零。膀胱冲洗与非冲洗菌尿发生率有明显差异(P＜0.05),每天用抗菌药物冲洗膀胱,菌尿阳性率为21.74%;不进行膀胱冲洗,菌尿阳性率为3.23%。留置尿管时间与菌尿发生率有显著差异(P＜0.01),留置导尿管第4天,菌尿阳性率为2.13%;留置导尿管第7天,菌尿阳性率为21.28%。膀胱冲洗没有预防尿路感染的作用;相反,有增加感染的可能。

2.病原学

引起导尿管相关尿路感染的病原菌以革兰阴性杆菌为主,耐药性日渐突出。美国研究显示,大肠埃希菌是导尿相关的医院内UTI中最普遍常见的细菌,约占26%,肠球菌占16%,铜绿假单胞菌占12%,念珠菌属占9%,肺炎克雷伯菌属占6%,肠杆菌属占6%。在医院的重症监护病房里,念珠菌属在医院内UTI中占较大的比例(25.9%),接着依次是大肠埃希菌(18.9%)、肠球菌(13%)、铜绿假单胞菌(11%)、肠杆菌属(6%)。我国众多研究结果与美国数据基本相符,导尿管相关尿路感染主要病原菌依次为大肠埃希菌(35.8%～45.7%)、屎肠球菌(8.6%～10.9%)、粪肠球菌(8%～9.3%)、白假丝酵母菌(6.2%～13.5%)、肺炎克雷伯菌(7.3%～8.3%)、铜绿假单胞菌(4.3%～5.7%)。大肠埃希菌是引起CA-UTI的首位致病菌,革兰阳性菌以屎球菌和粪肠球菌为主,随着念珠菌属和肠球菌报告的增加,引起医院内导尿管相关尿路感染的病原体也发生了变化。目前念珠菌属是术后重症患者尿标本中最普遍的病原菌。国内报道真菌感染占6.2%～13.5%,抗菌药物使用引起菌群失调容易导致尿路感染。

(三)感染途径及因素

人体泌尿系统有一套自身的完整的防御机制,正常情况下膀胱内是无菌的。导尿管的使用在某种程度上损伤了泌尿系统的正常防御机制。留置导尿管是细菌侵入的途径:①插导尿管时细菌进入膀胱。②尿道周围或肛门周围的细菌沿着导尿管——黏膜接触面(导尿管外表面)迁移进入膀胱。③违反无菌操作规程,导管护理后细菌从集尿袋沿着导管内腔表面上行进入膀胱。

大多数导尿管相关的UTI是由于会阴区的病原体从外腔迁移或导尿管护理操作异常使病原体从内腔迁移进入膀胱引起感染。15%的导管相关泌尿道感染源自外源性因素,如导尿管系统污染、护理人员污染的手、插入导尿管或维护导尿管过程中违反操作规程、应用消毒不达标的设施等而引起感染。而导尿管长时间留置尿道内,又破坏了尿道的正常生理功能,从而削弱了尿道黏膜对细菌的抵抗力,影响膀胱对细菌的冲刷作用,致使细菌容易逆行至泌尿系统生长繁殖引起感染。

生物膜的形成被认为是导管相关尿路感染发病的重要机理。细菌一旦进入泌尿道,尿中病原体附着至导尿管表面、增殖并开始分泌细胞外多糖,与尿中的盐和蛋白质组成细菌复合物并形成一个生物膜,它保护微生物不受抗菌剂、杀菌剂和宿主屏障的清除。目前已有能减少生物膜形成的较新技术,减少细菌和真菌的黏附,或抑制已黏附到导管的微生物的生长。

(四)临床特点

导尿管相关尿路感染不仅是病原体在尿道和膀胱黏膜的定植和炎症反应,还可发生逆行感染引起肾盂肾炎、前列腺炎、附睾炎和精囊炎。大部分患者医院内尿路感染在临床上多呈良性经过,无明显的临床症状,导尿管拔除后可自行痊愈。

在美国,导管相关尿路感染的报道多为 CA-ASB,医院内尿路感染患者中有 65%～75% 是无症状菌尿。约 30% 的患者有临床症状和体征,如尿频、尿急和尿痛等膀胱刺激征,除局部症状外还表现为发热、腰痛及肋脊角叩痛、耻骨上方疼痛或压痛等。导尿管相关尿路感染如不及时控制,细菌入侵血液系统引起菌血症。医院患者中,导尿管相关菌尿症为医院血流感染的最常见原因之一,约 15% 的医院血流感染源于尿路。尿培养不能预测 CA-UTI,在留置导尿的患者中,大肠埃希菌是最常见的细菌,约占 35.62%。

大量前瞻性调查研究证实,导尿管相关尿路感染(CA-UTI)的发生与留置导尿管的时间长、导管护理的违规操作导致导尿管系统污染、女性、老年人等密切相关。女性尿道短,尿道门暴露,易发生上行性感染。女性应用导尿管后发生 UTI 的概率是男性的 2 倍。女性尿道周围区域的菌群也是十分重要的,尿道周围的菌群是重要的潜在性致病菌。留置导尿管时间的长短是导尿管相关尿路感染最重要的危险因素。

CA-UTI 的症状和体征包括发热、寒战、意识改变、不适、无诱因昏睡、腰痛、肋脊角叩痛、急性血尿、盆腔不适,已拔除导尿管的患者可有排尿困难、尿频、耻骨上方疼痛或压痛。

(五)导尿管相关尿路感染的诊断标准

临床诊断:CA-UTI 的诊断标准为留置导尿管、耻骨上方导尿管或间歇导尿管的患者出现 UTI 相应的症状、体征,且无其他原因可以解释,并且尿检白细胞男性 $\geq$ 5 个/高倍视野,女性 $\geq$ 10 个/高倍视野。在临床诊断的基础上,符合以下条件之一可确诊。

(1)清洁中段尿或者导尿留取尿液(非留置导尿)培养革兰阳性球菌菌落数 $\geq$ 10^4 cfu/mL,革兰阴性杆菌菌落数 $\geq$ 10^5 cfu/mL。

(2)耻骨联合上膀胱穿刺留取尿液培养的细菌菌落数 $\geq$ 10^3 cfu/mL。

(3)新鲜尿液标本经离心应用显微镜检查,在每 30 个视野中有半数视野见到细菌。

(4)经手术、病理学或者影像学检查,有尿路感染证据的。

2009 年美国感染病学会制订的导尿管相关尿路感染的诊断、预防和治疗指南,不推荐筛查 CA-ASB,除非进行研究以评价干预措施对降低 CA-ASB 或 CA-UTI 的效果。对于留置导尿管的患者,仅有脓尿不能诊断为 CA-ASB 或 CA-UTI;有症状但无脓尿的患者,提示诊断并非 CA-UTI;脓尿伴 CA-ASB 并非进行抗菌治疗的指征。

二、管理要求

(1)医疗机构应建立健全规章制度,制订并落实预防 CA-UTI 的工作规范和操作规程。

(2)医疗机构应逐步开展 CA-UTI 的目标性监测,持续质量改进,有效降低 CA-UTI 的发生。

(3)医务人员应接受关于无菌技术、导尿操作、留置导尿管的维护以及 CA-UTI 预防的培训和教育,并熟练掌握相关操作规程。

(4)医务人员应评估患者发生 CA-UTI 的潜在风险,针对高危因素,实施 CA-UTI 的预防和控制措施。

三、监测要求

(1)根据导尿管使用的频率和 CA-UTI 的潜在风险,确定需要监测的患者人群。

(2)按照《医院感染监测规范》WS/T312 的要求,开展 CA-UTI 目标性监测。

(3)详细记录尿道插管指征、插管时间、插管操作者和拔管时间等。采用统一指标如导尿管使用率、CA-UTI 发生率等评价 CA-UTI 预防与控制质量。

(4)应定期分析监测资料,并及时向被监测临床科室反馈。

(5)当出现 CA-UTI 暴发或疑似暴发时,应按照《医院感染管理办法》和《医院感染暴发报告及处置管理规范》的相关要求报告和处理。

(6)不宜常规对留置导尿管的患者进行无症状性菌尿症筛查。

四、预防控制措施

(一)留置导尿管前预防控制措施

(1)严格掌握留置导尿管的适应证。

(2)仔细检查无菌导尿包,如发现导尿包过期、外包装破损、潮湿,不应使用。

(3)可重复使用的导尿包按照《医院消毒供应中心 第 2 部分:清洗消毒及灭菌技术操作规范》WS310.2的规定处理;一次性导尿包符合国家相关要求,不应重复使用。

(4)根据患者年龄、性别、尿道等情况选择型号大小、材质等的合适导尿管,最大限度降低尿道损伤和尿路感染。

(5)对留置导尿管的患者,应采用密闭式引流装置。

(6)应告知患者留置导尿管的目的,配合要点和置管后的注意事项。

(7)不宜常规使用包裹银或抗菌导尿管。

(二)放置导尿管时预防控制措施

(1)医务人员应严格按照《医务人员手卫生规范》WS/T313 的要求,洗手后,戴无菌手套实施导尿术。

(2)严格遵循无菌操作技术原则留置导尿管,动作宜轻柔,避免损伤尿道黏膜。

(3)正确铺无菌巾,避免污染尿道口。

(4)应使用合适的消毒剂,充分消毒尿道口及其周围皮肤黏膜,防止污染。

男性:洗净包皮及冠状沟,然后自尿道口、龟头向外旋转擦拭消毒。

女性:按照由上至下,由内向外的原则清洗外阴,然后清洗并消毒尿道口、前庭、两侧大小阴唇,最后会阴、肛门。

(5)导尿管插入深度适宜,确保尿管固定稳妥。

(6)置管过程中,指导患者放松,协调配合,避免污染,如发现尿管被污染,应重新更换。

(李洪梅)

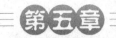

第五章
急危重症护理

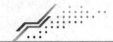

第一节　急性乙醇中毒

一、定义

乙醇别名酒精,是无色、易燃、易挥发的液体,具有醇香气味,能与水和大多数有机溶剂混溶。一次饮入过量酒精或酒类饮料引起中枢神经系统由兴奋转入抑制的状态称为急性酒精中毒或称急性乙醇中毒。主要与饮酒过量有关,可以损伤机体的多种脏器,在神经系统中可出现神经、精神症状和神经系统的损害,严重的中毒可引起死亡。

二、临床表现

急性乙醇中毒的临床表现因人而异,中毒症状出现的迟早也各不相同。可大致分为三期,但各期之间界限不明显。

(一)兴奋期

血液乙醇浓度达到 11 mmol/L(500 mg/L)时,大脑皮质处于兴奋状态,出现欣快、兴奋、头痛、头晕;颜面潮红或苍白,眼结膜充血;呼气带乙醇味;言语增多,情绪不稳定,有时粗鲁无礼,易激怒;也可表现为沉默、孤僻和安静入睡。

(二)共济失调期

血液乙醇浓度达到 11～33 mmol/L(500～1 500 mg/L)时,患者出现动作不协调、步态蹒跚、行动笨拙,出现明显共济失调,发音含糊,语无伦次,眼球震颤,视物模糊,可有复视伴恶心、呕吐。

(三)昏睡、昏迷期

血液乙醇浓度达到 54 mmol/L(2 500 mg/L)以上时,患者出现昏睡、面色苍白、口唇发绀、呕吐、瞳孔散大,体温降低,乙醇浓度达到 87 mmol/L(4 000 mg/L)时,患者出现深昏迷,心率加快,血压下降,呼吸缓慢伴有鼾声,严重者出现呼吸循环衰竭而危及生命。

小儿摄入中毒量,一般无兴奋过程,很快沉睡,但由于低血糖,可发生惊厥。亦可发生肝肾损害、高热、吸入性肺炎、休克、颅内压增高等。

三、病因及发病机制

(一)抑制中枢神经系统

乙醇具有脂溶性,可迅速透过大脑神经细胞膜,作用于膜上某些酶而影响脑细胞功能。乙醇对中枢神经系统的抑制作用,随剂量的增加,由大脑皮质向下,通过边缘系统、小脑、网状结构到延髓,小剂量出现兴奋作用。血中乙醇浓度增高,作用于小脑,引起共济失调,作用于网状结构,引起昏睡和昏迷,极高浓度乙醇抑制延髓中枢引起呼吸衰竭或循环衰竭。

(二)代谢异常

乙醇在肝细胞内代谢生成大量还原型烟酰胺腺嘌呤二核苷酸(NADH),使之与氧化型的比值(NADH/NAD)增高,甚至可高达正常的 2~3 倍。相继发生乳酸增高,酮体蓄积导致的代谢性酸中毒及糖异生受阻所致低血糖。

四、辅助检查

(一)呼气和血清乙醇浓度

急性乙醇中毒时血清与呼气中的乙醇浓度相当,可测定呼出的气体、呕吐物、血、尿中乙醇的浓度来估计血清乙醇含量。

(二)动脉血气分析

动脉血气分析可出现轻度代谢性酸中毒表现。

(三)血清生化学检查

血清生化学检查可见低血钾、低血镁、低血钙、低血糖等。

(四)其他检查

心电图检查可见心律失常、心肌损害等表现。

五、诊断要点

急性乙醇中毒依据饮酒立即嗅及酒味、典型的中毒表现及血中乙醇的定量和定性检测即可确定诊断。如果处深昏迷,应与急性 CO 中毒、急性脑血管意外和安眠药物中毒鉴别。

六、治疗要点

(一)现场急救

(1)因乙醇中毒患者咽喉反射减弱及频繁呕吐,可能导致吸入性肺炎,甚至窒息死亡,故保持呼吸道通畅极为重要,应给患者采取稳定性侧卧位并保持头偏向一侧。

(2)躁动者加以约束,共济失调或过度兴奋者应适当限制活动,以免发生外伤。

(3)轻者无须院内处理,卧床休息、保暖,给予适量果汁饮用,可自行康复。重度醉酒者如神志清醒,可用筷子或手指刺激舌根部,迅速催吐;若中毒者昏迷不醒应及时送往医院治疗。

(二)院内急救

1.迅速排出毒物

大多数患者由于频繁呕吐,一般不需要洗胃。但对于饮酒量大而不能自行呕吐的患者,可催吐或洗胃(洗胃液为温水或 1% 的碳酸氢钠溶液),以防乙醇过度吸收。洗胃应在摄入乙醇 1 小时内进行,因乙醇吸收快,1 小时后洗胃已无必要。洗胃后灌入牛奶、蛋清等保护胃黏膜。

2.保持呼吸道通畅、吸氧

乙醇中毒常伴意识障碍,催吐或洗胃时应防止吸入性肺炎或窒息的发生。持续鼻导管或面罩吸氧,若出现持续低氧血症状态,必要时气管内插管机械通气。

3.药物催醒

纳洛酮是阿片受体拮抗药,是治疗乙醇中毒公认有效的首选药物。轻者给予纳洛酮 0.4～0.8 mg静脉注射一次,重者可 15～30 分钟重复给药,总剂量可达 3～5 mg。

4.促进乙醇代谢

静脉输入 5%葡萄糖盐水等,通过补液、利尿来降低机体内乙醇的浓度;静脉注射 50%葡萄糖100 mL、胰岛素 10～20 U,纠正低血糖;肌内注射维生素 B_1、维生素 B_6 和烟酸各 100 mg,加速乙醇在体内的氧化代谢。如病情重,出现休克、呼吸抑制、昏迷者,应尽早行血液透析疗法。血液灌流不能有效清除乙醇。

5.对症治疗及防治并发症

呼吸衰竭者给予适量呼吸兴奋药,如尼可刹米等;休克患者补充血容量,早期纠正乳酸酸中毒,必要时给予血管活性药物如多巴胺;应用甘露醇防治脑水肿,降低颅内压;躁动不安、过度兴奋的患者可给予小剂量地西泮(避免使用吗啡、氯丙嗪、巴比妥类镇静药)10～20 mg肌内注射,以免发生外伤。合理使用抗生素预防呼吸道感染;给予抑制剂预防上消化道出血,如西咪替丁0.4 g静脉滴注;已并发上消化道出血者,表现为呕吐少量至中量咖啡样或暗红色物,可使用质子泵抑制剂。

七、护理问题

(1)有外伤的危险:与步态蹒跚、共济失调有关。

(2)知识缺乏:缺少乙醇中毒有关的知识。

(3)潜在并发症:呼吸衰竭。

八、护理措施

(一)保持呼吸道通畅

给予患者平卧,头偏向一侧或侧卧位,以及时清除呕吐物和呼吸道分泌物,防止误吸和窒息。

(二)病情观察

密切观察生命体征及神志的变化,防止误吸导致吸入性肺炎或窒息,心电监测有无心律失常和心肌损害的发生,纳洛酮的使用可导致心律失常,要重点监护血压、脉搏、心率、心律的变化,以及时发现休克征兆,监测血糖,警惕低血糖的发生。严格记录出入量,维持水、电解质及酸碱平衡。

(三)安全护理

躁动不安者给予适当约束,可使用床档或约束带,防止坠床等意外情况发生。同时也要防止烦躁不安的患者伤及他人或医护人员,医护人员在护理此类患者时应做好自我防护。患者酒醒后仍会有头晕、无力、步态不稳等症状,如需如厕应有人陪同,以防摔倒。

(四)饮食护理

昏迷患者暂禁食,清醒后可给予清淡易消化的流质、半流质或软食,避免刺激性食物。

（五）注意保暖

急性乙醇中毒患者全身血管扩张，散发大量热量，同时洗胃后患者常感寒冷甚至出现寒战，应提高室温、加盖棉被等保暖措施，并补充能量，维持正常体温。

（六）心理护理

乙醇中毒患者多是由于家庭、生活、工作、经济等原因引起的醉酒，对醉酒的患者给予关心和安慰，让患者发泄心中的郁积、不满和愤怒，或是倾听他的诉说；同时与患者及陪同家属沟通，帮助其从酗酒中解脱出来。

（田培培）

第二节 急性心脏压塞

一、概述

急性心脏压塞是指心包腔在短时间内迅速积聚液体，引起心包腔内压力明显升高，心脏舒张期充盈受限，心搏出量急剧减少，发生心源性休克甚至死亡。具有中心静脉压进行性升高、动脉血压下降、心音遥远 3 个典型征象。一旦发生急性心脏压塞，病情进展迅速，尽早行心包腔减压术是抢救成功的关键。

二、病情观察与评估

（1）监测生命体征，观察患者有无血压下降及心率变化。

（2）观察有无颈静脉曲张及怒张程度。

（3）听诊是否有心音遥远及肺部湿啰音等体征。

三、护理措施

（一）心脏压塞急救护理

（1）确诊心脏压塞时，立即配合医师行心包穿刺置管引流。

（2）心包穿刺置管过程中，密切观察呼吸、心率、心律、血压、氧饱和度变化。

（3）留置心包引流管后初期每 30 分钟挤压一次，逐渐延长至 1～2 小时挤压 1 次，保持其引流通畅，观察引流量、颜色、性状。

（4）因术后大量出血引起的心脏压塞，及时手术开胸止血或清除积血。

（二）卧位与休息

半卧位休息，以利于引流。

（三）氧疗

给予鼻导管或面罩吸氧，必要时进行无创或有创呼吸机辅助呼吸，做好相应护理。

（四）维持血压稳定

根据心率、血压、中心静脉压、尿量等情况调整补液量、速度、血管活性药物剂量，维持平均动脉血压＞8.0 kPa(60 mmHg)。

93

四、健康指导

(1)告知患者和家属留置心包引流管的目的和重要性。

(2)指导患者翻身或活动时防止引流管折叠、脱落。

(田培培)

第三节　休　克

休克是人体在各种病因打击下引起的以有效循环血量急剧减少、组织器官的氧和血液灌流不足、末梢循环障碍为特点的一种病理综合征。

目前休克分为失血性休克、感染性休克、创伤性休克、心源性休克、神经源性休克和过敏性休克。在外科中常见的是失血性休克、感染性休克和创伤性休克。

一、特级护理

对休克患者 24 小时专人护理,制订护理计划,在实施过程中根据患者休克的不同阶段和病情变化,及时修改护理计划。随时做好重症护理记录。

二、严密观察病情变化

除每 15～30 分钟为患者测量脉搏、呼吸、血压外,还应观察以下变化。

(一)意识和表情

休克患者的神态改变如烦躁、淡漠、恐惧,昏迷是全身组织器官血液灌注不足的一种表现,应将患者仰卧位,头及躯干部抬高 20°～30°,下肢抬高 15°～20°,防止膈肌及腹腔脏器上移,影响心肺功能,并可增加回心血量,改善脑血流灌注量。

(二)皮肤色泽及温度

休克时患者面色及口唇苍白,皮肤湿冷,四肢发凉,皮肤出现出血点或瘀斑,可能为休克已进入弥散性血管内凝血阶段。

(三)血压、脉压及中心静脉压

休克时一般血压常低于 10.6/6.6 kPa(80/50 mmHg),脉压<4.0 kPa(<30 mmHg)。因其是反应血容量最可靠的方法,对心功能差的患者,可放置 Swan-Ganz 导管,监测右心房压、肺动脉压、肺毛细血管嵌压及心排血量,以了解患者的血容量及心功能情况。

(四)脉搏及心率

休克患者脉搏增快,随着病情发展,脉搏减速或出现心律不齐,甚至脉搏摸不到。

(五)呼吸频率和深度

注意呼吸的次数和节律,如呼吸增快、变浅,不规则为病情恶化,当呼吸每分钟增至 30 次以上或下降至 8 次以下,为病情危重。

(六)体温

休克患者体温一般偏低,感染性休克的患者,体温可突然升高至 40 ℃以上,或骤降至常温以下,均反映病情危重。

(七)瞳孔

观察双侧瞳孔的大小、对光反射情况,如双侧瞳孔散大、对光反射消失,说明脑缺氧和患者病情严重。

(八)尿量及尿比重

休克患者应留置导尿管,每小时测尿量 1 次,如尿量每小时少于 30 mL,尿比重增高,说明血容量不足;每小时尿量在 30 mL 以上,说明休克有好转。若输入一定量的液体后尿量仍不足平均每小时 30 mL,则应监测尿比重和血肌酐,同时注意尿沉渣的血细胞、球型等。怀疑有急性肾小球坏死者,更应监测血钠、尿钠和尿肌酐,以便了解肾脏的损害情况。

三、补充血容量注意输液速度

休克主要是全身组织、器官血液灌注不足引起。护士应在血压及血流动力学监测下调节输液速度。当中心静脉压低于正常值时,应加快输液速度;高于正常值时,说明液体输入过多、过快,应减慢输液速度,防止肺水肿及心、肺功能衰竭。

四、保持呼吸道通畅

休克(尤其是创伤性休克)有呼吸反常现象,应随时注意清除患者口腔及鼻腔的分泌物,以保持呼吸道通畅,同时给予氧吸入。昏迷患者口腔内应放置通气管,并注意听诊肺部,监测动脉血气分析,以便及时发现缺氧或通气不足。吸氧浓度一般为 40%～50%,每分钟 6～8 L 的流量。

五、应用血管活性药物的护理

(一)从低浓度慢速开始

休克患者应用血管活性药,应从低浓度慢速开始,每 5 分钟监测血压 1 次,待血压平稳后改为每 15～30 分钟监测 1 次。并按等量浓度严格掌握输液滴数,使血压维持在稳定状态。

(二)严防液体外渗

静脉滴入升压药时,严防液体外渗,造成局部组织坏死。出现液体外渗时,应立即更换输液部位,外渗部位应用 0.25% 普鲁卡因做血管周围组织封闭。

六、预防并发症的护理

(一)防止坠床

对神志不清、烦躁不安的患者,应固定输液肢体,并加床挡防止坠床,必要时将四肢以约束带固定于床旁。

(二)口腔感染

休克、神志不清的患者,由于唾液分泌少容易发生口腔感染,床旁应备口腔护理包。根据口腔 pH 选择口腔护理液,每天做 4 次口腔护理,保持口腔清洁,神志不清的患者做口腔护理时,要认真检查黏膜有无异常。

(三)肺部感染

休克、神志不清的患者由于平卧位,活动受限,易发生坠积性肺炎。因此,应每天 4 次雾化吸入,定时听诊双肺部以了解肺部情况,必要时给予吸痰。

(四)压疮

休克患者由于血液在组织灌注不足,加之受压部位循环不良,极易发生压疮。因此,应保持皮肤护理,保持皮肤清洁、干燥、卧位舒适,定时翻身,按摩受压部位及骨突处,检查皮肤有无损伤,并严格接班。

(徐梅霞)

第四节　多器官功能障碍综合征

多器官功能障碍综合征(multiple organ dysfunction syndrome,MODS)是指在严重创伤、感染和休克时,原无器官功能障碍的患者同时或者在短时间内相继出现两个以上器官系统的功能障碍以致机体内环境的稳定必须靠临床干预才能维持的综合征。

MODS 的原发致病因素是急性而继发受损器官可在远隔原发伤部位,不能将慢性疾病、组织器官退化、机体失代偿时归属其中。常呈序惯性器官受累,致病因素与发生 MODS 必须＞24 小时。发生 MODS 前,机体器官功能基本正常,功能损害呈可逆性,一旦发病机制阻断、及时救治,器官功能有望恢复。

一、病因

(一)严重创伤

严重创伤是诱发 MODS 的常见因素之一,主要见于复合伤、多发伤、战地伤、烧伤及大手术创伤,并由此可引起心、肺、肝、肾、造血系统、消化道等多个组织器官系统的功能障碍。

(二)休克

各种原因导致的休克是引起 MODS 的重要发病因素,尤其是出血性休克和感染性休克更易引发 MODS。休克过程中机体各重要器官血流不足而呈低灌注状态,引起广泛性全身组织缺氧、缺血,代谢产物蓄积,影响细胞代谢、损害器官的功能,最后导致 MODS。

(三)严重感染

严重感染是引发 MODS 的最主要因素之一,尤其是腹腔感染,是诱发 MODS 的重要原因。据相关资料统计,腹腔感染在多种 MODS 致病因素中占首位。其中革兰阴性杆菌占大多数,如腹腔内脓肿、急性化脓性阑尾炎、急性坏死性胰腺炎、急性腹膜炎、急性胆囊炎等更易导致 MODS 的发生。有报道 MODS 患者 69%～75%的病因与感染有关。

(四)医源性因素

医源性因素也是造成 MODS 的一个重要因素。尤其是急危重症患者,病情错综复杂,如治疗措施应用不当,对脏器容易造成不必要的损伤而引发 MODS。较常见的因素如下。

(1)长时间(＞6 小时)高浓度给氧可破坏肺表面活性物质,损害肺血管内皮细胞。

(2)大量输血、输液可导致急性肺水肿、急性左心功能不全。

(3)药物使用不当可导致肝、肾等重要脏器功能障碍。

(4)不适当的人工机械通气可造成心肺功能障碍。

(5)血液吸附或血液透析造成的不均衡综合征、出血和血小板减少。

（五）心搏、呼吸骤停

心搏、呼吸骤停致使机体各重要脏器严重缺血、缺氧,若能在短时间内得到有效及时的抢救,复苏成功后,血流动力学改善,各大器官恢复灌流,形成"缺血-再灌注",但同时也可能引发"再灌注"损伤,导致 MODS。

二、临床表现

MODS 多以某一器官功能受损开始发病,并序贯地影响到其他器官,由于首先受累器官的不同及受累器官组合的不同,因此,其临床表现也不尽相同,下面将各器官受累时的主要表现分别介绍(表 5-1)。

表 5-1　MODS 的临床表现

项目	休克	复苏	高分解代谢	MOF
全身情况	萎靡、不安	差、烦躁	很差	终末
循环	需输液	依赖容量	CO↓,休克	药物依赖
呼吸	气促	呼碱低氧	ARDS	O_2↓,CO_2↑
肾脏	少尿	氨↑	氨↑,需透析	恶化
胃肠	胀气	摄食↓	应激性溃疡	功能紊乱
肝脏	肝功能轻度↓	中度↓	严重↓	衰竭
代谢	血糖↑需胰岛素	高分解代谢	代谢性酸中毒,血糖↑	肌萎缩,酸中毒
CNS	模糊	嗜睡	昏迷	深昏迷
血液	轻度异常	BPC↓,WBC↑	凝血异常	DIC

（一）心脏

心脏的主要功能是泵功能,并推动血液在体内进行周而复始的循环,无论是心脏发生继发性损伤或原发性损伤都能够引起泵功能障碍,从而引起急性心功能不全,主要临床特征表现为急性肺循环淤血和供血不足。

急性心功能不全可概括为急性右心功能不全和急性左心功能不全,临床上急性右心功能不全极为少见,因此一般急性心功能不全即泛指急性左心功能不全,临床上最常见的是急性左心室功能不全。临床症状及体征表现如下。

1.呼吸困难

按诱发呼吸困难急性程度的不同又可分为劳力性呼吸困难、夜间阵发性呼吸困难和端坐呼吸,而端坐呼吸和夜间阵发性呼吸困难是急性左心功能不全早期或急性发作时的典型表现之一,必须给予高度重视。

2.咳嗽与咯血

急性心功能不全引起的咳嗽主要特征为无其他原因可解释的刺激性干咳,尤以平卧或活动时为明显,半卧位或坐起及休息时咳嗽可缓解。若发生肺水肿时可见大量白色或粉红色泡沫样痰,严重者可发生咯血。

心排血量急剧下降是严重急性左心功能不全可引起的病变,从而引起心源性晕厥、心源性休克及心搏骤停。

(二)呼吸功能

临床特征表现为发绀和呼吸困难,血气分析检查常呈现为低氧血症。严重者可出现急性呼吸窘迫综合征(ARDS)或急性呼吸功能不全。ARDS是MODS常伴发的一种临床表现,其病理改变为急性非心源性肺水肿。临床特点如下。

(1)起病急,呼吸极度困难,经鼻导管高流量吸氧不能缓解。

(2)呼吸频率加快,常超过每分钟28次,并进行性加快,严重者可达每分钟60次以上,患者所有呼吸肌都参与了呼吸运动,仍不能满足呼吸对氧的需求而呈现为窘迫呼吸。

(3)血气分析呈现为$PO_2 < 8.0$ kPa(60 mmHg),并呈进行性下降,高流量氧疗也难以使PO_2提高,而必须采用人工机械通气。

(三)肝

当肝脏功能遭到严重损害时,临床表现为肝细胞性黄疸,巩膜、皮服黄染,尿色加深呈豆油样,血清生化检查显示:总胆红素升高(直接胆红素与间接胆红素均升高)并伴有肝脏酶学水平升高,同时ALT、AST、LDH均大于正常值的2倍以上,还可伴有清蛋白含量、血清总蛋白下降及凝血因子减少,既往有肝病史者或病情严重者即可发生肝性脑病。

(四)肾

在急危重症的抢救过程中,多种原因都可能造成肾小管功能受损或急性肾小球功能受损,从而引起急性肾功能不全,其临床表现主要为氮质血症、少尿、无尿和水、电解质及酸碱平衡失调。当发生急性肾功能不全后,常易导致病情急剧进展或明显恶化,在以各种原因所导致的休克为MODS的原发病变时,肾功能不全也可能为最早的表现。

(五)胃肠道

各种原因引起的胃肠黏膜缺血及病变、治疗过程中的应激,导致的胃泌素与肾上腺皮质激素分泌增加,而导致胃黏膜病变,引起消化道大出血;或者其他因素所致的胃肠道蠕动减弱,从而发生胃肠麻痹。

(六)凝血功能

毛细血管床开放,血流缓慢或淤积,致使凝血系统被激活,引起微循环内广泛形成微血栓,导致弥散性血管内凝血可由任何原因所致的组织微循环功能障碍造成。进一步使大量凝血因子和血小板被消耗,引发全身组织发生广泛出血。临床常表现为黏膜、皮肤形成花斑,皮下出血,注射部位或手术切口、创面自发性弥漫性渗血,术后引流管内出血量增多,严重者内脏器官也发生出血。化验检查可见血浆蛋白原含量降低,纤维组织蛋白原降解产物增加,血小板计数呈进行性减少,凝血酶原时间延长。

(七)脑

由于危重病病变发生发展过程中的多种因素影响而使脑组织发生缺血、缺氧和水肿,从而在临床上引起患者意识障碍。如出现淡漠、烦躁、自制力和定向力下降,对外界环境、自己及亲人不能确认,甚至出现嗜睡、昏睡、昏迷。同时常伴有瞳孔、出现神经系统的病理反射及呼吸病理性变化等。

三、护理

(一)一般护理

1.饮食护理

MODS患者机体常处于全身炎性反应高代谢状态,机体消耗极度升高,免疫功能受损,内环境紊乱,因此保证营养供应至关重要。根据病情选择进食方式,尽量经口进食,必要时给予管饲或静脉营养,管饲时注意营养液的温度及速度,避免误吸及潴留。

(1)肠道营养:根据患者病情选择管饲途径:口胃管、鼻胃管、鼻肠管、胃造口管、空肠造瘘等。

(2)肠外营养:根据患者病情给予不同成分的 TPN 治疗。

2.环境管理

病室清洁安静,最好住单人房间,室内每天消毒 1 次。

3.心理护理

因患者起病突然、病情严重,容易恐惧,护士耐心解释疾病发生发展的原因,帮助患者树立信心并取得积极配合,保证患者情绪稳定。

(二)重症护理

1.病情观察

全面观察,及早发现、预防各器官功能不全征象。

(1)循环系统:血压,心率及心律,CVP,PCWP 的监测,严格记录出入液量。

(2)呼吸系统:呼吸频率及节律,动脉血气分析,经皮血氧饱和度的监测。

(3)肾功能监测:监测尿量,计算肌酐清除率,规范使用抗生素,避免使用肾毒性强的药物,必要时行 CRRT 治疗。

(4)神经系统:观察患者的意识状态、神志、瞳孔、反应等的变化。

(5)定时检测肝功能,注意保肝,必要时行人工肝治疗。加强血糖监测。

(6)肠道功能监测与支持:根据医嘱正确给予营养支持,合理使用肠道动力药物,保持肠道通畅。

(7)观察末梢温度和皮肤色泽。

2.各脏器功能的护理

(1)呼吸功能的护理:加强呼吸道的湿化与管理,合理湿化,建立人工气道患者及时吸痰。根据患者病情,及时稳定脱机。多次进行机械通气、病情反复的患者,对脱机存在恐惧感,得知要脱机即表现为紧张、恐惧,这种情绪将影响患者的正常生理功能,如产生呼吸、心率加快、血压升高等,影响脱机的实施。需对患者实施有效的心理护理。

(2)循环功能的护理:MODS 患者在抢救治疗过程中,循环系统不稳定,血压波动大且变化迅速,需通过有创动脉测压及时可靠准确的连续提供动脉血压,为及时发现病情变化并给治疗提供可靠的资料。同时注意观察患者痰液色质量,及时发现心力衰竭早期表现。严格控制出入液量。

(3)肝、肾功能的护理:注意肝、肾功能化验指标的变化,严密监测尿量、尿色、尿比重,保持水、电解质平衡。避免使用肝肾毒性药物。维持血容量及血压,保证和改善肾脏血流灌注。严重衰竭患者及时采用连续血液净化治疗。

(4)胃肠道功能的护理:应激性溃疡出血是 MODS 常见的胃肠功能衰竭症状,早期进行胃肠道内营养,补充能量,促进胃肠蠕动的恢复,维持菌群平衡,保护胃黏膜。观察患者是否存在腹胀,及时听诊肠鸣音,观察腹部体征的变化。患者发生恶心、呕吐时及时清理呕吐物,避免误吸。发生腹泻时,及时清理,保持床单位清洁,观察大便性状、色质量,留取异常大便标本并及时送检。

(任琳琳)

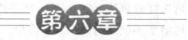

呼吸内科护理

第一节　支气管哮喘

支气管哮喘是一种慢性气管炎症性疾病,其支气管壁存在以肥大细胞、嗜酸性粒细胞和T淋巴细胞为主的炎性细胞浸润,可经治疗缓解或自然缓解。本病多发于青少年,儿童多于成人,城市多于农村。近年的流行病学显示,哮喘的发病率或病死率均有所增加,我国哮喘发病率为1‰～2‰。支气管哮喘的病因较为复杂,大多在遗传因素的基础上,受到体内外多种因素激发而发病,并反复发作。

一、临床表现

(一)症状和体征

典型的支气管哮喘,发作前多有鼻痒、打喷嚏、流涕、咳嗽、胸闷等先兆症状,进而出现呼气性的呼吸困难伴喘鸣,患者被迫呈端坐呼吸,咳嗽、咳痰。发作持续几十分钟至数小时后自行或经治疗缓解。此为速发性哮喘反应。迟发性哮喘反应时,患者气管呈持续高反应性状态,上述表现更为明显,较难控制。

少数患者可出现哮喘重度或危重度发作,表现为重度呼气性呼吸困难、焦虑,烦躁、端坐呼吸、大汗淋漓、嗜睡或意识模糊,经应用一般支气管扩张药物不能缓解。此类患者不及时救治,可危及生命。

(二)辅助检查

1.血液检查

嗜酸性粒细胞、血清总免疫球蛋白E(IgE)及特异性免疫球蛋白E均可增高。

2.胸部X线检查

哮喘发作期由于肺脏充气过度,肺部透亮度增高,合并感染时可见肺纹理增多及炎症阴影。

3.肺功能检查

哮喘发作期有关呼气流速的各项指标,如第一秒用力呼气容积(FEV)、最大呼气流速峰值(PEF)等均降低。

二、治疗原则

本病的防治原则是去除病因,控制发作和预防发作。控制发作应根据患者发作的轻重程度,抓住解痉、抗炎两个主要环节,迅速控制症状。

(一)解痉

哮喘轻、中度发作时,常用氨茶碱稀释后静脉注射或加入液体中静脉滴注。根据病情吸入或口服 β_2 受体激动剂。常用的 β_2 受体激动剂气雾吸入剂有特布他林、沙丁胺醇等。

哮喘重度发作时,应及早静脉给予足量氨茶碱及琥珀酸氢化可的松或甲泼尼松龙琥珀酸钠,待病情得到控制后再逐渐减量,改为口服泼尼松龙,或根据病情吸入糖皮质激素,应注意不宜骤然停药,以免复发。

(二)抗感染

肺部感染的患者,应根据细菌培养及药敏结果选择应用有效抗生素。

(三)稳定内环境

及时纠正水、电解质及酸碱失衡。

(四)保证气管通畅

痰多而黏稠不易咳出或有严重缺氧及二氧化碳潴留者,应及时行气管插管吸出痰液,必要时行机械通气。

三、护理

(一)一般护理

(1)将患者安置在清洁、安静、空气新鲜、阳光充足的房间,避免接触变应原,如花粉、皮毛、油烟等。护理操作时防止灰尘飞扬。喷洒灭蚊蝇剂或某些消毒剂时要转移患者。

(2)患者哮喘发作呼吸困难时应给予适宜的靠背架或过床桌,让患者伏桌而坐,以帮助呼吸,减少疲劳。

(3)给予营养丰富的易消化的食物,多食蔬菜、水果,多饮水。同时注意保持大便通畅,减少因用力排便所致的疲劳。严禁食用与患者发病有关的食物,如鱼、虾、蟹等,并协助患者寻找变态原。

(4)危重期患者应保持皮肤清洁干燥,定时翻身,防止压疮发生。因大剂量使用糖皮质激素,应做好口腔护理,防止发生口腔炎。

(5)哮喘重度发作时,由于大汗淋漓,呼吸困难甚至有窒息感,所以患者极度紧张、烦躁、疲倦。要耐心安慰患者,及时满足患者需求,缓解紧张情绪。

(二)观察要点

1.观察哮喘发作先兆

如患者主诉有鼻、咽、眼部发痒及咳嗽、流鼻涕等黏膜过敏症状时,应及时报告医师采取措施,减轻发作症状,尽快控制病情。

2.观察药物毒性作用

氨茶碱 0.25 g 加入 25%～50% 葡萄糖注射液 20 mL 中静脉推注,时间至少要在 5 分钟以上,因浓度过高或推注过快可使心肌过度兴奋而产生心悸、惊厥、血压骤降等严重反应。使用时要现配现用,静脉滴注时,不宜和维生素 C、促皮质激素、去甲肾上腺素、四环素类等配伍。糖皮质激素类药物久用可引起钠潴留、血钾降低、消化道溃疡、高血压、糖尿病、骨质疏松、停药反跳等,须加强观察。

3.根据患者缺氧情况调整氧流量

一般为 3～5 L/min。保持气体充分湿化,氧气湿化瓶每天更换、消毒,防止医源性感染。

4.观察痰液黏稠度

哮喘发作患者由于过度通气,出汗过多,因而身体丢失水分增多,致使痰液黏稠形成痰栓,阻塞小支气管,导致呼吸不畅,感染难以控制。应通过静脉补液和饮水补足水分和电解质。

5.严密观察有无并发症

如自发性气胸、肺不张、脱水、酸碱失衡、电解质紊乱、呼吸衰竭、肺性脑病等并发症。监测动脉血气、生化指标,如发现异常需及时对症处理。

6.注意呼吸频率、深浅幅度和节律

重度发作患者喘鸣音减弱乃至消失,呼吸变浅,神志改变,常提示病情危急,应及时处理。

(三)家庭护理

1.增强体质,积极防治感染

平时注意增加营养,根据病情做适量体力活动,如散步、做简易操、打太极拳等,以提高机体免疫力。当感染发生时应及时就诊。

2.注意防寒避暑

寒冷可引起支气管痉挛,分泌物增加,同时感冒易致支气管及肺部感染。因此,冬季应适当提高居室温度,秋季进行耐寒锻炼防治感冒,夏季避免大汗,防止痰液过稠不易咳出。

3.尽量避免接触变应原

患者应戒烟,尽量避免到人员众多、空气污浊的公共场所。保持居室空气清新,室内可安装空气净化器。

4.防止呼吸肌疲劳

坚持进行呼吸锻炼。

5.稳定情绪

一旦哮喘发作,应控制情绪,保持镇静,及时吸入支气管扩张气雾剂。

6.家庭氧疗

家庭氧疗又称缓解期氧疗,对于患者的病情控制,存活期的延长和生活质量的提高有着重要意义。家庭氧疗时应注意氧流量的调节,严禁烟火,防止火灾。

7.缓解期处理

哮喘缓解期的防治非常重要,对于防止哮喘发作及恶化,维持正常肺功能,提高生活质量,保持正常活动量等均具有重要意义。哮喘缓解期患者,应坚持吸入糖皮质激素,可有效控制哮喘发作,吸入色甘酸钠和口服酮替酚亦有一定的预防哮喘发作的作用。

（周文秀）

第二节 支气管扩张

支气管扩张是指直径>2 mm 的支气管由于管壁的肌肉和弹性组织破坏引起的慢性异常扩张。临床特点为慢性咳嗽、咳大量脓性痰和/或反复咯血。患者常有童年麻疹、百日咳或支气管肺炎等病史。随着人民生活条件的改善，麻疹、百日咳疫苗的预防接种，以及抗生素的应用，本病发病率已明显降低。

一、病因及发病机制

(一)支气管-肺组织感染和支气管阻塞

支气管-肺组织感染和支气管阻塞是支气管扩张的主要病因。感染和阻塞症状相互影响，促使支气管扩张的发生和发展。其中婴幼儿期支气管-肺组织感染是最常见的病因，如婴幼儿麻疹、百日咳、支气管肺炎等。

由于儿童支气管较细，易阻塞，且管壁薄弱，反复感染破坏支气管壁各层结构，尤其是平滑肌和弹性纤维的破坏削弱了对管壁的支撑作用。支气管炎使支气管黏膜充血、水肿、分泌物阻塞管腔，导致引流不畅而加重感染。支气管内膜结核、肿瘤、异物引起管腔狭窄、阻塞，也是导致支气管扩张的原因之一。由于左下叶支气管细长，且受心脏血管压迫引流不畅，容易发生感染，故支气管扩张左下叶比右下叶多见。肺结核引起的支气管扩张多发生在上叶。

(二)支气管先天性发育缺陷和遗传因素

此类支气管扩张较少见，如巨大气管-支气管症、Kartagener 综合征(支气管扩张、鼻窦炎和内脏转位)、肺囊性纤维化、先天性丙种球蛋白缺乏症等。

(三)全身性疾病

目前已发现类风湿关节炎、克罗恩病、溃疡性结肠炎、系统性红斑狼疮、支气管哮喘等疾病可同时伴有支气管扩张;有些不明原因的支气管扩张患者，其体液免疫和/或细胞免疫功能有不同程度的异常，提示支气管扩张可能与机体免疫功能失调有关。

二、临床表现

(一)症状

1.慢性咳嗽、大量脓痰

痰量与体位变化有关。晨起或夜间卧床改变体位时，咳嗽加剧、痰量增多。痰量多少可估计病情严重程度。感染急性发作时，痰量明显增多，每天可达数百毫升，外观呈黄绿色脓性痰，痰液静置后出现分层的特征:上层为泡沫;中层为脓性黏液;下层为坏死组织沉淀物。合并厌氧菌感染时痰有臭味。

2.反复咯血

50%~70%的患者有程度不等的反复咯血，咯血量与病情严重程度和病变范围不完全一致。大量咯血最主要的危险是窒息，应紧急处理。部分发生于上叶的支气管扩张，引流较好，痰量不多或无痰，以反复咯血为唯一症状，称为"干性支气管扩张"。

3.反复肺部感染

其特点是同一肺段反复发生肺炎并迁延不愈。

4.慢性感染中毒症状

反复感染者可出现发热、乏力、食欲减退、消瘦、贫血等,儿童可影响发育。

(二)体征

早期或干性支气管扩张多无明显体征,病变重或继发感染时在下胸部、背部常可闻及局限性、固定性湿啰音,有时可闻及哮鸣音;部分慢性患者伴有杵状指/趾。

三、辅助检查

(一)胸部 X 线检查

早期无异常或仅见患侧肺纹理增多、增粗现象。典型表现是轨道征和卷发样阴影,感染时阴影内出现液平面。

(二)胸部 CT 检查

管壁增厚的柱状扩张或成串成簇的囊状改变。

(三)纤维支气管镜检查

有助于发现患者出血的部位,鉴别腔内异物、肿瘤或其他支气管阻塞原因。

四、诊断要点

根据患者有慢性咳嗽、大量脓痰、反复咯血的典型临床特征,以及肺部闻及固定而局限性的湿啰音,结合儿童时期有诱发支气管扩张的呼吸道病史,一般可做出初步临床诊断。胸部影像学检查和纤维支气管镜检查可进一步明确诊断。

五、治疗要点

治疗原则是保持呼吸道引流通畅,控制感染,处理咯血,必要时手术治疗。

(一)保持呼吸道通畅

1.药物治疗

祛痰药及支气管舒张药具有稀释痰液、促进排痰作用。

2.体位引流

对痰多且黏稠者作用尤其重要。

3.经纤维支气管镜吸痰

若体位引流排痰效果不理想,可经纤维支气管镜吸痰及生理盐水冲洗痰液,也可局部注入抗生素。

(二)控制感染

控制感染是支气管扩张急性感染期的主要治疗措施。应根据症状、体征、痰液性状,必要时参考细菌培养及药物敏感试验结果选用抗菌药物。

(三)手术治疗

对反复呼吸道急性感染或大咯血,病变局限在一叶或一侧肺组织,经药物治疗无效,全身状况良好的患者,可考虑手术切除病变肺段或肺叶。

六、常用护理诊断

(一)清理呼吸道无效
咳嗽、大量脓痰、肺部湿啰音与痰液黏稠和无效咳嗽有关。

(二)有窒息的危险
与痰多、痰液黏稠或大咯血造成气道阻塞有关。

(三)营养失调
乏力、消瘦、贫血、发育迟缓与反复感染导致机体消耗增加,以及患者食欲缺乏、营养物质摄入不足有关。

(四)恐惧
精神紧张、面色苍白、出冷汗与突然或反复大咯血有关。

七、护理措施

(一)一般护理
1.休息与环境

急性感染或咯血时应卧床休息,大咯血患者需绝对卧床,取患侧卧位。病室内保持空气流通,维持适宜的温、湿度,注意保暖。

2.饮食护理

提供高热量、高蛋白、高维生素食物,发热患者给予高热量流质或半流质饮食,避免冰冷、油腻、辛辣食物诱发咳嗽。鼓励患者多饮水,每天 1 500 mL 以上,以稀释痰液。指导患者在咳痰后及进食前后用清水或漱口液漱口,保持口腔清洁,促进食欲。

(二)病情观察
观察痰液量、颜色、性质、气味和与体位的关系,记录 24 小时痰液排出量;定期测量生命体征,记录咯血量,观察咯血的颜色、性质及量;病情严重者需观察有无窒息前症状,发现窒息先兆,立即向医师汇报并配合处理。

(三)对症护理
1.促进排痰

(1)指导有效咳嗽和正确的排痰方法。

(2)采取体位引流者需依据病变部位选择引流体位,使病肺居上,引流支气管开口向下,利于痰液流出。一般于饭前 1 小时进行。引流时可配合胸部叩击,提高引流效果。

(3)必要时遵医嘱选用祛痰剂或 β_2 受体激动剂喷雾吸入,扩张支气管、促进排痰。

2.预防窒息

(1)痰液排除困难者,鼓励多饮水或雾化吸入,协助患者翻身、拍背或体位引流,以促进痰液排除,减少窒息发生的危险。

(2)密切观察患者的表情、神志、生命体征,观察并记录痰液的颜色、量与性质,及时发现和判断患者有无发生窒息的可能。如患者突然出现烦躁不安、神志不清,面色苍白或发绀、出冷汗、呼吸急促、咽喉部明显的痰鸣音,应警惕窒息的发生,并及时通知医师。

(3)对意识障碍、年老体弱、咳嗽咳痰无力、咽喉部明显的痰鸣音、神志不清者、突然大量呕吐物涌出等高危患者,立即做好抢救准备,如迅速备好吸引器、气管插管或气管切开等用物,积极配

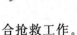

合抢救工作。

（四）心理护理

病程较长，咳嗽、咳痰、咯血反复发作或逐渐加重时，患者易产生焦虑、沮丧情绪。护士应多与其交谈，讲明支气管扩张反复发作的原因及治疗进展，帮助患者树立战胜疾病的信心，缓解焦虑不安情绪。咯血时医护人员应陪伴、安慰患者，帮助情绪稳定，避免因情绪波动加重出血。

（五）健康教育

1.疾病知识指导

帮助患者及家属了解疾病发生、发展与治疗、护理过程。与其共同制订长期防治计划。宣传防治百日咳、麻疹、支气管肺炎、肺结核等呼吸道感染的重要性；及时治疗上呼吸道慢性病灶；避免受凉，预防感冒；戒烟、减少刺激性气体吸入，防止病情恶化。

2.生活指导

讲明加强营养对机体康复的作用，使患者能主动摄取必需的营养素，以增强机体抗病能力。鼓励患者参加体育锻炼，建立良好的生活习惯，劳逸结合，以维护心、肺功能状态。

3.用药指导

向患者介绍常用药物的用法和注意事项，观察疗效及不良反应。指导患者及家属学习和掌握有效咳嗽、胸部叩击、雾化吸入和体位引流的方法，以利于长期坚持，控制病情的发展；了解抗生素的作用、用法和不良反应。

4.自我监测指导

定期复查。嘱患者按医嘱服药，教患者学会观察药物的不良反应。教会患者识别病情变化的征象，观察痰液量、颜色、性质、气味和与体位的关系，并记录 24 小时痰液排出量。如有咯血、窒息先兆，立即前往医院就诊。

（周文秀）

第三节　呼吸衰竭

呼吸衰竭是各种原因引起的肺通气和/或换气功能严重障碍，以致在静息条件下亦不能维持有效的气体交换，导致缺氧伴（或不伴）二氧化碳潴留，引起一系列生理功能和代谢紊乱的临床综合征。即在海平面大气压、静息状态下，呼吸室内空气，排除心内解剖分流和原发心排血量降低等情况后，动脉血氧分压$(PaO_2)<8.0$ kPa（60 mmHg），伴（或不伴）有二氧化碳分压$(PaCO_2)>6.7$ kPa（50 mmHg），即为呼吸衰竭。

一、病因及发病机制

（一）病因

导致呼吸衰竭的原因很多，参与呼吸运动的任何环节，包括呼吸中枢、运动神经、肌肉、胸廓、胸膜、肺和气道的病变都会导致呼吸衰竭的发生。临床常见的病因如下。

1.呼吸系统疾病

（1）上呼吸道梗阻、气管-支气管炎、支气管哮喘、呼吸道肿瘤等引起气道阻塞，导致通气不足或伴有气体分布不匀,引起通气/血流比例失调。

(2)肺组织病变,如肺部感染、重症肺结核、肺气肿、弥漫性肺纤维化、肺水肿、急性呼吸窘迫综合征(ARDS)、硅肺等导致有效呼吸面积减少,肺顺应性下降。

(3)胸廓病变,如胸廓畸形、外伤、手术创伤、气胸和大量胸腔积液等影响换气功能;肺血管疾病,如肺血管栓塞、肺毛细血管瘤等引起通气/血流比例失调。

2.神经系统及呼吸肌病变

如脑血管病变、脑炎、脑外伤、药物中毒、电击等直接或间接抑制呼吸中枢;脊髓灰质炎、多发性神经炎、重症肌无力等导致呼吸肌无力和麻痹,因呼吸动力下降引起通气不足。

慢性呼吸衰竭是指原有慢性疾病,包括呼吸和神经肌肉系统疾病等,导致呼吸功能损害逐渐加重,经过较长时间才发展为呼吸衰竭。在引起慢性呼吸衰竭的病因中,以支气管-肺疾病为最多见,如COPD、重症肺结核、肺间质纤维化、尘肺等。胸廓及神经肌肉病变亦可导致慢性呼吸衰竭的发生。

(二)发病机制

缺氧和二氧化碳潴留发生的主要机制为肺泡通气量不足,通气/血流比例失调,以及气体弥散障碍。

1.肺泡通气不足

COPD可引起气道阻力增加,呼吸动力减弱,生理无效腔增加,最终导致肺泡通气不足。肺泡通气不足引起缺氧和二氧化碳潴留。

2.通气/血流比例失调

通气/血流比例失调是造成低氧血症最常见的原因。正常每分钟肺泡通气量(V)为4 L,肺毛细血管血流量(Q)为5 L,两者之比(V/Q)在正常情况下应保持在0.8,才能保证有效的气体交换。若V/Q<0.8,则静脉血不能充分氧合,形成肺动-静脉分流;若V/Q>0.8,吸入气体则不能与血液进行有效的气体交换,即生理无效腔增多。V/Q失调通常只引起缺氧而无二氧化碳潴留。

3.弥散障碍

肺内气体交换是通过弥散过程来实现的。弥散过程受多种因素影响,如弥散面积、肺泡膜的厚度、气体的弥散能力、气体分压差等。氧的弥散能力仅为二氧化碳的1/20,故弥散障碍主要影响氧的交换,产生单纯缺氧。

二、分类

(一)按动脉血气分析分类

1.1 型呼吸衰竭

1 型呼吸衰竭有缺氧但无二氧化碳潴留,即 $PaO_2 < 8.0$ kPa(60 mmHg)、$PaCO_2$ 降低或正常,见于存在换气功能障碍(通气/血流比例失调、弥散功能损害和肺动-静脉分流)的患者,如ARDS等。

2.2 型呼吸衰竭

2 型呼吸衰竭有缺氧同时伴二氧化碳潴留,即 $PaO_2 < 8.0$ kPa(60 mmHg)、$PaCO_2 > 6.7$ kPa(50 mmHg),由肺泡通气不足所致,单纯通气不足,缺氧和二氧化碳潴留的程度是平行的,若伴换气功能损害,则缺氧更为严重,如COPD。

(二)按发病急缓分类

1.急性呼吸衰竭

急性呼吸衰竭是指呼吸功能原来正常,由于多种突发致病因素使通气或换气功能迅速出现严重损害,在短时间内发展为呼吸衰竭。

2.慢性呼吸衰竭

慢性呼吸衰竭多发生在一些慢性疾病,主要是在呼吸和神经肌肉系统疾病的基础上,导致呼吸功能损害逐渐加重,经过较长时间才发展为呼吸衰竭。

(三)按发病机制分类

1.泵衰竭

泵衰竭由呼吸泵(驱动或制约呼吸运动的神经、肌肉和胸廓)功能障碍引起。

2.肺衰竭

肺衰竭是由肺组织及肺血管病变或气道阻塞引起。

三、临床表现

(一)症状

除原发病症状外,主要是缺氧和二氧化碳潴留引起的呼吸困难和多脏器功能紊乱的表现。

1.呼吸困难

呼吸困难是最早、最突出的症状,患者可出现呼吸频率、节律和深度的改变。表现为呼吸浅促、点头、提肩呼吸,或出现"三凹征"。严重者,有呼吸节律的改变,如中枢性呼吸衰竭呈潮式、间歇或抽泣样呼吸;严重肺心病并发呼吸衰竭二氧化碳麻醉时,可出现浅慢呼吸。

2.发绀

发绀是缺氧的典型症状,当动脉血氧饱和度(SaO_2)<90%时,可在口唇、甲床等处出现发绀。因发绀的程度与还原血红蛋白含量相关,故伴有严重贫血或出血者,发绀可不显露,而COPD的患者,由于红细胞数量增多,发绀则更明显。

3.精神神经症状

慢性呼吸衰竭的精神症状不如急性呼吸衰竭明显,多表现为智力或定向功能障碍。缺氧早期由于脑血管扩张、血流量增加,出现搏动性头痛,继而注意力分散,智力或定向力减退;随着缺氧程度的加重,患者可逐渐出现烦躁不安、神志恍惚,进而嗜睡、昏迷。二氧化碳潴留常表现出先兴奋后抑制的症状,兴奋症状包括多汗、烦躁不安、白天嗜睡、夜间失眠等;二氧化碳潴留加重时,中枢神经系统则表现出抑制作用,患者出现神志淡漠、肌肉震颤或扑翼样震颤、间歇抽搐、昏睡、昏迷等称"肺性脑病"。

4.心血管系统症状

二氧化碳潴留使外周浅表静脉充盈、皮肤充血、温暖多汗。早期,由于心排血量增多,患者可有心率增快、血压升高;后期出现周围循环衰竭、血压下降、心率减慢和心律失常,同时,由于长期的慢性缺氧和二氧化碳潴留引起肺动脉高压,患者可出现右心衰竭的症状。

(二)体征

主要为缺氧和二氧化碳潴留的表现。除与症状共有的表现外,可见外周浅表静脉充盈,皮肤温暖、面色潮红、多汗、球结膜充血水肿。部分患者可见视盘水肿,瞳孔缩小,腱反射减弱或消失,锥体束征阳性等。

四、护理

(一)护理目标

患者呼吸困难缓解,发绀减轻或消失;气道通畅,痰能排出,痰鸣音明显减少或消失;精神状态好转,神志逐渐清醒;体重增加,营养状态好转;能够与医护人员有效沟通,并积极配合治疗护理;各种紊乱得以纠正,并发症能被及时发现并采取相应措施。

(二)护理措施

本病为临床急症,一旦发现,应立即采取有效措施。处理原则是在保持呼吸道通畅的条件下,改善缺氧,纠正二氧化碳潴留及代谢功能紊乱,防止多器官功能损害,从而为基础疾病和诱发因素的治疗争取时间和创造条件。慢性呼吸衰竭死亡率的高低,与能否早期诊断、合理治疗与护理有密切关系。

1.改善呼吸,保持气道通畅

(1)休息与体位:协助患者取半卧位,以利于增加通气量。注意室内空气清新、温暖,定时消毒,防止交叉感染。

(2)清除呼吸道分泌物:注意清除口咽部分泌物或胃内反流物,预防呕吐物反流入气管。要鼓励患者多饮水和用力咳嗽排痰;对咳嗽无力者应定时帮助翻身、拍背,边拍边鼓励排痰。可遵医嘱给予口服祛痰剂,无效时采用雾化吸入的方法以湿化气道。对昏迷患者则定时使用无菌多孔导管吸痰,以保持呼吸道通畅。

(3)缓解支气管痉挛:遵医嘱应用支气管扩张剂,以松弛支气管平滑肌,减少气道阻力,改善通气功能。

(4)控制感染:呼吸衰竭时,呼吸道分泌物积滞常易导致继发感染而加重呼吸困难。因此,在保持呼吸道引流通畅的前提下,根据痰菌培养和药敏试验结果,选择有效的抗生素控制呼吸道感染十分重要。在实施氧疗、气管插管、气管切开、建立人工气道进行机械通气的过程中,必须注意无菌操作,并注意保暖和口腔清洁,以防呼吸道感染。

(5)建立人工气道:对于病情严重又不能配合,昏迷或呼吸道大量痰液潴留伴有窒息危险,全身状态较差,明显无力,或动脉血二氧化碳分压进行性增高的患者,应及时建立人工气道和机械通气支持。

(6)鼻插管护理:为避免气管插管及气管切开,近年来多采用经鼻插管。经鼻插管的患者耐受性好,可停留较长时间,并减少了并发症的发生。①插管前将塑料导管经30 ℃加温使之变软,使之易于经鼻腔从鼻孔插入气道,减少插管对气道的机械损伤。②因管腔长,吸痰管必须超过导管顶端,吸痰时边抽边旋转吸痰,将深部分泌物吸出。③充分湿化气道使痰液稀释,以利清除,防止管腔阻塞。④塑料导管气囊压力较好,每天仅需放气1~2次,气囊可减少口咽分泌物进入下呼吸道。

2.合理给氧

通过增加吸氧浓度,提高肺泡内氧分压(PaO_2),进而提高 PaO_2 和 SaO_2,可纠正缺氧和改善呼吸功能。目前多采用鼻导管、鼻塞或面罩给氧,配合机械通气可气管内给氧。

(1)对于低氧血症伴高碳酸血症者,应低流量(1~2 L/min)、低浓度(25%~29%)持续给氧,主要原因:在缺氧伴高碳酸血症的慢性呼吸衰竭患者,其呼吸中枢化学感受器对二氧化碳的反应性差,此时呼吸的维持主要依靠缺氧对颈动脉窦和主动脉体化学感受器的兴奋作用;若吸入高浓度氧,PaO_2迅速上升,使外周化学感受器失去了缺氧的刺激,其结果是患者的呼吸变慢变浅,肺泡通气量下降,$PaCO_2$随即迅速上升,严重时可陷入二氧化碳麻醉状态,病情加重。在使用呼吸兴奋剂刺激通气或使用辅助呼吸机改善通气时,吸入氧浓度可稍高。

(2)对低氧血症不伴高碳酸血症者,应予以高浓度吸氧(>35%),使PaO_2提高到8.0 kPa(60 mmHg)或SaO_2在90%以上。此类患者的主要病变是氧合障碍,由于通气量足够,高浓度吸氧后,不会引起二氧化碳潴留。

(3)给氧过程中,若呼吸频率正常、心率减慢、发绀减轻、尿量增多、神志清醒、皮肤转暖,提示组织缺氧改善,氧疗有效。当患者发绀消失、神志清楚、精神好转、PaO_2>8.0 kPa(60 mmHg)、$PaCO_2$<6.7 kPa(50 mmHg)时,可考虑终止氧疗。停止吸氧前必须间断吸氧,以后逐渐停止氧疗。

3.加强病情观察

(1)注意生命体征和意识改变,随时发现病情变化,及时报告医师。

(2)加强安全防范措施。因患者常有烦躁、抽搐、神志恍惚等现象,故应加强安全防范措施,如加床栏等,以防受伤。

4.理解关心患者,促进身心休息

护士在解除患者疾苦的同时,要多了解和关心患者,特别是建立人工气道和使用呼吸机治疗的患者,应经常做床旁巡视、照料,通过语言或非语言交流抚慰患者,在采用各项医疗护理措施前,应向患者做简要说明,并以同情、关切的态度和有条不紊的工作作风给患者以安全感,取得患者信任和合作。

5.观察及预防并发症

(1)体液失衡:定期采血进行血气分析和血生化检查,根据血气分析结果判断酸碱失衡情况。呼吸衰竭中常见的酸碱失衡:呼吸性酸中毒、呼吸性酸中毒合并代谢性酸中毒、呼吸性酸中毒合并代谢性碱中毒。针对这些酸碱失衡,临床上除做到充分供氧和改善通气以纠正呼吸性酸中毒外,护士可遵医嘱静脉滴注少量5%碳酸氢钠以治疗代谢性酸中毒,或通过采取避免二氧化碳排出过快、适当补氯、补钾等措施缓解代谢性碱中毒。

(2)上消化道出血:严重缺氧和二氧化碳潴留患者,应根据医嘱服用硫糖铝以保护胃黏膜,预防上消化道出血,同时予以充足热量及高蛋白、易消化、少刺激、富含维生素的食物。注意观察呕吐物和粪便情况,出现黑便时,予以温凉流质饮食;出现呕血时,应暂禁食,并静脉输入西咪替丁、奥美拉唑等。

6.用药护理

(1)抗生素:呼吸道感染是呼吸衰竭最常见的诱因,建立人工气道进行机械通气和免疫功能低下的患者可因反复感染而加重病情。在保持气道通畅的条件下,根据痰细菌培养和药敏试验结果,选择有效的抗生素积极控制感染。

(2)呼吸兴奋剂:为改善肺泡通气,促进二氧化碳的排出,可遵医嘱使用呼吸兴奋剂,以刺激呼吸中枢,增加呼吸频率和潮气量,从而改善通气。尼可刹米是目前常用的呼吸中枢兴奋剂,可兴奋呼吸中枢、增加通气量并有一定的苏醒作用。使用中应密切观察药物的不良反应。阿米三嗪是口服的呼吸兴奋剂,主要通过刺激颈动脉窦和主动脉体化学感受器来兴奋呼吸中枢,适用于较轻的呼吸衰竭患者。

7.健康指导

(1)向患者及家属讲解疾病的发病机制、发展和转归。语言力求通俗易懂,尤其对一些文化程度不高的老年患者应反复讲解。

(2)教会患者缩唇、腹式呼吸等呼吸功能锻炼的方法,以促进康复、延缓肺功能的恶化。指导患者如何进行体位引流,以及有效地咳嗽、咳痰,以保持气道通畅。

(3)嘱患者坚持正确用药,掌握药物剂量、用法和注意事项。对出院后仍需吸氧的患者,应指导患者和家属学会合理的家庭氧疗方法,并了解氧疗时应注意的问题,保证用氧安全。

(4)增强体质,积极避免各种引起呼吸衰竭的诱因。具体包括:教会患者预防上呼吸道感染的方法,如用冷水洗脸等耐寒锻炼;鼓励患者改进膳食结构,加强营养;避免吸入刺激性气体,劝告吸烟者戒烟;避免日常生活中不良因素的刺激,如情绪激动等,以免加重气急而诱发呼吸衰竭;尽量少去客流较大公共场所,减少与感冒者的接触,减少呼吸道感染的机会。

(5)若有咳嗽、咳痰加重,痰量增多、出现脓性痰,气急加重或伴发热,应及时就医,以控制呼吸道感染。

(三)护理评价

患者呼吸频率、幅度和节律正常,动脉血氧分压和二氧化碳分压在正常范围;掌握有效咳嗽、咳痰技术,呼吸道通畅;焦虑缓解,无明显体重减轻;无与低氧血症和高碳酸血症相关的损害发生。

(周文秀)

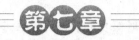

神经内科护理

第一节 脑 梗 死

脑梗死是指局部脑组织包括神经细胞、胶质细胞和血管由于血液供应缺乏而发生的坏死。引起脑梗死的根本原因是供应脑部血液的颅外或颅内动脉中发生闭塞性病变而未能获得及时、充分的侧支循环,是局部脑组织的代谢需要与可能得到的血液供应之间发生超过一定限度的供不应求现象所致。

一、血液供应障碍的原因

(一)血管病变

最重要而又常见的血管病变是动脉粥样硬化和在此基础上发生的血栓形成,其次是高血压病伴发的脑小动脉硬化。其他还有血管发育异常,如先天性动脉瘤和脑血管畸形可发生血栓形成,或出血后导致邻近区域的血供障碍、脉管炎,如感染性风湿热、结核病和国内已极罕见的梅毒等所致的动脉内膜炎等。

(二)血液成分改变

血管病变内膜粗糙,使血液中的血小板易于附着、积聚,以及释放更多的 5-羟色胺等化学物质;血液成分中脂蛋白、胆固醇、纤维蛋白原等含量增高,可使血液黏度增高和红细胞表面负电荷降低,致血液速度减慢;以及血液病如白血病、红细胞增多症、贫血和各种影响血凝固增高的因素等,使血栓形成易于发生。

(三)血流速改变

脑血流量的调节受到多种因素的影响。血压改变是影响局部血流量的重要因素。当平均动脉压低于 9.3 kPa(180 mmHg)时,由于血管本身存在的病变,血管狭窄,自动调节功能失调,局部脑组织的血供即将发生障碍。

一些全身性疾病如高血压、糖尿病等可加速或加重脑动脉硬化,也与脑梗死的发生密切相关。通常临床诊断为脑梗死或脑血栓形成的患者中,大多数是动脉粥样硬化血栓形成性脑梗死。

此外,导致脑梗死的另一类重要的病因是脑动脉栓塞性脑梗死,简称为脑栓塞。脑栓塞患者供应脑部的血管本身都无病变,绝大多数栓子来源于心脏。

二、脑血栓形成

脑血栓形成(cerebral thrombosis,CT)是脑梗死中最常见的类型,通常指脑动脉的主干或其皮层支因动脉粥样硬化及各类动脉炎等血管病变,导致血管的管腔狭窄或闭塞,并进而发生血栓形成,造成脑局部供血区血流中断,发生脑组织缺血、缺氧、软化坏死,出现相应的神经系统症状和体征。

(一)病因及发病机制

1.动脉管腔狭窄和血栓形成

最常见的是动脉硬化、风湿症、红斑性狼疮性动脉炎、结节性动脉周围炎是较常见的病因。在动脉壁病变(内膜肥厚粗糙)的基础上,管腔变窄,同时血管壁破裂使红细胞、纤维素等黏附于粗糙处,血小板破裂释放花生四烯酸,转化为血栓烷能促使血小板再聚集,血栓不断增大而最终阻塞血管。

2.血管痉挛

可见于蛛网膜出血、偏头痛和头外伤等患者。

(二)类型

1.动脉粥样硬化性血栓性脑梗死

最常见的病因是动脉硬化,其次是高血压、糖尿病、高尿酸血症、高黏血症、真性红细胞增多症、高凝状态、高脂血症以及血管壁病变如结核性、化脓性、梅毒性病变及钩端螺旋体感染、结缔组织病、变态反应性动脉炎等。由于动脉粥样硬化好发于大血管的分叉处及弯曲处,故脑梗死多发于大脑中动脉和大脑前动脉的主要分支,以及颈内动脉的虹吸部和起始部、椎动脉及基底动脉中下段等。病理方面,脑动脉闭塞6小时以内脑组织改变尚不明显,8~48小时缺血的中心部位软化、组织肿胀、坏死。灰白质界限不清,镜检见组织结构浑浊,神经细胞及胶质细胞变性、坏死、毛细血管轻度扩张。周围可见液体或红细胞渗出。动脉阻塞2~3天后,周围水肿明显,7~14天,病变区明显变软,神经细胞消失,脑组织开始液化,吞噬细胞大量出现,星形细胞增生。21~28天胶质细胞及毛细血管增生,小病灶形成胶质瘢痕,大病灶形成中风囊。

2.分水岭脑梗死

常见病因与动脉硬化性血栓性脑梗死相似,病变部位位于相邻血管供血区之间的分水岭区或边缘带。一般认为分水岭梗死多由于血流动力学障碍所致,典型者发生于颈内动脉严重狭窄或闭塞伴全身血压降低时,也可由心源性或动脉源性栓塞引起,其病理表现同动脉硬化性血栓性脑梗死。

3.出血性梗死

出血性梗死是由于脑梗死供血区内动脉坏死后血液漏出继发出血,常发生于大面积梗死之后。

4.多发性脑梗死

多发性脑梗死是指两个或两个以上不同的供血系统脑血管闭塞引起的梗死,多为反复发生脑梗死的后果。

除以上外,脑梗死由于梗死的部位、大小、侧支循环代偿能力,继发脑水肿等的差异,可有不同的临床病理类型,因此还可采用牛津郡社区卒中研究分型(OCSP),不依赖影像学结果,常规CT、MRI尚未能发现病灶时,就可根据临床表现迅速分型,并提示闭塞血管和梗死灶的大小和部位,临床简单易行,对指导治疗及护理、评估预后有重要价值,尤其对于重症监护室的护士,更为有利于早期判断患者的病情变化。OCSP临床分型标准见表7-1。

表7-1　OCSP临床分型标准

类型	表现	部位
完全前循环梗死（TACI）	表现三联征：完全大脑中动脉综合征表现（大脑较高级神经活动障碍，如意识障碍、失语、失算、空间定向力障碍等）；同向偏盲；对侧三部位（面、上下肢）较严重运动和/或感觉障碍	
部分前循环梗死（PACI）	有以上三联征中的两个或只有高级神经活动障碍，或感觉运动神经缺损较TACI局限	提示是大脑中动脉远端主干，各级分支或ACA及分支闭塞
后循环梗死（POCI）	表现为各种不同程度的椎-基底动脉综合征；可表现为同侧感觉神经瘫痪及对侧感觉运动障碍；双眼协同活动及小脑功能障碍，无长束征或视野缺损等	椎-基底动脉及分支闭塞
腔隙性梗死（LACI）	表现为腔隙综合征，如纯运动性轻偏瘫，纯感觉性脑卒中，共济失调性轻偏瘫，手笨拙-构音不良综合征	基底节或脑桥小穿通支病变引起

(三)临床表现

1.脑血栓形成

多发生于有动脉硬化、糖尿病、高脂血症的中老年人，一般无意识障碍，进展缓慢，常在睡眠或安静休息时血压过低、血流减慢、血黏度增加等因素促使血栓形成而发病。起病先有头痛、眩晕、肢体麻木、无力及一过性失语或短暂脑缺血发作等前驱症状。神经系统局灶性症状多在发病后10余小时或1～2天内达高峰。除脑干梗死和大面积梗死外，大多数患者意识清楚或仅有轻度意识障碍。

2.临床类型

依据症状和体征的演进过程可分为以下几种。

(1)完全性卒中：指发病后神经功能缺失症状较重较完全，常于数小时内(＜6小时)达到高峰。

(2)进展性卒中：指发病后神经功能缺失症状在48小时内逐渐进展或呈阶梯式加重。

(3)可逆性缺血性神经功能缺失(reversible ischemic neurological deficit,RIND)：指发病后神经缺失症状较轻，持续24小时以上，但可于3周内恢复。

(四)辅助检查

1.颅脑CT

多数脑梗死病例于发病后24小时内CT不显示密度变化，24～48小时后逐渐显示与闭塞血管供血区一致的低密度梗死灶，如梗死灶较大则可有占位效应。出血性脑梗死呈混密度改变。如病灶较小，或脑干、小脑梗死CT检查可不显示。

2.MRI

脑梗死数小时内，病灶区即有MRI信号改变，呈长T_1，长T_2信号，出血性梗死区为长T_1长T_2信号中混杂有短T_1和短T_2信号。与CT相比，MRI具有显示病灶早，能早期发现大面积脑梗死，清晰显示小病灶及后颅凹的梗死灶，病灶检出率为95％。功能性MRI如弥散加权MRI可于缺血早期发现病变，发病后半小时即可显示长T_1，长T_2梗死灶。

3.血管造影

DSA或MRA可发现血管狭窄和闭塞的部位，可显示动脉炎、烟雾病、动脉瘤和血管畸形等。

4.脑脊液检查

通常 CSF 压力、常规和生化检查正常,大面积脑梗死压力可增高,出血性脑梗死 CSF 可见红细胞,如通过临床及影像学检查已经确诊为脑梗死,则不必进行 CSF 检查。

5.其他

彩色多普勒超声检查(TCD)可发现颈动脉及颈内动脉的狭窄、动脉粥样硬化斑或血栓形成。超声心电图检查有助于发现心脏附壁血栓、心房黏液瘤和二尖瓣脱垂。

(五)治疗要点

脑梗死以抗凝治疗为主,同时应用血管扩张剂、血液扩充剂以改善微循环。脑血栓发病6 小时内可做溶栓治疗。对重症脑血栓急性期,生命体征不稳定时不宜口服倍他司汀和桂利嗪,因为虽然有扩血管作用,但不利于脑缺血的改善。

三、脑栓塞

由于异常物体(固体、液体、气体)沿血液循环进入脑动脉,造成血流阻塞而产生脑梗死,称脑栓塞,也属缺血性脑卒中。脑栓塞占脑卒中发病率 10%~15%。2/3 的患者复发均发生在第一次发病后 1 年内。

(一)病因

脑血栓的栓子可分为心源性、非心源性、来源不明性三大类。

1.心源性

心源性是脑栓塞中最常见者。风湿性心脏病左房室瓣狭窄合并心房颤动时,左心房扩大,血流缓慢淤滞,易发生附壁血栓,血流不规则易使血栓脱落形成栓子,造成栓塞;亚急性细菌性心内膜炎瓣膜上的炎性赘生物质地较脆易于脱落,导致栓塞;心肌梗死或心肌病时心内膜病变形成的附壁血栓脱落均可形成栓子。此外,心脏外科手术亦可导致栓子形成脑栓塞。其他尚有心脏黏液瘤、左房室瓣脱垂等少见病因。

2.非心源性

主动脉弓及其发出的大血管动脉粥样硬化斑块和附着物脱落(血栓栓塞)也是脑栓塞的重要原因,常发生微栓塞引起短暂缺血发作。少见的有肺部感染、败血症等引起的感染性脓栓,长骨骨折引起的脂肪栓塞,癌细胞栓塞,寄生虫卵栓塞,减压病等原因的空气栓塞,以及异物栓塞等。

3.来源不明

少数病例虽经检查仍未明确栓子来源者。

(二)病理改变

与脑血栓基本相同,但可多发,且出血性梗死常见,占 30%~50%,这是因为栓塞发生时血管壁因缺血缺氧而受损,当栓子碎裂前行,血流恢复时受损血管易发生渗血所致;此外,有时固体栓子形态欠规则,栓塞时不能将血流完全闭阻,少量血流可通过栓塞所损伤的血管壁流出。脑栓塞的病变范围受栓子大小及侧支循环的影响,一般比血栓面积大,水肿更严重,面积较大者可致脑疝。脑栓塞可多发,当栓子来源未消除时,还可反复发生。并可同时出现肺、脾、肾等脏器以及末梢动脉、皮肤黏膜栓塞灶,炎性栓子可引起脑炎、动脉炎甚至脑脓肿、细菌性动脉瘤或在血管中发现细菌栓子。脂肪栓塞常为多发性小栓塞,大脑白质可见弥散性瘀斑和水肿,镜下见毛细血管

中有脂肪球，周围有环状出血。寄生虫卵栓塞可发现虫卵等。

(三)临床表现

1.年龄

任何年龄均可发病，但以青壮年多见。多在活动中发病，常无前驱症状，局限性神经缺失症状多在数秒至数分钟内发展到高峰，是发病最急的脑卒中，且表现为完全性卒中。个别病例因栓塞反复发生或继发出血，于发病后数天内呈进行性加重或局限性神经功能缺失症状一度好转或稳定后又加重。

2.意识

大多数患者意识清楚或仅有轻度意识模糊，颈内动脉或大脑中动脉主干的大面积脑栓塞可发生严重脑血肿、颅内压增高、昏迷及抽搐发作，病情危重；椎-基底动脉系统栓塞也可发生昏迷。

3.局限性神经缺失症状

局限性神经缺失症状与栓塞动脉供血区的功能相对应(图 7-1、表 7-2)。约 4/5 的脑栓塞累及 Willis 环前部，多为大脑中动脉主干及其分支，出现失语、偏瘫、单瘫、偏身感觉障碍和局限性癫痫发作等，偏瘫多以面部和上肢为重，下肢较轻；约 1/5 发生在 Willis 环后部，即椎底动脉系统，表现眩晕、复视、共济失调、交叉瘫、四肢瘫、发音及吞咽困难等。栓子进入一侧或两侧大脑后动脉可导致同向性偏盲或皮层盲；较大栓子偶可栓塞在基底动脉主干，造成突然昏迷、四肢瘫痪或基底动脉尖综合征。

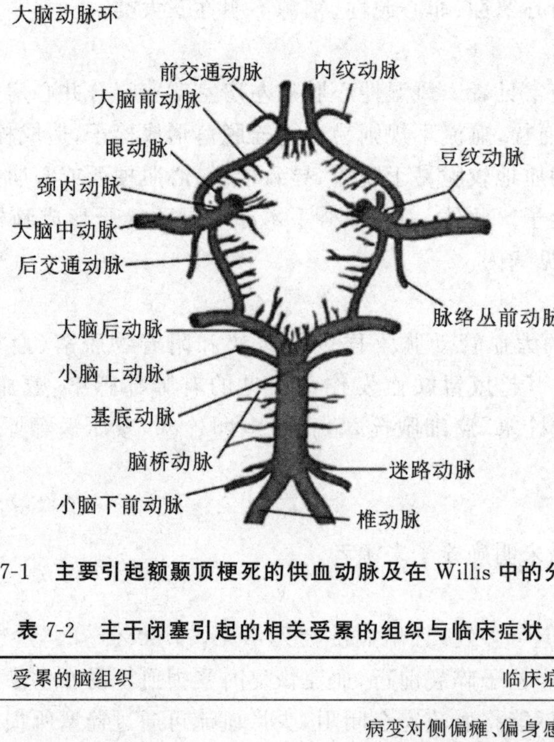

图 7-1　主要引起额颞顶梗死的供血动脉及在 Willis 中的分布

表 7-2　主干闭塞引起的相关受累的组织与临床症状

闭塞部位	受累的脑组织	临床症状
颈内动脉	同侧额叶、顶叶、基底节部分颞叶	病变对侧偏瘫、偏身感觉障碍、偏盲和失语(优势半球受累)；病侧亨特征，视力障碍，颈动脉波动减弱或消失；重者出现意识障碍
大脑中动脉	同侧大脑半球凸面(中央前回、中央后回、缘上回、颞中回、角回、颞上回、额下回)和基底节	病变对侧出现三偏征和失语(优势半球受累)，注视麻痹，失写

续表

闭塞部位	受累的脑组织	临床症状
大脑前动脉	额叶内侧、额极、额上回、胼胝体、内囊等	病变对侧出现下肢瘫痪和感觉障碍,尿潴留或尿急,精神障碍
大脑后动脉闭塞	丘脑底面、下丘脑、颞叶内侧面及底面,枕叶	偏盲、偏瘫、偏身感觉障碍,丘脑综合征
基底动脉尖部	中脑、丘脑、枕叶、颞叶内侧面以及小脑上部	基底动脉尖综合征:意识障碍、瞳孔改变、偏盲、谵妄等症状
椎-基底动脉	脑桥和小脑	眩晕、四肢瘫或交叉瘫、延髓麻痹、共济运动障碍、意识障碍等。部分表现为闭锁综合征
小脑后下动脉	延髓背外侧	眩晕、呕吐、吞咽困难、构音障碍、病变侧亨特综合征,病变对侧肢体痛觉和温度觉丧失

4.原发病

大多数患者有栓子来源的原发病,如风湿性心脏病、冠心病和严重心律失常等;部分疾病有心脏手术、长骨骨折、血管内治疗史等;部分病例有脑外栓塞证据,如皮肤、球结膜、肺、肾、脾、肠系膜等栓塞和相应的临床症状和体征,肺栓塞常有气急、发绀、胸痛、咯血和胸膜摩擦音等,肾栓塞常有腰痛、血尿等。其他如皮肤出血点或瘀斑、球结膜出血、腹痛、便血等。

(四)辅助检查

(1)血生化、血液流变学检查等。

(2)CT 检查:一般于 24～48 小时后出现低密度病灶。病程中如低密度区中有高密度影,则提示为出血性梗死。

(3)颈动脉和主动脉超声检查可发生有不稳定斑块。

(4)TCD 栓子检测可发现脑血流中有过量的栓子存在。

(5)脑脊液检查:感染性梗死者脑脊液中白细胞增加,出血性梗死者可见红细胞,脂肪栓塞时可见脂肪球。

(6)心电图:有心房颤动。必要时做超声心动。

(五)治疗

防治心脏病是防治脑栓塞的一个重要环节。一旦发生脑栓塞,其治疗原则与动脉硬化性脑梗死相同。患者应取左侧卧位。右旋糖酐-40、扩血管药物、激素均有一定作用。由于风湿性二尖瓣病变等心源性脑栓塞的充血性梗死区极易出血,故抗凝治疗必须慎用。

四、护理要点

(一)护理问题

1.意识不清

患者出现昏迷说明患者病情危重,而正确地判断患者的意识状态,给予适当的护理,则可以防止不可逆的脑损伤。

2.气道阻塞

分泌物及胃内容物吸入造成阻塞或通气不足,可引起低氧血症及高碳酸血症,导致心、肺功能的不稳定,缺氧可加重脑组织损伤。

3.肢体麻木或畸形

大脑半球受损时对侧肢体的运动与感觉功能发生障碍,再加上脑血管疾病初期肌肉呈现张力迟缓的现象,紧接着会发生肌肉张力痉挛,若发病初期未给予适当的良肢位摆放,则肢体关节会有僵硬、挛缩的现象,将导致肢体麻痹或畸形。

4.语言沟通障碍

左侧大脑半球受损失。因语言中枢的受损部位不同而产生感觉性失语症,表达性失语症或两者兼有,因而与患者间会发生语言沟通障碍的问题。

5.吞咽障碍

脑血管疾病患者的吞咽障碍主要在口腔吞咽。因口唇、颊肌、舌及软腭等肌肉瘫痪,食物从口唇流出,口腔内压不能充分升高,食团从口腔向咽部及食管入口移动困难,为代偿舌的运动,颈部伸展(上抬下颌)。食管入口部收缩肌不能松弛,食管入口处开大不全等阻碍食团进入食管,软腭上抬及喉头上抬不良,导致食物易逆流入鼻腔及误入气管。吞咽障碍可致营养摄入不足。

6.依赖、焦虑

当患者发生脑血管意外时,由于病变部位在脑部,而且出现的症状比较重,因此在急性期,无论是患者还是家属均会焦虑与害怕。

7.知觉刺激不足

由于中枢神经受损,在神经传导上可能在感觉传入时会发生障碍,以致知觉刺激无法传达感受,尤其是感觉性失语症的患者会失去语言讯息的刺激感受。此外,患者由于一侧肢体麻痹,因此所感受的触觉刺激也减少,常造成知觉刺激不足。

(二)护理措施

1.保持呼吸通畅

(1)对有意识障碍的患者应采取侧卧位,并将头部抬高;如呼吸道有分泌物应立即协助吸出,避免引起误吸、窒息等。

(2)注意有无呼吸障碍、发绀及气管分泌物增加等现象。必要时,协助医师行气管内插管及使用呼吸器来辅助患者呼吸。

(3)维持呼吸道畅通,可应用口咽通气道置于口腔喉部预防舌后坠阻塞呼吸道。

(4)患者有发生呼吸道阻塞与肺部感染的倾向,若患者意识清醒,应鼓励患者每小时深呼吸及咳嗽五次;若患者意识障碍应加强翻身叩背,及时吸出呼吸道分泌物。

2.避免颅内压升高

(1)注意监测患者的意识状态、瞳孔及生命体征变化。

(2)使患者维持半卧位,以促进脑部血液回流及维持正常的呼吸功能。

(3)改变患者体位时动作应轻缓,避免突发的动作。

(4)做好出入量记录,限制液体的摄取量,以预防脑水肿加剧。

(5)避免使用镇静剂或麻醉剂,因二者可抑制呼吸,同时影响正确判断患者意识状态的变化。

(6)患者应避免用力咳嗽,用力排便等。

(7)若有发热,应设法控制患者的体温。

3.血压监护

对于去骨瓣减压术后的患者以及大面积脑梗死患者的血压监测十分必要,准确的监测技术可以为临床的治疗提供可靠的证据。此时会由于血压的增高导致患者发生脑疝,因此需要动态监测患者血压,一般给予每 2 小时进行一次血压的监控,同时观察患者呼吸、瞳孔、心率的变化,给予持续泵入降压药物时,需要注意患者对药物的敏感性,如果患者血压控制降低速度过快,容易出现并发症。因此指南推荐缺血性卒中不合并出血的患者平均动脉压应该维持在 11.3 kPa(85 mmHg)以上,收缩压维持在 29.3 kPa(220 mmHg)以内,避免过度波动。

4.脱水药物的监测

患者应用大剂量的脱水药物,需要动态进行电解质的观察,尤其血钾钠的紊乱。因为每克甘露醇可以带出体内 12.5 mL 水分,因此需要患者给予水分的补充,可 200 mL,每 4 小时给予一次。当患者出现低钾血症时,应注意补充,补钾剂量不宜过多,细胞内血清钾恢复较慢,一般 4～6 天才能纠正,重症患者需要 10～20 天以上,因此每天补钾量应限制在 80～100 mmol,即氯化钾 6～8 g,同时注意心电监护,注意高血钾的发生。当患者出现低血钠时,需要观察患者有无木僵状态、癫痫、昏迷等症状,补钠时速度不能过快,应＜ 1 mmol/h,24 小时＜101 mmol。

5.供给适当营养,加强饮食护理

(1)暂禁食:患者在发病 24 小时内,由于脑血液循环障碍,致使消化功能减退,食后会引起胃扩张,食物滞留,压迫腹腔静脉使回心血量减少。加之患者常伴有呕吐,易造成吸入性肺炎,首先评价患者的胃肠功能,如是否有呕吐,腹胀,排便,排气及肠鸣音,必要时应暂禁食。

(2)观察脱水状态:脑卒中引起的延髓外侧综合征和由半球病变所致的假性延髓性麻痹,常导致较严重的吞咽困难,患者在进食的时候容易发生呛咳,严重的不能进食。很多患者往往会出现相对脱水状态,脱水致血细胞比容和血液黏稠度增加,血液明显减少,使动脉血压降低。护理者可通过观察颈静脉搏动的强或弱,周围静脉的充盈度和体温,来判断患者是否出现脱水状态。

(3)营养支持:在补充营养时应尽量避免静脉内输液,以免增加缺血性脑水肿的蓄积作用,最好的方法是鼻饲法。多数吞咽困难患者需要 2 周左右的营养支持。有误吸危险的患者,则需将管道末端置于十二指肠。有消化道出血的患者应暂停鼻饲,可改用胃肠外营养。经口腔进食的患者,要给予高蛋白,高维生素,低盐,低脂,富有纤维素的饮食,还可多吃含碘的食物。

(4)鼻饲护理:鼻饲前查看管道在鼻腔外端的长度,嘱患者张口查看鼻饲管是否盘卷在口中。用注射器注入 10 mL 空气,同时在腹部听诊,可听到气过水声;或鼻饲管中抽吸胃内容物,表明鼻饲管在胃内。通常每天喂入总量以 2 000～2 500 mL 为宜,天气炎热或患者发热和出汗多时可适当增加。可喂入流质饮食,如牛奶,米汤,菜汁,西瓜水,橘子水等,药品要研成粉末。在鼻饲前后和注药前后应冲洗管道,以预防管道堵塞。对于鼻饲患者,要注意固定好鼻饲管。躁动患者的手要适当地加以约束。

(5)喂食:对面肌麻痹的患者,喂食时应将食物送至口腔健侧近舌根处。需要注意的是,每餐的食量要适当,不宜过饱,更不要暴饮暴食,因为过度饱餐后代谢增强,心肌耗氧量明显增加,会加重心脏的负担。尤其是进食大量油腻食物后会出现高脂血症,容易使狭窄的冠状动脉产生血栓而诱发心肌梗死。

(6)合理饮食:患者一旦能经口进食,最好选用低脂肪、低胆固醇、高蛋白、高维生素食品。增加能从结肠吸收水分的饮食如谷类食物、苹果、香蕉等高纤维素食物,可以防止粪便干燥、减少便秘。肥肉、蛋类、动物内脏等含胆固醇较多,要尽量少吃或不吃。

6.并发症的护理

(1)脑疝的护理:密切观察脑疝的前驱症状,及早发现颅内压增高,及时对症处理。加强气管插管、气管切开患者的护理,进行湿化气道,避免呼吸道分泌物黏稠不易排出。对呼吸骤停者,在迅速降颅内压的基础上按脑复苏技术进行抢救,给予呼吸支持、循环支持和药物支持(图 7-2)。

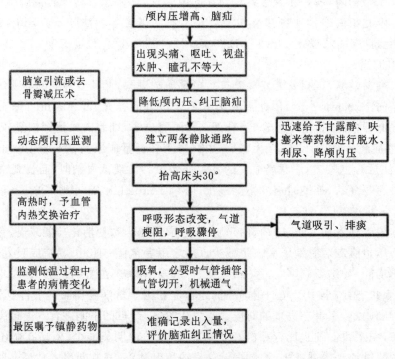

图 7-2　脑疝急救流程

　　抢救成功后应将患者转至温湿度适宜的病室,定期开窗通风,光线柔和,减少人员探视。患者取头高位,床头抬高 15°～30°,做好基础护理。急救药品、物品及器械完好备用。

　　1)脑组织灌注量异常的护理:①给予低流量持续吸氧。②药物治疗颅内压增高,防止颅内压反跳现象发生。③维持血压的稳定性,从而保证颅内血液的灌注。

　　2)清理呼吸道无效的护理:①及时清理呼吸道分泌物,保持呼吸道通畅。②舌根后坠者应抬起下颌或放置口咽通气道,以免阻碍呼吸。③翻身后保证患者体位舒适,处于功能位,防止颈部扭曲。④昏迷患者必要时行气管插管或气管切开,防止二氧化碳蓄积而加重颅内压增高,必要时使用呼吸机辅助呼吸。

　　3)躯体移动障碍的护理:①给予每 1～2 小时翻身 1 次,避免拖、拉、推等动作。②每天行四肢关节被动活动并给予肌肉按摩,防止肢体挛缩。③保持肢体处于功能位,防止足下垂。

　　(2)呼吸道感染:护理时要及时吸出呼吸道分泌物,保持呼吸道通畅,阻塞情况紧急时,应急诊行气管插管或气管切开以保持呼吸道通畅。避免患者受凉,保持病室清洁和空气的流通最重要。在流感流行时限制探视,以预防交叉感染。进食后保持半卧位 30～60 分钟后再恢复体位。每餐进食量在 300～400 mL 为宜;速度不宜过快,时间控制在 20～30 分钟;温度在 40 ℃左右合适,以免冷、热刺激而胃痉挛造成呕吐;早、晚和患者进食后,用温盐水或过氧化氢为其清洗口腔。清洗时特别要注意对口腔内瘫痪侧颊黏膜的清洁,以免食物残渣存留于瘫痪侧面而发生口腔感染。如口腔的细菌被吸入呼吸道,则会造成患者支气管或肺部感染。有义齿的患者在睡觉前一定要取下,清洗干净后放在盛有凉开水的容器内。保持呼吸道通畅,鼓励清醒患者充分深呼吸,以伸展肺的不活动部分,能最好地预防呼吸道感染。对于重患者要多侧卧,定时叩背、吸痰、翻身。叩背就是空握掌心,拍打患者背部,从肺底处逐渐向上,使小气管受到震动,淤积的痰液脱离管壁,汇集到大气管,便于气道蓄积的分泌物排出。做好有关器具的消毒,如患者吸氧使用的氧气湿化瓶和管道、超声雾化装置及与呼吸系统吸入性治疗有关的一切器具,均应严格消毒后方能使用。

(3)心脏损害:心脏损害是脑卒中引起的循环系统并发症之一,大都在发病一周左右发生,如心电图显示心肌缺血、心律不齐和心力衰竭等,故护理者应经常观察心电图变化。在患者应用脱水剂时应注意尿量和血容量,避免脱水造成血液浓缩或入量太多加重负担。

(4)应激性溃疡:在对这类患者进行护理时,应注意患者的呕吐物和大便的性状,鼻饲患者于每天喂食前应先抽取胃液观察,同时定期检查胃中潜血及酸碱度。腹胀者应注意肠鸣音是否正常。

(5)泌尿系统:对排尿困难的患者应尽可能避免导尿,可用诱导或按摩膀胱区的方法以助患者排尿。有些患者是由于限制他们的活动、处于某些相应的位置而妨碍排尿;也可能是由于失语、与外界交流困难、患者需要排尿时不能表达所致。护理者应细心观察,主动询问,定时给患者便器,在可能的情况下尽量取直立姿势解除排尿困难。尿失禁的男患者可用阴茎套连接引流尿袋,每天清洁会阴部,以保持会阴部清洁舒适。对女性尿失禁患者,留置导尿管虽然影响患者的情绪,但在急性期内短期应用是必要的,因为它明显增加了患者的舒适感和减少了压疮发生的机会。留置导尿管期间要每天进行会阴部护理。密闭式集尿系统除因阻塞需要冲洗外,集尿系统的接头不可轻易打开。应定时查尿常规,必要时做尿培养。

(6)压疮:可因感染引起骨髓炎、化脓性关节炎、蜂窝组织炎,甚至迅速通过表浅组织而引起败血症等,这些并发症往往严重威胁患者的生命。

压疮的好发部位:多在受压和缺乏脂肪组织保护、无肌肉包裹或肌层较薄的骨骼隆突处,如枕骨粗隆、耳郭、肩胛部、肘部、脊椎体隆突处、髋部、骶尾部、膝关节内外侧、内外踝、足跟部等处。

压疮的预防措施:①压疮的预防要求做到"七勤"——勤翻身,勤擦洗,勤按摩,勤换洗,勤整理,勤检查,勤交代。定时变换体位,1~2 小时翻身一次。用温热毛巾擦洗及按摩骨骼隆起受压处,每天至少 2 次。消瘦者用 50％乙醇按摩,如皮肤干燥且有脱屑者可涂少量润滑剂,以免干裂出血。②患者如有大小便失禁、呕吐及出汗等情况,应及时擦洗干净,保持干燥,及时更换衣服、床单,褥子应柔软、干燥、平整。③对肢体瘫痪的卧床患者,配备气垫床以达到对患者整体减压的目的。骨骼隆突易受压处放置海绵垫或棉圈、软枕、气圈等,以防受压水肿,肥胖者不宜用气圈,以软垫更好,或置软枕于腿下,并抬高肢体,变换体位,更为重要。④护理患者时动作要轻柔,不可拖拽患者,以防止关节牵拉、脱位或周围组织损伤。翻身后要仔细观察受压部位的皮肤情况,有无将要发生压疮的迹象,如皮肤呈暗红色。检查鼻管、尿管、输液管等是否脱出、折曲或压在身下。取放便盆时动作更轻巧,防止损伤皮肤。

(7)深静脉血栓形成:为防止深部静脉血栓形成,对长期卧床者,首先在护理中应帮助他们减少形成静脉血栓的因素,如抬高下肢 20°～30°,下肢远端高于近端,尽量避免膝下垫枕,过度屈髋,影响静脉回流。另外,肢体瘫痪最有效的预防深静脉血栓的方法是增加患者的活动量。鼓励患者深呼吸及咳嗽和早期下床活动;并督促患者在床上主动屈伸下肢作跖屈和背屈运动、内、外翻运动、足踝的"环转"运动;被动按摩下肢腿部比目鱼肌和腓肠肌,下肢应用弹力长袜,以防止血液滞留在下肢。注意观察高危人群肺栓塞的三联征表现:血痰、咳嗽、出汗;血痰、胸痛、呼吸困难;呼吸困难、胸痛、恐惧等,及早发现肺栓塞。还应减少在下肢输血、输液,因为下肢深静脉是静脉血栓形成的好发部位。

（8）发热：急性脑卒中患者常伴有发热，主要原因为感染性发热、中枢性发热、吸收热和脱水热。①感染性发热：多在急性脑卒中后数天开始，体温逐渐升高，常不规则，伴有呼吸、心率增快，白细胞总数升高。这种发热要及时查找感染部位，并采取不同的措施，同时要做细菌培养，应用有效的抗生素治疗。②中枢性发热：是病变侵犯下丘脑，患者的体温调节中枢失去调节功能，导致发热。③吸收热：是脑出血或蛛网膜下腔出血时，红细胞分解后吸收而引起的反应热。常在患者发病后 3～10 天发生，体温多在 37.5 ℃左右，患者一般情况较好。吸收热一般不需特殊处理，但要观察记录出入量、口渴并加强生活护理。④脱水热：是由于应用脱水剂或补水不足，使血浆渗透压明显升高，脑组织严重脱水，脑细胞和体温调节中枢受损导致发热。患者表现为体温升高，意识模糊，皮肤黏膜干燥，尿少或比重高，血清钠升高，血细胞比容增高。治疗给予补水或静脉输入 5% 葡萄糖，待缺水症状消失后根据情况补充电解质。

临床上患者主要表现为两种情况：①持续性高热，发病数小时后体温升高至 39～40 ℃，持续不退，躯干和肢体近端大血管处皮肤灼热，四肢远端厥冷，肤色灰暗，静脉塌陷等，患者表现深昏迷、去大脑强直（一种病理性体征）、阵挛性或强直性抽搐、无汗、肢体发凉，患者在 1～2 天内死亡。②持续性低热，患者表现为昏迷、阵发性大汗、血压不稳定、呼吸不规则、血糖升高、瞳孔大小多变，体温多在 37～38 ℃。对中枢性发热主要是对病因进行治疗，同时给予物理降温，如乙醇擦浴、头置冰袋或冰帽等。但应注意缺血性脑卒中患者禁用物理降温法，对不宜降温者可行人工冬眠。

物理降温。①乙醇、温水擦浴：可通过在皮肤上蒸发、吸收而带走机体大量的热；②冰袋降温：冰袋可放置在前额或体表大血管处（如颈部、腋下、腹股沟、窝等处）；③冰水灌肠：要保留 30 分钟后再排出，便后 30 分钟测量体温。

人工冬眠疗法：冬眠法分冬眠Ⅰ号和冬眠Ⅱ号，用于脑血管患者对脑有保护作用，应用人工冬眠疗法可降低组织代谢，减少氧的消耗，并增强组织对创伤和缺氧的耐受力，减轻脑水肿和降低颅内压，改善脑缺氧，有利于损伤后的脑细胞功能恢复。

应用人工冬眠的注意事项：①用药前应测量体温、脉搏、呼吸和血压。②注入冬眠药半小时不宜翻身和搬动患者，防止直立性低血压。③用药半小时后患者进入冬眠状态，方可行物理降温，因镇静降温作用较强。④冬眠期间，应严密观察生命体征及神经系统的变化，如有异常及时报告医师处理。冬眠期间每 2 小时测量生命体征一次，并详细记录，警惕颅内血肿引起脑疝。结束冬眠后仍应每 4 小时测体温 1 次，保持观察体温的连贯性。⑤冬眠期间应加强基础护理，防止并发症的发生。⑥减少输液量，并注意水、电解质和酸碱平衡。⑦停止冬眠药物和物理降温时，首先停止物理降温，然后逐渐停用冬眠药，以免引起寒战或体温升高，体温不升者要适应保暖，增加盖被和热水袋保温。

7.介入治疗的护理

神经介入治疗是指在 X 线下，经血管途径借助导引器械（针、导管、导丝）递送特殊材料进入中枢神经系统的血管病变部位，如各种颅内动脉瘤、颅内动-静脉畸形、颈动脉狭窄、颈动脉海绵窦瘘、颅内血管狭窄及其他脑血管病。治疗技术分为血管成形术（血管狭窄的球囊扩张、支架植入）、血管栓塞术（固体材料栓塞术、液体材料栓塞术、可脱球囊栓塞术、弹簧圈栓塞术等）、血管内药物灌注（超选择性溶栓、超选择性化疗、局部止血）。广义的神经介入治疗还包括经皮椎间盘穿刺髓核抽吸术、经皮穿刺椎体成形术、微创穿刺电刺激等，以及在影像仪器定位下进行和神经功能治疗有关的各种穿刺、活检技术等。血管内治疗技术在护理上应做到以下几点。

(1)治疗前护理:遵医嘱查血、尿、便常规、血型及生化、凝血四项和出凝血时间等。准备好物品:注射泵、监护仪器、药品如甘露醇、天普乐新等。建立可靠的静脉通路(套管针),尽量减少患者的穿刺,防止出血及瘀斑。需手术者术前手术区域备皮、沐浴、更衣。遵医嘱局麻4~6小时、全麻9~12小时前,需禁食、水、药。遵医嘱给予留置导尿。监测生命体征,遵医嘱术前给药。心理护理:术前了解患者的思想动态,减轻心理负担,创造安静的休养环境,使患者得到充分休息。

(2)治疗中护理:密切观察给药时间及患者的病情变化,遵医嘱调节好给药的速度及浓度,并做好详细记录,以利于了解病情。注意血压的变化,溶栓过程中每15分钟测量一次,如出现异常应及时处理。患者如在溶栓过程中出现烦躁、意识障碍加重、瞳孔异常等生命体征改变,并伴有鼻出血和四肢肌力瘫痪加重等各种异常反应时,应及时通知医师停止溶栓。患者如在用药过程中出现寒战、高热等不良反应时,应停止溶栓。护理者应准确、熟练地遵医嘱给药。

(3)治疗后护理:严密观察病情变化,如意识、瞳孔、生命体征、感觉、运动、语言等。特别是血压、心率的异常变化。行腹股沟穿刺者穿刺区加压包扎制动24小时,观察有无出血及血肿。避免增加腹压的动作,咳嗽时用手压迫穿刺部位防止出血。观察穿刺侧肢体皮肤的色泽、温度,15分钟测量一次足背动脉搏动,共2小时。保持动脉鞘通畅,防止脱落。鼓励患者多饮水,增加血容量,促进造影剂的排泄。注意观察四肢的肌力,防止血栓再形成而引起偏瘫、偏身感觉障碍。24小时监测出凝血时间、凝血酶原时间、纤维蛋白原,防止血栓再形成。应用抗凝药前做出、凝血功能测定,以及肝、肾功能测定。用肝素初期应每小时测定出、凝血时间,稳定后可适当延长。注意观察穿刺处、切口有无渗血过多或有新的渗血,有无皮肤、黏膜、消化道、泌尿道出血,反复检查大便潜血及尿中有无红细胞。用肝素时主要观察APTT,为正常的1.5~2.5倍;用华法林时主要监测AT,应降至正常的20%~50%。注意观察药物的其他不良反应,注意有无肝素过敏,如荨麻疹、哮喘、发热、鼻炎等;注意华法林有无皮肤坏死、脱发、皮疹、恶心、腹泻等不良反应。使用低分子肝素钠皮下注射时,应选择距肚脐4.5~5 cm外的皮下脂肪环行注射,并捏起局部垂直刺入,拔出后应按压片刻。注射前针头排气时要避免肝素挂在针头外面,造成皮下组织微小血管出血。术后遵医嘱行颈动脉超声,观察支架的位置及血流情况。

8.协助患者早期肢体康复

脑卒中的特点是"疾病与障碍共存",肢体瘫痪后关节不能活动,静脉、淋巴回流不畅,组织间隙浆液纤维素渗出和纤维蛋白沉积,可使关节内和周围组织发生纤维性粘连,加上关节囊、韧带、肌腱、肌肉因不活动而挛缩,常引起关节强直和畸形。脑卒中急性期应以临床抢救为主,但摆放肢体良好位置的早期介入,有助于抑制和减轻肢体痉挛姿势的出现和发展,可为下一步的功能训练做准备。鼓励患者早期进行康复训练,达到提高患者生活质量、减低致残程度的目的。

(1)早期康复的内容:①保持良好的肢体位置;②体位变换;③关节的被动活动;④预防吸入性肺炎;⑤床上移动训练;⑥床上动作训练;⑦起坐训练;⑧坐位平衡训练;⑨日常生活活动能力训练;⑩移动训练等。

(2)早期康复开始的时间:一般认为,康复治疗开始的时间应为患者生命体征稳定,神经病学症状不再发展后48小时。有人认为康复应从急性期开始,只要不妨碍治疗,康复训练越早,功能恢复的可能性越大,预后就越好。脑卒中后只要不影响抢救,马上就可以康复治疗、保持良肢位、体位变换和进行适宜的肢体被动活动等,而主动训练则应在患者神志清醒、生命体征平稳且精神症状不再进展后48小时开始。由于SAH近期再发的可能性很大,故对未手术的患者,应观察

1个月左右再谨慎地开始康复训练。

(3)影响脑卒中预后和康复的主要因素如下。

不利因素：发病至开始训练的时间较长；病灶较大；以前发生过脑血管意外；年龄较大；严重的持续性弛缓性瘫痪；严重的感觉障碍或失认症；二便障碍；完全失语；严重的认知障碍或痴呆；抑郁症状明显；以往有全身性疾病，尤其是心脏病；缺乏家庭支持。

有利因素：发病至开始训练的时间较短；病灶较小；年轻；轻偏瘫或纯偏瘫；无感觉障碍或失认症；反射迅速恢复；随意运动有所恢复；能控制小便；无言语困难；认知功能完好或损害甚少；无抑郁症状；无明显复发疾病；家庭支持。

(4)早期的康复治疗和训练：正确的床上卧位关系到康复预后的好坏。为预防并发症，应使患者的肢体置于良好体位，即良肢位。这样既可使患者感觉舒适，又可使肢体处于功能位置，预防压疮和肢体挛缩，为进一步康复训练创造条件。

9.心理护理措施

脑卒中患者在卒中突然发生后处于急性心理应激状态，面临许多心理、社会问题，这时的"人"并不是单纯的生物体，而是身心需要医治和帮助的社会人。卒中患者大多为老人，了解老年人的心理特点更有利于做好心理护理。老年人的心理特点：无用感、孤独感、失落感、死亡恐惧。

(1)无用感：老年人比较容易出现"无用感"，这一感觉在老年人发生脑卒中后会明显加重，而且很可能演变为抑郁、自责情绪。在病情允许的情况下，鼓励患者做自己力所能及的事情，减少过多、过细的照顾，这一时期的过度照顾会给患者带来更为强烈的无用感。心理护理的侧重点可以放在对患者自我生存价值的认识上，即可用护士的语言讲出患者亲人的心声，引导患者从子女的角度认识自己生命的价值所在。从语言上多鼓励患者，以争取其对治疗的合作态度。

(2)孤独感：这一内心体验主要来自老年人自己的心理需要落差，即现在不同于往日。老人在脑卒中后若伴有不同程度的肢体残疾，这种孤独感很容易向抑郁、焦虑等不良情绪方面转化。心理护理的侧重点应放在"理解"方面，即用忽视的"口"讲出患者压抑的、难以用语言表达出来的内心体验。心理护理的目的在于向患者传递一种信息，患者并不孤独、并不寂寞，他的内心体验护士能读懂、能理解。实际上，在这一阶段理解、倾听是一种最为有效、最为实际的心理护理技术。这一阶段护士的心理护理工作应在单独的时间，而并非是在换液的空隙时间完成的。护士坐下来，耐心的倾听很重要。

(3)失落感：卒中后老人易使失落感这一内心冲突转变成心理上的退行。患者可表现为心理行为的依赖、幼稚等。心理护理强调的是患者心理的成长，而不是一味地迁就关心患者。在正视疾病的前提下，鼓励患者寻找原来的"自己"，重新唤回"心理"感受，重新调整自己的心态等。失落感过强的患者，可将自己人格中原来相对隐蔽、很不光彩、不被人们所接受的特点暴露出来，可表现为挑剔、不礼貌行为等。护士除了要保持理智、做到坚持护理原则外，还要有敏锐的心理洞察力，能及时地从心理角度发现问题，及时给予患者必要的心理护理，而不应将患者看成是心理健康人。

(4)死亡恐惧：生本能与死本能均是与生俱来的本能，这两种本能表现在外在的强弱程度可因年龄有所不同。老年人发生脑卒中，将使这一"死亡恐惧"感加重。表现为住院期间的抑郁、焦虑情绪，行为上有与护理不够合作的地方，如躺不下、坐不下、躁动，或不交流回避等。一旦患者目睹同病室患者去世，恐惧感会明显加重，严重者可出现明显的心理或精神症状。护理工作者要及时向患者传递"生命"的信息，随时向患者通报疾病好转的消息，减少患者过分的担心和不必要、不准确的对自身疾病的猜疑等。

10.语言沟通障碍的护理

据文献报道,有 57%～69% 的脑卒中患者伴有语言障碍。在日常生活中,语言障碍严重影响患者与他人的人际间交流,使得他们丧失了工作和日常生活能力,甚至最基本的生活也需要专人护理,极大地影响了患者及家属的身心健康。护理失语患者首先要测定失语的严重程度,并注意患者尚保留的最有效的交流方式,其次应向护理者传授与患者交流的有效方法。

(1)评估:失语的性质、理解能力,记录患者能表达的基本语言。观察患者的手势、表情等,及时满足患者的需要。向护理者、患者解释语言锻炼的目的、方法,促进语言功能恢复。如鼓励讲话、不嘲笑患者,消除其羞怯心理,为患者提供练习机会。

(2)训练。①肌群运动:指进行唇、舌、齿、软腭、咽、喉与颌部肌群运动。包括缩唇、叩齿、卷舌、上下跳举舌、弹舌、鼓腮、吹气-叹气、咳嗽-清嗓子等活动。②发音训练:先练习易发或能够发的音,由无意义的词→有意义的词→短语→句子。举例:你→你好→你住院→你配合医师治疗。发单音后训练发复音,教患者先做吹的动作然后发 p 音。③复述训练:复述单字和词汇。④命名训练让患者说出常用物品的名称。词句训练与会话训练:给患者一个字音,让其组成各种词汇造句并与其进行会话交流。听觉言语刺激训练:听语指图、指物、指字,并接触实物叫出物名。

(3)沟通。①手势法:与患者共同约定手势意图,如上竖拇指表示大便,下竖拇指表示小便;张口是吃饭,手掌上、下翻动是翻身;手捂前额表示头痛,手在腹部移动表示腹部不适。除偏瘫或双侧肢体瘫和听力理解障碍患者不能应用外,其他失语均可应用。②实物图片法:利用一些实物图片进行简单的思想交流以满足生理需要,解决实际困难。利用常用物品如茶杯、便器、碗、人头像、病床等,反复教患者使用,如茶杯表示要喝水、人头像表示头痛、病床表示翻身。此种方法最适合于听力障碍的交流。③文字书写法:适用于文化素质高、无机械书写障碍和视空间书写障碍的患者,在认识疾病的特点后,医护人员、护理者有什么要求可用文字表达,根据病情和需要进行卫生知识宣教。④注意循序渐进,由简到难,由浅入深,由少到多,根据患者的接受能力不断增加或更新内容,切忌复杂化、多样化,使患者一开始就感到困难而失去治疗信心。每次必须从患者易接受或已学会的项目开始,用简单的练习让患者体验到成功的乐趣。坚持天天学和练。说话要缓慢和清晰;听→刺激大脑→信号反应;说→刺激语言→交流。不可操之过急,尽力去理解患者说的每一件事,像正常人一样对待他。

11.健康宣教

脑卒中的复发率很高,特别是发病后 1 年内更易复发。为防止疾病的复发,要做好二级预防和重视脑卒中危险因素的干预。二级预防主要是针对已发生脑卒中的患者,特别是患 TIA 的患者,使其免于发生进一步的卒中。

(周文秀)

第二节 脑 出 血

一、概念和特点

脑出血(intracerebral hemorrhage,ICH)又称出血性脑卒中,是指原发性非外伤性脑实质内出血,是发病率和病死率都很高的疾病。可分为继发性和原发性脑出血。继发性脑出血是由于某种原发性血管病变如血液病、结缔组织病、脑肿瘤、脑血管畸形等引发的脑出血。原发性脑出血是指在动脉硬化的基础上,脑动脉破裂出血。

二、病理生理

绝大多数高血压性脑出血发生在基底节区的壳核和内囊区,约占 ICH 的 70%。脑叶、脑干及小脑齿状核出血各占约 10%。壳核出血常侵入内囊,如出血量大也可破入侧脑室,使血液充满脑室系统和蛛网膜下腔;丘脑出血常破入第三脑室或侧脑室,向外也可损伤内囊;脑桥或小脑出血则可直接破入蛛网膜下腔或第四脑室。脑出血血肿较大时,可使脑组织和脑室变形移位,形成脑疝;幕上的半球出血,可出现小脑幕疝;小脑大量出血可发生枕大孔疝。

三、病因与诱因

脑出血最常见的病因为高血压合并细小动脉硬化,其他病因包括脑动脉粥样硬化、颅内动脉瘤和动静脉畸形、脑动脉炎、血液病(再生障碍性贫血、白血病、特发性血小板减少性紫癜、血友病等)、梗死后出血、脑淀粉样血管病、脑底异常血管网病、抗凝及溶栓治疗等。

四、临床表现

(一)一般表现

脑出血好发年龄为 50～70 岁,男性稍多于女性,冬春季发病率较高,多有高血压病史。情绪激动或活动时突然发病,症状常于数分钟至数小时达到高峰。

(二)不同部位出血的表现

1.壳核出血

壳核出血最常见,占脑出血的 50%～60%,是豆纹动脉破裂所致,可分为局限型(血肿局限于壳核内)和扩延型(血肿向内扩展波及内囊外侧)。患者常有病灶对侧偏瘫、偏身感觉缺失和同向性偏盲,还可出现眼球向病灶对侧同向凝视不能,优势半球受累可有失语。

2.丘脑出血

丘脑出血约占脑出血的 20%,是丘脑穿通动脉或丘脑膝状体动脉破裂所致,分为局限型(血肿局限于丘脑)和扩延型(出血侵及内囊内侧)。患者常有"三偏征",通常感觉障碍重于运动障碍,深浅感觉均受累,但深感觉障碍更明显。可有特征性眼征,如上视不能或凝视鼻尖、眼球偏斜或分离性斜视等。优势侧出血可出现丘脑性失语(言语缓慢不清、重复语言、发音困难等);也可出现丘脑性痴呆(记忆力减退、计算力下降、情感障碍和人格改变等)。

3.脑干出血

脑干出血约占脑出血的 10%,绝大多数为脑桥出血,是基底动脉的脑桥分支破裂所致。偶见中脑出血,延髓出血罕见。脑桥出血患者常表现为突发头痛、呕吐、眩晕、复视、交叉性瘫痪或偏瘫、四肢瘫等。大量出血(血肿＞5 mL)者,患者立即昏迷、双侧瞳孔缩小如针尖样、呕吐咖啡色胃内容物、中枢性高热、呼吸衰竭和四肢瘫痪,多于 48 小时内死亡。出血量小可无意识障碍。中枢性高热由于下丘脑散热中枢受损所致,表现为体温迅速升高,达 40 ℃以上,解热镇痛剂无效,物理降温有效。

4.小脑出血

小脑出血约占脑出血的 10％,多由小脑上动脉破裂所致。小量出血主要表现为小脑症状,如眼球震颤、病变侧共济失调、站立和步态不稳等,无肢体瘫痪。出血量较大者,发病 12～24 小时颅内压迅速升高、昏迷、双侧瞳孔缩小如针尖样、呼吸节律不规则、枕骨大孔疝形成而死亡。

5.脑室出血

脑室出血占脑出血的 3％～5％,分为原发性和继发性。原发性脑室出血为脉络丛血管或室管膜下动脉破裂所致,继发性脑室出血为脑实质内出血破入脑室。出血量较少时,仅表现为头痛、呕吐、脑膜刺激征阳性。出血量较大时,很快昏迷、双侧针尖样瞳孔、四肢肌张力增高。

6.脑叶出血

脑叶出血占脑出血的 5％～10％,常由淀粉样脑血管疾病、脑动脉畸形、高血压、血液病等所致。出血以顶叶最为常见,其次为颞叶、枕叶及额叶。临床表现为头痛、呕吐等,肢体瘫痪较轻,昏迷少见。额叶出血可有前额痛、呕吐、对侧偏瘫和精神障碍,优势半球出血可出现运动性失语。顶叶出血偏瘫较轻,而偏侧感觉障碍显著,优势半球出血可出现混合型失语。颞叶出血表现为对侧中枢性面舌瘫及以上肢为主的瘫痪,优势半球出血可出现感觉性或混合性失语。枕叶出血表现为对侧同向性偏盲,可有一过性黑蒙和视物变形,多无肢体瘫痪。

五、辅助检查

(一)头颅 CT

头颅 CT 是确诊脑出血的首选检查方法,可清晰、准确的显示出血的部位、出血量、血肿形态、脑水肿情况及是否破入脑室等。发病后立即出现边界清楚的高密度影像。

(二)头颅 MRI

头颅 MRI 对检出脑干、小脑的出血灶和监测脑出血的演进过程优于 CT。

(三)脑脊液

脑出血患者需谨慎进行腰椎穿刺检查,以免诱发脑疝。

(四)DSA

脑出血患者一般不需要进行 DSA 检查,除非疑有血管畸形、血管炎或烟雾病有需要外科手术或介入手术时才考虑进行。

(五)其他检查

其他检查包括血常规、血液生化、凝血功能、心电图检查。

六、治疗

治疗原则为脱水降颅压、调整血压、防止继续出血、减轻血肿所致继发性损害、促进神经功能恢复、加强护理防治并发症。

(一)一般治疗

卧床休息,密切观察生命体征,保持呼吸道通畅,吸氧,保持肢体功能位,鼻饲,预防感染,维持水、电解质平衡等。

(二)脱水降颅压

积极控制脑水肿、降低颅内压是脑出血急性期治疗的重要环节。可选用:20％甘露醇 125～250 mL,快速静脉滴注,1 次用时 6～8 小时;呋塞米(速尿)20～40 mg 静脉推注,2～4 次/天;甘油果糖 500 mL 静脉滴注,3～6 小时滴完,1～2 次/天。

(三)调控血压

脑出血患者血压过高时,可增加再出血的风险,应及时控制血压,常用的药物有苯磺酸氨氯地平、硝普钠等。血压过低时,应进行升压治疗以维持足够的脑灌注,常用的药物有多巴胺、去甲肾上腺素等。

(四)止血和凝血治疗

止血和凝血治疗仅用于并发消化道出血或有凝血障碍时,对高血压性脑出血无效。常用的药物有 6-氨基己酸、对羧基苄酸、氨甲环酸等。应激性溃疡导致消化道出血时,可应用西咪替丁、奥美拉唑等药物。

(五)外科治疗

外科治疗有开颅血肿清除、脑室穿刺引流、经皮钻孔血肿穿刺抽吸等手术治疗。

(六)亚低温治疗

亚低温治疗为脑出血的新型辅助治疗方法,越早应用越好。

(七)康复治疗

早期将患肢置于功能位,病情稳定时,尽早行肢体、语言、心理康复治疗。

七、护理评估

(一)一般评估

1.生命体征

脑出血患者可有发热,评估是否为中枢性高热;脉率可加快、减慢或有心律不齐;注意观察呼吸频率、深度和节律(潮式、间停、抽泣样呼吸等)的异常;血压过高易致再出血,诱发脑疝,血压过低常提示病情危重,也可能是失血性休克表现。

2.患者主诉

询问患者既往有无高血压、动脉粥样硬化、血液病和家族性脑卒中史;是否遵医嘱进行降压、抗凝等治疗和治疗效果及目前用药情况;了解患者的性格特点、生活习惯与饮食结构。了解患者是在活动还是安静状态下起病,起病前有无情绪激动、活动过度、疲劳、用力排便等诱因和头晕、头痛、肢体麻木等前驱症状;发病时间及病情进展速度。

3.相关记录

生命体征、体重、体位、饮食、皮肤、出入量、GCS 评分和 NIHSS 评分等记录结果。

(二)身体评估

1.头颈部

患者意识是否清楚,睁眼运动是否正常。两侧瞳孔是否等大等圆、瞳孔对光反射是否灵敏、角膜反射是否正常。是否存在剧烈头痛、喷射性呕吐、视盘水肿等颅内压增高的表现。有无面色苍白、口唇发绀、皮肤湿冷、烦躁不安,是否存在吞咽困难和饮水呛咳,有无声音嘶哑或其他语言障碍。注意头颅有无局部肿块或压痛,咽反射是否存在或消失。有无头部活动受限、不自主活动及抬头无力。颈动脉听诊是否闻及血管杂音。

2.胸部

脊柱有无畸形,心脏及肺部听诊是否异常。

3.腹部

上腹部有无疼痛、饱胀,肠鸣音是否正常。有无大小便失禁,并观察大小便的颜色、量和性质。

4.四肢

四肢肌肉有无萎缩,皮肤是否干燥。脑膜刺激征是否阳性,颈椎、脊柱、肌肉有无压痛。肢体有无瘫痪及其类型、性质和程度。肱二头肌反射、肱三头肌反射、桡反射、膝腱反射、跟腱反射是否阳性。

(三)心理-社会评估

了解患者是否存在因突发肢体残疾或瘫痪卧床,生活需要依赖他人而产生的焦虑、恐惧、绝望等心理反应;患者及家属对疾病的病因和诱因、治疗护理经过、防治知识及预后的了解程度;家庭成员组成、家庭环境及经济状况和家属对患者的关心和支持程度等。

(四)辅助检查结果评估

(1)头颅 CT:有无高密度影响及其出现时间。

(2)头颅 MRI 及 DSA:有无血管畸形、肿瘤及血管瘤等病变的相应表现。

(3)脑脊液:颜色和压力变化。

(4)血液检查:有无白细胞、血糖和血尿素氮增高及其程度等。

(五)常用药物治疗效果的评估

1.应用脱水药的评估

(1)用药剂量、方法、时间、疗程的评估与记录。

(2)观察患者瞳孔的变化,询问患者头痛、恶心等症状的变化。

(3)准确记录 24 小时出入量,用药期间监测水、电解质、酸碱平衡,注意补充氯化钠和氯化钾,以免造成低钠、低氯、低钾血症。

(4)观察局部皮肤情况,药物不能外渗入皮下,以免引起皮下组织坏死。

2.应用血管活性药物的评估

(1)脑出血患者密切监测血压变化,血压≥26.7/14.7 kPa(200/110 mmHg)时,应采取降压治疗,使血压维持在 24.0/14.0 kPa(180/105 mmHg)左右。收缩压在 24.0～26.7 kPa(180～200 mmHg)或舒张压在 13.3～14.7 kPa(100～110 mmHg)时暂不应用降压药物。

(2)脑出血患者血压降低速度和幅度不宜过快、过大,以免造成脑低灌注;血压过低时,应进行升压治疗以维持脑足够的脑灌注。急性期血压骤降提示病情危重,脑出血恢复期应将血压维持在正常范围。

3.应用止血和凝血药物的评估

(1)高血压性脑出血应用止血药物无效。

(2)并发上消化道出血时和凝血功能有障碍时,应用止血和抗凝药物。

八、主要护理诊断

(1)有受伤的危险:与脑出血导致脑功能损害、意识障碍有关。

(2)自理缺陷:与脑出血所致偏瘫、共济失调或医源性限制(绝对卧床)有关。

(3)有失用综合征的危险:与脑出血所致意识障碍、运动障碍或长期卧床有关。

(4)潜在并发症:脑疝、上消化道出血。

九、护理措施

(一)休息与运动

绝对卧床休息 2～4 周,抬高床头 15°～30°,减轻脑水肿。病室安静,减少探视,操作集中进行,减少刺激。躁动患者适当约束,必要时应用镇静剂,便秘患者应用缓泻剂。

(二)饮食护理

给予高蛋白、高维生素、清淡、易消化、营养丰富的流质或半流质食物,补充足够的水分和热量。昏迷或有吞咽功能障碍的患者发病第 2～3 天遵医嘱予鼻饲饮食。食物应无刺激性,温度适宜,少量多餐,并加强口腔护理,保持口腔清洁。

(三)用药护理

脑出血患者抢救时,遵医嘱快速静脉滴注甘露醇或静脉注射呋塞米,甘露醇应在 15～30 分钟内滴完,避免药物外渗。注意甘露醇的致肾衰不良反应,观察尿液的颜色、量和性质,定期复查电解质。上消化道出血患者用药,应观察药物疗效和不良反应,如奥美拉唑可致转氨酶升高、枸橼酸铋钾引起大便发黑等。

(四)心理护理

详细告诉患者本病的原因、常见症状、预防、治疗知识及自我护理方法。帮助患者了解本病的危害性,帮助患者寻找和去除自身的危险因素,积极治疗相关疾病。安慰患者,消除其紧张情绪,创造安静舒适的环境,保证患者休息。

(五)皮肤护理

加强皮肤护理和大小便护理,每天床上擦浴 1～2 次,每 2～3 小时应协助患者变换体位 1 次,变换体位时,尽量减少头部摆动幅度,以免加重脑出血。注意保持床单整洁和干燥,应用气垫床或自动减压床,预防压疮。将患者瘫痪侧肢体置于功能位,指导和协助患者进行肢体的被动运动,预防关节僵硬和肢体挛缩畸形。

(六)健康教育

1.疾病预防指导

指导高血压患者避免情绪激动,保持心态平和;建立健康的生活方式,保证充足的睡眠,适当的运动,避免体力或脑力过度劳累和突然用力;低盐、低脂、高蛋白、高维生素饮食;戒烟限酒,养成定时排便的习惯,保持大便通畅。

2.用药指导与病情监测

告知患者和家属疾病的基本病因、主要危险因素和防治原则,遵医嘱服用降压药等。教会患者测量血压、血糖,并会鉴别早期疾病表现,发现剧烈头痛、头晕、恶心、肢体麻木、乏力、语言障碍等症状时,应及时就医。

3.康复指导

教会患者和家属自我护理方法和康复训练技巧,并使其认识到坚持主动或被动康复训练的意义。

4.就诊指标

出现肢体麻木、无力、头痛、头晕、视物模糊等症状及时就诊,定期门诊复查,积极治疗高血压、高血脂、糖尿病等疾病。

十、护理效果评估

(1)患者意识障碍无加重或意识清楚。

（2）患者没有发生因意识障碍而并发的误吸、窒息、压疮和感染。

（3）患者未发生脑疝、上消化道出血或脑疝抢救成功、上消化道出血得到有效控制。

（4）患者能适应长期卧床的状态,生活需要得到满足。

（周文秀）

第三节　偏　头　痛

偏头痛是一类发作性且常为单侧的搏动性头痛。发病率各家报告不一,有学者描述约6％的男性,18％的女性患有偏头痛,男女之比为1∶3;Wilkinson的数字为约10％的英国人口患有偏头痛;有报告在美国约有2300万人患有偏头痛,其中男性占6％,女性占17％。偏头痛多开始于青春期或成年早期,约25％的患者于10岁以前发病,55％的患者发生在20岁以前,90％以上的患者发生于40岁以前。在美国,偏头痛造成的社会经济负担为10亿～17亿美元。在我国也有大量患者因偏头痛而影响工作、学习和生活。多数患者有家庭史。

一、病因与发病机制

偏头痛的确切病因及发病机制仍处于讨论之中。很多因素可诱发、加重或缓解偏头痛的发作。通过物理或化学的方法,学者们也提出了一些学说。

（一）激发或加重因素

对于某些个体而言,很多外部或内部环境的变化可激发或加重偏头痛发作。

（1）激素变化:口服避孕药可增加偏头痛发作的频度;月经是偏头痛常见的触发或加重因素（"周期性头痛"）;妊娠、性交可触发偏头痛发作（"性交性头痛"）。

（2）某些药物:某些易感个体服用硝苯地平、硝酸异山梨酯或硝酸甘油后可出现典型的偏头痛发作。

（3）天气变化:特别是天气转热、多云或天气潮湿。

（4）某些食物添加剂和饮料:最常见者是酒精性饮料,如某些红葡萄酒;奶制品,奶酪,特别是硬奶酪;咖啡;含亚硝酸盐的食物,如汤、热狗;某些水果,如柑橘类水果;巧克力（"巧克力性头痛"）;某些蔬菜;酵母;人工甜食;发酵的腌制品如泡菜;味精。

（5）运动:头部的微小运动可诱发偏头痛发作或使之加重,有些患者因惧怕乘车引起偏头痛发作而不敢乘车;踢足球的人以头顶球可诱发头痛（"足球运动员偏头痛"）;爬楼梯上楼可出现偏头痛。

（6）睡眠过多或过少。

（7）一顿饭漏吃或延后。

（8）抽烟或置身于烟中。

（9）闪光、灯光过强。

（10）紧张、生气、情绪低落、哭泣（"哭泣性头痛"）:很多女性逛商场或到人多的场合可致偏头痛发作;国外有人骑马时尽管拥挤不到一分钟,也可使偏头痛加重。

在激发因素中,剂量、联合作用及个体差异尚应考虑。如对于敏感个体,吃一片橘子可能不致引起头痛,而吃数枚橘子则可引起头痛。有些情况下,吃数枚橘子也不引起头痛发作,但如同时有月经的影响,这种联合作用就可引起偏头痛发作。有的个体在商场中待一会儿即出现发作,而有的个体仅于商场中久待才出现偏头痛发作。

偏头痛尚有很多改善因素。有人于偏头痛发作时静躺片刻,即可使头痛缓解。有人于光线较暗淡的房间闭目而使头痛缓解。有人于头痛发作时喜以双手压迫双颞侧,以期使头痛缓解,有人通过冷水洗头使头痛得以缓解。妇女绝经后及妊娠 3 个月后偏头痛趋于缓解。

(二)有关发病机制的几个学说

1.血管活性物质

在所有血管活性物质中,5-羟色胺(5-HT)学说是学者们提及最多的一个。人们发现偏头痛发作期血小板中5-HT浓度下降,而尿中 5-HT 代谢物 5-HT 羟吲哚乙酸增加。脑干中 5-HT 能神经元及去甲肾上腺素能神经元可调节颅内血管舒缩。很多 5-HT 受体拮抗剂治疗偏头痛有效。以利血压耗竭 5-HT 可加速偏头痛发生。

2.三叉神经血管脑膜反应

曾通过刺激啮齿动物的三叉神经,可使其脑膜产生炎性反应,而治疗偏头痛药物麦角胺,双氢麦角胺、舒马普坦(舒马普坦)等可阻止这种神经源性炎症。在偏头痛患者体内可检测到由三叉神经所释放的降钙素基因相关肽(CGRP),而降钙素基因相关肽为强烈的血管扩张剂。双氢麦角胺、舒马普坦既能缓解头痛,又能降低降钙素基因相关肽含量。因此,偏头痛的疼痛是由神经血管性炎症产生的无菌性脑膜炎。Wilkinson 认为三叉神经分布于涉痛区域,偏头痛可能就是一种神经源性炎症。Solomon 在复习儿童偏头痛的研究文献后指出,儿童眼肌瘫痪型偏头痛的复视源于海绵窦内颈内动脉的肿胀伴第Ⅲ对脑神经的损害。另一种解释是小脑上动脉和大脑后动脉肿胀造成的第Ⅲ对脑神经的损害,也可能为神经的炎症。

3.内源性疼痛控制系统障碍

中脑水管周围及第四脑室室底灰质含有大量与镇痛有关的内源性阿片肽类物质,如脑啡肽、β-内啡肽等。正常情况下,这些物质通过对疼痛传入的调节而起镇痛作用。虽然报告的结果不一,但多数报告显示偏头痛患者脑脊液或血浆中 β-内啡肽或其类似物降低,提示偏头痛患者存在内源性疼痛控制系统障碍。这种障碍导致患者疼痛阈值降低,对疼痛感受性增强,易于发生疼痛。鲑钙紧张素治疗偏头痛的同时可引起患者血浆 β-内啡肽水平升高。

4.自主功能障碍

自主功能障碍很早即引起了学者们的重视。瞬时心率变异及心血管反射研究显示,偏头痛患者存在交感功能低下。24 小时动态心率变异研究提示,偏头痛患者存在交感、副交感功能平衡障碍。也有学者报道偏头痛患者存在瞳孔直径不均,提示这部分患者存在自主功能异常。有人认为在偏头痛患者中的猝死现象可能与自主功能障碍有关。

5.偏头痛的家族聚集性及基因研究

偏头痛患者具有肯定的家族聚集性倾向。遗传因素最明显,研究较多的是家族性偏瘫型偏头痛及基底型偏头痛。有先兆偏头痛比无先兆偏头痛具有更高的家族聚集性。有先兆偏头痛和偏瘫发作可在同一个体交替出现,并可同时出现于家族中,基于此,学者们认为家族性偏瘫型偏头痛和非复杂性偏头痛可能具有相同的病理生理和病因。有学者报告了数个家族,其家族中多个成员出现偏头痛性质的头痛,并有眩晕发作或原发性眼震,有的晚年继发进行性周围性前庭功能丧失,有的家族成员发病年龄趋于一致,如均于 25 岁前出现症状发作。

有报告,偏瘫型偏头痛家族基因缺陷与 19 号染色体标志点有关,但也有发现提示有的偏瘫型偏头痛家族与 19 号染色体无关,提示家族性偏瘫型偏头痛存在基因的变异。与 19 号染色体有关的家族性偏瘫型偏头痛患者出现发作性意识障碍的频度较高,这提示在各种与 19 号染色体有关的偏头痛发作的外部诱发阈值较低是由遗传决定的。也有报告 34 例与 19 号染色体有关的家族性偏瘫型偏头痛家族,在电压闸门性钙通道 α_1 亚单位基因代码功能区域存在 4 种不同的错义突变。

有一种伴有发作间期眼震的家族性发作性共济失调,其特征是共济失调。眩晕伴以发作间期眼震,为显性遗传性神经功能障碍,这类患者约有 50% 出现无先兆偏头痛,临床症状与家族性偏瘫型偏头痛有重叠,二者亦均与基底型偏头痛的典型状态有关,且均可有原发性眼震及进行性共济失调。Ophoff 报告了 2 例伴有发作间期眼震的家族性共济失调家族,存在 19 号染色体电压依赖性钙通道基因的突变,这与在家族性偏瘫型偏头痛所探测到的一样。所不同的是其阅读框架被打断,并产生一种截断的 α_1 亚单位,这导致正常情况下可在小脑内大量表达的钙通道密度的减少,由此可能解释其发作性及进行性加重的共济失调。同样的错义突变如何导致家族性偏瘫型偏头痛中的偏瘫发作尚不明。

有学者报告了 3 个伴有双侧前庭病变的家族性偏头痛家族。家族中多个成员经历偏头痛性头痛、眩晕发作(数分钟),晚年继发前庭功能丧失,晚期,当眩晕发作停止,由于双侧前庭功能丧失导致平衡障碍及走路摆动。

6.血管痉挛学说

颅外血管扩张可伴有典型的偏头痛性头痛发作。偏头痛患者是否存在颅内血管的痉挛尚有争议。以往认为偏头痛的视觉先兆是由血管痉挛引起的,现在有确切的证据表明,这种先兆是由于皮层神经元活动由枕叶向额叶的扩布抑制(3 mm/min)造成的。血管痉挛更像是视网膜性偏头痛的始动原因,一些患者经历短暂的单眼失明,于发作期检查,可发现视网膜动脉的痉挛。另外,这些患者对抗血管痉挛剂有反应。与偏头痛相关的听力丧失和/或眩晕可基于内听动脉耳蜗和/或前庭分支的血管痉挛来解释。血管痉挛可导致内淋巴管或囊的缺血性损害,引起淋巴液循环损害,并最终发展成为水肿。经颅多普勒(TCD)脑血流速度测定发现,不论是在偏头痛发作期还是发作间期,均存在血流速度的加快,提示这部分患者颅内血管紧张度升高。

7.离子通道障碍

很多偏头痛综合征所共有的临床特征与遗传性离子通道障碍有关。偏头痛患者内耳存在局部细胞外钾的积聚。当钙进入神经元时钾退出。因为内耳的离子通道在维持富含钾的内淋巴和神经元兴奋功能方面是至关重要的,脑和内耳离子通道的缺陷可导致可逆性毛细胞除极及听觉和前庭症状。偏头痛中的头痛则是继发现象,这是细胞外钾浓度增加的结果。偏头痛综合征的很多诱发因素,包括紧张、月经,可能是激素对有缺陷的钙通道影响的结果。

8.其他学说

有人发现偏头痛于发作期存在血小板自发聚集和黏度增加。另有人发现偏头痛患者存在 TXA_2、PGI_2 平衡障碍、P 物质及神经激肽的改变。

二、临床表现

(一)偏头痛发作

有学者在描述偏头痛发作时将其分为 5 期来叙述。需要指出的是,这 5 期并非每次发作所必备的,有的患者可能只表现其中的数期,大多数患者的发作表现为两期或两期以上,有的仅表现其中的一期。另外,每期特征可以存在很大不同,同一个体的发作也可不同。

1.前驱期

60%的偏头痛患者在头痛开始前数小时至数天出现前驱症状。前驱症状并非先兆,不论是有先兆偏头痛还是无先兆偏头痛均可出现前驱症状。可表现为精神、心理改变,如精神抑郁、疲乏无力、懒散、昏昏欲睡,也可情绪激动。易激惹、焦虑、心烦或欣快感等。尚可表现为自主神经症状,如面色苍白、发冷、厌食或明显的饥饿感、口渴、尿少、尿频、排尿费力、打哈欠、颈项发硬、恶心、肠蠕动增加、腹痛、腹泻、心慌、气短、心率加快,对气味过度敏感等,不同患者前驱症状具有很大的差异,但每例患者每次发作的前驱症状具有相对稳定性。这些前驱症状可在前驱期出现,也可于头痛发作中、甚至持续到头痛发作后成为后续症状。

2.先兆

约有20%的偏头痛患者出现先兆症状。先兆多为局灶性神经症状,偶为全面性神经功能障碍。典型的先兆应符合下列4条特征中的3条,即:重复出现,逐渐发展,持续时间不多于1小时,并跟随出现头痛。大多数病例先兆持续5~20分钟。极少数情况下先兆可突然发作,也有的患者于头痛期间出现先兆性症状,尚有伴迁延性先兆的偏头痛,其先兆不仅始于头痛之前,尚可持续到头痛后数小时至7天。

先兆可为视觉性的、运动性的、感觉性的,也可表现为脑干或小脑性功能障碍。最常见的先兆为视觉性先兆,约占先兆的90%。如闪电、暗点、单眼黑蒙、双眼黑蒙、视物变形、视野外空白等。闪光可为锯齿样或闪电样闪光、城垛样闪光。视网膜动脉型偏头痛患者眼底可见视网膜水肿,偶可见樱红色黄斑。仅次于视觉现象的常见先兆为麻痹。典型的是影响一侧手和面部,也可出现偏瘫。如果优势半球受累,可出现失语。数十分钟后出现对侧或同侧头痛,多在儿童期发病。这称为偏瘫型偏头痛。偏瘫型偏头痛患者的局灶性体征可持续7天以上,甚至在影像学上发现脑梗死。偏头痛伴迁延性先兆和偏头痛性偏瘫以前曾被划入"复杂性偏头痛"。偏头痛反复发作后出现眼球运动障碍称为眼肌瘫痪型偏头痛。多为动眼神经麻痹所致,其次为滑车神经和展神经麻痹。多有无先兆偏头痛病史,反复发作者麻痹可经久不愈。如果先兆涉及脑干或小脑,则这种状况被称为基底型偏头痛,又称基底动脉型偏头痛。可出现头昏、眩晕、耳鸣、听力障碍、共济失调、复视,视觉症状包括闪光、暗点、黑蒙、视野缺损、视物变形。双侧损害可出现意识抑制,后者尤见于儿童。尚可出现感觉迟钝,偏侧感觉障碍等。

偏头痛先兆可不伴头痛出现,称为偏头痛等位症。多见于儿童偏头痛。有时见于中年以后,先兆可为偏头痛发作的主要临床表现而头痛很轻或无头痛。也可与头痛发作交替出现,可表现为闪光、暗点、腹痛、腹泻、恶心、呕吐、复发性眩晕、偏瘫、偏身麻木及精神心理改变。如儿童良性发作性眩晕、前庭性美尼尔氏病、成人良性复发性眩晕。有跟踪研究显示,为数不少的以往诊断为美尼尔氏病的患者,其症状大多数与偏头痛有关。有报告描述了一组成人良性复发性眩晕患者,年龄在7~55岁,晨起发病症状表现为反复发作的头晕、恶心、呕吐及大汗,持续数分钟至4天不等。发作开始及末期表现为位置性眩晕,发作期间无听觉症状。发作间期几乎所有患者均无症状,这些患者眩晕发作与偏头痛有着几个共同的特征,包括可因乙醇、睡眠不足、情绪紧张造成及加重,女性多发,常见于经期。

3.头痛

头痛可出现于围绕头或颈部的任何部位,可位颞侧、额部、眶部。多为单侧痛,也可为双侧痛,甚至发展为全头痛,其中单侧痛者约占 2/3。头痛性质往往为搏动性痛,但也有的患者描述为钻痛。疼痛程度往往为中、重度痛,甚至难以忍受。往往是晨起后发病,逐渐发展,达高峰后逐渐缓解。也有的患者于下午或晚上起病,成人头痛大多历时 4 小时至 3 天,而儿童头痛多历时 2 小时至 2 天。尚有持续时间更长者,可持续数周。有人将发作持续 3 天以上的偏头痛称为偏头痛持续状态。

头痛期间不少患者伴随出现恶心、呕吐、视物不清、畏光、畏声等,喜独居。恶心为最常见伴随症状,达一半以上,且常为中、重度恶心。恶心可先于头痛发作,也可于头痛发作中或发作后出现。近一半的患者出现呕吐,有些患者的经验是呕吐后发作即明显缓解。其他自主功能障碍也可出现,如尿频、排尿障碍、鼻塞、心慌、高血压、低血压、甚至可出现心律失常。发作累及脑干或小脑者可出现眩晕、共济失调、复视、听力下降、耳鸣、意识障碍。

4.头痛终末期

此期为头痛开始减轻至最终停止这一阶段。

5.后续症状期

为数不少的患者于头痛缓解后出现一系列后续症状。表现怠倦、困钝、昏昏欲睡。有的感到精疲力竭、饥饿感或厌食、多尿、头皮压痛、肌肉酸痛。也可出现精神心理改变,如烦躁、易怒、心境高涨或情绪低落、少语、少动等。

(二)儿童偏头痛

儿童偏头痛是儿童期头痛的常见类型。儿童偏头痛与成人偏头痛在一些方面有所不同。性别方面,发生于青春期以前的偏头痛,男女患者比例大致相等,而成人期偏头痛,女性比例大大增加,约为男性的 3 倍。

儿童偏头痛的诱发及加重因素有很多与成人偏头痛一致,如劳累和情绪紧张可诱发或加重头痛,为数不少的儿童可因运动而诱发头痛,儿童偏头痛患者可有睡眠障碍,而上呼吸道感染及其他发热性疾病在儿童比成人更易使头痛加重。

在症状方面,儿童偏头痛与成人偏头痛亦有区别。儿童偏头痛持续时间常较成人短。偏瘫型偏头痛多在儿童期发病,成年期停止,偏瘫发作可从一侧到另一侧,这种类型的偏头痛常较难控制。反复的偏瘫发作可造成永久性神经功能缺损,并可出现病理征,也可造成认知障碍。基底动脉型偏头痛,在儿童也比成人常见,表现闪光、暗点、视物模糊、视野缺损,也可出现脑干、小脑及耳症状,如眩晕、耳鸣、耳聋、眼球震颤。在儿童出现意识恍惚者比成人多,尚可出现跌倒发作。有些偏头痛儿童尚可仅出现反复发作性眩晕,而无头痛发作。一个平时表现完全正常的儿童可突然恐惧、大叫、面色苍白、大汗、步态蹒跚、眩晕、旋转感,并出现眼球震颤,数分钟后可完全缓解,恢复如常,称之为儿童良性发作性眩晕,属于一种偏头痛等位症。这种典型的眩晕发作始于 4 岁以前,可每天数次发作,其后发作次数逐渐减少,多数于 7～8 岁以后不再发作。与成人不同,儿童偏头痛的前驱症状常为腹痛,有时可无偏头痛发作而代之以腹痛、恶心、呕吐、腹泻,称为腹型偏头痛等位症。在偏头痛的伴随症状中,儿童偏头痛出现呕吐较成人更加常见。

儿童偏头痛的预后较成人偏头痛好。6 年后约有一半儿童不再经历偏头痛,约 1/3 的偏头痛得到改善。而始于青春期以后的成人偏头痛常持续几十年。

三、诊断与鉴别诊断

(一)诊断

偏头痛的诊断应根据详细的病史做出,特别是头痛的性质及相关的症状非常重要。如头痛的部位、性质、持续时间、疼痛严重程度、伴随症状及体征、既往发作的病史、诱发或加重因素等。

对于偏头痛患者应进行细致的一般内科查体及神经科检查,以除外症状与偏头痛有重叠、类似或同时存在的情况。诊断偏头痛虽然没有特异性的实验室指标,但有时给予患者必要的实验室检查非常重要,如血、尿、脑脊液及影像学检查,以排除器质性病变。特别是中年或老年期出现的头痛,更应排除器质性病变。当出现严重的先兆或先兆时间延长时,有学者建议行颅脑 CT 或 MRI 检查。也有学者提议当偏头痛发作每月超过 2 次时,应警惕偏头痛的原因。

国际头痛协会(IHS)头痛分类委员会于 1962 年制定了一套头痛分类和诊断标准,这个旧的分类与诊断标准在世界范围内应用了 20 余年,至今我国尚有部分学术专著仍在沿用或参考这个分类。1988 年国际头痛协会头痛分类委员会制定了新的关于头痛、脑神经痛及面部痛的分类和诊断标准。目前临床及科研多采用这个标准。本标准将头痛分为 13 个主要类型,包括了总数 129 个头痛亚型。其中常见的头痛类型为偏头痛、紧张型头痛、丛集性头痛和慢性发作性偏头痛,而偏头痛又被分为 7 个亚型(表 7-3～表 7-6)。这 7 个亚型中,最主要的两个亚型是无先兆偏头痛和有先兆偏头痛,其中最常见的是无先兆偏头痛。

表 7-3 偏头痛分类

无先兆偏头痛
有先兆偏头痛
偏头痛伴典型先兆
偏头痛伴迁延性先兆
家族性偏瘫型偏头痛
基底动脉型偏头痛
偏头痛伴急性先兆发作
眼肌瘫痪型偏头痛
视网膜型偏头痛
可能为偏头痛前驱或与偏头痛相关联的儿童期综合征
儿童良性发作性眩晕
儿童交替性偏瘫
偏头痛并发症
偏头痛持续状态
偏头痛性偏瘫
不符合上述标准的偏头痛性障碍

表 7-4　国际头痛协会关于无先兆偏头痛的定义

无先兆偏头痛

诊断标准:

1.至少 5 次发作符合第 2~4 项标准

2.头痛持续 4~72 小时(未治疗或没有成功治疗)

3.头痛至少具备下列特征中的 2 条

    (1)位于单侧。

    (2)搏动性质。

    (3)中度或重度(妨碍或不敢从事每天活动)。

    (4)因上楼梯或类似的日常体力活动而加重。

4.头痛期间至少具备下列 1 条

    (1)恶心和/或呕吐。

    (2)畏光和畏声。

5.至少具备下列 1 条

    (1)病史、体格检查和神经科检查不提示器质性障碍。

    (2)病史和/或体格检查和/或神经检查确实提示这种障碍(器质性障碍),但被适当的观察所排除。

    (3)这种障碍存在,但偏头痛发作并非在与这种障碍有密切的时间关系上首次出现。

表 7-5　国际头痛协会关于有先兆偏头痛的定义

有先兆偏头痛

  先前用过的术语:经典型偏头痛,典型偏头痛;眼肌瘫痪型、偏身麻木型、偏瘫型、失语型偏头痛

  诊断标准:

1.至少 2 次发作符合第 2 项标准

2.至少符合下列 4 条特征中的 3 条

    (1)一个或一个以上提示局灶大脑皮质或脑干功能障碍的完全可逆性先兆症状

    (2)至少一个先兆症状逐渐发展超过 4 分钟,或 2 个或 2 个以上的症状接着发生

    (3)先兆症状持续时间不超过 60 分钟,如果出现 1 个以上先兆症状,持续时间可相应增加

    (4)继先兆出现的头痛间隔期在 60 分钟之内(头痛尚可在先兆前或与先兆同时开始)

3.至少具备下列 1 条

    (1)病史:体格检查及神经科检查不提示器质性障碍

    (2)病史和/或体格检查和/或神经科检查确实提示这障碍,但通过适当的观察被排除

    (3)这种障碍存在,但偏头痛发作并非在与这种障碍有密切的时间关系上首次出现

有典型先兆的偏头痛

  诊断标准:

1.符合有先兆偏头痛诊断标准,包括第 2 项全部 4 条标准

2.有一条或一条以上下列类型的先兆症状

    (1)视觉障碍

    (2)单侧偏身感觉障碍和/或麻木

    (3)单侧力弱

    (4)失语或非典型言语困难

表 7-6　国际头痛协会关于儿童偏头痛的定义

1.至少 5 次发作符合第(1)、(2)项标准

  (1)每次头痛发作持续 2～48 小时

  (2)头痛至少具备下列特征中的 2 条

    ①位于单侧

    ②搏动性质

    ③中度或重度

    ④可因常规的体育活动而加重

2.头痛期间内至少具备下列 1 条

  (1)恶心和/或呕吐

  (2)畏光和畏声

国际头痛协会的诊断标准为偏头痛的诊断提供了一个可靠的、可量化的诊断标准,对于临床和科研的意义是显而易见的,有学者特别提到其对于临床试验及流行病学调查有重要意义。但临床上有时遇到患者并不能完全符合这个标准,对这种情况学者们建议随访及复查,以确定诊断。

由于国际头痛协会的诊断标准掌握起来比较复杂,为了便于临床应用,国际上一些知名的学者一直在探讨一种简单化的诊断标准。其中 Solomon 介绍了一套简单标准,符合这个标准的患者 99％符合国际头痛协会关于无先兆偏头痛的诊断标准。这套标准较易掌握,供参考。

(1)具备下列 4 条特征中的任何 2 条,即可诊断无先兆偏头痛:①疼痛位于单侧。②搏动性痛。③恶心。④畏光或畏声。

(2)另有 2 条符加说明:①首次发作者不应诊断;②应无器质性疾病的证据。

在临床工作中尚能遇到患者有时表现为紧张型头痛,有时表现为偏头痛性质的头痛,为此有学者查阅了国际上一些临床研究文献后得到的答案是,紧张型头痛和偏头痛并非是截然分开的,其临床上确实存在着重叠,故有学者提出二者可能是一个连续的统一体。有时遇到有先兆偏头痛患者可表现为无先兆偏头痛,同样,学者们认为二型之间既可能有不同的病理生理,又可能是一个连续的统一体。

(二)鉴别诊断

偏头痛应与下列疼痛相鉴别。

1.紧张型头痛

紧张型头痛又称肌收缩型头痛。其临床特点:头痛部位较弥散,可位于前额、双颞、顶、枕及颈部。头痛性质常呈钝痛,头部压迫感、紧箍感,患者常述犹如戴着一个帽子。头痛常呈持续性,可时轻时重。多有头皮、颈部压痛点,按摩头颈部可使头痛缓解,多有额、颈部肌肉紧张。多少伴有恶心、呕吐。

2.丛集性头痛

丛集性头痛又称组胺性头痛、Horton 综合征,表现为一系列密集的、短暂的、严重的单侧钻痛。与偏头痛不同,头痛部位多局限并固定于一侧眶部、球后和额颞部。发病时间常在夜间,并使患者痛醒。发病时间固定,起病突然而无先兆,开始可为一侧鼻部烧灼感或球后压迫感,继之出现特定部位的疼痛,常疼痛难忍,并出现面部潮红、结膜充血、流泪、流涕、鼻塞。为数不少的患

者出现 Horner 征,可出现畏光,不伴恶心、呕吐。诱因可为发作群集期饮酒、兴奋或服用扩血管药引起。发病年龄常较偏头痛晚,平均 25 岁,男女之比约 4∶1。罕见家族史。治疗包括:非甾体抗炎止痛剂;激素治疗;睾丸素治疗;吸氧疗法(国外介绍为 100％氧,8～10 L/min,共 10～15 分钟,仅供参考);麦角胺咖啡因或双氢麦角碱睡前应用,对夜间头痛特别有效;碳酸锂疗效尚有争议,但多数介绍其有效,但中毒剂量有时与治疗剂量很接近,曾有老年患者(精神患者)服一片致昏迷者,建议有条件者监测血锂水平,不良反应有胃肠道症状、肾功能改变、内分泌改变、震颤、眼球震颤、抽搐等;其他药物尚有钙通道阻滞剂、舒马普坦等。

3.痛性眼肌麻痹

痛性眼肌麻痹又称 Tolosa-Hunt 综合征,是一种以头痛和眼肌麻痹为特征,涉及特发性眼眶和海绵窦的炎性疾病。病因可为颅内颈内动脉的非特异性炎症,也可能涉及海绵窦。常表现为球后及眶周的顽固性胀痛、刺痛,数天或数周后出现复视,并可有第Ⅲ、Ⅳ、Ⅵ对脑神经受累表现,间隔数月数年后复发,需行血管造影以排除颈内动脉瘤。皮质类固醇治疗有效。

4.颅内占位所致头痛

占位早期,头痛可为间断性或晨起为重,但随着病情的发展,多成为持续性头痛,进行性加重,可出现颅内高压的症状与体征,如头痛、恶心、呕吐、视盘水肿,并可出现局灶症状与体征,如精神改变、偏瘫、失语、偏身感觉障碍、抽搐、偏盲、共济失调、眼球震颤等,典型者鉴别不难。但需注意,也有表现为十几年的偏头痛,最后被确诊为巨大血管瘤者。

四、防治

(一)一般原则

偏头痛的治疗策略包括两个方面:对症治疗及预防性治疗。对症治疗的目的在于消除、抑制或减轻疼痛及伴随症状。预防性治疗用来减少头痛发作的频度及减轻头痛严重性。对偏头痛患者是单用对症治疗还是同时采取对症治疗及预防性治疗,要具体分析。一般说来,如果头痛发作频度较小,疼痛程度较轻,持续时间较短,可考虑单纯选用对症治疗。如果头痛发作频度较大,疼痛程度较重,持续时间较长,对工作、学习、生活影响较明显,则在给予对症治疗的同时,给予适当的预防性治疗。总之,既要考虑到疼痛对患者的影响,又要考虑到药物不良反应对患者的影响,有时还要参考患者个人的意见。Saper 的建议是每周发作 2 次以下者单独给予药物性对症治疗,而发作频繁者应给予预防性治疗。

不论是对症治疗还是预防性治疗均包括两个方面,即药物干预及非药物干预。

非药物干预方面,强调患者自助。嘱患者详细记录前驱症状、头痛发作与持续时间及伴随症状,找出头痛诱发及缓解的因素,并尽可能避免。如避免某些食物,保持规律的作息时间、规律饮食。不论是在工作日,还是周末抑或假期,坚持这些方案对于减轻头痛发作非常重要,接受这些建议对 30％患者有帮助。另有人倡导有规律的锻炼,如长跑等,可能有效地减少头痛发作。认知和行为治疗,如生物反馈治疗等,已被证明有效,另有患者于头痛时进行痛点压迫,于凉爽、安静、暗淡的环境中独处,或以冰块冷敷均有一定效果。

(二)药物对症治疗

偏头痛对症治疗可选用非特异性药物治疗,包括简单的止痛药,非甾体抗炎药及麻醉剂。对于轻、中度头痛,简单的镇痛药及非甾体抗炎药常可缓解头痛的发作。常用的药物有脑清片、对乙酰氨基酚、阿司匹林、萘普生、吲哚美辛、布洛芬、罗通定等。麻醉药的应用是严格限制的,

Saper 提议主要用于严重发作,其他治疗不能缓解,或对偏头痛特异性治疗有禁忌或不能忍受的情况下应用。偏头痛特异性 5-HT 受体拮抗剂主要用于中、重度偏头痛。偏头痛特异性 5-HT 受体拮抗剂结合简单的止痛剂,大多数头痛可得到有效的治疗。

5-HT 受体拮抗剂治疗偏头痛的疗效是肯定的。麦角胺咖啡因既能抑制去甲肾上腺素的再摄取,又能拮抗其与 β-肾上腺素受体的结合,于先兆期或头痛开始后服用 1 片,常可使头痛发作终止或减轻。如效不显,于数小时后加服 1 片,每天不超过 4 片,每周用量不超过 10 片。该药缺点是不良反应较多,并且有成瘾性,有时剂量会越来越大。常见不良反应为消化道症状、心血管症状,如恶心、呕吐、胸闷、气短等。孕妇、心肌缺血、高血压、肝肾疾病等忌用。

麦角碱衍生物酒石酸麦角胺,舒马普坦和双氢麦角胺为偏头痛特异性药物,均为 5-HT 受体拮抗剂。这些药物作用于中枢神经系统和三叉神经中受体介导的神经通路,通过阻断神经源性炎症而起到抗偏头痛作用。

酒石酸麦角胺主要用于中、重度偏头痛,特别是当简单的镇痛治疗效果不足或不能耐受时。其有多项作用:既是 5-HT$_{1A}$、5-HT$_{1B}$、5-HT$_{1D}$ 和 5-HT$_{1F}$ 受体拮抗剂,又是 α-肾上腺素受体拮抗剂,通过刺激动脉平滑肌细胞 5-HT 受体而产生血管收缩作用;它可收缩静脉容量性血管、抑制交感神经末端去甲肾上腺素再摄取。作为 5-HT$_1$ 受体拮抗剂,它可抑制三叉神经血管系统神经源性炎症,其抗偏头痛活性中最基础的机制可能在此,而非其血管收缩作用。其对中枢神经递质的作用对缓解偏头痛发作亦是重要的。给药途径有口服、舌下及直肠给药。生物利用度与给药途径关系密切。口服及舌下含化吸收不稳定,直肠给药起效快,吸收可靠。为了减少过多应用导致麦角胺依赖性或反跳性头痛,一般每周应用不超过 2 次,应避免大剂量连续用药。

有学者总结酒石酸麦角胺在下列情况下慎用或禁用:年龄 55～60 岁(相对禁忌);妊娠或哺乳;心动过缓(中至重度);心室疾病(中至重度);胶原-肌肉病;心肌炎;冠心病,包括血管痉挛性心绞痛;高血压(中至重度);肝、肾损害(中至重度);感染或高热/败血症;消化性溃疡性疾病;周围血管病;严重瘙痒。另外,该药可加重偏头痛造成的恶心、呕吐。

舒马普坦亦适用于中、重度偏头痛发作。作用于神经血管系统和中枢神经系统,通过抑制或减轻神经源性炎症而发挥作用。曾有人称舒马普坦为偏头痛治疗的里程碑。皮下用药 2 小时,约 80% 的急性偏头痛有效。尽管 24～48 小时内 40% 的患者重新出现头痛,这时给予第 2 剂仍可达到同样的有效率。口服制剂的疗效稍低于皮下给药,起效亦稍慢,通常在 4 小时内起效。皮下用药后 4 小时给予口吸制剂不能预防再出现头痛,但对皮下用药后 24 小时内出现的头痛有效。

舒马普坦具有良好的耐受性,其不良反应通常较轻和短暂,持续时间常在 45 分钟以内。包括注射部位的疼痛、耳鸣、面红、烧灼感、热感、头昏、体重增加、颈痛及发音困难。少数患者于首剂时出现非心源性胸部压迫感,仅有很少患者于后续用药时再出现这些症状。罕见引起与其相关的心肌缺血。

应用舒马普坦注意事项及禁忌证为:年龄超过 55～60 岁(相对禁忌证);妊娠或哺乳;缺血性心肌病(心绞痛、心肌梗死病史、记录到的无症状性缺血);不稳定型心绞痛;高血压(未控制);基底型或偏瘫型偏头痛;未识别的冠心病(绝经期妇女,男性＞40 岁,心脏病危险因素如高血压、高脂血症、肥胖、糖尿病、严重吸烟及强阳性家族史);肝、肾功能损害(重度);同时应用单胺氧化酶抑制剂或单胺氧化酶抑制剂治疗终止后 2 周内;同时应用含麦角胺或麦角类制剂(24 小时内),首次剂量可能需要在医师监护下应用。

酒石酸双氢麦角胺的效果超过酒石酸麦角胺。大多数患者起效迅速，在中、重度发作特别有用，也可用于难治性偏头痛。与酒石酸麦角胺有共同的机制，但其动脉血管收缩作用较弱，有选择性收缩静脉血管的特性，可静脉注射、肌内注射及鼻腔吸入。静脉注射途径给药起效迅速。肌内注射生物利用度达100%。鼻腔吸入的绝对生物利用度40%，应用酒石酸双氢麦角胺后再出现头痛的频率较其他现有的抗偏头痛剂小，这可能与其半衰期长有关。

酒石酸双氢麦角胺较酒石酸麦角胺具有较好的耐受性、恶心和呕吐的发生率及程度非常低，静脉注射最高，肌内注射及鼻吸入给药低。极少成瘾和引起反跳性头痛。通常的不良反应包括胸痛、轻度肌痛、短暂的血压上升。不应给予有血管痉挛反应倾向的患者，包括已知的周围性动脉疾病，冠状动脉疾病（特别是不稳定性心绞痛或血管痉挛性心绞痛）或未控制的高血压。注意事项和禁忌证同酒石酸麦角胺。

（三）药物预防性治疗

偏头痛的预防性治疗应个体化，特别是剂量的个体化。可根据患者体重，一般身体情况、既往用药体验等选择初始剂量，逐渐加量，如无明显不良反应，可连续用药2～3天，无效时再接用其他药物。

1.抗组织胺药物

苯噻啶为一有效的偏头痛预防性药物。可每天2次，每次0.5 mg起，逐渐加量，一般可增加至每天3次，每次1.0 mg，最大量不超过6 mg/d。不良反应为嗜睡、头昏、体重增加等。

2.钙通道拮抗剂

氟桂利嗪，每晚1次，每次5～10 mg，不良反应有嗜睡、锥体外系反应、体重增加、抑郁等。

3.β-受体阻滞剂

普萘洛尔，开始剂量3次/天，每次10 mg，逐渐增加至60 mg/d，也有介绍120 mg/d，心率<60次/分者停用。哮喘、严重房室传导阻滞者禁用。

4.抗抑郁剂

阿米替林每天3次，每次25 mg，逐渐加量。可有嗜睡等不良反应，加量后不良反应明显。氟西汀（我国商品名百优解）每片20 mg，每晨1片，饭后服，该药初始剂量及有效剂量相同，服用方便，不良反应有睡眠障碍、胃肠道症状等，常较轻。

5.其他

非甾体抗炎药，如萘普生；抗惊厥药，如卡马西平、丙戊酸钠等；舒必剂、硫必利；中医中药（辨证施治、辨经施治、成方加减、中成药）等皆可试用。

（四）关于特殊类型偏头痛

与偏头痛相关的先兆是否需要治疗及如何治疗，目前尚无定论。通常先兆为自限性的、短暂的，大多数患者于治疗尚未发挥作用时可自行缓解。如果患者经历复发性、严重的、明显的先兆，考虑舌下含化尼非地平，但头痛有可能加重，且疗效亦不肯定。给予舒马普坦及酒石酸麦角胺的疗效亦尚处观察之中。

（五）关于难治性、严重偏头痛性头痛

这类头痛主要涉及偏头痛持续状态，头痛常不能为一般的门诊治疗所缓解。患者除持续的进展性头痛外尚有一系列生理及情感症状，如恶心、呕吐、腹泻、脱水、抑郁、绝望，甚至自杀倾向。用药过度及反跳性依赖、戒断症状常促发这些障碍。这类患者常需收入急症室观察或住院，以纠正患者存在的生理障碍，如脱水等；排除伴随偏头痛出现的严重的神经内科或内科疾病；治疗纠

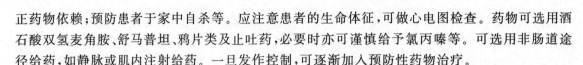

正药物依赖;预防患者于家中自杀等。应注意患者的生命体征,可做心电图检查。药物可选用酒石酸双氢麦角胺、舒马普坦、鸦片类及止吐药,必要时亦可谨慎给予氯丙嗪等。可选用非肠道途径给药,如静脉或肌内注射给药。一旦发作控制,可逐渐加入预防性药物治疗。

(六)关于妊娠妇女的治疗

给予地美罗注射剂或片剂,并应限制剂量。还可应用泼尼松,其不易穿过胎盘,在妊娠早期不损害胎儿,但不宜应用太频。如欲怀孕,最好尽最大可能不用预防性药物并避免应用麦角类制剂。

(七)关于儿童偏头痛

儿童偏头痛用药的选择与成人有很多重叠,如止痛药物、钙离子通道拮抗剂、抗组织胺药物等,但也有人质疑酒石酸麦角胺药物的疗效。如能确诊,重要的是对儿童及其家长进行安慰,使其对本病有一个全面的认识,以缓解由此带来的焦虑,对治疗当属有益。

五、护理

(一)护理评估

1.健康史

(1)了解头痛的部位、性质和程度:询问是全头疼还是局部头疼;是搏动性头疼还是胀痛、钻痛;是轻微痛、剧烈痛还是无法忍受的疼痛。偏头疼常描述为双侧颞部的搏动性疼痛。

(2)头疼的规律:询问头疼发病的急缓,是持续性还是发作性,起始与持续时间,发作频率,激发或缓解的因素,与季节、气候、体位、饮食、情绪、睡眠、疲劳等的关系。

(3)有无先兆及伴发症状:如头晕、恶心、呕吐、面色苍白、潮红、视物不清、闪光、畏光、复视、耳鸣、失语、偏瘫、嗜睡、发热、晕厥等。典型偏头疼发作常有视觉先兆和伴有恶心、呕吐、畏光。

(4)既往史与心理社会状况:询问患者的情绪、睡眠、职业情况以及服药史,了解头疼对日常生活、工作和社交的影响,患者是否因长期反复头疼而出现恐惧、忧郁或焦虑心理。大部分偏头疼患者有家族史。

2.身体状况

检查意识是否清楚,瞳孔是否等大等圆、对光反射是否灵敏;体温、脉搏、呼吸、血压是否正常;面部表情是否痛苦,精神状态怎样;眼睑是否下垂、有无脑膜刺激征。

3.主要护理问题及相关因素

(1)偏头疼:与发作性神经血管功能障碍有关。

(2)焦虑:与偏头疼长期、反复发作有关。

(3)睡眠形态紊乱:与头疼长期反复发作和/或焦虑等情绪改变有关。

(二)护理措施

1.避免诱因

告知患者可能诱发或加重头疼的因素,如情绪紧张、进食某些食物、饮酒、月经来潮、用力性动作等;保持环境安静、舒适、光线柔和。

2.指导减轻头疼的方法

如指导患者缓慢深呼吸,听音乐、练气功、生物反馈治疗,引导式想象,冷、热敷以及理疗、按摩、指压止痛法等。

3.用药护理

告知止痛药物的作用与不良反应,让患者了解药物依赖性或成瘾性的特点,如大量使用止痛剂,滥用麦角胺咖啡因可致药物依赖。指导患者遵医嘱正确服药。

（周文秀）

第四节 面神经炎

面神经炎又称 Bell 麻痹,是面神经在茎乳孔以上面神经管内段的急性非化脓性炎症。

一、病因

病因不明,一般认为面部受冷风吹袭、病毒感染、自主神经功能紊乱造成面神经的营养微血管痉挛,引起局部组织缺血、缺氧所致。近年来也有认为可能是一种免疫反应。膝状神经节综合征则系带状疱疹病毒感染,使膝状神经节及面神经发生炎症所致。

二、临床表现

无年龄和性别差异,多为单侧,偶见双侧,多为吉兰-巴雷综合征。发病与季节无关,通常急性起病,数小时至 3 天达到高峰。病前 1~3 天患侧乳突区可有疼痛。同侧额纹消失,眼裂增大,闭眼时,眼睑闭合不全,眼球向外上方转动并露出白色巩膜,称 Bell 现象。病侧鼻唇沟变浅,口角下垂。不能做噘嘴和吹口哨动作,鼓腮时病侧口角漏气,食物常滞留于齿颊之间。

若病变波及鼓索神经,尚可有同侧舌前 2/3 味觉减退或消失。镫骨肌支以上部位受累时,出现同侧听觉过敏。膝状神经节受累时除面瘫、味觉障碍和听觉过敏外,还有同侧唾液、泪腺分泌障碍,耳内及耳后疼痛,外耳道及耳郭部位带状疱疹,称膝状神经节综合征。一般预后良好,通常于起病 1~2 周后开始恢复,2~3 个月内痊愈。发病时伴有乳突疼痛、老年、患有糖尿病和动脉硬化者预后差。可遗有面肌痉挛或面肌抽搐。可根据肌电图检查及面神经传导功能测定判断面神经受损的程度和预后。

三、诊断与鉴别诊断

根据急性起病的周围性面瘫即可诊断。但需与以下疾病鉴别。

(1)吉兰-巴雷综合征:可有周围面瘫,多为双侧性,并伴有对称性肢体瘫痪和脑脊液蛋白-细胞分离。

(2)中耳炎迷路炎乳突炎等并发的耳源性面神经麻痹,以及腮腺炎肿瘤下颌化脓性淋巴结炎等所致者多有原发病的特殊症状及病史。

(3)颅后窝肿瘤或脑膜炎引起的周围性面瘫:起病较慢,且有原发病及其他脑神经受损表现。

四、治疗

(一)急性期治疗

以改善局部血液循环,消除面神经的炎症和水肿为主。如系带状疱疹所致的 Hunt 综合征,可口服阿昔洛韦 5 mg/(kg·d),每天 3 次,连服 7～10 天。①类固醇皮质激素:泼尼松(20～30 mg)每天 1 次,口服,连续 7～10 天。②改善微循环,减轻水肿:706 代血浆(羟乙基淀粉)或低分子右旋糖酐 250～500 mL,静脉滴注每天 1 次,连续 7～10 天,亦可加用脱水利尿药。③神经营养代谢药物的应用:维生素 B$_1$ 50～100 mg,维生素 B$_{12}$ 500 μg,胞磷胆碱 250 mg,辅酶 Q$_{10}$ 5～10 mg 等,肌内注射,每天 1 次。④理疗:茎乳孔附近超短波透热疗法,红外线照射。

(二)恢复期治疗

以促进神经功能恢复为主。①口服维生素 B$_1$、维生素 B$_{12}$ 各 1 至 2 片,每天 3 次;地巴唑 10～20 mg,每天 3 次。亦可用加兰他敏 2.5～5 mg,肌内注射,每天 1 次。②中药,针灸,理疗。③采用眼罩,滴眼药水,涂眼药膏等方法保护暴露的角膜。④病后 2 年仍不恢复者,可考虑行神经移植治疗。

五、护理

(一)一般护理

(1)病后两周内应注意休息,减少外出。

(2)本病一般预后良好,约 80% 的患者可在 3～6 周内痊愈,因此应向患者说明病情,使其积极配合治疗,解除心理压力,尤其年轻患者,应保持健康心态。

(3)给予易消化、高热能的半流饮食,保证机体足够营养代谢,增加身体抵抗力。

(二)观察要点

面神经炎是神经科常见病之一,在护理观察中主要注意以下两方面的鉴别。

1.分清面瘫属中枢性还是周围性瘫痪

中枢性面瘫系由对侧皮质延髓束受损引起的,故只产生对侧下部面肌瘫痪,表现为鼻唇沟变浅、口角下坠、露齿、鼓腮、吹口哨时出现肌肉瘫痪,而皱额、闭眼仍正常或稍差。哭笑等情感运动时,面肌仍能收缩。周围性面瘫所有表情肌均瘫痪,不论随意或情感活动,肌肉均无收缩。

2.正确判断患病一侧

面肌挛缩时病侧鼻唇沟加深,眼裂缩小,易误认健侧为病侧。如让患者露齿时可见挛缩侧面肌不收缩,而健侧面肌收缩正常。

(三)保护暴露的角膜及防止结膜炎

由于患者不能闭眼,因此必须注意眼的清洁卫生。①外出必须戴眼罩,避免尘沙进入眼内;②每天抗生素眼药水滴眼,入睡前用眼药膏,以防止角膜炎或暴露性角结膜炎;③擦拭眼泪的正确方法是向上,以防止加重外翻。④注意用眼卫生,养成良好习惯,不能用脏手、脏手帕擦泪。

(四)保持口腔清洁防止牙周炎

由于患侧面肌瘫痪,进食时食物残渣常停留于患侧颊齿间,故应注意口腔卫生。①经常漱口,必要时使用消毒漱口液;②正确使用刷牙方法,应采用"短横法或竖转动法"两种方法,以去除菌斑及食物残片;③牙齿的邻面与间隙容易堆积菌斑而发生牙周炎,可用牙线紧贴牙齿颈部,然后在邻面做上下移动,每个牙齿 4～6 次,直至刮净;④牙龈乳头萎缩和齿间空隙大的情况下可用牙签沿着牙龈的形态线平行插入,不宜垂直插入,以免影响美观和功能。

(五)家庭护理

1.注意面部保暖

夏天避免在窗下睡觉,冬天迎风乘车要戴口罩,在野外作业时注意面部及耳后的保护。耳后及病侧面部给予温热敷。

2.平时加强身体锻炼

增强抗风寒侵袭的能力,积极治疗其他炎性疾病。

3.瘫痪面肌锻炼

因面肌瘫痪后常松弛无力,患者自己可对着镜用手掌贴于瘫痪的面肌上做环形按摩,每天3~4次,每次15分钟,以促进血液循环,并可减轻患者面肌受健侧的过度牵拉。当神经功能开始恢复时,鼓励患者练习病侧的各单个面肌的随意运动,以促进瘫痪肌的早日康复。

(周文秀)

第五节 重症肌无力

重症肌无力(MG)是乙酰胆碱受体抗体(AchR-Ab)介导的,细胞免疫依赖及补体参与者的神经-肌肉接头处传递障碍的自身免疫性疾病。病变主要累及神经-肌肉接头突触后膜上乙酰胆碱受体(AchR)。临床特征为部分或全身骨骼肌易疲劳,通常在活动后加重、休息后减轻,具有晨轻暮重等特点。MG 在一般人群中发病率为 8/10 万~20/10 万,患病率约为 50/10 万。

一、病因

(1)重症肌无力确切的发病机制目前仍不明确,但是有关该病的研究还是很多的,其中,研究最多的是有关重症肌无力与胸腺的关系,以及乙酰胆碱受体抗体在重症肌无力中的作用。大量的研究发现,重症肌无力患者神经-肌肉接头处突触后膜上的乙酰胆碱受体(AchR)数目减少,受体部位存在抗 AchR 抗体,且突触后膜上有 IgG 和 C_3 复合物的沉积。

(2)血清中的抗 AchR 抗体的增高和突触后膜上的沉积所引起的有效的 AchR 数目的减少,是本病发生的主要原因。而胸腺是 AchR 抗体产生的主要场所,因此,本病的发生一般与胸腺有密切的关系。所以,调节人体 AchR,使之数目增多,化解突触后膜上的沉积,抑制抗 AchR 抗体的产生是治愈本病的关键。

(3)很多临床现象也提示本病和免疫机制紊乱有关。

二、诊断要点

(一)临床表现

本病根据临床特征诊断不难。起病隐袭,主要表现受累肌肉病态疲劳,肌肉连续收缩后出现严重肌无力甚至瘫痪,经短暂休息后可见症状减轻或暂时好转。肌无力多于下午或傍晚劳累后加重,晨起或休息后减轻,称之为"晨轻暮重"。首发症状常为眼外肌麻痹,出现非对称性眼肌麻痹和上睑下垂,斜视和复视,严重者眼球运动明显受限,甚至眼球固定,瞳孔光反射不受影响。面肌受累表现皱纹减少,表情困难,闭眼和示齿无力;咀嚼肌受累使连续咀嚼困难,进食经常中断;延髓肌受累导致饮水呛咳,吞咽困难,声音嘶哑或讲话鼻音;颈肌受损时抬头困难。严重时出现肢体无力,上肢重于下肢,近端重于远端。呼吸肌、膈肌受累,出现咳嗽无力、呼吸困难,重症可因呼吸肌麻痹继发吸入性肺炎可导致死亡。偶有心肌受累可突然死亡,平滑肌和膀胱括约肌一般不受累。感染、妊娠、月经前常导致病情恶化,精神创伤、过度疲劳等可为诱因。

(二)临床试验

肌疲劳试验,如反复睁闭眼、握拳或两上肢平举,可使肌无力更加明显,有助诊断。

(三)药物试验

1.新斯的明试验

以甲基硫酸新斯的明 0.5 mg 肌内注射或皮下注射。如肌力在半至 1 小时内明显改善时可以确诊,如无反应,可次日用 1 mg、1.5 mg,直至 2 mg 再试,如 2 mg 仍无反应,一般可排除本病。为防止新期的明的毒碱样反应,需同时肌内注射阿托品 0.5～1.0 mg。

2.氯化腾喜龙试验

适用于病情危重、有延髓性麻痹或肌无力危象者。用 10 mg 溶于 10 mg 生理盐水中缓慢静脉注射,至 2 mg 后稍停 20 秒,若无反应可注射 8 mg,症状改善者可确诊。

(四)辅助检查

1.电生理检查

常用感应电持续刺激,受损肌反应及迅速消失。此外,也可行肌电图重复频率刺激试验,低频刺激波幅递减超过 10%,高频刺激波幅递增超过 30%为阳性。单纤维肌电图出现颤抖现象延长,延长超过 50 微秒者也属于阳性。

2.其他

血清中抗 AchR 抗体测定约 85%患者增高。胸部 X 线摄片或胸腺 CT 检查,胸腺增生或伴有胸腺肿瘤,也有辅助诊断价值。

三、鉴别要点

(1)本病眼肌型需与癔症、动眼神经麻痹、甲状腺毒症、眼肌型营养不良症、眼睑痉挛鉴别。

(2)延髓肌型者,需与真假延髓性麻痹鉴别。

(3)四肢无力者需与神经衰弱、周期性瘫痪、感染性多发性神经炎、进行性脊肌萎缩症、多发性肌炎和癌性肌无力等鉴别。特别由支气管小细胞肺癌所引起的 Lambert-Eaton 综合征与本病十分相似,但药物试验阴性。肌电图(EMG)有特征异常,静息电位低于正常,低频重复电刺激活动电位渐次减小,高频重复电刺激活动电位渐次增大。

四、规范化治疗

(一)胆碱酯酶抑制剂

主要药物是溴吡斯的明,剂量为 60 mg,每天 3 次,口服。可根据患者症状确定个体化剂量,若患者吞咽困难,可在餐前 30 分钟服药;如晨起行走无力,可起床前服长效溴吡斯的明 180 mg。

(二)皮质激素

皮质激素适用于抗胆碱酯酶药反应较差并已行胸腺切除的患者。由于用药早期肌无力症状可能加重,患者最初用药时应住院治疗,用药剂量及疗程应根据患者具体情况做个体化处理。

1.大剂量泼尼松

开始剂量为 60～80 mg/d,口服,当症状好转时可逐渐减量至相对低的维持量,隔天服 5～15 mg/d,隔天用药可减轻不良反应发生。通常 1 个月内症状改善,常于数月后疗效达到高峰。

2.甲泼尼龙冲击疗法

反复发生危象或大剂量泼尼松不能缓解,住院危重病例、已用气管插管或呼吸机可用,每天1 g,口服,连用 3～5 天。如 1 个疗程不能取得满意疗效,隔 2 周可再重复 1 个疗程,共治疗 2～3 个疗程。

(三)免疫抑制剂

严重的或进展型病例必须做胸腺切除术,并用抗胆碱酯酶药。症状改善不明显者可试用硫唑嘌呤;小剂量皮质激素未见持续疗效的患者也可用硫唑嘌呤替代大剂量皮质激素,常用剂量为 2～3 mg/(kg•d),最初自小剂量 1 mg/(kg•d) 开始,应定期检查血常规和肝、肾功能。白细胞低于 $3×10^9/L$ 应停用;可选择性抑制 T 和 B 淋巴细胞增生,每次 1 g,每天 2 次,口服。

(四)血浆置换

用于病情急骤恶化或肌无力危象患者,可暂时改善症状,或于胸腺切除术前处理,避免或改善术后呼吸危象,疗效持续数天或数月,该法安全,但费用昂贵。

(五)免疫球蛋白

通常剂量为 0.4 g/(kg•d),静脉滴注,连用 3～5 天,用于各种类型危象。

(六)胸腺切除

60 岁以下的 MG 患者可行胸腺切除术,适用于全身型 MG 包括老年患者,通常可使症状改善或缓解,但疗效常在数月或数年后显现。

(七)危象的处理

1.肌无力危象

肌无力危象最常见,常因抗胆碱酯药物剂量不足引起,注射依酚氯铵或新斯的明后症状减轻,应加大抗胆碱酯药的剂量。

2.胆碱能危象

抗胆碱酯酶药物过量可导致肌无力加重,出现肌束震颤及毒蕈碱样反应,腾喜龙静脉注射无效或加重,应立即停用抗胆碱酯酶药,待药物排出后重新调整剂量或改用其他疗法。

3.反拗危象

抗胆碱酯酶药不敏感所致。腾喜龙试验无反应。应停用抗胆碱酯酶药,输液维持或改用其他疗法。

(八)慎用和禁用的药物

奎宁、吗啡及氨基苷类抗生素、新霉素、多黏菌素、巴龙霉素等应禁用,地西泮、苯巴比妥等应慎用。

五、护理

(一)护理诊断

1.活动无耐力

与神经-肌肉联结点传递障碍;肌肉萎缩、活动能力下降;呼吸困难、氧供需失衡有关。

2.废用综合征

与神经肌肉障碍导致活动减少有关。

3.吞咽障碍

与神经肌肉障碍(呕吐反射减弱或消失;咀嚼肌肌力减弱;感知障碍)有关。

4.生活自理缺陷

与眼外肌麻痹、眼睑下垂或四肢无力、运动障碍有关。

5.营养不足,低于机体需要量

与咀嚼无力、吞咽困难致摄入减少有关。

(二)护理措施

(1)轻症者适当休息,避免劳累、受凉、感染、创伤、激怒。病情进行性加重者须卧床休息。

(2)在急性期,鼓励患者充分卧床休息。将患者经常使用的日常生活用品(如便器、卫生纸、茶杯等)放在患者容易拿取的地方。根据病情或患者的需要协助其日常生活活动,以减少能量消耗。

(3)指导患者使用床档、扶手、浴室椅等辅助设施,以节省体力和避免摔伤。鼓励患者在能耐受的活动范围内,坚持身体活动。患者活动时,注意保持周围环境安全,无障碍物,以防跌倒,路面防滑,防止滑倒。

(4)给患者和家属讲解活动的重要性,指导患者和家属对受累肌肉进行按摩和被动/主动运动,防止肌肉萎缩。

(5)选择软饭或半流质饮食,避免粗糙干硬、辛辣等刺激性食物。根据患者需要供给高蛋白、高热量、高维生素饮食。吃饭或饮水时保持端坐、头稍微前倾的姿势。给患者提供充足的进餐时间、喂饭速度要慢,少量多餐,交替喂液体和固体食物,让患者充分咀嚼、吞咽后再继续喂。把药片碾碎后制成糊状再喂药。

(6)注意保持进餐环境安静、舒适;进餐时,避免讲话或进行护理活动等干扰因素。进食宜在口服抗胆碱酯酶药物后 30~60 分钟,以防呛咳。如果有食物滞留,鼓励患者把头转向健侧,并控制舌头向受累的一侧清除残留的食物或喂食数口汤,让食物咽下。如果误吸液体,让患者上身稍前倾,头稍微低于胸口,便于分泌物引流,并擦去分泌物。在床旁备吸引器,必要时吸引。患者不能由口进食时,遵医嘱给予营养支持或鼻饲。

(7)注意观察抗胆碱酯酶药物的疗效和不良反应,严格执行用药时间和剂量,以防因用量不足或过量导致危象的发生。

(三)应急措施

(1)一旦出现重症肌无力危象,应迅速通知医师;立即给予吸痰、吸氧、简易呼吸器辅助呼吸,做好气管插管或切开,人工呼吸机的准备工作;备好新斯的明等药物,按医嘱给药,尽快解除危象。

(2)避免应用一切加重神经肌肉传导障碍的药物,如吗啡、利多卡因、链霉素、卡那霉素、庆大霉素和磺胺类药物。

(李　丽)

普外科护理

第一节　单纯性甲状腺肿

单纯性甲状腺肿又称非毒性甲状腺肿,是由非炎症和非肿瘤因素阻碍甲状腺激素合成而导致的甲状腺代偿性肿大。一般不伴有明显的甲状腺功能改变。病变早期,甲状腺为单纯弥漫性肿大,至后期呈多结节性肿大。

一、病因

单纯性甲状腺肿根据病因可分为以下 3 类。

(1)由于碘摄入不足,无法合成足够量的甲状腺素,反馈性地引起垂体促甲状腺激素分泌增高,导致甲状腺代偿性肿大。

(2)甲状腺素需要量增高:由于对甲状腺素的需要量增高,可发生轻度弥漫性甲状腺肿,叫作生理性甲状腺肿。

(3)甲状腺素合成和分泌的障碍:可由某些食物、药物引起,或先天性缺乏合成甲状腺素的酶导致甲状腺肿大,大多数患者甲状腺功能和基础代谢率正常。肿大的甲状腺和结节可对周围器官引起压迫。

二、病理

血中甲状腺素减少可反馈性引起垂体促甲状腺激素分泌增加,并刺激甲状腺增生和代偿性肿大。初期滤泡呈均匀性增生,形成弥漫性甲状腺肿,补碘后可恢复;病变若继续发展,腺体因不规则的增生或再生,逐渐形成单个或多个结节,称为结节性甲状腺肿,补碘后多不可恢复;至后期,腺体结节发生退行性病变,形成囊肿和局部纤维化或钙化、出血,甚至可出现自主功能性结节、继发性甲状腺功能亢进症或恶变。

三、临床表现

本病多见于女性。一般无全身症状,主要表现为甲状腺不同程度的肿大和对周围器官引起的压迫症状。部分患者可继发甲状腺功能亢进症,也可发生恶变。

(一)甲状腺肿大

腺体肿大为渐进性,开始为弥漫性、对称性肿大,腺体表面平滑,质地柔软。此后一侧叶或双侧叶出现单个或多个大小不一、质地不一的无痛性结节,生长缓慢,可随吞咽上下活动。合并钙化者质地较硬。囊性变的结节可并发囊内出血,结节在短期内迅速增大,并出现疼痛。

(二)压迫症状

随着腺体增大,可出现对周围组织的压迫症状。

1.气管受压

气管受压可出现堵塞感、憋气及呼吸不畅,甚至出现呼吸困难;气管可狭窄、弯曲移位或软化。

2.食管受压

巨大的甲状腺可伸入气管和食管之间,压迫食管造成吞咽困难。

3.喉返神经受压

早期为声音嘶哑、痉挛性咳嗽,晚期可失声。此外静脉受压,引起喉黏膜水肿,也可使发声沙哑。

4.颈交感神经受压

同侧瞳孔扩大,严重者出现霍纳综合征(Horner 综合征),即眼球下陷、瞳孔变小、眼睑下垂。

5.静脉受压

腔静脉受压可引起上腔静脉综合征(单侧面部、颈部或上肢水肿);胸廓入口处狭窄可影响头、颈和上肢的静脉回流,当患者上臂举起时,阻塞表现加重,可发生晕厥;胸骨后甲状腺肿可压迫颈内静脉或上腔静脉,造成胸壁静脉怒张或皮肤瘀点,挤压肺部,造成肺扩张不全。

(三)继发甲状腺功能亢进症

部分患者可继发甲状腺功能亢进症,出现甲状腺功能亢进症的相关症状。

(四)恶变

部分结节可发生恶变,短期内出现无痛性增大,甚至出现颈淋巴结肿大。

四、诊断与鉴别诊断

(一)诊断

除通过临床表现外,还可结合相关辅助检查进行诊断。

1.实验室检查

(1)甲状腺功能基本正常,部分患者促甲状腺激素可略高。合并甲状腺功能亢进症者可出现三碘甲状腺原氨酸(T_3)、甲状腺素(T_4)增高。

(2)甲状腺球蛋白增高,为衡量碘缺乏的敏感指标。

(3)尿碘减少,一般低于 $100~\mu g/L$。

2.影像学检查

(1)B超:结节性甲状腺肿多表现为甲状腺两侧叶不规则增大,可见大小不等的结节,结节多无包膜,内部回声不均。部分结节内可见囊性变、片状钙化灶等改变。

(2)放射性核素扫描:可评估甲状腺的功能状态,并对异位甲状腺肿的诊断也有帮助。结节性甲状腺肿多表现为温或凉结节,自主功能性结节表现为热结节。

(3)CT、MRI:有助于了解胸骨后甲状腺肿与邻近组织的关系及其与颈部甲状腺的延续情况。

3.细针穿刺细胞学检查

对可触及的甲状腺结节均可行穿刺细胞学检查,尤其是对疑为恶变者。必要时也可在 B 超引导下进行。

(二)鉴别诊断

主要考虑与以下疾病的鉴别。

1.甲状腺癌

甲状腺癌多表现为甲状腺内突然出现肿块或已存在的肿块突然增大,质硬而固定,表面不光滑。必要时行细针穿刺细胞学检查相鉴别。

2.甲状舌骨囊肿

甲状舌骨囊肿易与甲状腺峡部的结节相混,其特征为张口伸舌时可觉肿块回缩上提。

3.胸骨后甲状腺肿

有时不易与纵隔肿瘤鉴别,CT、MRI 及放射性核素扫描对诊断有帮助。

五、预防

在流行地区,最常用、有效的方法是使用碘盐,常用剂量为每 10～20 kg 食盐中加入碘化钾或碘化钠 1.0 g。碘盐无法普及地区也可使用碘油肌内注射,有效期约为 3 年。

六、治疗

(1)青春发育期或妊娠期的生理性甲状腺肿,可以不给予药物治疗,也不需手术治疗,应多食含碘食物。

(2)对于 20 岁以前年轻人的弥漫性甲状腺肿者,可给予小剂量甲状腺素,以抑制促甲状腺激素的分泌。常用剂量为甲状腺素片每天 60～120 mg 或左甲状腺素每天 50～100 μg,持续 3～6 个月。

(3)手术治疗:手术方式应根据结节多少、大小、分布而决定,一般可行甲状腺叶次全切除术或全切除术,也可行近全甲状腺切除术。

七、护理评估

(一)健康史

评估患者的年龄、性别、病因、症状、治疗用药情况、既往疾病史、家族史,居住环境及周围有无类似疾病者。

(二)身体状况

患者一般无明显症状,查体可见甲状腺轻度、中度肿大,表面平滑,质软,无压痛。重度肿大的甲状腺可出现压迫症状,如压迫气管可出现咳嗽、呼吸困难;压迫食管可引起吞咽困难;压迫喉返神经引起声音嘶哑;胸骨后甲状腺肿压迫上腔静脉可出现面部青紫、水肿、颈部与胸部浅静脉扩张。

(三)心理-社会评估

患者可因颈部增粗而出现自卑心理及挫折感;由于缺乏疾病的相关知识,而怀疑肿瘤或癌变产生焦虑,甚至恐惧心理。注意评估患者有无焦虑、抑郁、自卑、恐惧等不良心理反应,能否积极配合治疗。

八、主要护理诊断

(一)身体意象紊乱

身体意象紊乱与甲状腺肿大致颈部增粗有关。

(二)潜在并发症

呼吸困难、声音嘶哑、吞咽困难等。

九、护理目标

(1)患者的身体外观逐渐恢复正常。

(2)没有并发症的发生或发生后及时得到处理。

十、护理措施

(一)一般护理

适当休息,劳逸结合。指导患者多进食海带、紫菜等含碘丰富的食物,避免过多食用花生、萝卜等抑制甲状腺激素合成的食物。

(二)病情观察

观察患者甲状腺肿大的程度、质地,有无结节及压痛,颈部增粗的进展情况及有无局部压迫的表现。

(三)用药护理

1.补充碘剂

由于碘缺乏所致者,应补充碘剂,世界卫生组织推荐的成年人每天碘摄入量为 150 μg。在地方性甲状腺肿流行地区可采用碘化食盐防治。成年人,特别是结节性甲状腺肿患者,应避免大剂量碘治疗,以免诱发碘致性甲状腺功能亢进症。由于摄入致甲状腺肿物质所致者,停用后甲状腺肿一般可自行消失。碘剂补充应适量,以免碘过量引起自身免疫性甲状腺炎和甲状腺功能减退症。

2.甲状腺肿的护理

甲状腺肿大明显的患者,可采用干甲状腺片口服。指导患者遵医嘱准确服药,不能随意增减量。观察甲状腺素治疗的效果和不良反应。如患者出现心动过速、呼吸急促、怕热多汗、食欲亢进、腹泻等甲状腺功能亢进症表现时,应及时通知医师并进行相应的处理。

(四)手术护理

有甲状腺肿压迫症状时,应积极配合医师进行手术治疗。

1.术前护理

(1)心理护理:多与患者沟通,了解患者对所患甲状腺疾病的感知和认识。

(2)饮食护理:给予患者高热量、高蛋白和富含维生素的食物,并保证足够的液体入量。避免饮用浓茶、咖啡等刺激性饮料,戒烟、酒。

(3)完善术前检查:除全面的体格检查和必要的实验室检查外,还包括颈部 X 线及喉镜等,以了解气管是否受压软化及声带功能是否受损。

2.术后护理

(1)病情观察:密切监测患者生命体征的变化,观察伤口渗血情况。如伤口渗血,及时更换浸湿的敷料,估计并记录出血量。有颈部引流管者,观察引流液的量和颜色,固定好引流管,避免其受压、打折和脱出。监测患者体温,如有发热,协助医师查明原因,并遵照医嘱采用物理或药物降温。

(2)体位:全麻清醒后可取半坐卧位,利于呼吸和切口引流。24小时内减少颈部活动,减少出血。变更体位时,用手扶持头部,减轻疼痛。

(3)活动和咳痰:指导患者起身活动时可用手置于颈后以支撑头部。指导患者深呼吸、有效咳嗽。咳嗽时可护住伤口两侧,以减轻咳嗽时伤口的压力,减轻疼痛。

(4)饮食:麻醉清醒后,可选用冷流质饮食,减少局部充血,避免过热食物引起血管扩张出血,以后逐步过渡到半流食和软食。

(五)心理护理

患者可因颈部增粗而有自卑心理及挫折感;由于疾病相关知识的缺乏,而怀疑肿瘤或癌变产生焦虑、恐惧的心理。护理中应向患者阐明单纯性甲状腺肿的病因和防治知识,与患者一起讨论引起甲状腺肿大的原因,使患者认识到经补碘等治疗后甲状腺肿可逐渐缩小或消失,消除患者的自卑与挫折感,正确认识疾病;帮助患者进行恰当的修饰扮扮,改善其自我形象,树立战胜疾病的信心;积极与患者家属沟通,使家属能够给予患者心理支持。

(六)健康指导

1.饮食指导

指导患者摄取含碘丰富的食物,并适当使用碘盐,以预防缺碘所致地方性甲状腺肿;避免摄入阻碍甲状腺激素合成的食物,如花生、菠菜、卷心菜、萝卜等。

2.用药指导

指导患者按医嘱服药,每天碘摄入量适当,必要时可用尿碘监测碘营养水平。当尿碘中位数为 $100\sim200\ \mu g/L$ 时,是最适当的碘营养状态,当尿碘中位数大于 $300\ \mu g/L$ 为碘过量。对需长期使用甲状腺制剂的患者,应告知其要坚持长期服药,以免停药后复发。教会患者观察药物疗效及不良反应。避免摄入阻碍甲状腺激素合成的药物,如碳酸锂、硫氰酸盐、保泰松等。

3.防治指导

在地方性甲状腺肿流行地区,开展宣传教育工作,指导患者补充碘盐,这是预防缺碘性地方性甲状腺肿最有效的措施。对青春发育期、妊娠期、哺乳期人群,应适当增加碘的摄入量。

十一、护理评价

(1)患者身体外观能逐渐恢复正常。
(2)没有并发症的发生或发生后及时得到处理。

十二、健康指导

(1)在甲状腺肿流行地区推广加碘食盐;告知患者碘的作用。
(2)拆线后适度练习颈部活动,防止瘢痕收缩。
(3)请按照医师开具的出院证明书上的要求进行复诊,如果出现伤口红、肿、热、痛,体温升高,抽搐等情况,及时到医院就诊。若发现颈部结节、肿块,及时治疗。

(周红霞)

第二节 甲状腺功能亢进症

一、概念

甲状腺功能亢进症简称甲亢,是由于各种原因导致甲状腺素分泌过多而引起的以全身代谢亢进为主要特征的内分泌疾病。根据发病原因可分为以下几种。

(一)原发性甲亢

原发性甲亢最常见,腺体呈弥漫性肿大,两侧对称,常伴有突眼,又称为"突眼性甲状腺肿"。患者年龄多在 20~40 岁之间,男女之比约为 1:4。

(二)继发性甲亢

继发性甲亢较少见,患者先有结节性甲状腺肿多年,以后才出现甲状腺功能亢进症状。腺体肿大呈结节状,两侧多不对称,无突眼,容易发生心肌损害,患者年龄多在 40 岁以上。

(三)高功能腺瘤

高功能腺瘤少见,腺体内有单个自主性高功能结节,其周围的甲状腺组织萎缩。

二、相关病理生理

甲亢的病理学改变为甲状腺腺体内血管增多、扩张,淋巴细胞浸润。滤泡壁细胞多呈高柱状并发生增生,形成突入滤泡腔内的乳头状体,滤泡腔内的胶体含量减少。

三、病因与诱因

原发性甲亢的病因迄今尚未完全阐明。目前多数认为原发性甲亢是一种自身免疫性疾病,患者血中有两类刺激甲状腺的自身抗体:一类抗体的作用与促甲状腺激素相似,能刺激甲状腺功能活动,但作用时间较促甲状腺激素持久,称为"长效甲状腺激素";另一类为"甲状腺刺激免疫球蛋白"。两类物质均属 G 类免疫球蛋白,都能抑制促甲状腺激素,且与促甲状腺激素受体结合,从而增强甲状腺细胞的功能,分泌大量甲状腺激素,即 T_3 和 T_4。

四、临床表现

典型的表现有高代谢群、甲状腺肿及眼征三大主要症状。

(一)甲状腺激素分泌过多症候群

(1)患者性情急躁、容易激动、失眠、双手颤动、怕热、多汗。

(2)食欲亢进但消瘦、体重减轻。

(3)心悸、脉快有力,脉率常在 100 次/分以上,休息及睡眠时仍快,脉压增大。

(4)可出现内分泌功能紊乱,如月经失调、停经、易疲劳等。

其中脉率增快及脉压增大尤为重要,常可作为判断病情严重程度和治疗效果的重要标志。

(二)甲状腺肿

甲状腺多呈对称性、弥漫性肿大;由于腺体内血管扩张、血流加速,触诊可扪及震颤,听诊可闻及杂音。

(三)眼征

突眼是眼征中重要且较特异的体征之一,可见双侧眼裂增宽、眼球突出、内聚困难、瞬目减少等突眼征。

五、辅助检查

(一)基础代谢率测定

用基础代谢率测定器测定,较可靠。也可根据脉压和脉率计算。计算公式:基础代谢率(%)=(脉率+脉压)-111。基础代谢率正常值为±10%,增高至+20%~30%为轻度甲亢,+30%~60%为中度甲亢,+60%以上为重度甲亢。注意此计算方法不适用于心律不齐者。

(二)甲状腺摄^{131}I率测定

正常甲状腺24小时内摄取^{131}I的量为进入人体总量的30%~40%,吸^{131}I高峰在24小时后。如果2小时内甲状腺摄^{131}I量超过进入人体总量的25%,或在24小时内超过进入人体总量的50%,且摄^{131}I高峰提前出现,都提示有甲亢。

(三)血清中 T_3 和 T_4 含量测定

甲亢时血清 T_3 可高于正常值4倍,而血清 T_4 仅为正常值的2.5倍,所以 T_3 的增高对甲亢的诊断较 T_4 更为敏感。

六、治疗原则

(一)非手术治疗

严格按医嘱服药治疗。

(二)手术治疗

甲状腺大部切除术仍是目前治疗中度以上甲亢最常用而有效的方法。

(1)手术适应证:①继发性甲亢或高功能腺瘤;②中度以上的原发性甲亢,经内科治疗无明显疗效;③腺体较大伴有压迫症状,或胸骨后甲状腺肿伴甲亢;④抗甲状腺药物或^{131}I治疗后复发者;⑤坚持长期用药有困难者。另外,甲亢可引起妊娠患者流产、早产,而妊娠又可加重甲亢;因此,凡妊娠早、中期的甲亢患者具有上述指征者,仍应考虑手术治疗。

(2)手术禁忌证:①青少年患者;②症状较轻者;③老年患者或有严重器质性疾病不能耐受手术者。

七、护理评估

(一)一般评估

1.健康史

患者一般资料,如年龄、性别;询问患者是否曾患有结节性甲状腺肿或其他免疫系统的疾病;有无甲状腺疾病的用药或手术史并了解患者发病的过程及治疗经过;有无甲亢疾病的家族史。

2.生命体征(T、P、R、BP)

患者心悸、脉快有力,脉率常在100次/分以上,休息及睡眠时仍快,脉压增大。

3.患者主诉

睡眠状况,有无疲倦、乏力、咳嗽与心慌气短等症状。

4.相关记录

甲状腺肿大的情况;体重;饮食、皮肤、情绪等记录结果。

(二)身体评估

1.术前评估

(1)患者有无自觉乏力、多食、消瘦、怕热、多汗、急躁易怒及排便次数增多等异常改变。

(2)甲状腺多呈弥漫性肿大,可有震颤或血管杂音。

(3)伴有眼征者眼球可向前突出。

(4)病情严重变化时可出现甲亢危象。

2.术后评估

了解麻醉和手术方法、手术经过是否顺利、术中出血情况;了解术后生命体征、切口及引流情况等;观察是否出现甲状腺危象、呼吸困难和窒息、喉返神经损伤、喉上神经损伤和手足抽搐等并发症。

(三)心理-社会评估

患者主要表现为敏感、急躁易怒、焦虑,处理日常生活事件能力下降,家庭人际关系紧张。患者也可因甲亢所致突眼、甲状腺肿大等外形改变,产生自卑心理。部分老年患者可表现为抑郁、淡漠,重者可有自杀行为。

(四)辅助检查阳性结果评估

辅助检查结果包括基础代谢率测定、甲状腺摄^{131}I率测定及血清中 T_3 和 T_4 含量测定的结果,以助判断病情。

(五)治疗效果的评估

1.非手术治疗评估要点

评估患者服药治疗后的效果,如心率、基础代谢率的变化等。

2.手术治疗评估要点

监测患者生命体征、切口、引流等,观察是否出现甲状腺危象、呼吸困难和窒息、喉返神经损伤、喉上神经损伤和手足抽搐等并发症。根据病情、手术情况及术后病理检查结果,评估预后状况。

八、主要护理诊断

(一)营养失调,低于机体需要量

营养失调,低于机体需要量与基础代谢率增高有关。

(二)有受伤危险

有受伤危险与突眼造成眼角不能闭合、有潜在的角膜溃疡、感染而致失明的可能有关。

(三)潜在并发症

1.窒息与呼吸困难

窒息与呼吸困难与全麻未醒、手术刺激分泌物增多误入气管,术后出血压迫气管有关。

2.甲状腺危象

甲状腺危象与术前准备不充分、甲亢症状未能很好控制及手术应激有关。

3.手足抽搐

手足抽搐与术中误切甲状旁腺,术后出现低血钙有关。

4.神经损伤

神经损伤与手术操作误伤神经有关。

九、主要护理措施

(一)术前护理

1.完善各项术前检查

对甲亢或甲状腺巨大肿块患者应行颈部透视或摄片、心脏检查、喉镜检查和基础代谢率测定等,了解气管受压或移位情况及心血管、声带功能和甲亢的程度。

2.提供安静舒适的环境

保持环境安静、舒适,减少活动,避免体力消耗,尽可能限制会客,避免过多外来刺激,对精神紧张或失眠者遵医嘱给予镇静剂,保证患者充足的睡眠。

3.加强营养,满足机体代谢需要

给予高热量、高蛋白、富含维生素的食物;鼓励多饮水以补充出汗等丢失的水分。忌用对中枢神经有兴奋作用的咖啡、浓茶等刺激性饮料。每周测体重1次。

4.术前药物准备的护理

通过药物降低基础代谢率,以满足手术的必备条件,是甲亢患者术前准备的重要环节。常用的方法如下。

(1)碘剂:术前准备开始即可服用,碘剂能抑制甲状腺素的释放,使腺体充血减少而缩小变硬,有利于手术。常用复方碘化钾溶液,每天3次,口服,第1天每次3滴,第2天每次4滴,以后每天逐次增加1滴至每次16滴,然后维持此剂量至手术。

(2)抗甲状腺药物:先用硫脲类药物,通过抑制甲状腺素的合成,以控制甲亢症状;待甲亢症状基本控制后,再改服碘剂1~2周,然后行手术治疗。少数患者服用碘剂2周后症状改善不明显,可同时服用硫脲类药物,待甲亢症状基本控制后,再继续单独服用碘剂1~2周后手术。

(3)普萘洛尔(心得安):为缩短术前准备时间,可单独使用或与碘剂合用,每6小时口服1次,每次20~60 mg,连服4~7天脉率降至正常水平时,即可施行手术。最后一次服用应在术前1~2小时,术后继续口服4~7天。此外,术前禁用阿托品,以免引起心动过速。

术前准备成功的标准:患者情绪稳定,睡眠好转,体重增加,脉率稳定在每分钟90次以下,脉压恢复正常,基础代谢率在+20%以下,腺体缩小变硬。

5.突眼护理

对于原发性甲亢突眼患者要注意保护眼睛,卧床时头部垫高,减轻眼部肿胀;眼睑闭合不全者,可戴眼罩,睡眠前用抗生素眼膏涂眼,防止角膜干燥、溃疡。

6.颈部术前常规准备

术前戒烟,教会患者深呼吸、有效咳嗽及咳痰方法;对患者进行颈过伸体位训练,以适应手术时体位改变;术前12小时禁食,4小时禁水。床旁备引流装置、无菌手套、拆线包及气管切开包等急救物品。

(二)术后护理

1.体位

取平卧位,血压平稳后给予半卧位。

2.饮食

麻醉清醒病情平稳后,协助患者主动饮少量温水,若无不适,鼓励其进食流质,但不可过热,逐步过渡为半流质及软食。

3.病情观察

(1)术后密切监测患者的生命体征,尤其是呼吸、脉搏变化。

(2)观察患者有无声音嘶哑、误吸、呛咳等症状。

(3)妥善固定颈部引流管,保持引流通畅,观察并记录引流液的量、颜色及性状。

(4)保持创面敷料清洁干燥,注意渗液流向肩背部,及时通知医师并配合处理。

4.用药护理

继续服用碘剂,每天 3 次,每次 10 滴,共 1 周左右;或由每天 3 次,每次 16 滴开始,逐天每次减少 1 滴,至每次 3～5 滴为止。年轻患者术后常规口服甲状腺素,每天 30～60 mg,连服 6～12 个月,预防复发。

5.颈部活动指导

术后床上变换体位时注意保护颈部;术后第 2 天床上坐起,或弯曲颈部时,将手放于颈后支撑头部重量,并保持头颈部于舒适位置,减少因震动而引起的疼痛;手术 2～4 天后,进行点头、仰头、伸展和左右旋转等颈部活动,防止切口挛缩。逐渐增加活动范围和活动量。

(三)术后并发症的观察及护理

(1)呼吸困难和窒息:同甲状腺肿瘤护理方法。

(2)喉返神经损伤:同甲状腺肿瘤护理方法。

(3)喉上神经损伤:同甲状腺肿瘤护理方法。

(4)手足抽搐:同甲状腺肿瘤护理方法。

(5)甲状腺危象:甲状腺危象是甲亢的严重并发症,死亡率为 20％～30％。其发生可能与术前准备不充分、甲亢症状未能很好控制及手术应激有关。主要表现为术后 12～36 小时内高热(>39 ℃)、脉搏细速(>120 次/分)、大汗、烦躁不安、谵妄甚至昏迷,常伴有呕吐、腹泻。若处理不及时或不当可迅速发展为昏迷、虚脱、休克甚至死亡。甲亢患者基础代谢率降至正常范围再实施手术,是预防甲状腺危象的关键。

护理措施如下。①碘剂:口服复方碘化钾溶液 3～5 mL,紧急时将 10％碘化钠 5～10 mL 加入 10％葡萄糖溶液 500 mL 中静脉滴注,以降低血液中甲状腺素水平。②激素治疗:给予氢化可的松每天 200～400 mg,分次静脉滴注,以拮抗过量甲状腺素的反应。③镇静剂:常用苯巴比妥钠 100 mg 或冬眠Ⅱ号半量,6～8 小时肌内注射一次。④肾上腺素能阻滞剂:可用利血平 1～2 mg 肌内注射或胍乙啶 10～20 mg 口服,还可用普萘洛尔 5 mg 加入 5％～10％葡萄糖溶液 100 mL 中静脉滴注,以降低周围组织对肾上腺素的反应。⑤降温:物理或药物降温,使患者体温维持在 37 ℃左右。⑥静脉滴注大量葡萄糖溶液补充能量。⑦吸氧:以减轻组织缺氧。⑧心力衰竭者,遵医嘱应用洋地黄类制剂。⑨保持病室安静,避免刺激。

(四)心理护理

有针对性与患者沟通,了解其心理状态,满足患者需要,消除其顾虑和恐惧心理,避免情绪激动。

(五)健康教育

(1)鼓励患者早期下床活动,但注意保护头颈部。拆线后教会患者做颈部活动,促进功能恢复,防止瘢痕挛缩;声音嘶哑者,指导患者做发音训练。讲解有关甲状腺术后并发症的临床表现和预防措施。

（2）用药指导:讲解甲亢术后继续服药的重要性并督促执行。如将碘剂滴在饼干、面包等固体食物上同服,既能保证剂量准确,又能避免口腔黏膜损伤。

（3）出院康复指导:注意休息,保持心情愉快;加强颈部活动,防止瘢痕粘连;定期门诊复查,术后第 3、6、12 个月复诊,以后每年 1 次,共 3 年;若出现心悸、手足震颤、抽搐等情况及时就诊。

十、护理效果评估

（1）患者是否出现甲状腺危象,或已发生的危象能否得到及时发现和处理。

（2）患者营养需要是否得到满足。

（3）患者术后能否有效咳嗽,保持呼吸道通畅。

（4）患者术后生命体征是否平稳,是否出现各种并发症;一旦发生,能否及时发现和处理。

（周红霞）

第三节　甲状腺功能减退症

甲状腺功能减退症简称甲减,是由多种原因引起的 TH 合成、分泌减少或生物效应不足导致的以全身新陈代谢率降低为特征的内分泌疾病。本病如始于胎、婴儿,则称克汀病或呆小症。始于性发育前儿童,称幼年型甲减,严重者称幼年黏液性水肿。成年发病则称甲减,严重时称黏液性水肿。按病变部位分为甲状腺性、垂体性、下丘脑性和受体性甲减。

一、护理目标

（1）维持理想体重。

（2）促进正常排便。

（3）增进自我照顾能力。

（4）维护患者的安全。

（5）预防并发症。

二、护理措施

(一)给予心理疏导及支持

（1）多与患者交心、谈心,交流患者感兴趣的话题。

（2）鼓励患者参加娱乐活动,调动参加活动的积极性。

（3）安排患者听轻松、愉快的音乐,使其心情愉快。

（4）嘱患者家属多探视、关心患者,使患者感到温暖和关怀,以增强其自信心。

（5）给患者安排社交活动的时间,以减轻其孤独感。

(二)合理营养与饮食

（1）进食高蛋白、低热量、低钠饮食。

(2)注意食物的色、味、香,以促进患者的食欲。

(3)鼓励患者少量多餐,注意选择适宜的进食环境。

(三)养成正常的排便习惯

(1)鼓励患者多活动,以刺激肠蠕动、促进排便。

(2)食物中注意纤维素的补充(如蔬菜、糙米等)。

(3)指导患者进行腹部按摩,以增加肠蠕动。

(4)遵医嘱给予缓泻剂。

(四)提高自我照顾能力

(1)鼓励患者由简单完成到逐渐增加活动量。

(2)协助督促完成患者的生活护理。

(3)让患者参与活动,并提高活动的兴趣。

(4)提供安全的场所,避免碰、撞伤的发生。

(五)预防黏液性水肿性昏迷(甲减性危象)

(1)密切观察甲减性危象的症状。①严重的黏液水肿;②低血压;③脉搏减慢,呼吸减弱;④体温过低($<35\ ℃$);⑤电解质紊乱,血钠低;⑥痉挛,昏迷。

(2)避免过多的刺激,如寒冷、感染、创伤。

(3)谨慎地使用药物,避免镇静药、安眠剂使用过量。

(4)甲减性危象的护理。①定时进行动脉血气分析;②注意保暖,但不宜加温处理;③详细记录出入水量;④遵医嘱给予甲状腺激素及糖皮质激素。

(周红霞)

第四节　原发性甲状旁腺功能亢进症

原发性甲状旁腺功能亢进症(原发性甲旁亢)是指由甲状旁腺激素过度分泌引起的钙、磷和骨代谢紊乱的一种全身性疾病,表现为骨吸收增加的骨骼病变、泌尿系统结石、高钙血症和低磷血症等。原发性甲状旁腺功能亢进症在欧美多见,仅次于糖尿病和甲亢,占内分泌疾病的第三位,我国较少见。近20年来,随着临床医学中开展多种甲状旁腺功能亢进的筛选检查,特别是血清离子钙浓度和甲状旁腺激素测定的推广应用,其发生率明显提高。采用血钙筛查后本病的发病率较前增加4倍。女性多于男性,为$(2\sim4):1$。本病发病率为就诊人数的$0.10\%\sim0.25\%$。最常见于成年人,发病高峰在$30\sim50$岁,但也可见于幼儿和老年人,以60岁以上的女性较多见。目前我国报道的主要是症状型原发性甲状旁腺功能亢进症,而无症状型原发性甲状旁腺功能亢进症并不多见。

一、病理

在经手术证实的原发性甲状旁腺功能亢进症患者中,绝大多数是由甲状旁腺腺瘤引起,其次是甲状旁腺增生。4个腺体都增生的甲状旁腺功能亢进常伴发有家族性发病的多发性内分泌肿瘤。

(一)甲状旁腺增生

原发性甲状旁腺增生约占原发性甲状旁腺功能亢进症的15％,病变常累及多个腺体。分为主细胞增生和透明细胞增生两类,前者最为常见。另外还有一种少见类型,为增生性慢性甲状旁腺炎,病变除主细胞增生外,还伴有淋巴细胞性甲状旁腺炎,无甲状旁腺功能亢进的表现,酷似桥本氏甲状腺炎的改变。可能是一种自身免疫反应,刺激实质细胞增生,导致甲状旁腺的增生。

由于维生素D缺乏、肾脏疾病等所致的继发性甲状旁腺功能亢进症患者的甲状旁腺增生均呈均匀性,增生细胞以主细胞为主,但亦可见过渡型及成熟型嗜酸性细胞增生。

(二)甲状旁腺腺瘤

甲状旁腺腺瘤为甲状旁腺亢进的主要病因,可单发或多发。腺瘤可有3种类型,即主细胞腺瘤、嗜酸性细胞腺瘤和混合性腺瘤。甲状旁腺腺瘤多为有功能性,占30％～90％,也可为非功能性的。肿瘤可发生于任何一个腺体,但以下一对甲状旁腺多发,为上一对的2～4倍。甲状旁腺瘤的部位随胚胎时正常甲状旁腺的位置而异,可从颈动脉分叉处到心包,从甲状腺的前面到胸骨后或食管后,有时可位于甲状腺包膜内,甚至被结节性甲状腺肿的结节所包裹。异位腺瘤占10％～20％,其中70％见于纵隔,20％见于甲状腺(表8-1)。

表8-1　甲状旁腺增生与甲状旁腺腺瘤的鉴别

病变	甲状旁腺增生	甲状旁腺腺瘤
累及腺体	累及4个腺体	累及1个,偶尔2个腺体
病变部位	常为双侧腺体病变	多见于下部腺体
包膜	被膜薄,不完整	包膜完整,无粘连
镜下改变	常为多种成分混合性增生	主要为主细胞
	脂肪间质存在	脂肪间质缺乏
	被膜旁无挤压的甲状旁腺	膜旁见挤压的甲状旁腺
饿酸卡红染色	大量细胞内脂质	部分含少量细胞内脂质
功能亢进症状	有	有,少数无症状

(三)甲状旁腺癌

甲状旁腺癌很少见,占原发性甲状旁腺功能亢进症病例的2％～4％。临床诊断甲状旁腺癌的可靠依据是周围组织浸润、局部淋巴结和远处脏器如肺、胸膜、心包、肝脏、骨等转移。病理上有人认为最有价值的诊断指标是核分裂。甲状旁腺癌的诊断标准如下:①甲状旁腺功能亢进表现显著;②血甲状旁腺激素值高于正常2～4倍,血钙大于3.2 mmol/L;③颈部触诊或B超检查发现肿块;④术中发现肿块与周围粘连;⑤病理见核分裂象,或侵犯包膜、血管,或证明有颈部淋巴结转移(表8-2)。

表8-2　甲状旁腺腺瘤与甲状旁腺癌的鉴别

病变	甲状旁腺腺瘤	甲状旁腺腺癌
累及范围	1个,偶尔2个腺体	1个腺体
生长速度	缓慢	较快
肿瘤大小	大多小于3 cm	多数大于3 cm
包膜	完整,无粘连	厚,有粘连

续表

病变	甲状旁腺腺瘤	甲状旁腺腺癌
浸润	无	邻近组织和/或脏器浸润
转移	无	局部淋巴结和/或远处转移
血管瘤栓	无	有
细胞异型性	不明显	明显
核分裂象	很少	较多

(四)骨骼病理

早期仅有骨量减少,以后骨吸收日渐加重,可出现畸形、骨囊性变和多发性病理性骨折,易累及颅骨、四肢长骨和锁骨等部位。镜下见骨内膜和骨外膜的骨吸收部位增多,破骨细胞数量增加,骨皮质明显变薄。

骨形成部位也增多,矿化骨体积减小,但矿化沉积速率仅轻度下降。病程长和/或病情重者,在破坏的旧骨和膨大的新骨处形成囊肿状改变,囊腔内充满纤维细胞,钙化不良的新骨及大量的毛细血管,巨大多核的破骨细胞衬于囊壁,形成纤维囊性骨炎,较大的囊肿常有陈旧性出血而呈棕黄色(棕色瘤)。

二、临床表现

临床症状可分为高钙血症、骨骼病变和泌尿系统3组,可单独出现或合并存在。进展缓慢,常数月或数年才引起患者的注意,往往不能叙述正确的发病时间。少数情况下,可突然发病,表现为明显的脱水和昏迷(高钙血症性甲状旁腺危象)。

(一)高钙血症

原发性甲状旁腺功能亢进症时甲状旁腺激素升高,但血钙也高。血钙增高所引起的症状可影响多个系统。中枢神经系统有淡漠、烦躁、消沉、性格改变、反应迟钝、记忆力减退、失眠、情绪不稳定及衰老加速等。高血钙可导致神经肌肉激惹性降低,胃肠道平滑肌张力降低,蠕动缓慢,引起食欲缺乏、腹胀、便秘、恶心、呕吐、反酸、上腹痛。高血钙可刺激胃泌素分泌,使胃酸增多,导致消化性溃疡。钙离子易沉着于有碱性胰液的胰管和胰腺内,激活胰蛋白酶原和胰蛋白酶,5%~10%的患者有急性或慢性胰腺炎。高血钙还可引起心血管症状,如心悸、气促、心律失常、心力衰竭及眼部病变等。

(二)骨骼系统

骨密度呈进行性降低,可伴广泛脱钙、纤维囊性骨炎、囊肿形成、病理性骨折和骨畸形。青少年患者可引起骨骺变形、脱位或碎裂。纤维囊性骨炎是骨受累较特有的表现,其病理特点为骨小梁数目减少,骨表面扇形区中巨大的多核破骨细胞增多,正常的细胞和骨髓成分被纤维组织所替代。

骨骼受累的主要表现为广泛的骨关节疼痛,伴明显压痛。绝大多数有脱钙,骨密度低。起初症状为腰腿痛,逐渐发展为全身骨及关节,活动受限,严重时不能起床,不能触碰,表现为难以忍受的全身性疼痛。易发生病理性骨折。囊样改变的骨骼常呈局限性膨隆并有压痛,好发于颌骨、肋骨、锁骨外1/3端及长骨。80%以骨骼病变表现为主或与泌尿系统结石同时存在,但亦可以骨量减少和骨质疏松为主要表现。可通过骨密度的测定发现是否存在进行性骨质减少。

(三)泌尿系统

长期高钙血症可影响肾小管的浓缩功能,同时尿钙和磷排量增多,因此患者常有烦渴、多饮和多尿。可反复发生肾脏或输尿管结石,表现为肾绞痛或输尿管痉挛的症状,血尿或砂石尿等,也可有肾钙盐沉积症。结石反复发生或大结石形成可引起尿路梗阻和感染,一般手术后可恢复正常,少数可发展为肾功能不全和尿毒症。

多数患者无特殊体征,10%～30%在颈部可触及肿块者骨骼有压痛、畸形、局部隆起和身材缩短等。体检可见身高变矮、头颅变形、鸡胸、驼背、四肢骨弯曲,呈 O 型或 X 型腿,髋内翻,骨囊肿部位膨大变形。

按症状可将甲状旁腺功能亢进分为三型:Ⅰ型以骨病为主,血清钙平均 3.3 mmol/L,肿瘤平均 5.9 g,平均症状期 3.6 年;Ⅱ型以肾结石为主,血清钙平均 2.88 mmol/L,肿瘤平均 1.05 g,平均症状期 6.8 年;Ⅲ型为两者兼有。

三、诊断及鉴别诊断

甲状旁腺功能亢进的诊断主要依靠临床和实验室资料。出现以下情况时应怀疑本病:①经常复发的、活动性泌尿系统结石或肾钙盐沉积者。②原因未明的骨质疏松,尤其伴有骨膜下骨皮质吸收和/或牙槽骨板吸收及骨囊肿形成者。③长骨骨干、肋骨、颌骨或锁骨巨细胞瘤,特别是多发者。④原因不明的恶心、呕吐,久治不愈的消化性溃疡,顽固性便秘和复发性胰腺炎者。⑤无法解释的精神神经症状,尤其伴有口渴、多尿和骨痛者。⑥阳性家族史者及新生儿手足抽搐症者的母亲。⑦长期应用抗惊厥药或噻嗪类利尿剂而发生较明显的高血钙症者。⑧高尿钙伴或不伴高钙血症者。

原发性甲状旁腺功能亢进症的诊断要点:①高血钙(正常值为 2.1～2.6 mmol/L),低血磷,尿钙增高。血清甲状旁腺素增高(正常值为 9～55 pg/mL)。②肾石病、钙化性肾功能不全、多尿、烦渴、高血压、尿毒症、难治性胃十二指肠溃疡、便秘。③骨痛、囊肿性病变和较少见的病理性骨折。④血清和尿钙增高,尿磷酸盐增高伴血清磷酸盐降低或正常,碱性磷酸酶正常至增高。⑤眼裂隙灯检查显示"带状角膜病变"。⑥X 线检查示骨膜下吸收、牙齿硬板损耗、肾实质钙化或结石、骨囊肿。

(一)定位诊断

原发性甲状旁腺功能亢进症的治疗主要是手术治疗,而手术治疗的术前定位是非常重要的。定位诊断的主要方法包括 B 超、CT、MRI、数字减影血管造影和核素扫描等。

1.颈部 B 超

B 超(10 Hz)可显示较大的病变腺体。B 超定位的敏感性达 89%,阳性正确率达 94%。假阴性的原因是位置太高或太低,或藏在超声暗区,腺体太小、异位甲状旁腺等。B 超检查作为术前的常规检查,对鉴别腺瘤和增生有一定的价值。

2.放射性核素甲状旁腺显像

放射性核素甲状旁腺显像是诊断甲状旁腺疾病的重要方法和途径,近年来应用广泛。正常甲状旁腺组织和功能亢进的甲状旁腺组织均可摄取放射性核素^{201}Tl 和^{99m}Tc-MIBI(^{99m}锝-异丁基异氰)。但前者的摄取量较低,且清除较快。利用计算机减影,即可得到功能亢进的甲状旁腺影像。常用的显像方法有 3 种:①^{201}Tl/^{99m}Tc 双核素减影法;②^{99m}Tc-MIBI/^{99m}Tc 双核素减影法;③^{99m}Tc-MIBI 双时相法。前面两种检查,患者必须在两次注药显像时完全保持体位不动,才能保证减影后甲状旁腺影像的正确性,否则可出现明显误差。根据^{99m}Tc-MIBI在正常甲状腺组织内清除快,在功能亢进的甲状旁腺组织内清除慢的原理建立双时相法。

甲状旁腺功能正常时不显影,对于功能亢进的甲状旁腺组织术前定位及术后追踪。^{201}Tl/^{99m}Tc双核素减影法灵敏度为$80\%\sim90\%$,^{99m}Tc-MIBI/^{99m}Tc双核素减影法更高。异位甲状旁腺腺瘤的灵敏度最高。甲状旁腺瘤重量超过1 500 mg时阳性率达100%。^{99m}Tc-MIBI显像对原发性甲状旁腺功能亢进症定位的诊断敏感性(91%)高于继发性甲状旁腺功能亢进(83%)。

3.颈部和纵隔CT

可发现纵隔内病变,对位于前上纵隔腺瘤的诊断符合率达67%,可检出直径>1 cm的病变。通过上述3种检查至少有3/4以上的旁腺瘤可以通过这些常规检查而发现。

4.血清甲状旁腺素

血清甲状旁腺素的峰值点反映病变甲状旁腺的位置,增生和位于纵隔的病变则可选用上腔、颈外和甲状腺静脉分段抽血,测定甲状旁腺激素,在甲状旁腺激素偏高的静脉旁探查,寻找甲状旁腺有一定的意义。

5.选择性甲状腺动脉造影

其肿瘤染色的定位诊断率为$50\%\sim70\%$。其主要目的是显示异位的甲状旁腺腺瘤。选择性动脉造影至少需要包括甲状颈干、颈总动脉及内乳动脉造影。导管插入上述血管后,经导管注入少量稀释的造影剂,确认导管的位置,注入造影剂。若以上造影均为阴性,则需行其他动脉造影,如支气管动脉、主动脉弓或无名动脉造影,以显示异位的甲状旁腺腺瘤。甲状旁腺腺瘤具有特征性的血管造影表现,表现为丰富血管的、圆形或卵圆形的肿块影,边缘光滑锐利,呈均匀血管染色。数字减影血管造影较常规血管造影能更好地显示甲状旁腺腺瘤。

(二)鉴别诊断

1.高钙血症的鉴别

多发性骨髓瘤可有局部和全身性骨痛、骨质破坏及高钙血症。通常球蛋白、特异性免疫球蛋白增高、血沉增快、尿中本-周蛋白阳性,骨髓可见瘤细胞。血碱性磷酸酶正常或轻度增高,血甲状旁腺激素正常或降低。

恶性肿瘤性高钙血症常见于:①肺、肝、甲状腺、肾、肾上腺、前列腺、乳腺和卵巢肿瘤的溶骨性转移。骨骼受损部位很少在肘和膝关节以下,血磷正常,血甲状旁腺激素正常或降低。临床上有原发性肿瘤的特征性表现。②假性甲状旁腺功能亢进患者不存在溶骨性的骨转移癌,但肿瘤(非甲状旁腺)能分泌体液因素引起高血钙。假性甲状旁腺功能亢进的病情进展快、症状严重、常有贫血。体液因素包括甲状旁腺激素类物质、前列腺和破骨性细胞因子等。

2.代谢性骨病的鉴别

主要与骨质疏松症、骨质软化症、肾性骨营养不良及骨纤维异常增殖症等鉴别。

四、治疗

手术是治疗原发性甲状旁腺功能亢进症的有效措施。

(一)术前准备

对已确诊者,可按一般术前处理。血钙明显升高者,应将血钙降至正常范围内,因高血钙症易导致严重的心律失常。

（二）术前定位

采用 B 超及同位素扫描相结合的方法，术前可以确定甲状旁腺腺瘤的位置。必要时，可以行有创性的定位检查如动脉造影、颈静脉插管分段取样检测血清甲状旁腺素浓度，主要用于初次探查因肿瘤异位等特殊困难而失败的再次探查术。

（三）手术方法

术前明确定位的腺瘤可直接切除，但应行术中冰冻切片予以证实。若无明确定位者探查时，必须详细寻找四枚腺体，以免手术失败。如属腺瘤，应予以切除，但需保留 1 枚正常腺体。如属增生，则应切除 3 枚，第 4 枚腺体切除 50% 左右。也可将全部增生的甲状旁腺切下，将其中一个做小薄片行自体移植，移植于前臂内侧，术后若仍有高血钙症则切开植入的部位取出其中一部分的薄片。异位的腺体，多数位于纵隔，可顺沿甲状腺下动脉分支寻找，不必常规打开胸骨。若仍未能探查到则加胸骨正中纵行切口，暴露纵隔，探察胸腺周围及纵隔的脂肪组织。有时异位甲状旁腺包埋在甲状腺中，应避免遗漏。

手术成功时，血清甲状旁腺素常迅速恢复正常，血钙和血磷多在术后 1 周内降至正常。伴有明显骨病者，由于术后钙、磷大量沉积于脱钙的骨组织，故术后数天内可发生手足抽搐症。有时血钙迅速下降，可造成意外，必须定期检查血生化指标，并适当静脉补充钙剂。

如术后症状无缓解，血钙于 1 周后仍未能纠正，提示手术失败。常见原因：①腺瘤为多发性，探查中遗漏了能自主分泌甲状旁腺激素的腺瘤，被遗漏的腺瘤可能在甲状腺、食管旁、颈动脉附近甚至纵隔。②甲状旁腺有 5 枚以上，腺体切除相对不足。③甲状旁腺腺癌复发或已有远处转移。④非甲状旁腺来源的异位甲状旁腺激素综合征。

对于无症状型甲状旁腺功能亢进是否需要手术目前还有分歧，赞成者认为 30% 无症状型甲状旁腺功能亢进会发生一种或多种代谢性疾病。1992 年，美国国立卫生研究院研究讨论会提出，无症状患者具有客观的原发性甲状旁腺功能亢进症表现者，宜于手术治疗。无症状而仅有轻度高钙血症的甲状旁腺功能亢进病例需随访观察，如有以下情况需手术治疗：①骨吸收病变的 X 线表现；②肾功能减退；③活动性尿路结石；④血钙水平大于 3 mmol/L；⑤血清甲状旁腺素较正常增高 2 倍以上；⑥严重精神病、溃疡病、胰腺炎和高血压等。

近几年来开展的新技术射线引导下的微创性甲状旁腺切除术，可在局麻下进行。其优点是切口小、手术时间短、治愈率高、甲旁减的机会低。但适应证只是扫描证实为单个腺瘤的原发性甲状旁腺功能亢进症患者。

五、临床护理

（一）术前护理

（1）给予低钙高磷的食物，多饮水，以利于尿钙排出，降低血钙。

（2）根据病情不同程度地限制患者活动，以防发生病理性骨折。已有骨折的患者，应卧床并做外固定，注意患肢末梢血运。

（3）卧床患者应定时翻身，防止发生压疮，翻身时动作要轻，以防发生骨折。

（4）正确留取血、尿标本，及时送检，了解检查结果。若血钙等于或大于 3.75 mmol/L，即为甲旁亢危象，需遵医嘱立即静脉输液，静脉推注呋塞米 20～40 mg，肌内或皮下注射降钙素，依据病情重复使用，降低血钙水平。

（5）颈部常规备皮及术前准备，按时进手术室。

(二)术后护理

(1)进行生命体征监测,通常每30分钟1次,血压平稳后取半卧位,观察伤口有无渗血及渗液等。

(2)术后6小时可进流质饮食,如无呛咳应改半流质,与营养室联系,给予高钙、低磷的食物。

(3)术后24～48小时拔除橡皮引流条。

(4)密切观察病情,注意有无感觉异常、四肢麻木、手足搐搦等低血钙临床表现,一旦出现应立即报告医师进行处理。

(5)隔天复查1次血清钙和磷,如出现低钙血症,应及时补充钙剂。症状轻者可口服葡萄糖酸钙1～2 g,每天3次,症状重者宜静脉补钙。

(三)术后并发症的观察与护理

甲旁亢术后的主要并发症是低钙血症,一般在术后24～48小时出现,1周内最明显,表现为四肢麻木、感觉异常、手足抽搐,严重者可发生喉、膈肌和肠平滑肌痉挛。血清钙常在2.0 mmol/L以下,由于患者神经肌肉兴奋性增高,即使轻微刺激,如寒冷、心情不好即可诱发其发作,必须注意加强护理。

首先应善于发现患者的心理问题,进行心理疏导,使其心情愉快,避免各种不良刺激。控制因低钙血症所致的症状,若出现手足抽搐,应立即静脉缓推10%葡萄糖酸钙或氯化钙10～20 mL,每天1～3次,必要时可加用镇静剂。如2～3天仍不能控制症状,可加用钙化醇0.5～1.0 μg/d。伴有低血镁的患者可给10%硫酸镁10 mL肌内注射,每天2～4次,有利于纠正低钙血症。术后永久性甲状旁腺功能不足的患者,应长期口服钙剂和维生素D治疗,有条件者可做甲状旁腺移植术。

(周红霞)

第五节 急性乳腺炎

一、疾病概述

(一)概念

急性乳腺炎是乳腺的急性化脓性感染。多发生于产后3～4周的哺乳期妇女,以初产妇最常见。主要致病菌为金黄色葡萄球菌,少数为链球菌。

(二)相关病理生理

急性乳腺炎开始时局部出现炎性肿块,数天后可形成单房或多房性的脓肿。表浅脓肿可向外破溃或破入乳管自乳头流出;深部脓肿不仅可向外破溃,也可向深部穿至乳房与胸肌间的疏松组织中,形成乳房后脓肿。感染严重者,还可并发脓毒血症。

(三)病因与诱因

病因主要有以下几种。

1.乳汁淤积

乳汁是细菌繁殖的理想培养基,引起乳汁淤积的主要原因:①乳头发育不良(过小或凹陷)妨碍哺乳;②乳汁过多或婴儿吸乳过少导致乳汁不能完全排空;③乳管不通(脱落上皮或衣服纤维堵塞),影响乳汁排出。

2.细菌入侵

当乳头破损时,细菌沿淋巴管入侵是感染的主要途径。细菌也可直接侵入乳管,上行至腺小叶而致感染。细菌主要来自婴儿口腔、母亲乳头或周围皮肤。多数发生于初产妇,因其缺乏哺乳经验;也可发生于断奶时,6个月以后的婴儿已经长牙,易致乳头损伤。

(四)临床表现

1.局部表现

初期患侧乳房红、肿、胀、痛,可有压痛性肿块,随病情发展症状进行性加重,数天后可形成单房或多房性的脓肿。脓肿表浅时局部皮肤可有波动感和疼痛,脓肿向深部发展可穿至乳房与胸肌间的疏松组织中,形成乳房后脓肿和腋窝脓肿,并出现患侧腋窝淋巴结肿大、压痛。局部表现可有个体差异,应用抗生素治疗的患者,局部症状可被掩盖。

2.全身表现

感染严重者,可并发败血症,出现寒战、高热、脉快、食欲减退、全身不适、白细胞增多等症状。

(五)辅助检查

1.实验室检查

白细胞计数及中性粒细胞比例增多。

2.B超检查

确定有无脓肿及脓肿的大小和位置。

3.诊断性穿刺

在乳房肿块波动最明显处或压痛最明显的区域穿刺,抽出脓液可确诊脓肿已经形成。脓液应做细菌培养和药敏试验。

(六)治疗原则

主要原则为控制感染,排空乳汁。脓肿形成以前以抗菌药治疗为主,脓肿形成后,需及时切开引流。

1.非手术治疗

(1)一般处理:①患乳停止哺乳,定时排空乳汁,消除乳汁淤积。②局部外敷,用25%硫酸镁湿敷,或采用中药蒲公英外敷,也可用物理疗法促进炎症吸收。

(2)全身抗菌治疗:原则为早期、足量应用抗生素。针对革兰阳性球菌有效的药物,如青霉素、头孢菌素等。由于抗生素可被分泌至乳汁,故避免使用对婴儿有不良影响的抗菌药,如四环素、氨基苷类、磺胺类和甲硝唑。如治疗后病情无明显改善,则应重复穿刺以了解有无脓肿形成,或根据脓液的细菌培养和药敏试验结果选用抗生素。

(3)中止乳汁分泌:患者治疗期间一般不停止哺乳,因停止哺乳不仅影响婴儿的喂养,且提供了乳汁淤积的机会。但患侧乳房应停止哺乳,并以吸乳器或手法按摩排出乳汁,局部热敷。若感染严重或脓肿引流后并发乳瘘(切口常出现乳汁)需回乳,常用方法:①口服溴隐亭1.25 mg,每天2次,服用7~14天;或口服己烯雌酚1~2 mg,每天3次,2~3天。②肌内注射苯甲酸雌二醇,每次2 mg,每天1次,至乳汁分泌停止。③中药炒麦芽,每天60 mg,分2次煎服或芒硝外敷。

2.手术治疗

脓肿形成后切开引流。于压痛、波动最明显处先穿刺抽吸取得脓液后,于该处切开放置引流,脓液做细菌培养及药物敏感试验。脓肿切开引流时注意:①切口一般呈放射状,避免损伤乳管引起乳瘘;乳晕部脓肿沿乳晕边缘做弧形切口;乳房深部较大脓肿或乳房后脓肿,沿乳房下缘做弧形切口,经乳房后间隙引流。②分离多房脓肿的房间隔以利引流。③为保证引流通畅,引流条应放在脓腔最低部位,必要时另加切口做对口引流。

二、护理评估

(一)一般评估

1.生命体征

评估是否有体温升高,脉搏加快。急性乳腺炎患者通常有发热,可有低热或高热;发热时呼吸、脉搏加快。

2.患者主诉

询问患者是否为初产妇,有无乳腺炎、乳房肿块、乳头异常溢液等病史;询问有无乳头内陷;评估有无不良哺乳习惯,如婴儿含乳睡觉、乳头未每天清洁等;询问有无乳房胀痛,浑身发热、无力、寒战等症状。

3.相关记录

体温、脉搏、皮肤异常等记录结果。

(二)身体评估

1.视诊

乳房皮肤有无红、肿、破溃、流脓等异常情况;乳房皮肤红肿的开始时间、位置、范围、进展情况。

2.触诊

评估乳房乳汁淤积的位置、范围、程度及进展情况;乳房有无肿块,乳房皮下有无波动感,脓肿是否形成,脓肿形成的位置、大小。

(三)心理-社会评估

评估患者心理状况,是否担心婴儿喂养与发育、乳房功能及形态改变。

(四)辅助检查阳性结果评估

患者血常规检查示血白细胞计数及中性粒细胞比例升高提示有炎症的存在;根据B超检查的结果判断脓肿的大小及位置,诊断性穿刺后方可确诊脓肿形成;根据脓液的药物敏感试验选择抗生素。

(五)治疗效果的评估

1.非手术治疗评估要点

应用抗生素是否有效果,乳腺炎症是否得到控制,患者体温是否恢复正常;回乳措施是否起效,乳汁淤积情况有无改善,患者乳房肿胀疼痛有无减轻或加重;患者是否了解哺乳卫生和预防乳腺炎的知识,情绪是否稳定。

2.手术治疗评估要点

手术切开排脓是否彻底;伤口愈合情况是否良好。

三、主要护理诊断

(一)疼痛

疼痛与乳汁淤积、乳房急性炎症使乳房压力显著增加有关。

(二)体温过高

体温过高与乳腺急性化脓性感染有关。

(三)知识缺乏

知识缺乏与不了解乳房保健和正确哺乳知识有关。

(四)潜在并发症

乳瘘。

四、主要护理措施

(一)对症处理

定时测患者体温、脉搏、呼吸、血压,监测白细胞计数及分类变化,必要时做血培养及药物敏感试验。密切观察患者伤口敷料引流、渗液情况。

1.发热

高热者,给予冰袋、乙醇擦浴等物理降温措施,必要时遵医嘱应用解热镇痛药;脓肿切开引流后,保持引流通畅,定时更换切口敷料。

2.缓解疼痛

(1)患乳暂停哺乳,定时用吸乳器吸空乳汁。若乳房肿胀过大,不能使用吸乳器,应每天坚持用手揉挤乳房以排空乳汁,防止乳汁淤积。

(2)用乳罩托起肿大的乳房以减轻疼痛。

(3)疼痛严重时遵医嘱给予止痛药。

3.炎症

(1)消除乳汁淤积,用吸乳器吸出乳汁或用手顺乳管方向加压按摩,使乳管通畅。

(2)局部热敷,每次 20～30 分钟,促进血液循环,利于炎症消散。

(二)饮食与运动

给予高蛋白、高维生素、低脂肪食物,保证足量水分摄入。注意休息,适当运动,劳逸结合。

(三)用药护理

遵医嘱早期使用抗菌药,根据药物敏感试验选择合适的抗菌药,注意评估者有无药物不良反应。

(四)心理护理

观察了解患者心理状况,给予必要的疾病有关的知识宣教,抚慰其紧张急躁情绪。

(五)健康教育

1.保持乳头和乳晕清洁

每次哺乳前后清洁乳头,保持局部干燥清洁。

2.纠正乳头内陷

妊娠期每天挤捏、提拉乳头。

3.养成良好的哺乳习惯

定时哺乳,每次哺乳时让婴儿吸净乳汁,如有淤积及时用吸乳器或手法按摩排出乳汁;培养婴儿不含乳头睡眠的习惯;注意婴儿口腔卫生,及时治疗婴儿口腔炎症。

4.及时处理乳头破损

乳晕破损或皲裂时暂停哺乳,用吸乳器吸出乳汁哺乳婴儿;局部用温水清洁后涂以抗菌药软膏,待愈合后再行哺乳;症状严重时及时诊治。

五、护理效果评估

(1)患者的乳汁淤积情况有无改善,是否学会正确排出淤积乳汁的方法,是否坚持每天挤出已经淤积的乳汁,回乳措施是否产生效果,乳房胀痛有无逐渐减轻。

(2)患者乳房皮肤的红肿情况有无好转,乳房皮肤有无溃烂,乳房肿块有无消失或增大。

(3)患者应用抗生素后体温有无恢复正常,炎症有无消退,炎症有无进一步发展为脓肿。

(4)患者脓肿有无及时切开引流,伤口愈合情况是否良好。

(5)患者是否了解哺乳卫生和预防乳腺炎的知识,焦虑情绪是否改善。

(周红霞)

第六节 乳房良性肿瘤

临床常见的乳房良性肿瘤中以纤维腺瘤为最多,约占良性肿瘤的3/4,其次为乳管内乳头状瘤,约占良性肿瘤的1/5。

一、乳房纤维腺瘤

乳房纤维腺瘤是女性常见的乳房良性肿瘤,好发年龄为20~25岁。其次为15~20岁和25~30岁。

(一)病因

本病的发生与雌激素的作用活跃度密切相关。原因是小叶内纤维细胞对雌激素的敏感性异常增高。可能与纤维细胞所含雌激素受体的量或质的异常有关。雌激素是本病发生的刺激因子,所以纤维腺瘤发生于卵巢功能期。

(二)临床表现

主要为乳房肿块。肿块多发生于乳房外上象限,约75%为单发,少数为多发。肿块增大缓慢,质似硬橡皮球的弹性感,表面光滑,易于推动。月经周期对肿块大小的影响不大。除肿块外,患者常无明显自觉症状。多为无意中扪及。

(三)处理原则

乳房纤维腺瘤虽属良性,癌变可能性很小,但有肉瘤变可能,故手术切除是唯一有效的治疗方法。由于妊娠可使纤维瘤增大,所以妊娠前或妊娠后发现的乳房纤维腺瘤一般应手术切除,并做常规病理学检查。术中应将肿瘤连同其包膜整块切除,周围包裹少量正常乳腺组织为佳。

(四)主要护理诊断

知识缺乏:缺乏乳房纤维腺瘤诊治的相关知识。

(五)护理措施

(1)为患者讲解乳房纤维腺瘤的病因及治疗方法。

(2)行肿瘤切除术后,嘱患者保持切口敷料清洁干燥,及时更换敷料。

(3)指导不手术患者密切观察肿块的变化,明显增大者应及时到医院诊治。

二、乳管内乳头状瘤

乳管内乳头状瘤多见于40～50岁妇女。75%发生在大乳管近乳头的壶腹部,瘤体很小,且有很多壁薄的血管,容易出血。乳管内乳头状瘤属于良性,但有恶变的可能,恶变率为6%～8%。

(一)临床表现

乳头溢血性液为主要表现。无其他自觉症状。多数因瘤体小,常不能触及;偶有较大的肿块。大乳管乳头状瘤,可在乳晕区扪及直径为数毫米的小结节,质软、可推动,轻压之,常可见乳头溢出血性液体。

(二)辅助检查

乳腺导管造影可明确乳管内肿瘤的大小和部位;也可行乳管内镜检查,通过内镜成像技术观察乳腺导管内的情况。

(三)处理原则

以手术治疗为主,行乳腺区段切除并做病理学检查,若有恶变应施行根治性手术。

(四)主要护理诊断

焦虑:与乳头溢液、缺乏乳管内乳头状瘤诊治的相关知识有关。

(五)护理措施

(1)提供疾病的相关知识,减轻患者的焦虑。

(2)对患者讲解乳头溢液的病因、手术治疗的必要性,解除患者的疑虑。

(周红霞)

第七节 乳 腺 癌

乳腺癌是女性发病率最高的恶性肿瘤之一。病因尚不清楚,目前认为与激素(雌酮、雌二醇)、家族史、月经史、婚育史、乳腺良性疾病、饮食、营养、环境、生活方式等有关。早期表现为患侧乳房无痛、单发小肿块,质硬、表面不光滑、边界不清;随着肿瘤增大,累及乳房悬韧带(Cooper韧带)、乳腺淋巴管及乳管时,可出现"酒窝征""橘皮征"、乳头内陷等。晚期癌肿可侵入胸筋膜、胸肌,肿块固定,出现卫星结节、铠甲胸,癌肿处皮肤破溃形成溃疡,伴有恶臭。常用辅助检查包括钼靶X线、B超、磁共振等。活组织病理学检查是明确乳腺癌诊断的主要方法。处理原则:乳腺癌的治疗以手术为主,辅以化疗、放射治疗(简称放疗)、内分泌及生物靶向治疗等。

一、护理评估

(一)术前评估

1.健康史

(1)个人情况:患者的年龄、职业、居住地、月经史、婚育史、哺乳史、饮食习惯、生活环境等。

(2)既往史:患者既往有无乳腺良性肿瘤史。

(3)其他:患者有无乳腺癌家族遗传史,有无肥胖或营养过剩等。

2.身体状况

(1)乳房外形和外表:双侧乳房的形状、大小是否对称,乳房皮肤有无红、肿、隆起或凹陷、有无橘皮样改变,有无乳头乳晕糜烂。

(2)乳房肿块:肿块大小、质地、活动度,边界是否清楚。

(3)锁骨上或下、腋窝及全身淋巴结有无肿大,有无肺、骨和肝转移征象。

(4)全身营养情况及心、肺、肝、肾等重要脏器的功能状态。

(5)影像学和其他检查有无异常。

3.心理-社会状况

(1)患者因乳腺癌产生的各种不良心理反应。

(2)患者是否了解乳腺癌的各种治疗方法。

(3)患者及家属的心理承受能力,是否担心手术治疗效果及疾病预后。

(二)术后评估

(1)麻醉及手术方式。

(2)术后伤口和皮瓣愈合情况,肢端血运循环情况。

(3)有无皮下积液、皮瓣坏死、上肢淋巴水肿等并发症发生。

(4)患肢功能锻炼计划实施情况及患肢功能的恢复情况。

二、常见护理诊断

(一)自我形象紊乱

与术前乳房外形改变,术后乳房缺失和瘢痕形成有关。

(二)有组织完整性受损的危险

与留置引流管、患侧上肢淋巴液引流不畅、头静脉、腋静脉被结扎、静脉栓塞或感染有关。

(三)知识缺乏

缺乏有关术后功能锻炼的知识。

三、护理目标

(1)患者能够主动应对自我形象的改变。

(2)患者手术创面愈合良好,患侧上肢肿胀减轻或消失。

(3)患者知晓患肢功能锻炼相关知识并能正确进行功能锻炼。

四、护理措施

(一)手术治疗患者护理

1.术前护理

(1)心理护理:患者面对恶性肿瘤的威胁、不确定的疾病预后、乳房外形的改变、担心形象改变影响夫妻生活等问题,承受着巨大的心理压力,易出现不同程度的焦虑、恐惧、抑郁等心理状况。因此,对不同年龄、性格和文化程度的患者,给予相应的心理辅导;鼓励患者表达内心的感受,针对性地做好心理疏导;讲解手术的重要性和必要性,并邀请术后疗效较好者讲解亲身经历,促使进一步认识治疗的重要性,帮助患者度过心理调适期;告知患者乳房重建相关知识,增加恢复信心。同时做好家属的沟通工作,并取得丈夫的理解、支持及关心,帮助丈夫接受妻子术后乳房外形改变的事实。

(2)终止妊娠或哺乳:妊娠期及哺乳期乳腺癌患者应立即停止妊娠或哺乳。

(3)术前准备:除常规准备外,乳头内陷者注意局部清洁;乳房皮肤溃疡者,每天换药至创面好转;需植皮者做好供皮区皮肤准备。

2.术后护理

(1)病情观察:监测生命体征变化,观察伤口敷料渗血、渗液情况,并做好记录。

(2)体位与活动:术后麻醉清醒,生命体征平稳后予半卧位,有利于呼吸和引流。鼓励患者早期下床活动。

(3)伤口护理。①有效包扎:手术部位予弹力绷带加压包扎,使皮瓣紧贴胸壁,防止积气积液。包扎松紧度一般以能容纳一指、不影响患者呼吸及局部血运为宜。包扎期间告知患者不能自行松解绷带,若绷带脱落,及时重新包扎,瘙痒时不能将手指伸入敷料搔抓。包扎一般维持7～10天。②密切观察患肢远端的血液循环:若发现患者有手指麻木、皮肤发绀、皮温降低、动脉搏动不能扪及等情况,提示腋窝血管受压、血运受阻,应及时调整绷带松紧度。

(4)引流管护理:乳腺癌根治术后,皮瓣下常规放置引流管并接负压引流,以便及时、有效地吸出残腔内的积血、积液,以利皮瓣愈合。要点如下:①保持有效负压:观察连接管是否连接紧密,保持负压吸引的压力大小适宜。若负压过低,不能有效引流,易引起皮下积血、积液;负压过高,引流管瘪陷,引流不畅。②妥善固定引流管:引流管长度适宜,卧床时固定在床旁,起床活动时固定于上衣,防止导管滑脱。③保持引流管通畅:防止其受压、扭曲和脱出。定时由近心端向远心端挤压引流管,防止积血、积液堵塞引流管。④观察引流液的量、颜色及性状:术后1～2天,引流出血性液体为50～200 mL,之后颜色逐渐变淡,引流量逐渐变少。⑤拔管:术后4～5天,若引流液转为淡黄色、引流量每天少于10 mL,创面与皮肤贴合紧密,手指按压伤口周围皮肤无空虚感,则可考虑拔管。

(5)患肢功能锻炼:由于乳腺癌根治术切除了胸肌、筋膜、皮肤,并做腋窝淋巴结清扫、淋巴管结扎,术后患侧肩关节活动明显受限,易发生冰冻肩、肢体活动功能障碍,以及患侧上肢水肿等并发症。合理的功能锻炼可增强肌肉力量,最大限度的恢复患者肩关节活动幅度。术后应鼓励并协助患者进行早期肢体功能锻炼。要点如下:①术后24小时内:活动手指及腕部,做伸指、握拳、屈腕等锻炼。②术后1～3天:进行上肢肌肉等长收缩,利用肌肉泵作用促进血液及淋巴液的回流;可用健侧手臂或在他人协助下进行患肢屈肘、伸臂等锻炼,逐步过渡到肩关节小范围前屈、后伸运动(前屈小于 30°,后伸小于 15°)。③术后4～7天:练习患侧手触摸对侧肩和同侧耳郭等锻炼。鼓励患者坐起,用患侧手洗脸、刷牙及进食等。④术后 1～2 周:术后 1 周患者无皮瓣积液、伤口愈合良好的情况下,做肩关节活动,以肩部为中心,前后摆臂。术后 10 天左右皮瓣与胸壁黏附牢固,循序渐进地抬高患肢(将患侧肘关节伸屈、手掌置于对侧肩,直至患侧肘关节与肩平)、手指爬墙(每天标记高度,逐渐增加幅度,直至患者手能高举过头)、摇绳、梳头等运动。

注意:指导患者做患肢功能锻炼时应注意锻炼的内容和活动量应根据患者的实际情况而定,一般每天 3～4 次,每次 10～20 分钟为宜;应循序渐进、逐渐增加活动量;术后 7～10 天内不外展肩关节,不以患侧肢体支持身体,以防皮瓣移动而影响创面愈合。

3.并发症的观察和护理

(1)皮下积液和皮瓣坏死。

观察:皮瓣血运循环情况,包括皮瓣颜色、温度、毛细血管充盈度,并做好记录。正常皮瓣皮温较健侧略低,颜色红润,与胸部紧贴。若皮瓣颜色变成青紫、暗红、发黑或苍白等,考虑血液循环障碍;若皮瓣触及波动感考虑皮下积液。

护理:一旦发生,安慰患者,及时报告医师,并协助处理。

(2)患侧上肢淋巴水肿。

观察:术后密切观察患者患侧肢体的臂围、活动度等,及早发现上肢淋巴水肿的发生。

注意:重视患者的主观感受,患者出现肢体肿胀、疼痛、麻木、发沉、发紧的感觉、肢体活动受限、衣服和首饰舒适性改变时要警惕有无淋巴水肿的发生。

护理。①饮食指导:进低盐、高蛋白、易消化的食物,保持理想体重,避免吸烟饮酒。②保护患肢:保持局部皮肤清洁干燥;避免患侧上肢受压及长时间下垂;避免对患肢盲目用力按摩或过热、过冷的外敷刺激;不用患肢提重物或进行过度的推、拉等动作;平卧时患侧上肢下方垫软枕抬高10°～15°,肘关节轻度屈曲,半卧位时屈肘 90°,放于胸腹部,下床活动时用健侧手将患侧上肢抬高于胸前,以促进患侧上肢静脉和淋巴回流。③避免损伤:禁止在患肢抽血、静脉注射、输血、输液、测血压;避免佩戴过紧的首饰、手表;避免外伤、蚊虫叮咬,局部有感染者,及时应用抗菌药物。④促进肿胀消退:患者出现患肢肿胀时,抬高患肢,可佩戴弹力袖套或予弹力绷带包扎,以减轻淋巴水肿。

(二)内分泌治疗的护理

乳腺癌是与雌激素关系密切的肿瘤,内分泌治疗已成为乳腺癌治疗的重要组成部分,可以显著提高雌激素受体阳性患者的无病生存率和总体生存率。服药周期为 5～10 年。治疗期间应做好药物相关不良反应的观察及护理。

1.提高服药依从性

向患者讲解内分泌治疗的目的及意义,强调坚持服药的重要性,避免间歇服药。

2.药物不良反应的观察与护理

(1)肌肉和关节疼痛:此症状出现的时间不等、轻重不等。做好解释工作,必要时可适当予以非甾体抗炎药(如西乐葆等)对症治疗。

(2)骨质疏松:雌激素降低可引起骨质疏松。用药期间定期检测骨密度,指导患者适当地摄取钙质和维生素 D,规律运动如散步、骑自行车等。

(3)雌激素降低相关症状:表现为潮红、潮热、性欲下降、阴道干燥等。潮红与潮热同时出现,多在黄昏或夜间,活动、进食等热量增加的情况下或情绪激动时容易发作;个别患者还会出现情绪的变化。告知患者这是药物反应,停药后反应消失,消除顾虑。

(4)子宫内膜增厚:定期检查子宫内膜情况。内膜增厚者或出现不规则阴道流血者必须行诊断性刮宫,了解子宫内膜有无病变。

五、健康教育

(一)伤口保护

保持伤口清洁、干燥,特别是夏季,避免大量出汗。伤口愈合后局部会发痒,切忌抓捏。沐浴时应注意水温,防止烫伤或冻伤。

(二)保护患肢

避免患肢提重物或过度的推、拉等动作,继续进行患肢功能锻炼。

(三)避孕

术后 5 年内避免妊娠,防止乳腺癌复发。

(四)义乳

在专业人士的指导下佩戴义乳。出院后早期佩戴无重量义乳,有重量义乳在伤口一期愈合后佩戴。义乳的外形与重量选择要接近健侧乳房。

(五)坚持放疗、化疗

放疗期间注意保护照射野皮肤,出现放射性皮炎应及时就诊。化疗期间定期复查血常规、肝、肾功能。放化疗期间,机体抵抗力下降,避免到公共场所,减少感染机会。

(六)乳房修复重建术后自我护理

(1)佩戴运动型胸衣(无钢托)为宜,起塑形作用,避免肌瓣因重力作用下垂和固定缝线松脱。

(2)术后 1 周根据乳房伤口愈合情况,按摩重建乳房和周围皮肤。以乳头为中心,用指腹从近端向远端轻轻按摩移植乳房。

(3)腹直肌重建术后者术后 3 个月内用腹部运动腹带,避免做增加腹内压的运动,保持前倾姿势,以防止腹疝形成。

(七)随访

2 年内每 3 个月随访一次,2 年后每半年随访一次,5 年后每年随访一次直至终生。

六、护理评价

(1)患者焦虑、恐惧是否缓解,情绪是否稳定,患者及家属是否能够接受手术所致的乳房外形改变。

(2)患者创面愈合情况,是否出现感染征象,患肢是否肿胀,肢体功能是否障碍。

(3)患者是否知晓术后患肢功能锻炼的知识与方法。

七、关键点

(1)定期乳房检查(乳房自查,乳腺钼靶或乳房 B 超检查)有助于早期发现乳房病变。

（2）术后伤口引流管护理恰当,可有效避免皮下积液、皮瓣坏死等并发症发生。

（3）乳腺癌根治术后,早期、长期进行患肢功能锻炼,可有效预防患肢淋巴水肿、冰冻肩、肢体活动功能障碍等并发症发生。

（4）妊娠可能导致乳腺癌复发和转移,尤其是高危复发风险者,应在医师指导下计划妊娠。

（周红霞）

第八节　胃十二指肠损伤

一、概述

由于有肋弓保护且活动度较大,柔韧性较好,壁厚,钝挫伤时胃很少受累,只有胃膨胀时偶有发生。上腹或下胸部的穿透伤则常导致胃损伤,多伴有肝、脾、横膈及胰等损伤。胃镜检查及吞入锐利异物或吞入酸、碱等腐蚀性毒物也可引起穿孔,但很少见。十二指肠损害是由于上中腹部受到间接暴力或锐器的直接刺伤而引起的,缺乏典型的腹膜炎症状和体征,术前诊断困难,漏诊率高,多伴有腹部脏器合并伤,病死率高,术后并发症多,肠瘘发生率高。

二、护理评估

(一)健康史

详细询问患者、现场目击者或陪同人员,以了解受伤的时间、地点、环境,受伤的原因、外力的特点、大小和作用方向,坠跌高度;了解受伤前后饮食及排便情况,受伤时的体位,有无防御,伤后意识状态、症状、急救措施、运送方式,既往疾病及手术史。

(二)临床表现

（1）胃损伤若未波及胃壁全层,可无明显症状。若全层破裂,由于胃酸有很强的化学刺激性,可立即出现剧痛及腹膜刺激征。当破裂口接近贲门或食管时,可因空气进入纵隔而呈胸壁下气肿。较大的穿透性胃损伤时,可自腹壁流出食物残渣、胆汁和气体。

（2）十二指肠破裂后,因有胃液、胆汁及胰液进入腹腔,早期即可发生急性弥漫性腹膜炎,有剧烈的刀割样持续性腹痛伴恶心、呕吐,腹部检查可见有舟状腹、腹膜刺激征症状。

(三)辅助检查

1.疑有胃损伤者,应置胃管

若自胃内吸出血性液或血性物者可确诊。

2.腹腔穿刺术和腹腔灌洗术腹腔穿刺

抽出不凝血液、胆汁,灌洗吸出 10 mL 以上肉眼可辨的血性液体,即为阳性结果。

3.X线检查

腹部 X 线片可显示腹膜后组织积气、肾脏轮廓清晰、腰大肌阴影模糊不清等有助于腹膜后十二指肠损伤的诊断。

4.CT 检查

可显示少量的腹膜后积气和渗至肠外的造影剂。

(四)治疗原则

抗休克和及时、正确的手术处理是治疗的两大关键。

(五)心理-社会因素

胃十二指肠外伤性损伤多数在意外情况下发生,患者出现突发外伤后易出现紧张、痛苦、悲哀、恐惧等心理变化,担心手术成功及疾病预后。

三、护理问题

(一)疼痛

与胃肠破裂、腹腔内积液、腹膜刺激征有关。

(二)组织灌注量不足

与大量失血、失液,严重创伤,有效循环血量减少有关。

(三)焦虑或恐惧

与经历意外及担心预后有关。

(四)潜在并发症

出血、感染、肠瘘、低血容量性休克。

四、护理目标

(1)患者疼痛减轻。

(2)患者血容量得以维持,各器官血供正常、功能完整。

(3)患者焦虑或恐惧减轻或消失。

(4)护士密切观察病情变化,如发现异常,以及时报告医师,并配合处理。

五、护理措施

(一)一般护理

1.预防低血容量性休克

吸氧、保暖、建立静脉通道,遵医嘱输入温热生理盐水或乳酸盐林格液,抽血查全血细胞计数、血型和交叉配血。

2.密切观察病情变化

每 15~30 分钟应评估患者情况。评估内容包括意识状态、生命体征、肠鸣音、尿量、氧饱和度、有无呕吐、肌紧张和反跳痛等。观察胃管内引流物颜色、性质及量,若引流出血性液体,提示有胃、十二指肠破裂的可能。

3.术前准备

胃、十二指肠破裂大多需要手术处理,故患者入院后,在抢救休克的同时,尽快完成术前准备工作,如备皮、备血、插胃管及留置尿管、做好抗生素皮试等,一旦需要,可立即实施手术。

(二)心理护理

评估患者对损伤的情绪反应,鼓励他们说出自己内心的感受,帮助建立积极有效的应对措施。向患者介绍有关病情、损伤程度、手术方式及疾病预后,鼓励患者,告诉患者良好的心态、积极的配合有利于疾病早日康复。

(三)术后护理

1.体位

患者意识清楚、病情平稳,给予半坐卧位,有利于引流及呼吸。

2.禁食、胃肠减压

观察胃管内引流液颜色、性质及量,若引流出血性液体,提示有胃、十二指肠再出血的可能。十二指肠创口缝合后,胃肠减压管置于十二指肠腔内,使胃液、肠液、胰液得到充分引流,一定要妥善固定,避免脱出。一旦脱出,要在医师的指导下重新置管。

3.严密监测生命体征

术后15～30分钟监测生命体征直至患者病情平稳。注意肾功能的改变,胃十二指肠损伤后,特别有出血性休克时,肾脏会受到一定的损害,尤其是严重腹部外伤伴有重度休克者,有发生急性肾功能障碍的危险,所以,术后应密切注意尿量,争取保持每小时尿量在50 mL以上。

4.补液和营养支持

根据医嘱,合理补充水、电解质和维生素,必要时输新鲜血、血浆,维持水、电解质、酸碱平衡。给予肠内、外营养支持,促进合成代谢,提高机体防御能力。继续应用有效抗生素,控制腹腔内感染。

5.术后并发症的观察和护理

(1)出血:如胃管内24小时内引流出新鲜血液200 mL以上,提示吻合口出血,要立即配合医师给予胃管内注入凝血酶粉、冰盐水洗胃等止血措施。

(2)肠瘘:患者术后持续低热或高热不退,腹腔引流管中引流出黄绿色或褐色渣样物,有恶臭或引流出大量气体,提示肠瘘发生,要配合医师进行腹腔双套管冲洗,并做好相应护理。

(四)健康教育

(1)讲解术后饮食注意事项,当患者胃肠功能恢复,一般35天后开始恢复饮食,由流质逐步恢复至半流质、普食,进食高蛋白、高能量、易消化的食物,增强抵抗力,促进愈合。

(2)行全胃切除或胃大部分切除术的患者,因胃肠吸收功能下降,要及时补充微量元素和维生素等营养素,预防贫血、腹泻等并发症。

(3)避免工作过于劳累,注意劳逸结合。讲明饮酒、抽烟对胃、十二指肠疾病的危害性。

(4)避免长期大量服用非甾体抗炎药,如布洛芬等,以免引起胃肠道黏膜损伤。

(李 萍)

第九节 肝 脓 肿

肝脓肿是肝受感染后形成的脓肿。根据致病微生物不同分为细菌性肝脓肿和阿米巴性肝脓肿两种。临床上细菌性肝脓肿最多见,其中胆道感染是最常见的病因,细菌可经过胆道、肝动脉、门静脉、淋巴系统等侵入。主要症状是寒战、高热、肝区疼痛和肝大。体温可高达 39～40 ℃,病情急骤严重,全身中毒症状明显。细菌性肝脓肿可引起急性化脓性腹膜炎、膈下脓肿、脓胸、化脓性心包炎等并发症,严重者可致心脏压塞。辅助检查包括实验室检查和影像学检查,B超是肝脓肿的首选检查方法。阿米巴性肝脓肿是肠道阿米巴感染的并发症,绝大多数是单发。处理原则为全身营养支持治疗,大剂量、联合应用抗菌药物,穿刺抽脓或置管引流,必要时行切开引流或肝叶切除。

一、常见护理诊断

(一)体温过高
与肝脓肿及其产生的毒素吸收有关。

(二)疼痛
与脓肿导致肝包膜张力增加或穿刺、手术治疗有关。

(三)营养失调:低于机体需要量
与进食减少、感染、高热引起分解代谢增加有关。

(四)潜在并发症
腹膜炎、膈下脓肿、胸腔感染、出血及胆漏。

二、护理措施

(一)非手术治疗的护理/术前护理
1.高热护理

密切监测体温变化,遵医嘱给予物理降温或药物降温,必要时做血培养;及时更换汗湿的衣裤和床单,保持舒适。

注意降温过程中观察出汗情况,注意保暖等。鼓励患者多饮水,每天至少摄入 2 000 mL 液体,口服不足者应加强静脉补液、补钠,纠正体液失衡,防止患者因大量出汗引起虚脱。

2.用药护理

(1)遵医嘱早期使用大剂量抗菌药物以控制炎症,促使脓肿吸收自愈。注意把握用药间隔时间与药物配伍禁忌。

(2)阿米巴性肝脓肿使用抗阿米巴药物,如甲硝唑、氯喹等。甲硝唑为首选药物,一般用药2 天后见效,6～9 天体温可降至正常。如"临床治愈"后脓腔仍存在者,可继续服用 1 个疗程的甲硝唑。氯喹多用于对甲硝唑无效的病例,但对心血管有不良反应如心肌受损等,应特别注意。

(3)长期使用抗菌药物者,应警惕假膜性肠炎和继发双重感染。糖尿病患者免疫功能低下,长期应用抗菌药物,可能发生口腔、泌尿系统、皮肤黏膜、肠道的各种感染。

3.营养支持

肝脓肿是一种消耗性疾病,应鼓励患者多食高蛋白、高热量、富含维生素及膳食纤维的食物;进食困难、食欲缺乏、贫血、低蛋白血症、营养不良者应适当给予清蛋白、血浆、氨基酸等营养支持。

4.病情观察

加强对生命体征和腹部、胸部症状、体征的观察。观察患者体温变化;及早发现有无脓肿破溃引起的腹膜炎、膈下脓肿、胸腔感染等并发症。肝脓肿患者如继发脓毒血症、急性化脓性胆管炎或出现中毒性休克征象时,应立即通知医师并协助抢救。

(二)经皮肝穿刺抽脓或脓肿置管引流的护理

1.术前护理

(1)解释:向患者和家属解释经皮肝穿刺抽脓或脓肿置管引流的方法、效果及配合要求;嘱患者术中配合做好双手上举、平卧位或侧卧位,以利于穿刺操作。

(2)协助做好穿刺药物和物品准备。

2.术后护理

(1)穿刺后护理:每小时测量血压、脉搏、呼吸,平稳后可停止,如有异常及时汇报医师。观察穿刺点局部有无渗血、脓液渗出、血肿等。

(2)引流管护理:如脓液较稠、抽吸后脓腔不能消失、脓液难以抽净者,留置管道引流。要点:①妥善固定,防止滑脱。②取半卧位,以利引流和呼吸。③保持引流管通畅,勿压迫、折叠管道。必要时协助医师每天用生理盐水或含抗菌药物盐水或持续冲洗脓腔,冲洗时严格无菌原则,注意出入量,观察和记录脓腔引流液的颜色、性状及量。④预防感染,适时换药,直至脓腔愈合。⑤拔管,B超复查脓腔基本消失或脓腔引流量少于 10 mL/d,可拔除引流管。

(3)病情观察:观察患者有无发热、肝区疼痛等,观察肝脓肿症状和改善情况,适时复查B超,了解脓肿好转情况。位置较高的肝脓肿,穿刺后应注意呼吸、胸痛及胸部体征,以及时发现气胸、脓胸等并发症。

(三)手术治疗的护理

手术方式有切开引流和肝叶切除两种。

1.术前准备

协助做好术前检查,术前常规准备等。

2.术后护理

(1)疼痛护理。①评估疼痛的诱发因素、伴随症状,观察并记录疼痛程度、部位、性质及持续时间等。②遵医嘱给予镇痛药物,并观察药物效果和不良反应。③指导患者采取放松和分散注意力的方法应对疼痛。

(2)病情观察:行脓肿切开引流者观察患者生命体征、腹部体征,注意有无脓液流入患者腹腔而并发腹腔感染。观察肝脓肿症状和改善情况,适时复查 B 超,了解脓肿好转情况。

(3)肝叶切除护理:术后 24 小时内应卧床休息,避免剧烈咳嗽,以防出血。给予氧气吸入,保证血氧浓度,促进肝创面愈合。

(四)术后并发症的观察和护理

出血、胆汁漏等并发症。

三、健康教育

(一)预防复发

(1)有胆道感染等疾病者应积极治疗原发病灶。

（2）多饮水，进食高热量、高蛋白、富含维生素和纤维素营养丰富易消化的食物，增强体质，提高机体免疫力。

（3）注意劳逸结合，避免过度劳累。

（4）遵医嘱按时服药，不得擅自改变药物剂量或随意停药。

（5）合并糖尿病患者，让其了解控制血糖在本病治疗中的重要性，应注意维持血糖。嘱遵医嘱按时注射胰岛素或口服降糖药物，定时监测血糖，控制空腹血糖在 5.8～7.0 mmol/L，餐后 2 小时血糖为 8～11 mmol/L。

（6）注意饮食卫生，不喝生水，不进食不卫生、未煮熟的食物。

（二）自我观察与复查

遵医嘱定期复查。若出现发热、腹部疼痛等症状，警惕有复发的可能，应及时就诊。

（李　萍）

第十节　脓　胸

脓胸是指脓性渗出液聚积于胸膜腔内的化脓性感染，其可分为急性脓胸和慢性脓胸。急性脓胸多为继发性感染，以肺部为最主要的原发灶。一般急性脓胸病程超过 3 个月，脓腔壁硬厚，脓腔容量固定不变者，即为慢性脓胸。急性脓胸常伴有高热、呼吸急促、脉速、胸痛、食欲缺乏及全身乏力等症状。其处理原则为控制感染、排出脓液、消除病因和全身支持治疗。慢性脓胸常有慢性全身中毒症状，表现为长期低热、消瘦、低蛋白血症、食欲缺乏、贫血等。手术治疗包括胸廓成形术、胸膜纤维板剥除术、胸膜肺切除术。

一、术前护理

（1）执行外科术前护理常规。

（2）病情观察：观察患者有无呼吸急促、胸痛；有无发热、发绀、全身乏力、食欲缺乏；观察排出痰的量、颜色、性状。

（3）体位：取半坐卧位，利于呼吸和引流；支气管胸膜瘘者取患侧卧位。

（4）全身支持治疗：嘱患者多进食高蛋白、高热量、维生素丰富的食物，注意补充电解质。病情危重者少量多次输入新鲜血或血浆，纠正贫血，增加抵抗力。

（5）改善呼吸功能：遵医嘱给予氧气吸入。痰液多者，协助患者进行有效排痰或体位引流，并遵医嘱给予止咳化痰、抗生素抗感染治疗。

（6）协助医师治疗：急性脓胸者每天或隔天一次行胸腔穿刺抽脓，抽脓后给予抗生素。脓液多时，分次抽吸，每次抽吸量小于 1 000 mL，抽吸过程中密切观察患者有无不良反应。脓液稠厚者、治疗后脓液未减少者、伴有气管或食管瘘者、腐败性脓胸者，应行胸腔闭式引流术。执行胸腔闭式引流护理常规。

二、术后护理常规

(1)执行外科术后护理常规。

(2)执行全身麻醉后护理常规。

(3)执行术后疼痛护理常规。

(4)控制反常呼吸:胸廓成形术后患者取术侧向下卧位,用厚棉垫、胸带加压包扎,根据肋骨切除范围,在胸廓下垫一硬枕或用 $1\sim3$ kg 沙袋压迫,从而控制反常呼吸。经常检查包扎松紧是否适宜,并随时进行调整。

(5)呼吸功能训练:教患者吹气球或用深呼吸功能训练器等方法进行呼吸功能训练,使患者能有效咳嗽、排痰,促进肺膨胀。

(6)引流管护理:保持引流管通畅,严密观察患者生命体征及引流液的量、颜色和性状,妥善固定引流管,防止其受压、打折、扭曲、堵塞、滑脱。

急性脓胸:患者若能及时排出脓液,肺逐渐膨胀,一般可治愈。胸腔闭式引流置管位置通常选择脓液积聚的最低位,引流脓液的管子较引流气体的管子质地硬,管径为 $1.5\sim2.0$ cm,不易打折扭曲和堵塞,以利于引流。

慢性脓胸:除引流管不能过细外,引流位置适当,勿插入过深;若脓腔缩小,纵隔固定,可将胸腔闭式引流改为开放式引流,注意引流口周围皮肤保护,可使用皮肤保护膜或开放式造口袋,防止皮炎的发生。

(7)降温:高热患者嘱其多饮水,可给予物理降温,如冰敷、擦浴等,必要时遵医嘱予以药物降温。

(8)康复锻炼:胸廓成形术后患者宜取直立姿势,坚持头部及上半身运动。

(9)并发症的观察与护理:胸膜纤维板剥脱术后易发生大量渗血,严密观察生命体征、引流液颜色、量、性状;若出现血压下降、心率增快、尿量减少等,立即通知医师给予止血处理,必要时协助医师准备再次开胸手术。

(10)健康指导:注意保暖,防止感冒,防止肺部感染。加强营养,鼓励患者进食高蛋白、高维生素、易消化饮食。保证睡眠,劳逸结合。进行呼吸功能锻炼和散步、太极拳等有氧运动。遵医嘱按时服药,定期复查肺功能。

(郭妍妍)

第十一节 肺 大 疱

一、概述

(一)定义

肺大疱是指发生在肺实质内的直径超过 1 cm 的气肿性肺泡。一般继发于细小支气管的炎性病变,如肺炎、肺气肿和肺结核,临床最常见与肺气肿并存。

(二)病因

肺大疱一般继发于细小支气管的炎性病变,如肺炎、肺气肿和肺结核,临床上最常与肺气肿并存。

(三)临床表现及并发症

1.临床表现

小的肺大疱可无任何症状,巨大肺大疱可使患者感到胸闷、气短。当肺大疱破裂,产生自发性气胸,可引起呼吸困难、胸痛。

2.并发症

自发性气胸、自发性血气胸。

(四)主要辅助检查

1.X线检查

X线检查是诊断肺大疱的主要方法。

2.CT检查

CT检查能显示大疱的大小,有助于与气胸的鉴别诊断。

(五)诊断和鉴别诊断

1.诊断

根据临床表现及辅助检查可诊断。

2.鉴别诊断

局限性气胸、肺结核空洞、膈疝。

(六)治疗原则

(1)体积小的肺大疱多采用非手术治疗,如戒烟、抗感染治疗等。

(2)体积大的肺大疱,合并自发性气胸或感染等,应采取手术治疗。

二、常见护理诊断

(一)气体交换受损

气体交换受损与疼痛、胸部损伤、胸廓活动受限或肺萎陷有关。

(二)疼痛

疼痛与组织损伤有关。

(三)潜在并发症

肺部或胸腔感染。

三、护理措施

(一)术前护理

1.戒烟

术前戒烟2周,减少气管分泌物,预防肺部并发症。

2.营养

提供高蛋白、高热量、高维生素饮食,鼓励患者摄取足够的水分。

3.呼吸功能锻炼

练习腹式呼吸与有效咳嗽。

4.用药护理

遵医嘱准确用药。

5.心理护理

与患者交流,减轻焦虑情绪和对手术的担心。

6.术前准备

术前2～3天训练患者床上排尿、排便的适应能力;术前清洁皮肤,常规备皮(备皮范围:上过肩,下过脐,前后过正中线,包括手术侧腋窝),做药物过敏试验;术前一日晚给予开塞露或磷酸钠盐灌肠液纳肛,按医嘱给安眠药,术前6～8小时禁饮食;手术日早晨穿病员服,戴手腕带,摘除眼镜、活动性义齿及饰物等。备好水封瓶、胸带、X线片、病历等。

(二)术后护理

1.全麻术后护理常规

麻醉未清醒前去枕平卧位,头偏向一侧,以防误吸而窒息,意识恢复血压平稳后取半卧位。

2.生命体征监测

术后密切监测生命体征变化,特别是呼吸、血氧饱和度的变化,注意有无血容量不足和心功能不全的发生。

3.呼吸道护理

鼓励并协助深呼吸及咳嗽,协助叩背咳痰;雾化吸入疗法;必要时用鼻导管或支气管镜吸痰。

4.胸腔闭式引流的护理

按胸腔闭式引流常规进行护理。

5.上肢功能康复训练

早期手臂和肩关节的运动训练可防止患侧肩关节僵硬及手臂挛缩。

6.疼痛的护理

给予心理护理,分散患者的注意力;给予安置舒适体位;咳嗽时协助患者按压手术切口减轻疼痛,必要时遵医嘱应用止痛药物。

四、健康教育

(一)休息与运动

适当活动,避免剧烈运动,防止并发症发生。

(二)饮食指导

加强营养,多食水果、蔬菜、忌食辛辣油腻,防止便秘。

(三)用药指导

遵医嘱准确用药。

(四)心理指导

了解患者思想状况,解除顾虑,增强战胜疾病信心。

(五)康复指导

加强营养,预防感冒。戒烟,注意口腔卫生,继续进行手术侧肩关节和手臂的锻炼。

(六)复诊须知

告知患者术后定期门诊随访。若出现胸痛、呼吸困难等症状应及时与医师联系。

(郭妍妍)

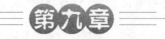

妇科护理

第一节 外阴炎及阴道炎

一、外阴炎

外阴炎是妇科常见病,是外阴部的皮肤与黏膜的炎症,可发生于任何年龄,以生育期及绝经后妇女多见。

(一)护理评估

1.健康史

(1)病因评估:外阴炎主要指外阴部的皮肤与黏膜的炎症,以大、小阴唇为多见。由于外阴与尿道、肛门、阴道邻近且暴露,同时,阴道分泌物、月经血、产后的恶露、尿液、粪便的刺激、糖尿病患者的糖尿的长期浸渍,均可引起外阴不同程度的炎症,此外,穿化纤内裤、紧身内裤、使用卫生巾使局部透气性差等,均可诱发外阴部的炎症。

(2)病史评估:评估有无外阴炎的因素存在,有无糖尿病、阴道炎病史。

2.身心状况

(1)症状:外阴瘙痒、疼痛、红、肿、灼热,性交及排尿时加重。

(2)体征:局部充血、肿胀、糜烂,常有抓痕,严重者形成溃疡或湿疹。慢性炎症者,外阴局部皮肤或黏膜增厚、粗糙、皲裂等。

(3)心理-社会状况:了解病程,了解患者对症状的反应,有无烦躁、不安等心理。

(二)护理诊断及合作性问题

(1)皮肤或黏膜完整性受损:与皮肤黏膜炎症有关。

(2)舒适改变:与外阴瘙痒、疼痛、分泌物增多有关。

(3)焦虑:与性交障碍、行动不便有关。

(三)护理目标

(1)患者皮肤与黏膜完整。

(2)患者病情缓解或好转,舒适感增加。

(3)患者情绪稳定,积极配合治疗与护理。

(四)护理措施

1.一般护理

炎症期间宜进食清淡且富含营养的食物,禁食辛辣、刺激性食物。

2.心理护理

患者常出现烦躁不安、焦虑紧张,应帮助患者树立信心,减轻心理负担,坚持治疗,讲究患者常出现烦躁不安、焦虑紧张,应帮助患者树立信心,减轻心理负担,坚持治疗,讲究卫生。

3.病情监护

积极寻找病因,消除刺激原。

4.治疗护理

(1)治疗原则:去除病因,积极治疗原发病,如阴道炎、尿瘘、粪瘘、糖尿病等。

(2)治疗配合:保持外阴清洁干燥,局部使用约 40 ℃的 1∶5 000 高锰酸钾溶液坐浴,每天 2 次,每次15～30分钟,5～10 次为 1 个疗程。如有破溃,可涂抗生素软膏或紫草油,急性期可用物理治疗。

(五)健康指导

(1)卫生宣教,指导妇女穿棉质内裤,减少分泌物刺激,对公共场所,如游泳池、公共浴室等谨慎出入,注意经期、孕期、产期及流产后的生殖道清洁,防止感染。

(2)定期妇科检查,积极参与普查与普治。

(3)指导用药方法及注意事项。

(4)加强性道德教育,纠正不良性行为。

(六)护理评价

(1)患者诉说外阴瘙痒症状减轻,舒适感增加。

(2)患者焦虑缓解或消失,掌握了卫生保健常识,能养成良好卫生习惯。

二、前庭大腺炎

细菌侵入前庭大腺腺管内致腺管充血、水肿称为前庭大腺炎。

(一)护理评估

1.健康史

(1)病因评估:前庭大腺腺管开口位于小阴唇与处女膜之间,在性交、流产、分娩或其他情况污染外阴部时,病原体易侵入引起炎症,因此,以育龄妇女多见,主要病原体为葡萄球菌、链球菌、大肠埃希菌、淋病奈瑟菌及沙眼衣原体等。急性炎症发作时,细菌先侵犯腺管,腺管口因炎症肿胀阻塞,渗出物不能排出,积存而形成脓肿,称为前庭大腺脓肿(又称巴氏腺脓肿),多发于一侧。如急性炎症消退,腺管口粘连阻塞,分泌物不能外流,脓液转清,则形成前庭大腺囊肿,多为单侧,大小不等,可持续数年不增大。患者往往无自觉症状。

(2)病史评估:了解患者有无反复的外阴感染史及卫生习惯。

2.身心状况

(1)症状:初起时局部肿胀、疼痛、烧灼感,行走不便,可伴有大小便困难等。有时可出现发热等全身症状(表 9-1)。

(2)体征:外阴部皮肤红肿、压痛明显。当脓肿形成时,疼痛加剧,并可触及波动感,脓肿直径可达5～6 cm。

表 9-1 前庭大腺炎临床类型及身体状况

临床类型	身体状况
急性期	(1)大阴唇下 1/3 处疼痛、肿胀,严重时行走受限。检查局部可见皮肤红、肿、热、压痛。 (2)脓肿形成时,可触及波动感,脓肿直径可达 5～6 cm,可自行破溃。如破口大,引流通畅,脓液流出后炎症消退;如破口小,引流欠佳,炎症持续不退或反复发作。 (3)可出现全身不适、发热等全身症状
慢性期	慢性期囊肿形成,患者感到外阴部有坠胀感或性交不适。检查时局部可触及囊性肿物,大小不一,有时可反复急性发作

(3)心理-社会状况:了解病程,了解患者对症状的反应,有无烦躁、不安等心理,患者常有因害羞或怕痛而未及时诊治的心理障碍。

(二)辅助检查

取前庭大腺开口处分泌物做细菌培养,确定病原体。

(三)护理诊断及合作性问题

(1)皮肤完整性受损:与脓肿自行破溃或手术切开引流有关。

(2)疼痛:与局部炎症刺激有关。

(四)护理目标

(1)患者皮肤保持完整。

(2)疼痛缓解或好转。

(五)护理措施

1.一般护理

急性期患者应卧床休息,饮食易消化、富含营养。

2.心理护理

患者常常烦躁不安、焦虑紧张,应尊重患者,为患者保密,以解除其忧虑,使其积极治疗,帮助其建立治愈疾病的信心和生活的勇气。

3.病情监护

观察患者的生命体征,重点观察体温变化,观察伤口愈合情况。

4.治病护理

(1)治疗原则:急性期局部热敷或坐浴,抗生素消炎治疗;脓肿形成或囊肿较大时,切开引流或行囊肿造口术,保持腺体功能,防止复发。

(2)治疗配合:急性炎症发作时,取前庭大腺开口处分泌物做细菌培养,确定病原体。根据细菌培养结果和药物敏感试验选用抗生素口服或肌内注射。脓肿形成或囊肿较大时,切开引流或行囊肿造口术,并放置引流条。术后保持局部清洁,引流条每天更换一次,外阴用 1:5 000 氯己定棉球擦拭,每天擦洗外阴 2 次,也可用清热解毒中药热敷或坐浴,每天 2 次。

(六)健康指导

(1)向患者及家属讲解此病的病因及预防措施,指导患者注意外阴清洁卫生。

(2)告知患者及家属月经期、产褥期禁止性交;月经期应使用消毒卫生巾预防感染;术后注意事项及正确用药。告知患者相关卫生保健常识,养成良好卫生习惯。

(七)护理评价

(1)患者诉说外阴不适症状减轻,舒适感增加。

(2)患者接受医护人员指导,焦虑缓解或消失。

阴道炎是阴道黏膜及黏膜下结缔组织的炎症,是妇科常见病。正常健康妇女由于解剖结构、组织特点,阴道对病原体的侵入有自然防御功能。当各种因素导致自然防御功能降低,阴道内生态平衡遭到破坏时,病原体侵入导致阴道炎症。幼女及绝经后妇女由于雌激素缺乏,阴道上皮薄,阴道抵抗力低,比青春期及育龄期妇女更易受感染。

三、滴虫性阴道炎

滴虫性阴道炎是由阴道毛滴虫引起的最常见的阴道炎。阴道毛滴虫主要寄生于女性阴道,也可存在于尿道、尿道旁腺及膀胱。男性可存在于包皮皱襞、尿道及前列腺内。滴虫适宜生长在温度为 25～40 ℃,pH 为 5.2～6.6 的潮湿环境。月经前后,阴道内酸性减弱,接近中性,隐藏在腺体及阴道皱襞中的滴虫常得以繁殖,而发生滴虫性阴道炎。此病的传播途径有经性交的直接传播及经游泳池、浴盆、厕所、衣物、器械等途径的间接传播。

(一)护理评估

1.健康史

(1)病因评估:阴道毛滴虫呈梨形,体积为多核白细胞的 2～3 倍。滴虫顶端有 4 根鞭毛,体部有波动膜,后端尖并有轴柱凸出。活的滴虫透明无色,如水滴,鞭毛随波动膜的波动而活动(图 9-1)。阴道毛滴虫极易传播,pH 在 4.5 以下时便受到抑制甚至致死。pH 上升至 7.5 时,其繁殖可完全被抑制。在妊娠期和月经来潮前后,阴道 pH 升高,可使阴道毛滴虫的感染率和发病率升高。

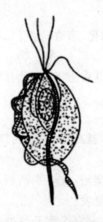

图 9-1 滴虫模式图

(2)病史评估:评估发作与月经周期的关系,既往阴道炎病史,个人卫生情况;分析感染经过;了解治疗经过。

2.身心状况

(1)症状:主要症状为白带呈稀薄泡沫状,量多及伴有外阴、阴道口瘙痒。如有其他细菌混合感染,白带可呈黄绿色、血性、脓性且有臭味。局部可有灼热、疼痛、性交痛。合并尿路感染,可有尿频、尿痛、血尿。阴道毛滴虫能吞噬精子,阻碍乳酸生成,影响精子在阴道内存活,可致不孕。

(2)体征:妇科检查时可见阴道黏膜充血,严重时有散在的出血点。有时可见阴道后穹隆处有液性或脓性泡沫状分泌物。

(3)心理-社会状况:患者常因炎症反复发作而烦恼,出现无助感。

(二)辅助检查

(1)悬滴法:在玻片上加1滴温生理盐水,自阴道后穹隆处取少许分泌物混于生理盐水中,用低倍镜检查,如有滴虫,可见其活动。阳性率可达80%~90%。取分泌物检查前24~48小时,避免性交、阴道灌洗及阴道上药。

(2)培养法:适于症状典型而悬滴法未见滴虫者,可用培养基培养,其准确率可达98%。

(三)护理诊断及合作性问题

(1)知识缺乏:缺乏对疾病传染途径的认识及缺乏阴道炎治疗的知识。

(2)舒适改变:与外阴瘙痒、分泌物增多有关。

(3)组织完整性受损:与分泌物增多、外阴瘙痒、搔抓有关。

(四)护理目标

(1)患者能说出疾病传染的途径、阴道炎的治疗与日常防护知识。

(2)患者分泌物减少,舒适度提高。保持组织完整性,无破损。

(五)护理措施

1.一般护理

注意个人卫生,保持外阴部清洁、干燥,避免搔抓外阴导致皮肤破损。

2.心理护理

解除患者因疾病带来的烦恼,减轻其对确诊后的心理压力,增强治疗疾病的信心。告知患者夫妇滴虫性阴道炎的传播途径、临床表现、治疗方法和注意事项,减轻他们的焦虑心理,同时鼓励他们积极配合治疗。

3.病情观察

观察患者的外阴瘙痒症状、阴道分泌物的量及颜色等。

4.治疗护理

(1)治疗原则:杀灭阴道毛滴虫,保持阴道的自净作用,防止复发,夫妻双方要同时治疗,切断直接传染途径。

(2)治疗配合:①局部治疗:增强阴道酸性环境,用1%乳酸溶液、0.5%醋酸溶液或1:5 000高锰酸钾溶液冲洗阴道后,每晚睡前用甲硝唑200 mg,置于阴道后穹隆,每天一次,10天为1个疗程。②全身治疗:甲硝唑(灭滴灵)每次200~400 mg,每天3次,口服,10天为1个疗程。③指导患者正确用药,按疗程坚持用药,注意冲洗液的浓度、温度。④观察用药后反应:甲硝唑口服后偶见胃肠道反应,如食欲缺乏、恶心、呕吐、白细胞减少、皮疹等,一旦发现,应报告医师并停药。妊娠期、哺乳期妇女应慎用,因为药能通过胎盘进入胎儿体内,并可由乳汁排泄。

(六)健康指导

(1)做好卫生宣教,积极开展普查普治,消灭传染源,严格禁止滴虫阴道炎或带虫者进入游泳池。医疗单位做好消毒隔离,防止交叉感染。治疗期间勤换内裤,内裤、坐浴及洗涤用物应煮沸消毒5~10分钟以消灭病原体,禁止性生活,避免交叉或重复感染的机会。哺乳期妇女在用药期间或用药后24小时内不宜哺乳。经期暂停坐浴、阴道冲洗及阴道用药。

(2)夫妻应双双检查,男方若查出毛滴虫,夫妻应同治,有助于提高疗效,治疗期间应禁止性生活。

(3)治愈标准:治疗后应在每次月经干净后复查1次,连续3次均为阴性,方为治愈。

(七)护理评价

(1)患者自诉外阴不适症状减轻,舒适感增加,悬滴法试验连续 3 个周期复查为阴性。

(2)患者正确复述预防及治疗此疾病的相关知识。

四、外阴阴道假丝酵母菌病

外阴阴道假丝酵母菌病(vulvovaginal candidiasis,VVC)也称外阴阴道念珠菌病,是一种常见的外阴、阴道炎,80%～90%的病原体为白假丝酵母菌,其发病率仅次于滴虫阴道炎。白假丝酵母菌是真菌,不耐热,加热至 60 ℃,持续 1 小时,即可死亡;但对干燥、日光、紫外线及化学制剂的抵抗力较强。

(一)护理评估

1.健康史

(1)病因评估:念珠菌为条件致病菌,可存在口腔、肠道和阴道而不引起症状。当阴道内糖原增多、酸度增加、局部细胞免疫力下降时,念珠菌可繁殖并引起炎症,故外阴阴道假丝酵母菌病多见于孕妇、糖尿病患者及接受大量雌激素治疗者。此外,长期应用抗生素、服用皮质类固醇激或免疫缺陷综合征等,可以改变阴道内微生物之间的相互制约关系,易发此症;紧身化纤内裤、肥胖可使会阴局部的温度及湿度增加,也易使念珠菌得以繁殖而引起感染。

(2)传播途径评估:①内源性感染为主要感染,假丝酵母菌除寄生阴道外,还可寄生于人的口腔、肠道,这些部位的假丝酵母菌可互相传染。②通过性交直接传染。③通过接触感染的衣物等间接传染。

(3)病史评估:了解有无糖尿病及长期使用抗生素、雌激素、类固醇皮质激素病史,了解个人卫生习惯及有无不洁性生活史。

2.身心状况

(1)症状:外阴、阴道奇痒,坐卧不安,痛苦异常,可伴有尿痛、尿频、性交痛。阴道分泌物为干酪样或豆渣样。

(2)体征:妇科检查见小阴唇内侧、阴道黏膜红肿并附着白色块状薄膜,容易剥离,下面为糜烂及溃疡。

(3)心理-社会状况:患者常因外阴瘙痒痛苦不堪,由于影响休息与睡眠,产生忧虑与烦躁,评估患者心理障碍及影响疾病治疗的原因。

3.辅助检查

(1)悬滴法:在玻片上加 1 滴温生理盐水,自阴道后穹隆处取少许分泌物混于生理盐水中,用低倍镜检查,若找到白假丝酵母菌的芽孢和假菌丝即可确诊。

(2)培养法:适于症状典型而悬滴法未见白假丝酵母菌者,可用培养基培养。

(二)护理诊断及合作性问题

1.焦虑

焦虑与易复发,影响休息与睡眠有关。

2.组织完整性受损

组织完整性受损与分泌物增多、外阴瘙痒、搔抓有关。

(三)护理目标

(1)患者情绪稳定,积极配合治疗与护理。

(2)患者病情改善,舒适度提高。

(3)保持组织完整性,组织无破损。

(四)护理措施

1.一般护理

注意个人卫生,保持外阴部清洁、干燥,避免搔抓外阴以免皮肤破损。

2.心理护理

向患者讲解外阴阴道假丝酵母菌病的病因、治疗方法和注意事项等,消除患者的顾虑和焦虑心理,使其积极配合治疗。

3.病情观察

观察患者的外阴瘙痒症状、阴道分泌物的量及颜色等。

4.治疗护理

(1)治疗原则:消除诱因,改变阴道酸碱度,根据患者情况选择局部或全身应用抗真菌药杀灭致病菌。

(2)用药护理:①局部治疗,用 2‰～4‰碳酸氢钠溶液冲洗阴道或坐浴,再选用制霉菌素栓剂、克霉唑栓剂、咪康唑栓剂等置于阴道内,一般 7～10 天为 1 个疗程。②全身用药,若局部用药效果较差或病情顽固者,可选用伊曲康唑、氟康唑、酮康唑等口服。③用药注意,孕妇要积极治疗,否则阴道分娩时新生儿易感染发生鹅口疮。妊娠期坚持局部治疗,禁用口服唑类药物。勤换内裤,内裤、坐浴及洗涤用物应煮沸消毒 5～10 分钟以消灭病原体,避免交叉和重复感染的机会。④用药护理,嘱阴道灌洗或坐浴应注意药液浓度和治疗时间,灌洗药物要充分溶化,温度一般为 40 ℃,切忌过烫,以免烫伤皮肤。

(五)健康指导

(1)做好卫生宣教,养成良好的卫生习惯,每天洗外阴、换内裤。切忌搔抓。

(2)约 15％的男性与女性患者接触后患有龟头炎,对有症状男性也应进行检查与治疗。

(3)鼓励患者坚持用药,不随意中断疗程。

(4)嘱积极治疗糖尿病等疾病,正确使用抗生素、雌激素,以免诱发外阴阴道假丝酵母菌病。

(六)护理评价

(1)患者分泌物减少,性状转为正常,舒适感增加。

(2)患者正确复述预防及治疗此疾病的相关知识,做到积极配合并坚持治疗。

五、萎缩性阴道炎

萎缩性阴道炎属非特异性阴道炎,常见于绝经后及卵巢切除后或盆腔放疗者。绝经后的萎缩性阴道炎又称老年性阴道炎。

(一)护理评估

1.健康史

(1)病因评估:①妇女绝经后;②手术切除卵巢;③产后闭经;④药物假绝经治疗;⑤盆腔放疗后等。由于雌激素水平降低,阴道上皮萎缩变薄,上皮细胞内糖原减少,阴道内 pH 增高,阴道自净作用减弱,局部抵抗力降低,致病菌入侵后易繁殖引起炎症。

(2)病史评估:了解有无糖尿病及长期使用抗生素、雌激素、类固醇皮质激素病史;了解个人卫生习惯及有无不洁性生活史;了解有无进行盆腔放疗等。

2.身心状况

(1)症状:白带增多,多为黄水状,严重感染时可呈脓性,有臭味。黏膜有浅表溃疡时,分泌物可为血性,有的患者可有点滴出血,可伴有外阴瘙痒、灼热、尿频、尿痛、尿失禁等症状。

(2)体征:妇科检查可见阴道皱襞消失,上皮菲薄,黏膜出血,表面可有小出血点或片状出血点;严重时可形成浅表溃疡,阴道弹性消失、狭窄,慢性炎症、溃疡还可引起阴道粘连,导致阴道闭锁。

(3)心理-社会状况:老年人常因思想比较保守,不愿就医而出现无助感。其他患者常因知识缺乏而病急乱投医,因此,应注意评估影响患者不愿就医的因素及家庭支持系统。

3.辅助检查

取分泌物检查,悬滴法排除滴虫性阴道炎和外阴阴道假丝酵母菌病;有血性分泌物时,常需做宫颈刮片或分段诊刮排除宫颈癌和子宫内膜癌。

(二)护理诊断及合作性问题

(1)舒适改变:与外阴瘙痒、疼痛、分泌物增多有关。

(2)知识缺乏:与缺乏绝经后妇女预防保健知识有关。

(3)有感染的危险:与局部分泌物增多、破溃有关。

(三)护理目标

(1)患者分泌物减少,性状转为正常,舒适感增加。

(2)患者正确复述预防及治疗此疾病的相关知识,做到积极配合并坚持治疗。

(3)患者无感染发生或感染被及时发现和控制,体温、血常规正常。

(四)护理措施

1.一般护理

嘱患者保持外阴清洁,勤换内裤。穿棉织内裤,减少刺激等。

2.心理护理

使患者了解老年性阴道炎的病因和治疗方法,减轻其焦虑;对卵巢切除、放疗者给予心理安慰与相关医学知识解释,增强其治疗疾病的信心;解释雌激素替代疗法可缓解症状,帮助其建立治愈疾病的信心。

3.病情观察

观察白带性状、量、气味,有无外阴瘙痒、灼热及膀胱刺激症状等。

4.治疗护理

(1)治疗原则:增强阴道黏膜的抵抗力,抑制细菌生长繁殖。

(2)治疗配合:①增加阴道酸度,用0.5%醋酸或1%乳酸溶液冲洗阴道,每天1次。阴道冲洗后,将甲硝唑200 mg或氧氟沙星200 mg,放入阴道深部,每天1次,7~10天为1个疗程。②增加阴道抵抗力,针对病因给予雌激素制剂,可局部用药,也可全身用药。将已烯雌酚0.125~0.25 mg,每晚放入阴道深部,4天为1个疗程。③全身用药,可口服尼尔雌醇,首次4 mg,以后每2~4周1次,每晚2 mg,维持2~3个月。

(五)健康指导

(1)对围绝经期、老年妇女进行健康教育,使其掌握预防老年性阴道炎的措施及技巧。

(2)指导患者及其家属阴道灌洗、上药的方法和注意事项。用药前洗净双手及会阴,减少感染的机会。自己用药有困难者,指导其家属协助用药或由医务人员帮助使用。

(3)告知使用雌激素治疗可出现的症状,嘱乳癌或子宫内膜癌患者慎用雌激素制剂。

(六)护理评价

(1)患者分泌物减少,性状转为正常,舒适感增加。

(2)患者正确复述预防及治疗此疾病的相关知识,做到积极配合并坚持治疗。

(葛宝芬)

第二节　子宫颈炎

　　子宫颈炎是指子宫颈发生的急性/慢性炎症。子宫颈炎是妇科常见疾病之一,包括宫颈阴道部炎症及宫颈管黏膜炎症。临床上分为急性子宫颈炎和慢性子宫颈炎。临床多见的子宫颈炎是急性子宫颈管黏膜炎,若急性子宫颈炎未经及时诊治或病原体持续存在,可导致慢性子宫颈炎症。

　　由于宫颈管黏膜上皮为单层柱状上皮,抗感染能力较差,当遇到多种病原体侵袭、物理化学因素刺激、机械性子宫颈损伤、子宫颈异物等,引起子宫颈局部充血、水肿,上皮变性、坏死,黏膜、黏膜下组织、腺体周围大量中性粒细胞浸润,或子宫颈间质内有大量淋巴细胞、浆细胞等慢性炎细胞浸润,可伴有子宫颈腺上皮及间质增生和鳞状上皮化生。因子宫颈阴道部鳞状上皮与阴道鳞状上皮相延续,亦可由阴道炎症引起宫颈阴道部炎症。

　　病原体种类:①性传播疾病的病原体主要是淋病奈瑟菌及沙眼衣原体。②内源性病原体,与细菌性阴道病病原体、生殖道支原体感染有关。

一、护理评估

(一)健康史

1.一般资料

年龄、月经史、婚育史,是否处在妊娠期。

2.既往疾病史

详细了解有无阴道炎、性传播疾病及子宫颈炎症的病史,包括发病时间、病程经过、治疗方法及效果。

3.既往手术史

详细询问分娩手术史,了解阴道分娩时有无宫颈裂伤;是否做过妇科阴道手术操作及有无宫颈损伤、感染史。

4.个人生活史

了解个人卫生习惯,分析可能的感染途径。

(二)生理状况

1.症状

(1)急性子宫颈炎:阴道分泌物增多,呈黏液脓性,阴道分泌物的刺激可引起外阴瘙痒及灼热感;可出现月经间期出血、性交后出血等症状;常伴有尿道症状,如尿急、尿频、尿痛。

(2)慢性子宫颈炎:患者多无症状,少数患者可有阴道分泌物增多,呈淡黄色或脓性,偶有接触性出血、月经间期出血,偶有分泌物刺激引起外阴瘙痒或不适。

193

2.体征

(1)急性子宫颈炎:检查见脓性或黏液性分泌物从子宫颈管流出;用棉拭子擦拭子宫颈管时,容易诱发子宫颈管内出血。

(2)慢性子宫颈炎:检查可见宫颈呈糜烂样改变,或有黄色分泌物覆盖子宫颈口或从宫颈管流出,也可见子宫颈息肉或子宫颈肥大。

3.辅助检查

(1)实验室检查:分泌物涂片做革兰染色,中性粒细胞＞30/高倍视野;阴道分泌物湿片检查白细胞＞10/高倍视野;做淋菌奈瑟菌及沙眼衣原体检测,以明确病原体。

(2)宫腔镜检查:镜下可见血管充血,宫颈黏膜及黏膜下组织、腺体周围大量中性粒细胞浸润,腺腔内可见脓性分泌物。

(3)宫颈细胞学检查:宫颈刮片、宫颈管吸片,与宫颈上皮瘤样病变或早期宫颈癌相鉴别。

(4)阴道镜及活组织检查:必要时进行,以明确诊断。

(三)高危因素

(1)性传播疾病,年龄＜25岁,多位性伴侣或新性伴侣且为无保护性交。

(2)细菌性阴道病。

(3)分娩、流产或手术致子宫颈损伤。

(4)卫生不良或雌激素缺乏,局部抗感染能力差。

(四)心理-社会因素

1.对健康问题的感受

是否存在因无明显症状,而不重视或延误治疗。

2.对疾病的反应

是否因病变在宫颈,又涉及生殖器官与性,而不愿及时就诊;或因阴道分泌物增多引起不适;或治疗效果不明显而烦躁不安;或遇有白带带血或接触性出血时,担心疾病的严重程度,疑有癌变而恐惧、焦虑。

3.家庭、社会及经济状况

家人对患者是否关心;家庭经济状况及是否有医疗保险。

二、护理诊断

(一)皮肤完整性受损

其与宫颈上皮糜烂及炎性刺激有关。

(二)舒适的改变

其与白带增多有关。

(三)焦虑

其与害怕宫颈癌有关。

三、护理措施

(一)症状护理

1.阴道分泌物增多

观察阴道分泌物颜色、性状、气味及量,选择合适的药液进行阴道冲洗。在不清楚种类时,不可滥用冲洗液,指导患者勤换会阴垫及内裤,保持外阴清洁干燥。

2.外阴瘙痒与灼痛

嘱患者尽量避免搔抓,防止外阴部皮肤破损,减少活动,避免摩擦外阴。

(二)用药护理

药物治疗主要用于急性子宫颈炎。

1.遵医嘱用药

(1)经验性抗生素治疗:在未获得病原体检测结果前,采用针对衣原体的经验性抗生素治疗,阿奇霉素 1 g,单次顿服,或多西环素 100 mg,每天 2 次,连服 7 天。

(2)针对病原体的抗生素治疗:临床上除选用抗淋病奈瑟菌的药物外,同时应用抗衣原体感染的药物。对于单纯急性淋病奈瑟菌性子宫颈炎,常用药物有头孢菌素,如头孢曲松钠 250 mg,单次肌内注射,或头孢克肟 400 mg,单次口服等;对沙眼衣原体所致子宫颈炎,治疗药物有四环素类,如多西环素 100 mg,每天 2 次,连服 7 天。

2.用药观察

注意观察药物的不良反应,若出现不良反应,立即停药并通知医师。

3.用药注意事项

注意药物的半衰期及有效作用时间;注意药物的配伍禁忌;抗生素应现配现用。

4.用药指导

若病原体为沙眼衣原体及淋病奈瑟菌,应对性伴侣进行相应的检查和治疗。

(三)物理治疗及手术治疗的护理

1.宫颈糜烂样改变

若为无症状的生理性柱状上皮异位,无须处理;对伴有分泌物增多、乳头状增生或接触性出血,可给予局部物理治疗,包括激光、冷冻、微波等,也可以给予中药作为物理治疗前后的辅助治疗。

2.慢性子宫颈黏膜炎

针对病因给予治疗,若病原体不清可试用物理治疗,方法同上。

3.子宫颈息肉

配合医师行息肉摘除术。

4.子宫颈肥大

一般无须治疗。

(四)心理护理

(1)加强疾病知识宣传,引导患者正确认识疾病,以及时就诊,接受规范治疗。

(2)向患者解释疾病与健康的问题,鼓励患者表达自己的想法。对病程长、迁延不愈的患者,给予关心和耐心解说,告知疾病的过程及防治措施;对病理检查发现宫颈上皮有异常增生的病例,告知通过密切监测,坚持治疗,可阻断癌变途径,以缓解焦虑心理,增加治疗的信心。

(3)与家属沟通,让其多关心患者,支持患者,坚持治疗,促进康复。

四、健康指导

(一)讲解疾病知识

向患者讲解子宫颈炎的疾病知识,告知及时就诊和规范治疗的重要性。

(二)个人卫生指导

嘱患者保持外阴清洁,每天清洗外阴 2 次,养成良好的卫生习惯,尤其是经期、孕产期及产褥期卫生,避免感染发生。

(三)随访指导

告知患者,物理治疗后有分泌物增多,甚至有多量水样排液,在术后 1～2 周脱痂时可有少量出血,是创面愈合的过程,不必应诊;如出血量多于月经量则需到医院就诊处理;在物理治疗后 2 个月内禁止性生活、盆浴和阴道冲洗;治疗后经过 2 个月经周期,于月经干净后 3～7 天来院复查,评价治疗效果,效果欠佳者可进行第二次治疗。

(四)体检指导

坚持每 1～2 年做 1 次体检,以及早发现异常,以及早治疗。

五、注意事项

(1)治疗前,应常规做宫颈刮片行细胞学检查。

(2)在急性生殖器炎症期不做物理治疗。

(3)治疗时间应选在月经干净后 3～7 天内进行。

(4)物理治疗后可出现阴道分泌物增多,甚至有大量水样排液,在术后 1～2 周脱痂时可有少许出血。

(5)应告知患者,创面完全愈合时间为 4～8 周,期间禁盆浴、性交和阴道冲洗。

(6)物理治疗有引起术后出血、宫颈管狭窄、感染的可能,应定期复查,观察创面愈合情况直到痊愈,同时检查有无宫颈管狭窄。

(葛宝芬)

第三节　盆腔炎性疾病

盆腔炎性疾病(PID)是指女性上生殖道的一组炎性疾病,主要包括子宫内膜炎、输卵管炎、输卵管卵巢脓肿、盆腔腹膜炎。最常见的是输卵管炎及输卵管卵巢脓肿。

女性生殖系统具有比较完善的自然防御功能,当自然防御功能遭到破坏,或机体免疫力降低、内分泌发生变化或外源性病原体入侵而导致子宫内膜、输卵管、卵巢、盆腔腹膜、盆腔结缔组织发生炎症。感染严重时,可累及周围器官和组织,当病原体毒性强、数量多、患者抵抗力低时,常发生败血症及脓毒血症,若未得到及时治疗可能发生盆腔炎性疾病后遗症。

一、护理评估

(一)健康史

(1)了解既往疾病史、用药史、月经史及药物过敏史。

(2)了解流产、分娩的时间、经过及处理。

(3)了解本次患病的起病时间、症状、疼痛性质、部位、有无全身症状。

(二)生理状况

1.症状

(1)轻者无症状或症状轻微不易被发现,常表现为持续性下腹痛,活动或性交后加重;发热、阴道分泌物增多等。

(2)重者可表现为寒战、高热、头痛、食欲减退;月经期发病者可表现为经量增多、经期延长;腹膜炎者出现消化道症状,如恶心、呕吐、腹胀等;若脓肿形成,可有下腹包块及局部刺激症状。

2.体征

(1)急性面容、体温升高、心率加快。

(2)下腹部压痛、反跳痛及肌紧张。

(3)检查见阴道充血;大量脓性臭味分泌物从宫颈口外流;穹隆有明显触痛;宫颈充血、水肿、举痛明显;子宫体增大有压痛且活动受限;一侧或双侧附件增厚,有包块,压痛。

3.辅助检查

(1)实验室检查:宫颈黏液脓性分泌物,或阴道分泌物0.9%氯化钠溶液湿片中见到大量白细胞;红细胞沉降率升高;血C反应蛋白升高;宫颈分泌物培养或革兰染色涂片淋病奈瑟菌阳性或沙眼衣原体阳性。

(2)阴道超声检查:显示输卵管增粗,输卵管积液,伴或不伴有盆腔积液、输卵管卵巢肿块。

(3)腹腔镜检查:输卵管表面明显充血;输卵管壁水肿;输卵管伞端或浆膜面有脓性渗透物。

(4)子宫内膜活组织检查证实子宫内膜炎。

(三)高危因素

1.年龄

盆腔炎性疾病高发年龄为15～25岁。

2.性活动及性卫生

初次性交年龄小、有多个性伴侣、性交过频及性伴侣有性传播疾病;有使用不洁的月经垫、经期性交等。

3.下生殖道感染

性传播疾病,如淋病奈瑟菌性宫颈炎、衣原体性宫颈炎及细菌性阴道病。

4.子宫腔内手术操作后感染

刮宫术、输卵管通液术、子宫输卵管造影术、宫腔镜检查、人工流产、放置宫内节育器等手术时,消毒不严格或术前适应证选择不当,导致感染。

5.邻近器官炎症直接蔓延

如阑尾炎、腹膜炎等蔓延至盆腔。

6.复发

盆腔炎性疾病再次发作。

(四)心理-社会因素

1.对健康问题的感受

是否存在因无明显症状或症状轻,而不重视致延误治疗。

2.对疾病的反应

是否由于慢性疾病过程长,患者思想压力大而产生焦虑、烦躁情绪;若病情严重,则担心预后,患者往往有恐惧、无助感。

3.家庭、社会及经济状况

是否存在因炎症反复发作,严重影响妇女生殖健康甚至导致不孕,且增加家庭与社会经济负担。

二、护理诊断

(一)疼痛

其与感染症状有关。

(二)体温过高

其与盆腔急性炎症有关。

(三)睡眠形态紊乱

其与疼痛或心理障碍有关。

(四)焦虑

其与病程长治疗效果不明显或不孕有关。

(五)知识缺乏

其与缺乏经期卫生知识有关。

三、护理措施

(一)症状护理

1.密切观察

分泌物增多,观察阴道分泌物颜色、性状、气味及量,选择合适的药液进行阴道冲洗。在不清楚阴道炎的种类时,不可滥用冲洗液,指导患者勤换会阴垫及内裤,保持外阴清洁干燥。

2.支持疗法

卧床休息,取半卧位,有利于脓液积聚于直肠子宫陷凹,使炎症局限;给高热量、高蛋白、高维生素饮食或半流质饮食,以及时补充丢失的液体;对出现高热的患者,采取物理降温,出汗时及时更衣,保持身体清洁舒服;若患者腹胀严重,应行胃肠减压。

3.症状观察

密切监测生命体征,测体温、脉搏、呼吸、血压,每4小时1次;物理降温后30分钟测体温,以观察降温效果。若患者突然出现腹痛加剧、寒战、高热、恶心、呕吐、腹胀,应立即报告医师,同时做好剖腹探查的准备。

(二)用药护理

1.门诊治疗

指导患者遵医嘱用药,了解用药方案并告知注意事项。常用方案:头孢西丁钠2 g,单次肌内注射,同时口服丙磺舒1 g,然后改为多西环素100 mg,每天2次,连服14天,可同时加服甲硝唑400 mg,每天2~3次,连服14天;或选用其他第三代头孢菌素与多西环素、甲硝唑合用。

2.住院治疗

严格遵医嘱用药,了解用药方案并密切观察用药反应。

(1)头霉素类或头孢菌素类药物:头孢西丁钠2 g,静脉滴注,每6小时1次。头孢替坦二钠2 g,静脉滴注,每12小时1次。加多西环素100 mg,每12小时1次,静脉输注或口服。对不能耐受多西环素者,可用阿奇霉素替代,每次500 mg,每天1次,连用3天。对输卵管卵巢脓肿患者,可加用克林霉素或甲硝唑。

(2)克林霉素与氨基糖苷类药物联合方案:克林霉素 900 mg,每 8 小时 1 次,静脉滴注;庆大霉素先给予负荷量(2 mg/kg),然后予维持量(1.5 mg/kg),每 8 小时 1 次,静脉滴注;临床症状、体征改善后继续静脉应用 24～48 小时,克林霉素改口服,每次 450 mg,1 天4 次,连用 14 天;或多西环素 100 mg,每 12 小时1 次,连续用药 14 天。

3.观察药物疗效

若用药后 48～72 小时,体温持续不降,患者症状加重,应及时报告医师处理。

4.中药治疗

主要为活血化瘀、清热解毒药物。可遵医嘱指导服中药或用中药外敷腹部,若需进行中药保留灌肠,按保留灌肠操作规程完成。

(三)手术护理

1.药物治疗无效

经药物治疗 48～72 小时,体温持续不降,患者中毒症状加重或包块增大者。

2.脓肿持续存在

经药物治疗病情好转,继续控制炎症数天(2～3 周),包块仍未消失但已局限化。

3.脓肿破裂

突然腹痛加剧,寒战、高热、恶心、呕吐、腹胀,检查腹部拒按或有中毒性休克表现。

(四)心理护理

(1)关心患者,倾听患者诉说,鼓励患者表达内心感受,通过与患者进行交流,建立良好的护患关系,尽可能满足患者的合理需求。

(2)加强疾病知识宣传,解除患者思想顾虑,增加其对治疗的信心。

(3)与家属沟通,指导家属关心患者,与患者及家属共同探讨适合个人的治疗方案,取得家人的理解和帮助,减轻患者心理压力。

四、健康指导

(一)讲解疾病知识

向患者讲解盆腔炎性疾病的疾病知识,告知及时就诊和规范治疗的重要性。

(二)个人卫生指导

保持会阴清洁做好经期、孕期及产褥期的卫生宣传。

(三)性生活指导及性伴侣治疗

注意性生活卫生,月经期禁止性交。

(四)饮食生活指导

给予高热量、高蛋白、高维生素饮食,增加营养,积极锻炼身体,注意劳逸结合,不断提高机体抵抗力。

(五)随访指导

对于抗生素治疗的患者,应在 72 小时内随诊,明确有无体温下降、反跳痛减轻等临床症状改善。若无改善,需做进一步检查。对沙眼衣原体及淋病奈瑟菌感染者,可在治疗后 4～6 周复查病原体。

五、注意事项

(一)倾听患者主诉

应仔细倾听患者主诉,全面了解患者疾病史,认真阅读治疗方案,制订相应的护理计划,配合完成相应治疗和处理。

(二)预防宣传

(1)注意性生活卫生,减少性传播疾病。

(2)及时治疗下生殖道感染。

(3)进行公共卫生教育,提高公民对生殖道感染的认识,明白预防感染的重要性。

(4)严格掌握妇科手术指征,做好术前准备,严格无菌操作,预防感染。

(5)及时治疗盆腔炎性疾病,防止后遗症发生。

(葛宝芬)

第四节　经前紧张综合征

经前紧张综合征是指妇女在月经来潮前出现的一系列异常现象,如头痛、乳房胀痛、失眠、情绪不稳定、抑郁、焦虑、全身水肿等。严重时影响正常的生活和社会活动。

一、护理评估

(一)病史

经前紧张综合征常发生于 30～40 岁的妇女,年轻女性很少出现。症状在排卵后即开始,月经来潮前几天达高峰,经血出现后消失。

(二)身心状况

主要表现为紧张、烦躁易怒、抑郁、焦虑、失眠、注意力不集中、疲乏无力、头痛等。有些妇女出现手足及面部水肿、乳房胀痛,少数妇女因肠黏膜水肿而出现腹泻现象。

(三)检查

盆腔检查及实验室检查均属正常。

二、护理诊断

(一)焦虑

其与一系列精神症状及不被人理解有关。

(二)体液过多

其与水钠潴留有关。

三、护理目标

让患者正确认识经前紧张综合征,以减轻症状。

四、护理措施

(1)进行关于经前紧张综合征的有关知识的教育和指导,避免经前过度紧张,注意休息和充足的睡眠。

(2)帮助患者适当控制食盐和水的摄入。

(3)给患者服用适当的镇静剂如安定,也可服用谷维素来控制神经和精神症状,还可服用适当的利尿剂减轻水肿,以改善头痛等不适。

(4)遵医嘱用孕激素或雄激素拮抗雌激素与醛固酮的作用。

五、评价

(1)患者能够了解经前紧张综合征的相关知识。

(2)患者症状减轻,自我控制能力增强。

（葛宝芬）

第五节 痛 经

痛经是指在行经前、后或月经期出现下腹疼痛、坠胀伴腰酸及其他不适,严重影响生活和工作质量者。痛经分为原发性痛经与继发性痛经两类。前者指生殖器官无器质性病变的痛经,称功能性痛经;后者指盆腔器质性病变引起的痛经,如子宫内膜异位症等。本节仅叙述原发性痛经。

一、护理评估

(一)健康史

原发性痛经常见于青少年,多发生在有排卵的月经周期,精神紧张、恐惧、寒冷刺激及经期剧烈运动可加重疼痛。评估时需了解患者的年龄和月经史、疼痛特点及与月经的关系、伴随症状和缓解疼痛的方法等。

(二)身体状况

1.痛经

痛经是主要症状,多自月经来潮后开始,最早出现在月经来潮前12小时,月经第1天疼痛最剧烈,持续2～3天后逐渐缓解。疼痛呈痉挛性,多位于下腹正中,常放射至腰骶部、外阴与肛门,少数人的疼痛可放射至大脚内侧。可伴面色苍白、出冷汗、恶心、呕吐、腹泻、头晕、乏力等。痛经多于月经初潮后1～2年发病。

2.妇科检查

生殖器官无器质性病变。

(三)心理-社会状况

患者缺乏痛经的相关知识,担心痛经可能影响健康及婚后的生育能力,表现为情绪低落、烦躁、焦虑;伴随着月经的疼痛,常常使患者抱怨自己是女性。

（四）辅助检查

B超检查生殖器官有无器质性病变。

（五）处理要点

以解痉、镇痛等对症治疗为主，并注意对患者的心理治疗。

二、护理问题

（一）急性疼痛

与经期宫缩有关

（二）焦虑

与反复疼痛及缺乏相关知识有关。

三、护理措施

（一）一般护理

（1）下腹部局部可用热水袋热敷。

（2）鼓励患者多饮热茶、热汤。

（3）注意休息，避免紧张。

（二）病情观察

（1）观察疼痛的发生时间、性质、程度。

（2）观察疼痛时的伴随症状，如恶心、呕吐、腹泻。

（3）了解引起疼痛的精神因素。

（三）用药护理

遵医嘱给予解痉、镇痛药，常用药物有前列腺素合成酶抑制剂如吲哚美辛、布洛芬等，亦可选用避孕药或中药治疗。

（四）心理护理

讲解有关痛经的知识及缓解疼痛的方法，使患者了解经期下腹坠胀、腰酸、头痛等轻度不适是生理反应。原发性痛经不影响生育，生育后痛经可缓解或消失，从而消除患者紧张、焦虑的情绪。

（五）健康指导

进行经期保健的教育，包括注意经期清洁卫生，保持精神愉快，加强经期保护，避免剧烈运动及过度劳累，防寒保暖等。疼痛难忍时一般选择非麻醉性镇痛药治疗。

（葛宝芬）

第六节 闭 经

闭经是妇科常见症状，分为原发性闭经和继发性闭经两类。原发性闭经指年龄超过16岁，第二性征已发育，或年龄超过14岁，第二性征尚未发育，且无月经来潮者；继发性闭经指正常月经建立后，因病理性原因月经停止6个月，或按自身原来月经周期计算停经3个周期以上者。青春期以前、妊娠期、哺乳期以及绝经后的无月经均属生理现象。

一、护理评估

(一)健康史

原发性闭经较少见,常由于遗传性因素或先天性发育缺陷所致,评估时应注意患者生殖器官和第二性征发育情况及家族史。继发性闭经发病率高,病因复杂,评估时应详细询问患者月经史,已婚者应注意有无产后大出血、不孕及流产史。根据控制正常月经周期的 4 个环节,按病变部位将闭经分为下丘脑性闭经、垂体性闭经、卵巢性闭经及子宫性闭经。

1.下丘脑性闭经

下丘脑性闭经最常见,以功能性原因为主。

(1)精神因素:精神创伤、紧张忧虑、环境改变、过度劳累、盼子心切或畏惧妊娠等可使内分泌调节功能紊乱而发生闭经。闭经多为一时性,可自行恢复。

(2)剧烈运动、体重下降和神经性厌食:均可诱发闭经。因初潮发生和月经维持有赖于一定比例(17%～20%)的机体脂肪,中枢神经对体重下降极为敏感。

(3)药物:一般在停药后 3～6 个月月经恢复。

2.垂体性闭经

垂体器质性病变或功能失调可影响卵巢功能而引起闭经。

(1)垂体梗死:常见于产后出血使垂体缺血坏死,出现闭经、性欲减退、毛发脱落、第二性征衰退等希恩综合征。

(2)垂体肿瘤:可引起闭经溢乳综合征。

3.卵巢性闭经

因性激素水平低落,子宫内膜不发生周期性变化而导致闭经。

(1)卵巢功能早衰:40 岁前绝经者称卵巢功能早衰,常伴有围绝经期综合征的表现。

(2)卵巢功能性肿瘤、卵巢切除或组织破坏。

(3)多囊卵巢综合征:表现为闭经、不孕、多毛、肥胖、双侧卵巢增大。

4.子宫性闭经

月经调节功能及第二性征发育正常,但子宫内膜受到破坏或对卵巢激素不能产生正常的反应而引起闭经。

(1)先天性子宫发育不良或子宫切除术后者。

(2)子宫内膜损伤:子宫腔放疗后、结核性子宫内膜炎、子宫腔粘连综合征,后者因人工流产刮宫过度,使子宫内膜损伤粘连而无月经产生。

5.其他内分泌功能异常

甲状腺功能减退或亢进、肾上腺皮质功能亢进、糖尿病等可引起闭经。

(二)身体状况

了解患者的闭经类型、时间及伴随症状。注意观察患者精神状态、智力发育、营养与健康状况;检查全身发育状况,测量身高、体重、四肢与躯干比例;第二性征如音调、毛发分布、乳房发育状况,挤压乳腺有无乳汁分泌;妇科检查生殖器官有无发育异常和肿瘤等。

(三)心理-社会状况

患者担心闭经对自己的健康、性生活及生育能力有影响,病程过长及治疗效果不佳会加重患者及其家属的心理压力,产生情绪低落、焦虑,反过来又加重闭经。

(四)辅助检查

1.子宫功能检查

(1)诊断性刮宫:适用于已婚妇女,必要时可在宫腔镜直视下检查。

(2)子宫输卵管碘油造影:了解子宫腔及输卵管情况。

(3)药物撤退试验:①孕激素试验可评估内源性雌激素水平;②雌、孕激素序贯疗法。

2.卵巢功能检查

通过 B 超检查、基础体温测定、宫颈黏液结晶检查、阴道脱落细胞检查、血清激素测定、诊断性刮宫,了解排卵情况及体内性激素水平。

3.垂体功能检查

如垂体兴奋试验等。

4.其他检查

B 超检查、染色体检查及内分泌检查等。

(五)处理要点

(1)全身治疗积极治疗全身性疾病,增强体质,加强营养,保持正常体重。

(2)心理治疗精神因素所致闭经,应行心理疏导。

(3)病因治疗子宫腔粘连、先天畸形、卵巢及垂体肿瘤等采取相应手术治疗。

(4)性激素替代疗法:根据病变部位及病因,给予相应激素治疗,常用雌激素替代疗法,雌、孕激素序贯疗法和雌、孕激素合并疗法。

(5)诱发排卵常用氯米芬、HCG。

二、护理问题

(一)焦虑

与担心闭经对健康、性生活及生育的影响有关。

(二)功能障碍性悲哀

与长期闭经及治疗效果不佳,担心丧失女性形象有关。

三、护理措施

(一)一般护理

1.鼓励患者增加营养

营养不良引起的闭经者,应供给足够的营养。

2.保证睡眠

工作紧张引起的闭经者,鼓励患者加强锻炼,增强体质,注意劳逸结合。如为肥胖引起的闭经,指导患者进低热量饮食,但需要富有维生素和矿物质,嘱咐患者适当增加运动量。

(二)病情观察

(1)观察患者情绪变化,有无引起闭经的精神因素,如工作、家庭、生活等情况。

(2)对有人工流产、剖宫产史的闭经患者,应监测阴道流血情况及月经变化。

(3)注意患者体重增加或减少的数据和时间,与闭经前、后的关系。

(4)观察患者甲状腺有无肿大、有无糖尿病症状。

（三）用药护理

指导患者合理使用性激素，说明性激素的作用、不良反应、用药方法及注意事项。

（四）心理护理

讲解月经的生理知识，使患者了解闭经与女性特征、生育及健康的关系，减轻心理压力，避免闭经加重。对原发性闭经者，特别是生殖器官畸形者进行心理疏导，保持心情舒畅，正确对待疾病，提高对自我形象的认识。

（五）健康指导

（1）告知患者要耐心坚持规范治疗，在医师的指导下接受全身系统检查。

（2）短期治疗效果可能不明显，要有心理准备，不要放弃治疗，树立战胜疾病的信心。

（葛宝芬）

第七节　围绝经期综合征

绝经是每一个妇女生命过程中必然发生的生理过程。绝经提示卵巢功能衰退，生殖功能终止，绝经过渡期是指围绕绝经前、后的一段时期，包括从绝经前出现与绝经有关的内分泌、生理学和临床特征起，至最后一次月经后一年。

围绝经期综合征（menopausal syndrome，MPS）以往称为更年期综合征，是指妇女在绝经前、后由于卵巢功能衰退、雌激素水平波动或下降所致的以自主神经功能紊乱为主，伴有神经心理症状的一组症候群。多发生于 45～55 岁，约 2/3 的妇女出现不同程度的低雌激素血症引发的一系列症状。绝经分为自然绝经和人工绝经。自然绝经是指卵巢内卵泡生理性耗竭所致的绝经；人工绝经是指双侧卵巢经手术切除或受放射线损坏导致的绝经，后者更易发生围绝经期综合征。

一、护理评估

（一）健康史

了解患者的发病年龄、职业、文化水平及性格特征，询问月经情况及生育史，有无卵巢切除或盆腔肿瘤放疗，有无心血管疾病及其他疾病病史。

（二）身体状况

1.月经紊乱

半数以上妇女出现 2～8 年无排卵性月经，表现为月经频发、不规则子宫出血、月经稀发（月经周期超过 35 天）以至绝经，少数妇女可突然绝经。

2.雌激素下降相关征象

（1）血管舒缩症状：主要表现为潮热、出汗，是血管舒缩功能不稳定的表现，是围绝经期综合征最突出的特征性症状。潮热起自前胸，涌向头颈部，然后波及全身。在潮红的区域患者感到灼热，皮肤发红，紧接着大量出汗。持续数秒至数分钟不等。此种血管功能不稳定可历时 1 年，有时长达 5 年或更长。

（2）精神神经症状：常有焦虑、抑郁、激动、喜怒无常、脾气暴躁、记忆力下降、注意力不集中、失眠多梦等。

（3）泌尿生殖系统症状：出现阴道干燥、性交困难及老年性阴道炎，排尿困难、尿频、尿急、尿失禁及反复发作的尿路感染。

（4）心血管疾病：绝经后妇女冠状动脉粥样硬化性心脏病（简称冠心病）、高血压和脑出血的发病率及死亡率逐渐增加。

（5）骨质疏松症：绝经后妇女约有 25％患骨质疏松症、腰酸背痛、腿抽搐、肌肉关节疼痛等。

3.体格检查

全身检查注意血压、精神状态、皮肤、毛发、乳房改变及心脏功能，妇科检查注意生殖器官有无萎缩、炎症及张力性尿失禁。

（三）心理-社会状况

因家庭和社会环境的变化或绝经前曾有精神状态不稳定等，更易引起患者心情不畅、忧虑、多疑、孤独等。

（四）辅助检查

根据患者的具体情况不同，可选择血常规、尿常规、心电图及血脂检查、B 超、宫颈刮片及诊断性刮宫等。

（五）处理要点

1.一般治疗

加强心理治疗及体育锻炼，补充钙剂，必要时选用镇静剂、谷维素。

2.激素替代疗法

补充雌激素是关键，可改善症状、提高生活质量。

二、护理问题

（一）自我形象紊乱

与对疾病不正确认识及精神神经症状有关。

（二）知识缺乏

缺乏性激素治疗相关知识。

三、护理措施

（一）一般护理

改善饮食，摄入高蛋白质、高维生素、高钙饮食，必要时可补充钙剂，能延缓骨质疏松症的发生，达到抗衰老效果。

（二）病情观察

（1）观察月经改变情况，注意经量、周期、经期有无异常。

（2）观察面部潮红时间和程度。

（3）观察血压波动、心悸、胸闷及情绪变化。

（4）观察骨质疏松症的影响，如关节酸痛、行动不便等。

（5）观察情绪变化，如情绪不稳定、易怒、易激动、多言多语、记忆力降低。

（三）用药护理

指导应用性激素。

1.适应证

主要用于治疗雌激素缺乏所致的潮热多汗、精神症状、老年性阴道炎、尿路感染,预防存在高危因素的心血管疾病、骨质疏松症等。

2.药物选择及用法

在医师指导下使用,尽量选用天然性激素,剂量个体化,以最小有效量为佳。

3.禁忌证

原因不明的子宫出血、肝胆疾病、血栓性静脉炎及乳腺癌等。

4.注意事项

(1)雌激素剂量过大可引起乳房胀痛、白带多、头痛、水肿、色素沉着、体重增加等,可酌情减量或改用雌三醇。

(2)用药期间可能发生异常子宫出血,多为突破性出血,但应排除子宫内膜癌。

(3)较长时间的口服用药可能影响肝功能,应定期复查肝功能。

(4)单一雌激素长期应用,可使子宫内膜癌危险性增加,雌、孕激素联合用药能够降低风险。坚持体育锻炼,多参加社会活动;定期健康体检,积极防治围绝经期妇女常见病。

(四)心理护理

使患者及其家属了解围绝经期是必然的生理过程,介绍减轻压力的方法,改变患者的认知、情绪和行为,使其正确评价自己。

(五)健康指导

(1)向围绝经期妇女及其家属介绍绝经是一个生理过程,绝经发生的原因及绝经前、后身体将发生的变化,帮助患者消除因绝经变化产生的恐惧心理,并对将发生的变化做好心理准备。

(2)介绍绝经前、后减轻症状的方法,适当的摄取钙质和维生素 D;坚持锻炼如散步、骑自行车等。合理安排工作,注意劳逸结合。

(3)定期普查,更年期妇女最好半年至一年进行 1 次体格检查,包括妇科检查和防癌检查,有选择地做内分泌检查。

(4)绝经前行双侧卵巢切除术者,宜适时补充雌激素。

(葛宝芬)

第八节 功能失调性子宫出血

功能失调性子宫出血(dysfunctional uterine bleeding,DUB)简称功血,为妇科常见病。它是由于调节生殖系统的神经内分泌机制失常引起的异常子宫出血,而全身及内、外生殖器官无器质性病变存在。常表现为月经周期长短不一、经期延长、经量过多或不规则阴道出血。功血可分为排卵性功血和无排卵性功血两类,约 85% 病例属无排卵性功血。功血可发生于月经初潮至绝经期间的任何年龄,约 50% 患者发生于绝经前期,育龄期约占 30%,青春期约占 20%。

一、护理评估

(一)健康史

1.无排卵性功血

(1)青春期：与下丘脑-垂体-卵巢轴调节功能未健全有关，过度劳累、精神紧张、恐惧、忧伤、环境及气候改变等应激刺激，及肥胖、营养不良等因素易导致下丘脑-垂体-卵巢轴调节功能紊乱，卵巢不能排卵。

(2)绝经过渡期：因卵巢功能衰退，卵巢对促性腺激素敏感性降低，卵泡在发育过程中因退行性变而不能排卵。

(3)生育期：可因内、外环境改变，如劳累、应激、流产、手术或疾病等引起短暂无排卵。亦可因肥胖、多囊卵巢综合征、高泌乳素血症等因素长期存在，引起持续无排卵。

2.排卵性功血

黄体功能不足原因在于神经内分泌调节功能紊乱，导致卵泡期促卵泡生成素(FSH)缺乏，卵泡发育缓慢，雌激素分泌减少，正反馈作用不足，黄体生成素(LH)峰值不高，使黄体发育不全、功能不足。子宫内膜不规则脱落者，由于下丘脑-垂体-卵巢轴调节功能紊乱或黄体机制异常引起萎缩过程延长。

评估时注意了解患者的发病年龄、月经史、婚育史及发病诱因，有无性激素治疗不当及全身性出血性疾病史。

(二)身体状况

1.月经紊乱

(1)无排卵性功血：最常见的症状是子宫不规则性出血，特点是月经周期紊乱，经期长短不一，经量多少不定。可先有数周或数月停经，然后阴道流血，量较多，持续2～3周或更长时间，不易自止，无腹痛或其他不适。

(2)排卵性功血：黄体功能不足者月经周期缩短，月经频发(月经周期短于21天)，不易受孕或怀孕早期易流产；子宫内膜不规则脱落者月经周期正常，但经期延长，长达9～10天，多发生于产后或流产后。

2.贫血

因出血多或时间长，患者出现头晕、乏力、面色苍白等贫血征象。

3.体格检查

体格检查包括全身检查和妇科检查，排除全身性疾病及生殖器官器质性病变。

(三)心理-社会状况

青春期患者常因害羞而影响及时诊治，生育期患者担心影响生育而焦虑，围绝经期患者因治疗效果不佳或怀疑为恶性肿瘤而焦虑、紧张、恐惧。

(四)辅助检查

1.诊断性刮宫

诊断性刮宫可了解子宫内膜反应、子宫内膜病变，达到止血的目的。不规则流血者可随时刮宫，用以止血。确定有无排卵或黄体功能，于月经前一天或者月经来潮6小时内做诊断性刮宫，无排卵性功血的子宫内膜呈增生期改变，黄体功能不足显示子宫内膜分泌不良。子宫内膜不规则脱落，于月经周期第5～6天进行诊断性刮宫，增生期与分泌期子宫内膜共存。

2.B超检查

了解子宫内膜厚度及生殖器官有无器质性改变。

3.血常规及凝血功能检查

了解有无贫血、感染及凝血功能障碍。

4.宫腔镜检查

直接观察子宫内膜,选择病变区进行活组织检查。

5.卵巢功能检查

判断卵巢有无排卵或黄体功能。

(五)处理要点

1.无排卵性功血

青春期和生育期患者以止血、调整周期、促排卵为原则。围绝经期患者以止血、防止子宫内膜癌变为原则。

2.排卵性功血

黄体功能不足的治疗原则是促进卵泡发育,刺激黄体功能及黄体功能替代,分别应用氯米芬、人绒毛膜促性腺激素(HCG)和黄体酮;子宫内膜不规则脱落的治疗原则是促使黄体及时萎缩,子宫内膜及时完整脱落,常用药物有孕激素和 HCG。

二、护理问题

(一)潜在并发症

贫血。

(二)知识缺乏

缺乏性激素治疗的知识。

(三)有感染的危险

与经期延长、机体抵抗力下降有关。

(四)焦虑

与性激素使用及药物不良反应有关。

三、护理措施

(一)一般护理

患者体质往往较差,应加强营养,改善全身情况,可补充铁剂、维生素 C 和蛋白质。成人体内大约每 100 mL 血中含 50 mg 铁,行经期妇女,每天从食物中吸收铁 0.7~2.0 mg,经量多者应额外补充铁。向患者推荐含铁较多的食物如猪肝、胡萝卜、葡萄干等。按照患者的饮食习惯,为患者制订适合于个人的饮食计划,保证患者获得足够的营养。

(二)病情观察

观察并记录患者的生命体征、出量及入量,嘱患者保留出血期间使用的会阴垫及内裤,以便更准确地估计出血量,出血较多者,督促其卧床休息,避免过度疲劳和剧烈活动,贫血严重者,遵医嘱做好配血、输血、止血措施,执行治疗方案,维持患者正常血容量。

（三）对症护理

1.无排卵性功血

（1）止血：对大量出血患者，要求在性激素治疗 8 小时内见效，24～48 小时内出血基本停止，若 96 小时以上仍不止血者，应考虑有器质性病变存在。

性激素止血。①雌激素：应用大剂量雌激素可迅速提高血内雌激素浓度，促使子宫内膜生长，短期内修复创面而止血，主要用于青春期功血。目前多选用妊马雌酮 2.5 mg 或己烯雌酚 1～2 mg。②孕激素：适用于体内已有一定水平雌激素的患者。常用药物如甲羟黄体酮或炔诺酮，用药原则同雌激素。③雄激素：拮抗雌激素、增加子宫平滑肌及子宫血管张力而减少出血，主要用于围绝经期功血患者的辅助治疗，可随时停用。④联合用药：止血效果优于单一药物，可用三合激素或口服短效避孕药，血止后逐渐减量。

刮宫术：止血及排除子宫内膜病变，适用于年龄大于 35 岁、药物治疗无效或存在子宫内膜癌高危因素的患者。

其他止血药：卡巴克洛和酚磺乙胺可减少微血管的通透性，氨基己酸、氨甲苯酸、氨甲环酸等可抑制纤维蛋白溶酶，有减少出血量的辅助作用，但不能赖以止血。

（2）调整月经周期：一般连续用药 3 个周期。在此过程中务必积极纠正贫血，加强营养，以改善体质。

雌、孕激素序贯疗法：人工周期，通过模拟自然月经周期中卵巢的内分泌变化，将雌、孕激素序贯应用，使子宫内膜发生相应变化，引起周期性脱落。适用于青春期功血或生育期功血者，可诱发卵巢自然排卵。雌激素自月经来潮第 5 天开始用药，妊马雌酮 1.25 mg 或己烯雌酚 1 mg，每晚 1 次，连服 20 天，于服雌激素最后 10 天加用甲羟黄体酮每天 10 mg，两药同时用完，停药后 3～7 天出血。于出血第 5 天重复用药，一般连续使用 3 个周期。用药 2～3 个周期后，患者常能自发排卵。

雌、孕激素联合疗法：可周期性口服短效避孕药，适用于生育期功血、内源性雌激素水平较高者或绝经过渡期功血者。

后半周期疗法：于月经周期的后半周期开始（撤药性出血的第 16 天）服用甲羟黄体酮，每天 10 mg，连服 10 天为 1 个周期，共 3 个周期为 1 个疗程。适用于青春期或绝经过渡期功血者。

（3）促排卵：适用于育龄期功血者。常用药物如氯米芬、人绒毛膜促性腺激素（HCG）等。于月经第 5 天开始每天口服氯米芬 50 mg，连续 5 天，以促进卵泡发育。B 超监测卵泡发育接近成熟时，可大剂量肌内注射 HCG 5 000 U 以诱发排卵。青春期不提倡使用。

（4）手术治疗：以刮宫术最常用，既能明确诊断，又能迅速止血。绝经过渡期出血患者激素治疗前宜常规刮宫，最好在子宫镜下行分段诊断性刮宫，以排除子宫内细微器质性病变。对青春期功血刮宫应持慎重态度。必要时行子宫次全切除或子宫切除术。

2.排卵性功血

（1）黄体功能不足：药物治疗如下。①黄体功能替代疗法：自排卵后开始每天肌内注射黄体酮 10 mg，共 10～14 天，用以补充黄体分泌黄体酮的不足。②黄体功能刺激疗法：通常应用 HCG 以促进及支持黄体功能。于基础体温上升后开始，隔天肌内注射 HCG 1 000～2 000 U，共 5 次，可使血浆黄体酮明显上升，随之正常月经周期恢复。③促进卵泡发育：于月经第 5 天开始，每晚口服氯米芬 50 mg，共 5 天。

(2)子宫内膜不规则脱落:药物治疗如下。①孕激素:自排卵后第 1～2 天或下次月经前 10～14 天开始,每天口服甲羟黄体酮 10 mg,连续 10 天,有生育要求可肌内注射黄体酮。②HCG:用法同黄体功能不足。

3.性激素治疗的注意事项

(1)严格遵医嘱正确用药,不得随意停服或漏服,以免使用不当引起子宫出血。

(2)药物减量必须按规定在血止后开始,每 3 天减量 1 次,每次减量不超过原剂量的 1/3,直至维持量,持续用至血止后 20 天停药。

(3)雌激素口服可能引起恶心、呕吐等胃肠道反应,可饭后或睡前服用;对存在血液高凝倾向或血栓性疾病史者禁忌使用。

(4)雄激素用量过大可能出现男性化不良反应。

(四)预防感染

(1)测体温、脉搏。

(2)指导患者保持会阴部清洁,出血期间禁止盆浴及性生活。

(3)注意有无腹痛等生殖器官感染征象。

(4)按医嘱使用抗生素。

(五)心理护理

注意情绪调节,避免过度紧张与精神刺激。特别是青春期少女,父母们不仅要关注女孩的学习状况与膳食状况,还要重视女孩的情绪变化,与其多沟通,了解其内心世界的变化,帮助其释放不良情绪,以使其保持相对稳定的精神-心理状态,避免情绪上的大起大落。

(六)健康指导

(1)宜清淡饮食,多食富含维生素 C 的新鲜瓜果、蔬菜。注意休息,保持心情舒畅。

(2)强调严格掌握雌激素的适应证,并合理使用,对更年期及绝经后妇女更应慎用,应用时间不宜过长,量不宜大,并应严密观察反应。

(3)月经期避免剧烈运动,禁止盆浴及性生活,保持会阴部清洁。

(葛宝芬)

第九节 子宫内膜异位症

子宫内膜异位症是指具有生长功能的子宫内膜生长在子宫腔内壁以外引起的症状和体征。异位的子宫内膜绝大多数局限在盆腔内的生殖器官和邻近器官的腹膜面,故临床上称为盆腔子宫内膜异位症。当子宫内膜生长在子宫肌层内称子宫腺肌病,部分患者两者可合并存在。

子宫内膜异位症的发病率近年来明显增高,是目前常见的妇科病之一。多见于 30～40 岁的妇女。本病为良性病变,但有远距离转移和种植能力。初潮前无发病者,绝经后异位的子宫内膜组织可逐渐萎缩吸收,妊娠或使用性激素抑制卵巢功能可暂时阻止本病的发展,因此,子宫内膜的发病与卵巢的周期性变化有关。也发生周期性出血,引起周围组织纤维化、粘连,病变局部形成紫蓝色硬结或包块。卵巢的子宫内膜异位症最为常见,卵巢内的异位内膜因反复出血而形成多个囊肿,但以单个多见,故又称为卵巢子宫内膜异位囊肿。囊肿内含暗褐色黏稠的陈旧血,状似巧克力液体,故又称为卵巢巧克力囊肿。

一、护理评估

(一)病史

1.月经史

初潮年龄,月经周期、经期、经量是否正常,有无痛经或其他伴随症状。痛经的性质,是否为进行性加重。

2.婚育史

结婚年龄,婚次,夫妻性生活情况,有无经期性交,生育情况,足月产、早产、流产次数,现有子女数等。

3.既往病史

有无先天性生殖道畸形、子宫手术或经期盆腔检查等情况。

(二)身心状态

1.身体状态

(1)痛经:痛经是子宫内膜异位症的典型症状,其特点为继发性和进行性加重。疼痛多位于下腹部和腰骶部,可放射至阴道、会阴、肛门或大腿,常于月经来潮前1~2天开始,经期第一天最为剧烈,以后逐渐减轻,至月经干净时消失。

(2)月经失调:部分患者有经量增多和经期延长,少数出现经前期点滴出血。月经失调可能与卵巢无排卵、黄体功能不足等有关。

(3)性交痛:由于异位的内膜出现在子宫直肠陷凹或病变导致子宫后倾固定,性交时子宫颈受到碰撞及子宫收缩和向上提升,可引起疼痛。

(4)不孕:占40%左右,其不孕的原因可能与盆腔内器官和组织广泛粘连和输卵管的蠕动减弱,影响卵子的排出、摄取和受精卵的运行有关。

2.心理状态

由于疼痛、不孕造成患者顾虑重重,心理压力大,需要手术的患者会有紧张、恐惧等心理问题。

(三)诊断性检查

1.妇科检查

典型者子宫后倾固定,盆腔检查可扪及盆腔内有触痛性结节或子宫旁有不活动的囊性包块。

2.辅助检查

(1)B超检查:可确定卵巢子宫内膜异位囊肿的位置、大小和形状。

(2)腹腔镜检查:可发现盆腔内器官或子宫直肠陷凹、子宫骶骨韧带等处有紫蓝色结节。

二、护理诊断

(一)焦虑

其与不孕和需要手术有关。

(二)知识缺乏

其与缺乏自我照顾及与手术相关的知识有关。

(三)舒适改变

其与痛经及手术后伤口有关。

三、护理目标

(1)患者能正确认识疾病的性质及发生原因,解除紧张、恐惧的心理,坚定治疗信心。

(2)患者自觉疼痛症状缓解。

四、护理措施

(1)心理护理:许多年轻患者因顽固的痛经、不孕等情况而焦虑。护理人员应多关心和理解患者,说明该病只要坚持用药或采取必要的手术便可改善症状,鼓励患者树立信心,积极配合治疗,对尚未生育的患者应给予指导和帮助,促使其尽早受孕。

(2)做好卫生宣传教育工作,防止经血逆流,如有先天性生殖道畸形或后天性炎性阴道狭窄、宫颈粘连等应及时手术。凡进入宫腔内的经腹手术,应保护腹壁切口和子宫切口,防止子宫内膜种植到腹壁切口或子宫切口。经期应避免盆腔检查和性交。

(3)使用激素治疗患者,应介绍服药的注意事项及用后可能出现的反应(恶心、食欲缺乏、闭经、乏力或体重增加等),使其解除思想顾虑,提高治疗效果。

(4)用药期间注意有无卵巢子宫内膜异位囊肿破裂的征象,如出现急性腹痛应及时通知医师,并做好剖腹探查的各项准备。

(5)对需要手术者应按腹部手术做好术前准备和术后护理。

(6)出院健康教育,加强患者对病程及治疗的认识,指导伤口处理和康复教育,术后 6 周避免盆浴和性生活,6 周后来院复查。

五、评价

(1)患者无焦虑的表现并对治疗充满信心。

(2)患者能按时服药并了解药物的反应。

(3)自觉症状缓解和消失。

(葛宝芬)

第十节　子宫腺肌病

子宫腺肌病是指当子宫内膜腺体和间质侵入子宫肌层时,形成弥漫或局限性的病变,是妇科常见病。多发生于 30～50 岁经产妇;约 15％患者同时合并子宫内膜异位症;约 50％患者合并子宫肌瘤;临床病理切片检查,发现 10％～47％子宫肌层中有子宫内膜组织,但 35％无临床症状。

多次妊娠及分娩、人工流产、慢性子宫内膜炎等造成子宫内膜基底层损伤,子宫内膜自基底层侵入子宫肌层内生长,可能是主要原因。此外,由于内膜基底层缺乏黏膜下层的保护,在解剖机构上子宫内膜易于侵入肌层。腺肌病常合并子宫肌瘤和子宫内膜增生,提示高水平雌孕激素刺激,也可能是促进内膜向肌层生长的原因之一。

应视患者症状、年龄、生育要求而定。药物治疗,适用于症状较轻,有生育要求和接近绝经期的患者;年轻或希望生育的子宫腺肌瘤患者,可试行病灶挖除术;症状严重、无生育要求或药物治疗无效者,应行全子宫切除术。

一、护理评估

(一)健康史

了解患者年龄、婚姻、月经史、婚育史、生育史、出现典型症状的情况以及对患者身心的影响,了解患者既往患病史。子宫腺肌病多发生于生育年龄的经产妇,常合并内异症和子宫肌瘤,有多次妊娠及分娩或过度刮宫史。生殖道阻塞,如单角子宫、宫颈阴道不通畅患者等常同时合并腺肌病。

(二)生理状况

1.症状

询问患者是否有经量过多、经期延长和逐渐加重的进行性痛经。

2.体征

妇科检查时子宫均匀性增大或局限性隆起、质硬且有压痛。

3.辅助检查

阴道 B 超提示子宫增大,肌层中不规则回声增强;盆腔 MRI 可协助诊断;宫腔镜下取子宫肌肉活检,可确诊。

(三)高危因素

1.年龄

40 岁以上的经产妇。

2.子宫损伤

多次妊娠、人工流产、慢性子宫内膜炎等造成子宫内膜基底层损伤。

3.先天不足

生殖道阻塞,如单角子宫、宫颈阴道不通、有子宫无阴道的先天畸形等。

4.卵巢功能失调

高水平雌孕激素刺激者,如子宫肌瘤、子宫内膜增生患者。

(四)心理-社会因素

了解患者对疾病的认知,是否存在焦虑、恐惧等表现;了解患者家庭关系,是否因不孕或继发不孕影响夫妻、家庭关系;了解患者的经济水平等。

二、护理诊断

(一)焦虑

其与月经改变和痛经有关。

(二)知识缺乏

其与缺乏自我照顾及与手术相关的知识有关。

(三)舒适改变

其与痛经有关。

三、护理目标

(1)患者能正确认识疾病的性质及发生原因,解除紧张、恐惧的心理,坚定治疗信心。

(2)患者自觉疼痛症状缓解。

四、护理措施

(一)症状护理

1.月经改变

经量增多者,指导患者使用透气棉质卫生巾,保留卫生巾称重,以评估月经量;经期延长者,早晚用温开水清洗外阴各 1 次,以防逆行感染。若合并贫血,需指导患者遵医嘱服用药物,观察贫血的改善情况。

2.痛经

询问患者疼痛部位、性质、疼痛开始时间及持续时间。疼痛轻者,指导患者腹部热敷、卧床休息;疼痛重者,遵医嘱给予前列腺素合成酶抑制剂。

(二)用药护理

1.口服避孕药

其适用于轻度内异症患者,常用低剂量高效孕激素和炔雌醇复合制剂,用法为每天 1 片,连续用 6～9 个月,护士需观察药物疗效,观察有无恶心、呕吐等不良反应。

2.促性腺激素释放激素激动剂

常用药物:亮丙瑞林 3.75 mg,月经第 1 天皮下注射后,每隔28 天注射 1 次,共 3～6 次。需观察有无潮热、阴道干燥、性欲减退和骨质丢失等不良反应,停药后可消失。连续用药 3 个月以上者,需添加小剂量雌激素和孕激素,以防止骨质丢失。

3.左炔诺黄体酮宫内节育器(LNG-ZUS)

治疗初期部分患者会出现淋漓出血、下移甚至脱落等,需加强随访。

(三)手术护理

1.保守手术

如小病灶挖除术或子宫肌壁楔形切除术,可明显减轻症状并增加妊娠概率。指导其术后 6 个月受孕。

2.子宫切除术

年轻或未绝经的患者可保留卵巢;绝经后或合并严重子宫内膜异位症者,可行双卵巢切除术。

(四)心理护理

(1)痛经、月经改变以及贫血者影响生活质量,患者焦虑烦躁,向患者说明月经时轻度疼痛不适是生理反应,给予舒缓的音乐、舒适的环境,保证足够的休息和睡眠,患者及家属、护士共同制订规律而适度的锻炼计划,家属督促患者适度锻炼,可缓解患者的心理压力。

(2)手术患者担心预后和性生活,说明子宫切除术后症状可基本消失,生活质量会得到改善。此外,子宫是月经来潮和孕育胎儿的器官,切除子宫不会男性化,增加对治疗的信心。

(五)健康指导

(1)指导患者随访:手术患者出院后 3 个月到门诊复查,了解术后康复情况。

(2)保守手术和子宫切除患者,术后休息 1～3 个月,3 个月之内避免性生活及阴道冲洗,避免提举重物,防止正在愈合的腹部肌肉用力,并应逐渐加强腹部肌肉的力量。未经医护人员许可避免从事可增加盆腔充血的活动,如跳舞、久站等。

(3)有生殖道阻塞疾病时,嘱患者积极治疗,实施整形手术。　　　　　　　**(葛宝芬)**

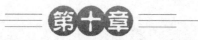 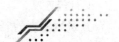

耳鼻喉科护理

第一节 外耳疾病

一、外耳道炎

外耳道炎是外耳道皮肤或皮下组织广泛的急、慢性炎症。由于在潮湿的热带地区发病率高，因而又被称为"热耳病"。根据病程可将外耳道炎分为急性弥漫性外耳道炎和慢性外耳道炎，较为常见的是急性弥漫性外耳道炎。

(一)病因

1.温度与湿度

温度升高，空气湿度大，影响腺体分泌，降低局部防御能力。

2.外耳道局部环境改变

外耳道局部环境的改变，如游泳、洗头或沐浴时水进入外耳道，浸泡皮肤，角质层被破坏，微生物侵入。同时改变了外耳道酸性环境使外耳道抵抗力下降。

3.外耳道皮肤损伤

挖耳时损伤外耳道皮肤，引起感染。

4.中耳炎

中耳炎分泌物的持续刺激使皮肤损伤感染。

5.全身性疾病

全身性疾病使身体抵抗力下降，引起外耳道感染，如糖尿病、慢性肾炎、内分泌紊乱、贫血等。

(二)治疗原则

清洁外耳道，使局部干燥和引流通畅，并使外耳道处于酸性环境；合理使用敏感抗生素；外耳道红肿严重时，可用消炎消肿纱条置于外耳道；耳痛剧烈时可适当予以止痛剂。

(三)护理评估

1.健康史

(1)评估患者耳部不适及疼痛、分泌物流出发生和持续的时间。

(2)有无明显诱因如挖耳损伤皮肤，游泳、洗头时污水进入外耳道等。

(3)有无全身性疾病史，如糖尿病、慢性肾炎、内分泌紊乱、贫血等。

2.身体状况

(1)急性外耳道炎:①发病初期耳内有灼热感,随后疼痛剧烈,甚至坐卧不宁,咀嚼、说话、牵拉耳郭、按压耳屏时加重,伴有外耳道分泌物。②外耳道皮肤弥漫性肿胀、充血。③可伴发热,耳周淋巴结肿大。

(2)慢性外耳道炎:①自觉耳痒不适,可有少量分泌物流出。游泳、洗头或耳道损伤可使之转为急性。②检查可见外耳道皮肤增厚,有痂皮附着,去除后皮肤呈渗血状。耳道内可有少量稠厚或豆腐渣样分泌物。

3.辅助检查

(1)耳窥镜检查,了解外耳道皮肤肿胀及鼓膜情况。

(2)分泌物细菌培养和药敏试验。

4.心理-社会状况

评估患者的文化层次、职业、卫生习惯、居住环境等。

(四)护理措施

1.心理护理

向患者简单说明发病的原因和治疗的情况,并告知患者不要担心,密切配合医师治疗,使病情得到控制。

2.用药护理

根据医嘱使用敏感抗生素,全身或局部使用,控制炎症。外耳道红肿可根据医嘱局部涂用鱼石脂甘油,消炎消肿。耳痛剧烈影响睡眠时,按医嘱给予止痛药和镇静剂。进食流质或半流质食物,减少咀嚼引起的疼痛。

3.耳道清洁

仔细清除耳道内分泌物,可用无菌棉签蘸生理盐水擦拭,并教会患者或家属正确擦拭的方法,以保持局部清洁干燥,减少刺激,又不会损伤外耳道。

4.健康指导

(1)教会患者或家属正确滴耳药的方法。

(2)用药后如有耳部症状加重,应及时就医,确定是否局部药物过敏。

(3)无论慢性或急性外耳道炎,均应坚持治疗至完全治愈,防止复发或迁延不愈。

(4)加强个人卫生,经常修剪指甲,避免挖耳损伤皮肤。

(5)炎症期间不要从事水上运动。

(6)游泳、洗头、沐浴时不要让水进入外耳道,如有水进入外耳道内,可用无菌棉签或柔软纸巾放在外耳道口将水吸出。或患耳向下,蹦跳几下,让水流出后擦干。保持外耳道清洁干燥。

(7)如有中耳疾病,应积极治疗。

(8)积极治疗全身性疾病。

二、外耳湿疹

外耳湿疹是发生在外耳道、耳郭、耳周皮肤的变态反应性皮炎。

(一)病因

病因不清,可能与变态反应因素、神经功能障碍、内分泌功能失调、代谢障碍、消化不良等因素有关。引起变态反应的因素可为食物(如牛奶、海鲜等)、吸入物(如花粉、动物的皮毛、油漆等)、接触物(如药物、化妆品、化纤织物、助听器的塑料外壳、眼镜架、肥皂、化学物质等)等,也可从头面部和颈部皮炎蔓延而来,潮湿和高温常是诱因。外耳道湿疹还可由化脓性中耳炎的脓性分泌物持续刺激引起。

(二)治疗原则

去除变应原,口服抗过敏药,局部对症治疗。有继发感染加用抗生素。

(三)护理评估

1.健康史

(1)评估患者外耳不适和出现红斑、丘疹、水疱等症状的时间,发作的频次。

(2)了解患者有无上述诱因或过敏体质等。

2.身体状况

急性期主要表现为外耳奇痒、灼热感、有渗液。外耳皮肤红肿、红斑、粟粒状丘疹、小水疱等,慢性期患处皮肤增厚、粗糙、皲裂、有脱屑和色素沉着。易反复发作。

3.心理-社会状况

评估患者的年龄、性别、文化层次、职业、生活习惯、饮食习惯、生活和工作环境等。

(四)护理措施

1.用药护理

根据医嘱指导患者服用抗过敏药和抗生素,减轻不适反应。

2.局部用药

根据医嘱指导患者局部用药的方法,如下。

(1)急性期渗液较多时,用炉甘石剂清洗渗液和痂皮后,用3%硼酸溶液湿敷1~2天。干燥后可用10%氧化锌软膏涂擦。

(2)亚急性湿疹渗液不多时局部涂擦2%甲紫溶液。

(3)慢性湿疹局部干燥时,局部涂擦10%氧化锌软膏、抗生素激素软膏或艾洛松软膏等。干痂较多时先用过氧化氢清洗局部后再用上述膏剂。皮肤增厚者可用3%水杨酸软膏。

3.饮食护理

进清淡饮食,禁忌食用辛辣、刺激或有较强变应原食物,如牛奶、海鲜类等。

4.心理护理

向患者讲解发病的原因和治疗的方法、效果等预防再次发作的措施,使患者情绪稳定,密切配合医师治疗。

5.耳道清洁

对慢性化脓性中耳炎患者尤应注意清除外耳道脓液,减少刺激。保持耳郭清洁干燥。

6.健康指导

(1)嘱患者不要搔抓挖耳,不用热水肥皂擦洗患处。

(2)根据医嘱坚持用药和复诊,积极治疗慢性化脓性中耳炎、头颈面部湿疹。

(3)加强个人卫生,经常修剪指甲,避免挖耳损伤皮肤。

(4)不进行水上运动,洗头洗澡时注意保护耳郭。

(5)避免食用鱼、虾、海鲜类、牛奶等易过敏食物,不吃辛辣、刺激性食物。

(6)避免接触变应原物质,如化妆品、耳环、油漆和化纤织物等。

(7)锻炼身体,均衡营养,充足睡眠,提高机体抵抗力。

三、外耳道异物

外耳道异物多见于小儿,以学龄前儿童为最多。

(一)病因

(1)儿童将豆类、小珠粒等塞入外耳道。

(2)成人挖耳时将纸条、棉花球等不慎留在外耳道内。

(3)工作中因意外事故发生,将小石块、铁屑、木屑等飞入耳内。

(4)医师在对患者治疗时误留棉花或纱条在耳内。

(5)小飞虫等误入耳内。

(二)治疗原则

据异物大小、形状、性质和部位,采用不同的取出方法,并以不造成感染和损伤为原则。

(三)护理评估

1.健康史

(1)评估患者耳内不适和疼痛发生的时间,有无异物进入及何种异物,它的形状和性质等。

(2)询问患者有无挖耳习惯或耳外伤史。

2.身体状况

(1)小的非生物性异物可无症状,也可引起轻度耳内不适。

(2)遇水膨胀的异物在耳道内会很快引起胀痛或感染,疼痛剧烈,小儿会哭闹不停,并常以手抓挠患耳。

(3)昆虫等进入耳道,可引起疼痛、奇痒、噪声,甚至损伤鼓膜。

(4)异物刺激外耳道和鼓膜会引起反射性咳嗽或眩晕。

3.辅助检查

耳镜检查了解异物的大小、性质、形状和位置。

4.心理-社会状况

评估患者的年龄、性别、文化层次、职业、生活习惯、生活环境、卫生习惯、对疾病的认知等。

(四)护理措施

1.心理护理

向患者或小孩家属简单说明取异物的过程,可能出现的不适及如何与医师密切配合,对儿童应采取鼓励亲切的语言,减轻其恐惧感。

2.异物取出

协助医师用合适的器械和正确的方法取出异物。如对活动的昆虫类异物,可先用油类滴入耳道内,将其杀死,再行取出或冲出。对较大或嵌顿的异物,需在全麻下取出。取异物的过程尽量避免损伤外耳道,如损伤无法避免,根据医嘱局部使用抗生素。

3.健康指导

(1)指导家长不要把容易误塞入耳内的小玩具或小球类物品放在小孩容易拿得到的地方。

(2)因工作场所容易飞入铁屑或木屑者,应有保护意识,戴防护帽。

(3)如有小飞虫飞入耳内,应及时到专科医院取出,不要自行挖耳,防止残体遗留耳内引起感染。

(4)成人挖耳时不要将棉签等放入外耳道过深。

四、耵聍栓塞

由于耵聍在外耳道内积聚较多,形成较硬的团块,阻塞外耳道,称为耵聍栓塞。

(一)病因

(1)尘土杂物进入外耳道构成耵聍的核心。

(2)习惯性挖耳,反复将耵聍块推向外耳道深部。

(3)外耳因各种刺激如炎症等致耵聍腺分泌过多。

(4)外耳道畸形、狭窄、肿瘤、异物等妨碍耵聍向外脱落。

(5)老年人肌肉松弛,下颌关节运动无力,外耳道口塌陷影响耵聍向外脱落。

(6)油性耵聍或耵聍变质。

(二)治疗原则

根据耵聍阻塞的部位、大小及性质采取不同的取出方法,并以保护外耳道和鼓膜为原则。常用方法:①耵聍钩取出法;②外耳道冲洗法;③吸引法。

(三)护理评估

1.健康史

(1)评估患者耳部不适、闷胀感持续的时间。

(2)了解患者有无挖耳、异物飞入耳内、外耳道畸形、狭窄、外伤史等。

2.身体状况

(1)耳内不适,局部瘙痒感。

(2)耵聍完全阻塞外耳道,引起耳闷胀不适,伴听力下降,可有与脉搏一致的搏动性耳鸣。

(3)耳道内进水后,耵聍膨胀引起耳道胀痛。

(4)耳镜检查可见外耳道内棕黑色团块,质地不一。

3.辅助检查

听力检查示传导性听力损失。

4.心理-社会状况

评估患者的年龄、文化层次、卫生习惯、饮食习惯、对疾病的认知状况等。

(四)护理措施

1.耵聍取出

向患者解释耳部不适的原因及处理方法,配合医师采用正确方法将耵聍取出,取出过程预防外耳道和鼓膜损伤。

2.滴耳指导

对需先用滴耳剂软化耵聍的患者,应教会患者或家属正确滴耳的方法,并告知患者,滴软化剂后,耳部胀痛感会加重,是正常反应,不必紧张。

3.外耳道冲洗

耵聍软化后按外耳道冲洗法将耵聍冲洗干净。患者取坐位,解释操作目的和注意事项,取得配合。检查耵聍的位置、大小,确定耳膜完整,中耳无炎症,可以冲洗。将弯盘置于患耳耳垂下方,紧贴皮肤,头稍向患侧倾斜,协助医师固定弯盘。左手向后上方牵拉耳郭(小儿向后下方),右手将吸满温生理盐水、装有塑料管的橡皮球对准外耳道后上壁方向冲洗,使水沿外耳道后上壁进入耳道深部,借回流力量冲出耵聍。用纱布擦干耳郭,用铁棉签擦净耳道内残留的水,检查外耳道内是否清洁,如有耵聍残留,可再次冲洗至彻底冲净为止。

4.健康指导

(1)养成良好的卫生习惯,避免用手挖耳。

(2)耵聍聚积较多,不易脱落时,应及时到专科医院取出,防止外耳道堆积过多,形成胆脂瘤。

(3)耵聍取出之后的短时期内,如有声响过高时,可用无菌棉花松松地塞在外耳道口,半天到一天后取出。

(4)对皮脂腺分泌旺盛的患者,建议其减少食物中油脂的摄入。

(5)外耳道炎症患者积极治疗。

(孙智慧)

第二节 中耳疾病

一、分泌性中耳炎

分泌性中耳炎是以中耳积液(包括浆液、黏液、或浆黏液)及听力下降为主要特征的中耳非化脓性炎性疾病,可分为急性和慢性两种。急性中耳炎症未愈、病程大于8周者称为慢性分泌性中耳炎。

(一)病因

尚不完全明了,可能与咽鼓管功能障碍、感染、免疫反应等有关。

(二)治疗原则

清除中耳积液(鼓膜穿刺抽液、鼓膜切开、鼓室置管术等);控制感染,改善咽鼓管通气引流,病因治疗。

(三)护理评估

1.健康史

了解病程,询问患者发病前有无感冒、腺样体肥大、鼻炎、鼻窦炎、中耳感染等,近期有无乘坐飞机。

2.身体状况

(1)听力下降:急性发病者大多于感冒后有听力减退,听力可因头位不同而改变;慢性者起病隐匿。

(2)耳痛:急性者可有隐隐耳痛,慢性者耳痛不明显。

(3)耳鸣:有"噼啪"声、"嗡嗡"声及流水声等。当头部震动时耳内可有气过水声。

(4)耳内闭塞感:本病尚有耳内闭塞或闷胀感,按压耳屏后可暂时减轻。

3.辅助检查

(1)耳镜检查:急性期可见鼓膜充血、内陷;鼓室积液时可见液平面或鼓膜呈淡黄、橙红或琥珀色。慢性者鼓膜可呈灰蓝或乳白色。

(2)听力测试:示传导性聋。

(3)声阻抗测定:鼓室压曲线常呈平坦型或高负压型。

(4)乳突 X 线检查:多发现乳突气房模糊,密度增加。

(5)鼓膜穿刺:可抽出积液。

4.心理-社会状况

评估患者年龄、性别、文化层次、对疾病的认知、家庭功能状况、情绪反应等。

(四)护理措施

1.心理护理

向患者及其家人介绍本病的致病原因和各种治疗方法,增强患者信心,使其积极配合治疗。

2.用药护理

遵医嘱给予抗生素类、类固醇激素类药物以控制感染,减轻炎性渗出和机化。注意观察用药效果和不良反应。

3.滴鼻指导

教会患者正确的滴鼻药方法,遵医嘱给予1%的麻黄碱滴鼻,保持鼻腔及咽鼓管通畅。

4.操作配合

行咽鼓管吹张时,应先清除鼻腔分泌物。行鼓膜穿刺抽液时,严格按操作规程执行。行鼓膜切开或鼓室置管术者,向其解释目的及注意事项,以利其配合。

5.健康指导

(1)加强体育锻炼,增强体质,防止感冒。乘飞机起飞或降落时,做吞咽或张口说话动作,使咽鼓管两侧压力平衡。

(2)嘱患者积极治疗鼻咽部疾病,如腺样体肥大、鼻窦炎、扁桃体炎等。

(3)对 10 岁以下儿童告知家长定期行筛选性声阻抗检测。

(4)掌握正确的擤鼻方法,压一侧鼻翼擤出或吸至咽部吐出。

(5)行鼓室置管术后,勿自行用棉棒擦拭外耳道,以防小管脱出。通气管取出前或鼓膜切开者,禁止游泳及淋浴,以防耳内进水,导致中耳感染。

(6)本病急性期,应尽早、彻底治愈,以免迁延成慢性。

二、急性化脓性中耳炎

急性化脓性中耳炎是中耳黏膜的急性化脓性炎症。

(一)病因

主要致病菌为肺炎链球菌、流感嗜血杆菌、乙型溶血性链球菌、葡萄球菌及铜绿假单胞菌等。感染途径以咽鼓管途径为最常见,也可经外耳道鼓膜途径感染,血行感染者极少见。

(二)治疗原则

控制感染、通畅引流、祛除病因。

(三)护理评估

1.健康史

评估患者是否有上呼吸道感染和传染病史。近期是否接受过鼓膜穿刺或置管、咽鼓管吹张等治疗。了解擤鼻习惯、婴幼儿吮乳姿势,以及是否有污水入耳等情况。

2.身体状况

(1)耳痛:早期患者感耳深部锐痛或搏动性跳痛,疼痛可向同侧头部或牙齿放射。鼓膜穿孔流脓后疼痛减轻。

(2)耳鸣及听力减退:患耳可有搏动性耳鸣,听力逐渐下降。耳痛剧烈者,轻度的耳聋可不被察觉。鼓膜穿孔后听力反而提高。

(3)耳漏:鼓膜穿孔后耳内有液体流出,初为血水脓样,以后变为脓性分泌物。

(4)全身症状:轻重不一,可有畏寒、发热、怠倦、食欲减退。小儿症状较成人严重,可有高热、惊厥,常伴有呕吐,腹泻等消化道症状。鼓膜穿孔后,体温逐渐下降,全身症状亦明显减轻。

3.辅助检查

(1)耳镜检查:可见鼓膜充血、肿胀,鼓膜穿孔后可见穿孔处有搏动亮点,为脓液从该处涌出。

(2)耳部触诊:乳突部可有轻压痛,鼓窦区较明显。

(3)听力检查:多为传导性聋。

(4)血常规检查:显示白细胞总数和多形核白细胞数量增加,鼓膜穿孔后血常规结果恢复正常。

(5)乳突 X 线检查:乳突部呈云雾状模糊,但无骨质破坏。

4.心理-社会状况

注意评估患者的年龄、文化层次、生活习惯、心理状态及对疾病的认知程度。

(四)护理措施

1.用药护理

(1)遵医嘱给予足量广谱抗生素控制感染,同时观察药物的疗效及不良反应。

(2)耳痛剧烈者,遵医嘱酌情应用镇静、止痛药物。

(3)观察体温变化,高热者给予物理降温或遵医嘱使用退热药。

2.滴耳护理

正确使用滴耳药。禁止使用粉剂滴耳,以免其与脓液结块而影响引流。

3.滴鼻护理

并发上呼吸道感染或有鼻炎鼻窦炎者给予血管收缩药滴鼻,以利咽鼓管引流通畅。

4.病情观察

注意观察耳道分泌物性质、量和伴随症状,注意耳后是否有红肿、压痛。如出现恶心、呕吐、剧烈头痛、烦躁不安等症状时,应警惕并发症的发生。必要时配合医师做鼓膜切开术,以利排脓。

5.饮食护理

注意休息,多饮水,进食易消化营养丰富的软食,保持大便通畅。

6.健康教育

(1)告知正确的擤鼻方法,指导母亲采取正确的哺乳姿势。

(2)及时清理外耳道脓液,指导正确的滴耳药方法。嘱患者坚持治疗,按期随访。

(3)有鼓膜穿孔或鼓室置管者避免游泳等可能导致鼓室进水的活动。禁滴酚甘油。

(4)加强体育锻炼,增强抗病能力,做好各种传染病的预防接种工作。患上呼吸道感染等疾病时积极治疗。

三、急性坏死性中耳炎

急性坏死性中耳炎是中耳黏膜、鼓膜和听小骨急性的严重破坏,炎症深达骨质。

(一)病因

常为小儿流感、麻疹尤其是猩红热的并发症。

（二）治疗原则

全身应用大剂量抗生素控制感染,手术引流、清除病灶。

（三）护理评估

1.健康史

评估近期有无患流感或猩红热、麻疹等传染病等。

2.身体状况

与急性化脓性中耳炎类似,但程度更严重。听力下降明显,鼓膜穿孔较大,鼓室内常伴有肉芽形成,脓液稀,有臭味。

3.辅助检查

(1)耳镜检查:可见鼓膜穿孔较大,多呈肾形。

(2)听力检查:常为较严重的传导性耳聋。

(3)乳突X线或颞骨CT检查:显示听骨链、乳突气房、鼓室和乳突天盖及乙状窦骨质破坏。

4.心理-社会状况

评估患者的年龄、文化层次、生活习惯和心理状况及家属的支持情况等。

（四）护理措施

1.心理护理

耐心倾听患者主诉,向患者和家属讲解疾病发生的原因和治疗方法,消除其紧张焦虑情绪,鼓励患者积极配合治疗。

2.用药护理

遵医嘱给予大剂量广谱抗生素控制感染,注意药物的疗效及不良反应。

3.疼痛护理

评估患者疼痛程度,给予精神安慰,分散注意力,必要时按医嘱给予镇痛剂。

4.滴鼻、滴耳护理

正确使用滴鼻药和滴耳药。鼓膜穿孔、持续流脓者可局部滴用无耳毒性抗生素,如泰利必妥滴耳液,滴前先用3%过氧化氢溶液清洗外耳道脓液。

5.病情观察

注意观察病情变化,注意有无恶心、呕吐、头痛、表情淡漠或耳后红肿、明显压痛等症状,防止发生颅内、外并发症。

6.健康教育

(1)向患者及家属讲解疾病的危害,嘱患者积极治疗,按期随访,病情变化时及时就医。

(2)告知鼓膜穿孔或鼓室成形术后不宜游泳,洗头和沐浴时可用干棉球塞于外耳道口,谨防污水流入耳内。

(3)忌用氨基糖苷类抗生素滴耳液(如新霉素、庆大霉素等)滴耳,以防耳中毒。

(4)行鼓室成形术患者术后2~3个月内不要乘坐飞机,以防气压突然变化影响手术效果。并告知其术后3个月耳内会有少量渗出,此为正常现象,注意保持外耳道清洁,防止感染。

(5)加强锻炼,增强机体抵抗力,认真做好各种传染病的预防接种工作。

四、慢性化脓性中耳炎

急性化脓性中耳炎病程超过6周时,病变侵犯中耳黏膜、骨膜或深达骨质,造成不可逆损伤,常合并存在慢性乳突炎,此谓慢性化脓性中耳炎。

(一)病因

与急性化脓性中耳炎治疗不及时或用药不当,全身或局部抵抗力下降,致病菌毒力过强,鼻、咽部存在慢性病灶致中耳炎反复发作等有关。

(二)治疗原则

祛除病因、控制感染、通畅引流、消除病灶、提高听力。

(三)护理评估

1.健康史

认真评估患者是否曾患急性化脓性中耳炎,是否有鼻咽部慢性疾病,是否有免疫力低下等情况。

2.身体状况

可分为三型,即单纯型、骨疡型、胆脂瘤型。

(1)单纯型:间歇性耳流脓,量多少不等。脓液呈黏液性或黏脓性,一般不臭,鼓膜穿孔常呈中央性。听觉损伤为轻度传导性耳聋。

(2)骨疡型:耳持续性流脓,脓液黏稠,常有臭味,可有血丝或耳内出血。鼓膜边缘性穿孔、紧张部大穿孔或完全缺失。患者多有较重的传导性耳聋。

(3)胆脂瘤型:长期耳流脓,脓量多少不等,有特殊臭味。鼓膜松弛部穿孔或紧张部后上方边缘性穿孔。听力检查一般为不同程度的传导性耳聋。

(4)颅内并发症:患者可有头痛、恶心、呕吐、发热等症状,表示炎症已由骨质破坏向颅内扩散。胆脂瘤型慢性化脓性中耳炎最易出现颅内并发症。

3.辅助检查

(1)耳镜检查:可见鼓膜穿孔大小不等,可分为中央性和边缘性两种。穿孔处可见鼓室内壁黏膜充血、肿胀或有肉芽、息肉循穿孔伸展于外耳道。鼓室内或肉芽周围及外耳道有脓性分泌物。

(2)听力检查:显示传导性或混合性耳聋,程度轻重不一,少数可为重度感音性听力丧失。

(3)乳突 X 线或颞骨 CT 检查:单纯型无骨质破坏征,骨疡型有骨质破坏征象,胆脂瘤型可见圆形或椭圆形透亮区。

4.心理-社会状况

注意评估患者的文化层次、性格特征、对疾病的认知程度等。

(四)护理措施

1.滴耳、滴鼻护理

按医嘱指导患者正确使用滴耳液,用药前先用 3% 过氧化氢溶液彻底清洗外耳道内脓液,然后再滴用抗生素耳剂。正确使用 1% 麻黄碱液滴鼻,保持咽鼓管通畅。

2.病情观察

密切观察病情变化,注意有无头痛、恶心、呕吐、发热及耳后红肿、明显压痛等症状,防止发生颅内、外并发症。对疑有颅内并发症者,禁止使用止痛、镇静类药物,以免掩盖症状。应密切观察生命体征变化,及时、准确使用降压药物,全身使用足量抗生素,保持大便通畅,以防止发生脑疝。

3.健康教育

(1)向患者及家属讲解慢性化脓性中耳炎的危害,特别是引起颅内、外并发症的严重性,引起患者对疾病治疗的重视。嘱患者积极配合治疗,按期随访,病情变化时及时就医。

(2)教会患者正确的滴耳和洗耳方法及注意事项。忌用氨基糖苷类抗生素滴耳液(如新霉素、庆大霉素等)滴耳,以防耳中毒。脓液多或穿孔小者,忌用粉剂,以免影响引流。

(3)加强锻炼,增强机体抵抗力,积极治疗鼻咽部慢性疾病。

(孙智慧)

第三节 内 耳 疾 病

一、耳硬化症

耳硬化症是内耳骨迷路发生反复的局灶性吸收并被富含血管和细胞的海绵状新骨所代替,继而血管减少,骨质沉着,形成骨质硬化病灶而产生的疾病。好发于前庭窗前区和圆窗边缘。好发年龄为20～40岁,女性多于男性。

(一)病因

尚无定论,可能与遗传、种族、代谢紊乱及内分泌障碍等因素有关。

(二)治疗原则

各期镫骨硬化患者以手术治疗为主,可采用镫骨部分或全部切除、人工镫骨术等。另可选配助听器和采用药物治疗。据报道氟化钠肠衣片、硫酸软骨素片等药物对本病有一定的防治作用。

(三)护理评估

1.健康史

仔细询问患者是否有代谢紊乱、内分泌障碍等疾病,家族中是否有类似病例,女性患者是否怀孕。

2.身体状况

(1)缓慢进行性听力下降:可因妊娠、分娩、外伤、过劳及烟酒过度等而致听力减退加剧。

(2)耳鸣:一般以"轰轰"或"嗡嗡"低音调为主,可为持续性或间歇性。

(3)韦氏错听(闹境返聪):在嘈杂环境中,患者的听觉反较在安静环境中为佳,此现象称为韦氏错听。

(4)眩晕:少数患者在头部活动时出现轻度短暂眩晕。

3.辅助检查

(1)耳镜检查:可见外耳道宽大,皮肤菲薄,鼓膜完整,标志清楚,可见 Schwartze 征。

(2)听力检查:可表现为单纯传导性聋或伴有不同程度耳蜗功能损失之混合性聋。

(3)声导抗测试:显示 A 型鼓室导抗图。

(4)颞骨 CT 扫描:明确病变部位。

4.心理-社会状况

注意评估患者的性别、年龄、文化层次、对疾病的认知程度,以及压力应对方式等。

(四)护理措施

1.心理护理

多与患者接触,了解患者焦虑的原因、程度,让家人经常探望和陪伴患者。告知其治疗方法和目的,鼓励患者勇敢面对疾病,积极配合治疗。

2.安全护理

注意患者安全,避免车辆等物体的撞击。外出检查和活动要有人陪伴。在可能出现危险的地方安置警示牌。

3.佩戴助听器

不宜手术或不愿意接受手术的患者,可佩戴助听器。应告知患者助听器的类型、适配对象和佩戴效果,协助患者选配合适的助听器。

4.健康教育

(1)佩戴助听器的患者应每天清洗耳模和套管,耳部感染时不可佩戴。不用时关闭助听器,准备备用电池,夜间将电池盖打开,以免漏电。

(2)口服氟化钠肠衣片等药物者应注意饭后服用。

(3)手术后注意休息,避免剧烈活动,尤其是头部过度晃动和撞击。

(4)伤口未愈不可洗头,以防污水流入耳内。

(5)注意保暖,防止感冒,防止致病菌进入鼓室。

二、梅尼埃病

梅尼埃病是一种原因不明的以膜迷路积水为主要病理特征,以发作性眩晕、波动性耳聋、耳鸣、耳内胀满感为临床特征的内耳疾病。多见于 50 岁以下的中青年。

(一)病因

病因未明,主要学说有耳蜗微循环障碍,内淋巴液生成、吸收平衡障碍,变态反应与自身免疫异常,另外可能与遗传、病毒感染等有关。

(二)治疗原则

采用以调节自主神经功能、改善内耳微循环,以及解除迷路积水为主的药物综合治疗或手术治疗。手术有保存听力的颈交感神经节普鲁卡因封闭术、内淋巴分流术、前庭神经切除术及非听力保存的迷路切除术等。

(三)护理评估

1.健康史

评估患者是否患过各种耳病,有无其他自身免疫性疾病,有无家族遗传史,有无反复发作的眩晕、耳鸣和听力障碍等情况。

2.身体状况

(1)眩晕:多为无先兆突发旋转性眩晕,伴有恶心、呕吐、面色苍白、出冷汗、脉迟缓、血压下降等症状。

(2)耳鸣:多出现在眩晕发作之前,眩晕发作时加剧,间歇期自然缓解,但常不消失。

(3)耳聋:一般为单侧,多次发作后明显。发作期加重,间歇期减轻,呈明显波动性听力下降,耳聋随发作次数增加而加重。

(4)耳胀满感:发作期患侧头部或耳内有胀满、沉重或压迫感,有时感耳内灼热或钝痛。

3.辅助检查

(1)耳镜检查:鼓膜多正常,咽鼓管功能良好。

(2)听力检查:呈感音性聋,多年长期发作者可能呈感音神经性聋。

(3)前庭功能试验:早期患者前庭功能正常或轻度减退。发作期可见自发性水平型或水平旋转型眼震,发作过后,眼震逐渐消失。多次发作后,可出现向健侧的优势偏向。晚期出现半规管轻瘫或功能丧失。

(4)甘油试验:阳性反应提示耳聋系膜迷路积水引起。

(5)颞骨 CT 扫描:偶显前庭导水管周围气化差,导水管短而直。

4.心理-社会状况

注意评估患者的年龄、文化层次、心理状况及对本病的认知程度。

(四)护理措施

1.心理护理

向患者讲解本病的有关知识,使其主动配合治疗和护理,消除其紧张、恐惧心理,使之心情愉快、精神放松。对久病、频繁发作、伴神经衰弱者要多做耐心解释,消除其思想负担。心理精神治疗的作用不容忽视。

2.病情观察

观察眩晕发作的次数、持续时间、患者的自我感觉,以及神志、面色等情况。眩晕发作前,可有耳鸣为先发症状。

3.用药护理

按医嘱给予镇静药、改善微循环药及减轻膜迷路积水等药物,同时观察药物疗效和不良反应,如长期使用利尿剂者,应注意补钾。

4.饮食护理

给予高蛋白、高维生素、低脂肪、低盐饮食,适当减少饮水量。

5.休息护理

急性发作时应卧床休息,避免意外损伤。休养环境宜暗并保持安静舒适。对症状重或服用镇静药者,起床时动作要慢,下床活动时有人搀扶,防止跌倒。

6.手术护理

对发作频繁、症状重、保守治疗无效而选择手术治疗者,应告知其手术目的和注意事项,做好各项术前准备,围术期护理按耳科手术患者护理常规。

7.健康教育

(1)指导患者在治疗的同时配合适当的体育运动,如做呼吸操、散步、做静功等助气血运行的运动,增强体质。

(2)指导患者保持健康的心理状态和良好的生活习惯,起居规律、睡眠充足。戒除烟酒,禁用耳毒性药物。

(3)对眩晕发作频繁者,告知其不要骑车、登高等,以免发生危险。

(4)积极治疗因病毒引起的呼吸道感染及全身性疾病。

(孙智慧)

第四节 鼻 炎

一、急性鼻炎

急性鼻炎是由病毒感染引起的鼻黏膜急性炎症性疾病。

(一)病因

主要为病毒感染,继之合并细菌感染。最常见的是鼻病毒,其次是流感和副流感病毒、腺病毒等。病毒主要经飞沫传播,其次是通过被污染的物体或食物进入鼻腔或咽部而传播。病毒常于人体处在某种不利的因素下侵犯鼻黏膜。

1.全身因素

受凉、过劳、烟酒过度、维生素缺乏、内分泌失调或其他全身性慢性疾病等。

2.局部因素

鼻中隔偏曲、慢性鼻炎等鼻腔慢性疾病,邻近的感染灶如慢性化脓性鼻窦炎、慢性扁桃体炎,以及小儿腺样体肥大或腺样体炎等。

(二)治疗原则

以支持和对症治疗为主,同时注意预防并发症。全身应用抗生素和抗病毒药物,局部使用血管收缩剂滴鼻。

(三)护理评估

1.健康史

(1)评估患者有无与感冒患者密切接触史。

(2)了解患者最近有无受凉、过劳、烟酒过度等诱因。

(3)了解患者有无全身慢性病或鼻咽部慢性疾病。

2.身体状况

(1)发病初期鼻内有灼热感、喷嚏,接着出现鼻塞、水样鼻涕、嗅觉减退及闭塞性鼻音。

(2)继发细菌感染后鼻涕变为黏液性、黏脓性,进而脓性。

(3)大多有全身不适、倦怠、发热(37~40 ℃)和头痛等。小儿全身症状较成人重,多有高热(39 ℃以上),甚至惊厥,常出现消化道症状,如呕吐、腹泻等。

(4)鼻腔检查可见鼻黏膜充血、肿胀、总鼻道或鼻底有较多分泌物。

3.辅助检查

实验室检查可见合并细菌感染者可出现白细胞数升高。

4.心理-社会评估

评估患者(家属)对疾病的认知程度、文化层次、卫生习惯、饮食习惯、有无不良嗜好、情绪反应等。

(四)护理措施

1.饮食护理

嘱患者多饮水,清淡饮食,疏通大便,注意休息。可用生姜、红糖、葱白煎水热服。

2.用药护理

指导患者正确使用解热镇痛药、抗生素和抗病毒药物。

3.滴鼻护理

指导患者正确滴鼻,改善不适,也可按摩迎香、鼻通穴,减轻鼻塞。告知患者注意血管收缩剂的连续使用不宜超过7天。

4.健康指导

(1)告知患者急性鼻炎易传播给他人,指导其咳嗽、打喷嚏时用纸巾遮住口鼻,急性炎症期间餐具与家人分开。室内经常通风换气,不与他人共用毛巾,不到人多的公共场合,与他人接触时尽量戴口罩等,防止传播给他人。

(2)嘱患者平时养成良好的生活习惯,注意保暖,不过度熬夜和烟酒,不挑食,保证营养均衡,适当锻炼身体,讲卫生,积极治疗局部和全身其他疾病,提高机体抵抗力。

(3)指导患者锻炼对寒冷的适应能力,提倡冷水洗脸,冬季增加户外活动。

二、慢性鼻炎

慢性鼻炎是发生在鼻腔黏膜和黏膜下层的慢性炎症,可分为慢性单纯性鼻炎和慢性肥厚性鼻炎。

(一)病因

1.局部因素

(1)急性鼻炎反复发作或未获彻底治愈。

(2)鼻腔解剖变异及鼻窦慢性疾病。

(3)邻近感染病灶如慢性扁桃体炎、腺样体肥大或腺样体炎。

(4)鼻腔用药不当或过久等。

2.职业及环境因素

长期或反复吸入粉尘(如水泥、石灰、煤尘、面粉等)或有害化学气体,生活或生产环境中温度和湿度的急剧等。

3.全身因素

全身因素包括全身慢性疾病如贫血、糖尿病、风湿病、慢性便秘等,营养不良如维生素A、维生素C缺乏,内分泌疾病或失调等。

4.其他因素

烟酒嗜好、长期过度疲劳、先天或后天性免疫功能障碍。

(二)治疗原则

根除病因,合理应用鼻腔减充血剂,恢复鼻腔通气功能。慢性肥厚性鼻炎可行下鼻甲激光、射频消融术或部分切除术。

(三)护理评估

1.健康史

(1)评估患者有无鼻咽部的慢性炎症性疾病,有无鼻部长期不当用药等。

(2)了解患者有无贫血、风湿病、慢性便秘等慢性疾病。

(3)评估患者有无长期过劳等诱因。

2.身体状况

(1)慢性单纯性鼻炎表现为间歇性或交替性鼻塞,较多黏液性鼻涕,继发性感染时有脓涕。鼻黏膜充血、下鼻甲肿胀,表面光滑、柔软而富有弹性,探针轻压可现凹陷,但移开探针则凹陷很快复原,对血管收缩剂敏感。

(2)慢性肥厚性鼻炎呈单侧或双侧持续性鼻塞,通常无交替性。鼻涕呈黏液性或黏脓性,不易擤出。有闭塞性鼻音、耳鸣和耳堵塞感,并伴有头痛、头昏沉、咽干、咽痛。少数患者可能有嗅觉减退。下鼻甲黏膜肥厚、充血,严重者黏膜呈紫红色,黏膜表面不平,探针轻压凹陷不明显,触之有硬实感。对血管收缩剂不敏感。

3.心理-社会评估

评估患者的性别、年龄、文化程度、对疾病的认知程度,患者的心理状况、职业、工作环境及生活习惯等。

(四)护理措施

(1)指导患者正确用药,改善鼻塞、头痛等不适。

(2)嘱患者及时治疗原发病,如全身慢性疾病、鼻窦炎、邻近感染病灶和鼻中隔偏曲等。

(3)增加营养、补充维生素,禁烟、酒,锻炼身体,增强机体的抵抗力。

(4)注意休息,勿过度劳累,远离粉尘或有害化学气体。

(孙智慧)

第五节 鼻 窦 炎

鼻窦炎是鼻窦黏膜的炎症性疾病,多与鼻炎同时存在,所以也称为鼻-鼻窦炎,发病率15%左右,是鼻科最常见的疾病之一。

一、急性鼻窦炎

(一)病因

1.局部因素

鼻腔疾病(如急或慢性鼻炎、鼻中隔偏曲、异物及肿瘤等)、邻近器官的感染病灶(如扁桃体炎、上列第2双前磨牙和第1、2磨牙的根尖感染、拔牙损伤上颌窦等)、直接感染(鼻窦外伤骨折、异物进入窦腔、跳水不当或游泳后用力擤鼻导致污水进入窦腔)、鼻腔填塞物留置过久、气压骤变(航空性鼻窦炎)等。

2.全身因素

全身因素如过度疲劳、营养不良、维生素缺乏、变应性体质、贫血及糖尿病、内分泌疾病(甲状腺、脑垂体或性腺功能不足)等。

(二)治疗原则

消除病因,清除鼻腔、鼻窦分泌物,促进鼻腔和鼻窦的通气引流,控制感染,防止并发症或病变迁延成慢性鼻窦炎。

1.全身治疗

全身治疗包括对症处理、抗感染治疗、中医治疗等。

2.局部治疗

局部治疗包括鼻内用药、上颌窦穿刺冲洗、物理疗法等。

(三)护理评估

1.健康史

(1)评估患者有无上呼吸道感染史,有无鼻部疾病。

(2)了解患者以往健康状况,有无全身其他疾病。

(3)了解患者最近有无乘坐飞机、潜水或跳水等。

2.身体状况

(1)全身症状:畏寒、发热、食欲减退、周身不适等,儿童可出现咳嗽、呕吐、腹泻等。

(2)局部症状:①持续性鼻塞,常有闭塞性鼻音。②大量黏液脓性或脓性涕,牙源性上颌窦炎有恶臭脓涕。③涕中带血或自觉有腥臭味。④局部疼痛和头痛。不同鼻窦炎疼痛的程度、位置和规律不同。急性上颌窦炎疼痛部位在颌面部或上列牙,晨起时不明显,后逐渐加重,至午后最明显;急性额窦炎为前额部疼痛,晨起后明显,渐加重,中午最明显,午后渐减轻;筛窦炎为内眦或鼻根处疼痛,程度较轻,晨起明显,午后减轻;蝶窦炎表现为枕后痛或眼深部痛,晨起轻,午后重。

(3)体征:鼻镜检查可见鼻黏膜充血肿胀,中鼻道或嗅裂有脓性分泌物。局部压痛,额窦炎压痛点在眶内上壁,筛窦压痛点在内眦,上颌窦压痛点在犬齿窝。

3.辅助检查

(1)实验室检查。

(2)鼻内镜检查、鼻窦 X 线或 CT 检查了解炎症程度和范围。

4.心理-社会评估

评估患者的年龄、性别、文化层次、对疾病认知程度、职业、情绪状态、生活方式、饮食习惯等。

(四)护理措施

1.用药护理

向患者解释疼痛的原因和缓解方法,遵医嘱指导患者正确用药,尤其是抗生素使用要及时、足量、足够时间,不可随意停药,并教会患者正确的点鼻和擤鼻的方法,同时告知患者不宜长期使用鼻内血管收缩剂类药物。

2.饮食护理

嘱患者注意休息,多饮水,多食柔软易消化、富含维生素的食物,避免辛辣刺激性食物。

3.健康指导

(1)嘱患者注意生活环境的卫生,保持适宜的温度和湿度,要多开窗通风。

(2)治疗期间要定期随访至痊愈。

(3)对于抵抗力低下或者年老、体弱、婴幼儿,应当注意预防上呼吸道感染,增强体质。

(4)养成良好的生活和饮食习惯,不熬夜,不过度疲劳,饮食均衡,保证营养全面摄入。

(5)对于有鼻部或全身疾病的患者,应嘱其积极治疗原发病。

(6)飞行员、乘务员、潜水员应指导其及时保持鼻窦内外压力平衡的方法。

二、慢性鼻窦炎

急性鼻窦炎反复发作或急性鼻窦炎、鼻炎治疗不当,病程超过 2 个月,即为慢性鼻窦炎,以筛窦和上颌窦最为多见。

(一)病因

主要发病因素有细菌感染、变态反应、鼻腔和鼻窦的解剖变异、全身抵抗力差、鼻外伤、异物、肿瘤等。

(二)治疗原则

控制感染和变态反应导致的鼻腔鼻窦黏膜炎症。改善鼻腔鼻窦的通气、引流。病变轻者及不伴有解剖畸形者,采用药物治疗(包括全身和局部药物治疗)即可取得较好疗效;否则应采取综合治疗手段,包括内科和外科治疗。

1.全身用药

抗生素、糖皮质激素、黏液稀释及改善黏膜纤毛活性药、抗组胺药物。

2.局部用药

鼻腔减充血剂、局部糖皮质激素、生理盐水冲洗。

3.局部治疗

上颌窦穿刺冲洗、额窦环钻引流、鼻窦置换治疗、鼻内镜下吸引。

4.手术治疗

手术治疗以解除鼻腔鼻窦解剖学异常造成的机械性阻塞、结构重建、通畅鼻窦的通气和引流、黏膜保留为主要原则。

(三)护理评估

1.健康史

(1)了解患者有无急性鼻窦炎反复发作史,了解其治疗过程。

(2)了解患者有无鼻部其他疾病或全身病。

2.身体状况

(1)全身症状:可有头昏、易倦、精神抑郁、记忆力减退、注意力不集中等现象。

(2)局部症状:鼻塞;流脓涕,牙源性鼻窦炎时,脓涕多带腐臭味;嗅觉障碍;局部疼痛及头痛,多在低头、咳嗽、用力或情绪激动时症状加重。

(3)后组筛窦炎和蝶窦炎偶可引起视力减退、视野缺损或复视等。

(4)检查可见鼻黏膜充血、肿胀,中鼻道、嗅裂及鼻咽部有脓。

3.辅助检查

(1)鼻内镜检查和鼻窦 CT 扫描可帮助了解鼻腔解剖学结构异常、病变累积的位置和范围。

(2)细菌培养或免疫学检查可进一步确定鼻窦炎的主要致病因素和特征。

4.心理-社会评估

评估患者年龄、性别、文化层次、对疾病的认知程度、职业、性格特点、生活方式、情绪反应等。

(四)护理措施

1.鼻腔冲洗指导

向患者解释鼻腔冲洗的目的及操作方法,协助并指导患者进行鼻腔冲洗,使患者熟练掌握正确的冲洗方法。

2.病情观察

注意观察患者体温变化,有无剧烈头痛、恶性、呕吐等,鼻腔内有无清水样分泌物流出,如发现应及时报告医师处理。

3.饮食护理

饮食要清淡易消化,禁烟酒,禁辛辣刺激性食物。

4.健康指导

(1)告知患者尽量克制打喷嚏,如果克制不住,打喷嚏时一定把嘴张大。

(2)告知患者不用手挖鼻,防止损伤鼻黏膜。

(3)防止感冒,避免与患感冒的人接触。冬春季外出时应戴口罩,减少花粉、冷空气对鼻黏膜的刺激。

(4)保持大便通畅,勿用力排便。

(5)定期门诊随访鼻腔黏膜情况,清理痂皮。

(杨成武)

第六节　鼻　息　肉

鼻息肉是鼻、鼻窦黏膜的慢性炎性疾病,以极度水肿的鼻黏膜在中鼻道形成息肉为临床特征。

一、病因

病因尚未完全清楚。由鼻部黏膜长期水肿所致,以变态反应和慢性炎症为主要原因。

二、治疗原则

现多主张以手术为主的综合治疗,使用糖皮质激素及功能性鼻内镜手术。

三、护理评估

(一)健康史

评估患者以往健康状况,是否有过敏性鼻炎、慢性鼻炎、哮喘史。有无慢性炎症刺激及诱发因素。

(二)身体状况

(1)进行性鼻塞,逐渐转为持续性鼻塞、流涕。有鼻塞性鼻音。

(2)嗅觉障碍及头痛。

(3)外鼻可形成"蛙鼻"。

(4)前鼻镜检查可见鼻腔内有一个或多个表面光滑呈灰白色或淡红色、半透明的新生物,触之柔软,可移动,不易出血,不感疼痛。

(三)辅助检查

(1)鼻内镜检查。

234

(2)X线鼻窦摄片,明确病变的部位和范围。

(3)病理学检查。

(四)心理-社会评估

评估患者的年龄、性别、对疾病的认知程度、文化层次、生活习惯、饮食习惯等。观察患者对疾病的情绪反应。

四、护理措施

(一)心理护理

向患者及家属介绍疾病的特点,治疗方法和一般预后情况,如何预防复发等,使患者增加对疾病的认识,树立战胜疾病的信心。

(二)用药护理

鼓励患者多喝水,口唇干燥时涂以润唇膏。根据医嘱使用糖皮质激素,减轻鼻塞症状,缓解不适。

(三)术前护理

1.一般准备

(1)术前检查各项检验报告是否正常,包括血尿常规、出凝血试验、肝功能、肾功能、胸部X线片、心电图等,了解患者是否有糖尿病、高血压、心脏病或其他全身疾病,有无手术禁忌证,以保证手术安全。

(2)准备好鼻部CT或X线片。

(3)根据需要完成药物皮肤敏感试验。

(4)预计术中可能输血者,应做好定血型和交叉配血试验。

(5)术前一天沐浴、剪指(趾)甲,做好个人卫生工作。

(6)术前晚可服镇静剂,以便安静休息。

(7)按医嘱予术前用药,并做好宣教工作。

(8)局麻患者术晨可进少量干食。全麻者术前6小时开始禁食、禁水。

(9)术前有上呼吸道感染者、女患者月经来潮者,暂缓手术。

(10)术前禁烟酒及刺激性食物。

2.鼻部准备

(1)剪去术侧鼻毛,男患者需理发,剃净胡须。如果息肉或肿块过大,已长至鼻前庭,则不宜再剪鼻毛。

(2)检查患者有无感冒、鼻黏膜肿胀等急性炎症,如有应待其消失后手术。

(四)术后护理

1.麻醉护理

局麻患者术后给予半卧位,利于鼻腔分泌物渗出物引流,同时减轻头部充血。全麻按全麻护理常规至患者清醒后,改为半卧位。

2.用药护理

按医嘱及时使用抗生素,预防感染。注意保暖,防止感冒。

3.病情观察

注意观察鼻腔渗血情况,嘱患者如后鼻孔有血液流下,一定要吐出,以便观察出血量,并防止血液进入胃内,刺激胃黏膜引起恶心呕吐。24 小时内可用冰袋冷敷鼻部和额部。如出血较多,及时通知医师处理,必要时按医嘱使用止血药,床旁备好鼻止血包和插灯。

4.饮食护理

局麻患者术后 2 小时、全麻患者术后 3 小时可进温、凉的流质或半流质饮食,可少量多餐,保证营养,避免辛辣刺激性食物。

5.口腔护理

因鼻腔不能通气,患者需张口呼吸,口唇易干裂,所以要做好口腔护理,保持口腔清洁无异味,防止口腔感染,促进食欲。

6.病情指导

(1)因鼻腔内有填塞物,患者会感觉非常不舒适,如鼻部疼痛、头痛、头胀、流泪、咽痛、咽干等,向患者解释不舒适的原因、可能持续的时间、适当吸氧、雾花吸入等方法减轻不舒适症状。

(2)叮嘱患者不要用力咳嗽或打喷嚏,以免鼻腔内纱条松动或脱出而引起出血。教会患者如果想打喷嚏,可用手指按人中、做深呼吸或用舌尖抵住硬腭以制止。

(3)鼻腔填塞纱条者,第二天开始滴液状石蜡以润滑纱条,便于抽取。纱条抽尽后改用呋麻滴鼻液,防止出血并利于通气。

(五)健康指导

(1)保持良好的心理状态,避免情绪激动,适当参加锻炼。

(2)选择含有丰富维生素、蛋白质的饮食增强机体抵抗力,促进疾病康复。

(3)避免挤压、挖鼻、大力擤鼻等不良习惯。

(4)冬春季外出时可戴口罩,减少花粉、冷空气对鼻黏膜的刺激。

(5)遵医嘱按时正确做鼻腔冲洗,定时服药、滴鼻。

(6)尽量避免上呼吸道感染,减少对鼻腔的强烈刺激。

(7)术后定期进行窥镜检查。

(8)2 个月内避免游泳。

(徐爱华)

第七节　喉　炎

一、急性喉炎

急性喉炎是喉黏膜的急性卡他性炎症,好发于冬春季,是一种常见的急性呼吸道感染性疾病。

(一)病因

主要为感染,常发生于感冒之后,先由病毒入侵,再继发细菌感染;用声过度也可引起急性喉炎;吸入有害气体、粉尘或烟酒过度等;烟酒过度、受凉、疲劳也可诱发。

(二)治疗原则

全身应用抗生素和激素治疗;使声带休息;超声雾化吸入治疗;结合中医治疗。

（三）护理评估

1.健康史

了解患者最近有无感冒史,有无用声过度、吸入有害气体、机体抵抗力下降等诱因。

2.身体状况

声嘶是急性喉炎的主要症状,患者可出现咳嗽、咳痰但不严重,喉部不适或疼痛,不影响吞咽。喉镜下可见喉部黏膜呈弥漫性红肿。

3.辅助检查

间接喉镜检查。

4.心理-社会状况

评估患者的年龄、性别、职业、工作环境、文化层次、有无不良生活习惯,评估患者的心理状态以及对疾病的认知程度。

（四）护理措施

1.心理护理

向患者解释引起声音嘶哑和疼痛的原因、治疗方法和预后,使患者理解并坚持治疗。

2.用药护理

根据医嘱指导患者及时用药或应用超声雾化吸入。

3.健康指导

(1)告知患者多饮水,避免刺激性食物,禁烟酒,保持大便通畅。

(2)保持室内温湿度适中。

(3)养成良好的生活习惯,均衡营养,劳逸结合,不熬夜,避免过度劳累。

(4)嘱尽量少说话或噤声,使声带休息。避免发声不当和过度用声等。

二、慢性喉炎

慢性喉炎是指喉部黏膜慢性非特异性炎症。

（一）病因

(1)继发于鼻、鼻窦、咽部感染、下呼吸道感染和脓性分泌物刺激。

(2)急性喉炎反复发作或迁延不愈。

(3)用声过度,发声不当。

(4)长期吸入有害气体,烟酒刺激。

(5)胃食管咽反流。

(6)全身性疾病,如糖尿病、心脏病、肝硬化等使血管收缩功能紊乱,喉部长期处于充血状态,可继发本病。

（二）治疗原则

祛除病因,积极治疗局部或全身疾病;避免过度用声,使用正确发声方法;避免在粉尘或有害气体环境中工作;局部用抗生素和糖皮质激素雾化吸入;中药治疗等。

（三）护理评估

1.健康史

(1)询问患者发病前是否有各种局部和全身慢性病史及长期接触有害气体等。

(2)了解喉部不适发生的时间。

2.身体状况

(1)声音嘶哑,喉部不适、干燥感或喉痛感。

(2)间接喉镜可见喉黏膜弥漫性充血,有黏稠分泌物附着。

3.辅助检查

喉镜检查。

4.心理-社会状况

评估患者的年龄、性别、性格特点,对疾病的认知程度,生活工作环境和职业,有无烟酒嗜好等情况。

(四)护理措施

1.心理护理

耐心向患者介绍疾病的发生、发展以及转归过程,坚持治疗,放松心情,促进康复。

2.用药护理

根据医嘱给予抗生素和糖皮质激素治疗,并注意观察患者的用药效果。

3.健康指导

(1)积极治疗全身及鼻、咽、喉部的慢性疾病,合理用声,避免疲劳。

(2)改善生活和工作环境,避免接触有害气体。

(3)避免辛辣饮食,禁烟酒,进食营养丰富的饮食,增强体质,提高免疫力。

(杨园媛)

门诊手术室护理

第一节 口腔手术

一、下颌下腺摘除术

(一)术前准备

1.器械敷料

下颌下腺器械包、甲状腺单、基础敷料包、手术衣、盆、持物钳、灯把手。

2.一次性物品

2-0 丝线、3-0 丝线、4-0 丝线、乳突针、手套、电刀手柄、吸引器连接管、吸引器头、敷贴。

(二)麻醉方法

气管插管全身麻醉。

(三)手术体位

侧头仰卧位,垫肩。

(四)手术配合

(1)常规消毒铺巾。

(2)距下颌骨下缘 1.5～2.0 cm 处,自下颌角下方平行向前做一长约 6 cm 的弧形切口。

(3)沿切口切开皮肤、皮下组织、颈阔肌及颈深筋膜,显露下颌下腺。

(4)沿颈深筋膜深面自下而上做钝性分离,直达下颌骨下缘,找出颌外动脉和面前静脉,分别将其钳夹、切断,用 3-0 丝线和 2-0 丝线做双重结扎,游离下颌下腺上缘。

(5)沿腺体表面向下做钝性分离,用 3-0 丝线结扎面前静脉近心端,将下颌下腺下缘从二腹肌前面分离出来。分离腺体前部、后部,找出颌外动脉的近心端,在靠近腺体处将其钳夹、切断,用 3-0 丝线和 2-0 丝线做双重结扎。

(6)将下颌舌骨肌后缘向前拉开,暴露下颌下腺深部。用血管钳小心做钝性分离,显露下颌下腺导管、舌神经和颌下神经节。在靠近口底处将下颌下腺导管钳夹、切断,2-0 丝线结扎。至此下颌下腺完全游离,即可取出。

(7)用生理盐水冲洗创口并彻底止血后,用 3-0 丝线逐层缝合颈阔肌、皮下组织,4-0 丝线缝合皮肤。放置橡皮条引流,颌下区加压包扎。

(五)手术配合注意事项

(1)面部消毒前眼部贴上保护贴膜,以防消毒液伤及角膜。

(2)保证术中吸引器通畅。

(3)密切观察患者病情变化,保证输液通畅。

二、腮腺混合瘤切除术

(一)术前准备

1.器械敷料

腮腺器械包、甲状腺单、基础敷料包、手术衣、盆、持物钳、灯把手。

2.一次性物品

2-0 丝线、3-0 丝线、4-0 丝线、乳突针、手套、电刀手柄、吸引器连接管、吸引器头、敷贴、电刀清洁片、负压引流球。

(二)麻醉方法

气管插管全身麻醉。

(三)手术体位

侧头仰卧位,垫肩。

(四)手术配合

(1)常规消毒铺巾。

(2)切口:耳屏前做纵行切口,向下绕过耳垂,到达下颌升支后凹的上部,向下方延伸,然后在下颌角下 2 cm 处转向前方,平行下颌骨下缘向前延伸 2~3 cm。

(3)翻瓣:切开皮肤、皮下组织,将皮肤及皮下组织瓣向前翻起,显露腮腺的前缘、上缘和下缘。

(4)充分显露面神经,以免损伤。根据肿瘤的性质决定切除的范围。

(5)彻底止血、放置负压引流球,用 8×20 圆针、3-0 丝线缝合皮下组织,7×17 角针、4-0 丝线缝合皮肤。覆盖伤口,加压包扎,消灭死腔。

(五)手术配合注意事项

(1)术前准备亚甲蓝及注射平针头。

(2)注意随时调节电凝功率,避免功率过大灼伤面神经。

(3)结扎腮腺导管时及时准备好消毒棉球。

(4)其余同下颌下腺摘除术。

三、腮腺肿瘤切除术+面神经解剖术

(一)术前准备

1.器械敷料

腮腺器械包、甲状腺单、基础敷料包、手术衣、盆、持物钳、灯把手。

2.一次性物品

1-0 丝线、2-0 丝线、3-0 丝线、4-0 丝线、乳突针、手套、电刀手柄、吸引器头、吸引器连接管、敷贴、电刀清洁片、负压引流球。

（二）麻醉方法

气管插管全身麻醉。

（三）手术体位

侧头仰卧位,垫肩。

（四）手术配合

1.铺巾

常规消毒铺巾。

2.切口

耳屏前做纵行切口,向下绕过耳垂,到达下颌升支后凹的上部,向下方延伸,在下颌角下2 cm处转向前方,平行下颌骨下缘向前延伸2～3 cm。

3.分离皮瓣

提起并锐性分离切口前方的皮瓣,颊部切口可直接分至腮腺筋膜,颈部切口须切开颈阔肌才能显露腮腺后界。

4.寻找面神经

面神经主干在乳突外侧面深1.0～1.5 cm处,可沿乳突前缘直接向深处分离,沿腮腺体后缘的包膜做钝性分离,将腮腺推向前方,将二腹肌后腹拉向后方,即可见面神经正好在二腹肌后腹的乳突附着部稍上方走行,再进一步由面神经主干向前分离少许,即可进入腮腺腺体(也偶有在进入腺体前即分叉,分叉后的上支为颞面支,下支为颈面支)。当面神经主干分离清楚以后,即可将腮腺浅叶腺体向前分离。此时仍须特别注意避免损伤面神经。

5.切除浅叶

找出面神经主干后,可进一步由面神经主干上找出颞支及颧支,并加以保护。由外耳道软骨部向前分离腮腺,切除肿瘤及整个腮腺浅叶。

6.处理腮腺管

腮腺管在腮腺前方、颧弓下方1.5 cm处,呈水平方向。尽量靠近口腔端切断腺管,2-0丝线将远侧残端结扎。

7.切除深叶

如需切除深叶时,须将面神经与深叶组织仔细分离,神经钩将面神经拉向上外方。分出深叶周围的重要组织(如颈外动脉、颌内动脉),勿损伤。上方的颞浅动脉则需结扎、切断,最后将深叶切除。

8.彻底止血、引流、缝合

将面神经复位,生理盐水冲洗伤口,腮腺窝内放置负压引流球,3-0丝线缝合腮腺筋膜和颈阔肌,4-0丝线缝合皮肤。覆盖伤口,加压包扎,消灭无效腔。

（五）手术配合注意事项

同腮腺混合瘤切除术。

四、颌骨囊肿摘除术

（一）术前准备

1.器械敷料

下颌骨或上颌骨器械包、甲状腺单、基础敷料包、手术衣、盆、持物钳、灯把手。

2.一次性物品

2-0 丝线、3-0 丝线、4-0 丝线、乳突针、手套、电刀手柄、吸引器连接管、吸引器头、敷贴、5 mL 注射器、20 mL 注射器。

(二)麻醉方式

局部浸润麻醉或支气管插管全身麻醉。

(三)手术体位

侧头仰卧位。

(四)手术配合

1.铺巾

常规消毒铺巾。

2.切口

中小型囊肿,一般在口内做弧形或八字形切口,其宽度应大于囊肿直径。巨大型囊肿位于下颌角、升支部时,宜做口外切口,一般在下颌角绕到下颌骨下缘距其 1.5～2.0 cm 外做弧形切口。

3.翻瓣

口内切口者,全程翻起黏骨膜瓣,充分暴露骨壁。口外切口者,切开皮肤、皮下、颈阔肌,显露下颌骨边缘,切开骨膜后翻起组织瓣,充分暴露下颌骨升支部骨壁。

4.开窗

将囊肿表面的骨壁用咬骨钳咬除一部分骨壁形成窗口,并适当扩大以充分暴露囊肿壁。

5.剥离囊肿

沿囊肿壁与骨壁之间,用剥离器钝性剥离,直至全部剥出囊肿。

6.牙齿处理

含牙囊肿应摘除牙齿,根尖周囊肿应做根管治疗和根尖切除,如牙齿不能保留应立即拔除。

7.清理伤口

生理盐水冲洗,修整骨缘,彻底刮净残余囊壁组织。

8.缝合

对合黏骨膜创缘,做间断缝合,加压包扎。

(五)手术配合注意事项

(1)认真查对局麻药物过敏试验结果。

(2)其余同下颌下腺摘除术。

五、下颌骨骨折切开复位固定术

(一)术前准备

1.器械敷料

下颌骨器械包、固定器械、微型钛板、钛钉、口腔科电钻、甲状腺单、基础敷料包、手术衣、盆、持物钳、灯把手。

2.一次性物品

2-0 丝线、3-0 丝线、乳突针、手套、电刀手柄、吸引器连接管、吸引器头、敷贴。

(二)麻醉方法

经鼻气管插管全身麻醉。

(三)手术体位

侧头仰卧位,垫肩。

(四)手术配合

(1)常规消毒铺巾。

(2)沿骨折区做口内切口,切开黏膜、黏膜下组织,电刀止血或 3-0 丝线结扎。

(3)切开骨膜,剥离器分离,充分暴露骨折断端,并使其复位。

(4)复位后在两端靠近下颌骨下缘处电钻钻孔,切勿损伤下颌神经。

(5)选择形态适合的钛板,塑形后置于骨面,螺钉固定。

(6)生理盐水冲洗创口,5×12 圆针、3-0 丝线缝合黏膜组织,必要时放置橡皮条引流,敷贴包扎。

(五)手术配合注意事项

(1)骨折患者多由外伤所致,仔细检查皮肤的完整性。

(2)注意及时清点钛钉等微小物品,以免误入呼吸道。

(3)夹取钛钉时要固定牢固,以免钛钉脱落。

(4)钻孔前检查电钻功能是否正常。

(5)其余同下颌下腺摘除术。

六、下颌骨切除术

(一)术前准备

1.器械敷料

下颌骨器械包、下拔牙钳、电锯、甲状腺单、基础敷料包、手术衣、盆、持物钳、灯把手。

2.一次性物品

1-0 丝线、2-0 丝线、3-0 丝线、乳突针、手套、电刀手柄、吸引器连接管、吸引器头、敷贴、8$^{\#}$ 普通尿管、吸收性明胶海绵、电刀清洁片、骨蜡。

(二)麻醉方法

经鼻气管插管全身麻醉。

(三)手术体位

侧头仰卧位、垫肩。

(四)手术配合

(1)常规消毒铺巾。

(2)沿耳垂下 1.5～2.0 cm 处开始,沿下颌神经支后缘向下,绕过下颌角,在下颌骨下方向前延至颏中线,向上达下唇正中,切开皮肤、皮下组织及颈阔肌,蚊式钳止血,1-0 丝线结扎或电刀止血。

(3)血管钳在咀嚼肌前缘分离出颌外动脉和面前静脉,夹住并切断,2-0 丝线和 3-0 丝线双重结扎。

(4)沿下颌骨下缘切开骨膜,剥离器分离肿瘤边缘,准备锯断下颌骨。

(5)在肿瘤外 1～2 cm 处,拔除截骨线上的牙齿,线锯或电锯将下颌骨锯断,骨蜡止血。

(6)分离切断下颌骨内侧肌肉。

(7)切断下齿槽动脉,2-0 丝线结扎。

(8)切断喙突及髁状突的肌肉,摘除下颌骨。

(9)生理盐水冲洗创口,结扎出血点,6×14 圆针、3-0 丝线缝合口腔黏膜组织、牙龈黏膜下组织。

(10)7×17 圆针、3-0 丝线缝合肌肉、皮下组织。7×17 角针、4-0 丝线缝皮。创腔内放置负压引流球。敷贴覆盖伤口包扎。

(五)手术配合注意事项

(1)手术时间长,应注意患者皮肤的保护。

(2)检查电锯功能是否正常。

(3)其余同下颌下腺摘除术。

七、下齿槽神经撕脱术

(一)术前准备

1.器械敷料

乳突器械包、甲状腺单、基础敷料包、手术衣、盆、持物钳、灯把手。

2.一次性物品

1-0 丝线、2-0 丝线、3-0 丝线、乳突针、手套、电刀手柄、吸引器连接管、吸引器头、8# 普通尿管。

(二)麻醉方法

经鼻气管插管全身麻醉。

(三)手术体位

侧头仰卧位、垫肩。

(四)手术配合

(1)常规消毒铺巾。

(2)放置开口器,用手指扪及磨牙后三角,在下颌升支前缘内侧做纵行切口,长约 3 cm,切开黏膜,沿下颌升支内侧骨面分离,显示下颌小舌,在其后上方可发现索状的神经束。两个中号血管钳夹住神经束的上下端剪断,上端 3-0 丝线结扎,下端轻轻牵拉扭转,拉出尽可能长的一段神经,同时可以撕脱其附近的舌神经和颊长神经。

(3)冲洗创口,6×14 圆针、3-0 丝线缝合黏膜,置橡皮条引流。

(五)手术配合注意事项

(1)注意保护口角黏膜,术中牵拉口角前涂红霉素软膏。

(2)其余同下颌下腺摘除术。

八、唇裂修补术

(一)术前准备

1.器械敷料

唇裂器械包、唇裂专用器械、甲状腺单、基础敷料包、手术衣、盆、持物钳、灯把手。

2.一次性物品

4-0 丝线、5-0 丝线、4×10 圆针、4×10 角针、手套、电刀手柄、吸引器连接管、吸引器头。

(二)麻醉方法

静脉复合麻醉。

(三)手术体位

水平仰卧位。

(四)手术配合

(1)常规消毒铺巾,鼻孔及颊沟塞灭菌小棉球。

(2)用 4.5# 半注射针头蘸亚甲蓝轻刺皮肤做定点画线。

(3)用特制唇夹夹住两侧唇动脉,用 11# 尖刀沿定点切开皮肤直达黏膜,松开唇夹,蚊钳钳夹止血。

(4)分离组织:做骨膜上剥离,剥离后用小皮钩钩住鼻小柱基部和鼻翼外侧基部,向裂缺中央拉拢,测量剥离范围。

(5)4×10 圆针缝合黏膜和肌层,一般缝 3～4 针,4×10 角针 4-0 丝线或 5-0 丝线缝合皮肤。

(6)缝合后用酒精棉球局部消毒,取出鼻孔及颊沟区填塞的小棉球,用唇弓固定,减少张力。

(五)手术配合注意事项

(1)面部消毒时,两眼涂眼药膏并贴上保护贴膜,以防消毒液进入眼中伤及角膜。

(2)注意体位,保持呼吸道通畅。

(3)注意患儿保暖。

(4)注意观察患儿血氧饱和度及唇部色泽的变化,及时提醒手术医师。

九、腭裂修补术

(一)术前准备

1.器械敷料

腭裂器械包、口腔气管插管全身麻醉开口器、甲状腺单、基础敷料包、手术衣、盆、持物钳、灯把手。

2.一次性物品

2-0 丝线、3-0 丝线、4-0 丝线、乳突针、手套、电刀手柄、吸引器连接管、吸引器头、油纱、碘仿。

(二)麻醉方法

气管插管全身麻醉。

(三)手术体位

水平仰卧位。

(四)手术配合

(1)常规消毒铺巾。

(2)口内消毒后,用气管插管全身麻醉开口器牵开口腔,用 8×20 角针 2-0 丝线固定气管导管。

(3)用 15# 刀片在腭部黏膜距牙龈缘 1～2 cm 处切开,从侧切牙直到上颌结节并弯向外后方深达腭骨骨面。

(4)用剥离器插入切口向内剥离,将硬腭部位的骨黏膜与骨面分开,在切口后端剥离至上颌结节内上方时,用剥离器将翼钩撬断,并填入纱条止血。沿裂隙边缘用 11# 尖刀片自裂隙前端至腭垂末端将裂缘黏膜剖开。

（5）充分游离腭前神经和腭降血管神经束长度应达 1~2 cm 以上。

（6）沿硬腭裂缘将剥离器插入鼻侧面，使鼻腔侧面黏骨膜广泛分离，并无张力的向中间靠拢，在硬软腭交界处将黏骨膜瓣拉开，暴露腭腱膜，紧贴硬腭后缘将其剪断。

（7）由前向后缝合鼻侧黏膜，再缝合肌层，最后由后向前缝合口腔黏膜，将两侧止血纱条抽出再填入碘仿纱条。

（五）手术配合注意事项

（1）腭裂患者多为小儿，麻醉前要严密看护防止坠床，并注意保暖。

（2）术中密切观察患者生命体征及口唇色泽变化，术后送回病房时要与病房护士严格交班以防意外。

（3）口内使用电刀注意刀头暴露的长度，如过长可剪一段 8# 普通尿管，套在刀头上以免烫伤口内正常组织。

（4）术毕注意观察切口内碘仿纱条填塞是否牢靠，以免纱条脱落堵塞呼吸道。

十、腭肿瘤切除术

（一）术前准备

1.器械敷料

腭肿瘤器械包、蚊钳、口腔气管插管全身麻醉开口器、甲状腺单、基础敷料包、手术衣、盆、持物钳、灯把手。

2.一次性物品

2-0 丝线、3-0 丝线、4-0 丝线、乳突针、手套、电刀手柄、吸引器连接管、吸引器头、油纱、碘仿。

（二）麻醉方法

气管插管全身麻醉。

（三）手术体位

水平仰卧位。

（四）手术配合

1.铺巾

常规消毒铺巾。

2.固定气管导管

口内消毒后，用气管插管全身麻醉开口器牵开口腔，用 8×20 角针、2-0 丝线固定气管导管。

3.切口

在肿瘤中央由后往前做直线切口。切开黏膜及黏膜下组织，直达包膜表面。若肿瘤与表面黏膜粘连或已有破溃，应做梭形切口，将肿瘤表面的黏膜及周围粘连的病变组织一起切除，以免复发。

4.剥离

包膜完整的肿瘤可在包膜外做锐性剥离。沿肿瘤边缘，用尖刀切开直达骨面，用剥离器从骨面上整块剥离，不保留骨膜。软腭的肿瘤仍可以用钝性分离法从包膜外剥离。

5.缝合

将黏膜瓣覆盖创面，3-0 丝线缝合数针。黏膜缺损处可用碘仿纱条将黏膜压在骨面上，也可用 3-0 丝线将碘仿纱条荷包缝合在创口周围的黏膜上。

(五)手术配合注意事项

(1)口内使用电刀注意刀头暴露的长度,如过长可剪一段 8# 普通尿管,套在刀头上以免烫伤口内正常组织。

(2)术中注意观察患者生命体征变化。

(3)术毕注意观察切口内碘仿纱条填塞是否牢靠,以免纱条脱落堵塞呼吸道。

(4)注意保护口角黏膜,术中牵拉口角前涂红霉素软膏。

十一、舌下腺摘除术

(一)术前准备

1.器械敷料

舌下腺器械包、甲状腺单、基础敷料包、手术衣、盆、持物钳、灯把手。

2.一次性物品

2-0 丝线、3-0 丝线、4-0 丝线、乳突针、手套、电刀手柄、吸引器连接管、吸引器头、5 mL 注射器、20 mL 注射器。

(二)麻醉方法

成人一般为局麻,儿童及不合作者取气管插管全身麻醉。

(三)手术体位

水平仰卧位。

(四)手术配合

(1)常规消毒铺巾,气管插管全身麻醉患者用 8×20 圆针、2-0 丝线固定气管导管后,用钳式开口器撑开口腔暴露手术部位。

(2)用 15# 刀片自患侧颌舌沟舌下皱裂外侧做与下颌牙弓平行的弧形切口,长 4~5 cm。

(3)切开囊肿表面口底黏膜直达囊肿的前后缘,暴露舌下腺及囊肿,在黏膜创面与囊壁之间做钝性分离,分离舌下腺外侧和底部。

(4)剥离舌下腺内侧时,需保护颌下腺导管及舌神经。

(5)分离舌下腺导管后部并结扎舌深动静脉,剥离至下颌舌骨肌后缘用钳子夹住舌下腺后端剪断腺体,用 3-0 丝线结扎彻底止血。

(6)温盐水冲洗,4-0 丝线间断缝合口底黏膜,放橡皮条引流。

(五)手术配合注意事项

(1)口内使用电刀注意刀头暴露的长度,如过长可剪一段 8# 普通尿管,套在刀头上以免烫伤口内正常组织。

(2)手术结束时注意观察患者有无舌后坠,有无口底肿胀。

(3)其余同颌骨囊肿摘除术。

十二、舌癌扩大切除术

(一)术前准备

1.器械敷料

上颌骨器械包、剖腹单、基础敷料包、手术衣、持物钳、灯把手。

2.一次性物品

1-0 丝线、2-0 丝线、3-0 丝线、电刀手柄、吸引器头、吸引器连接管、敷贴、8#普通尿管。

(二)麻醉方法

经鼻气管插管全身麻醉。

(三)手术体位

垂头仰卧位。

(四)手术配合

(1)常规消毒铺巾。

(2)9×24 圆针、1-0 丝线贯穿缝合舌尖,将舌牵引出口外,探查肿瘤边界。

(3)9×24 圆针、1-0 丝线缝合舌根部,以减少出血。

(4)分层切开舌肌,出血点以血管钳止血,3-0 丝线结扎,切除病变组织。

(5)术中为减少出血,沿切口边缘 7×17 圆针、2-0 丝线缝合舌根部,将口底黏膜对齐,7×17 圆针、1-0 丝线或者 2-0 丝线做垂直褥式间断缝合。剪断舌根部止血缝线,彻底止血。

(五)手术配合注意事项

(1)手术易出血,备好止血材料。

(2)其余同舌下腺摘除术。

十三、舌颌颈联合根治术＋胸大肌肌皮瓣转移舌再造术＋下颌骨重建术

(一)术前准备

1.器械敷料

上颌骨器械包、口腔下拔牙钳、蚊钳、磨钻、口腔科电钻、胸大肌取皮瓣器械、剖腹单、基础敷料包、手术衣、盆、持物钳、灯把手。

2.一次性物品

1-0 丝线、2-0 丝线、3-0 丝线、4-0 丝线、甲状腺针、手套、吸引器连接管、吸引器头、电刀手柄、敷贴、无菌划线笔、8#普通尿管、无菌钢尺、电刀清洁片、负压引流球、骨蜡。

(二)麻醉方法

气管插管全身麻醉。

(三)手术体位

垂头仰卧位。

(四)手术配合

手术包括颈转移灶与舌原发灶的联合切除以及用胸大肌皮瓣重建舌和下颌骨重建 3 个部分。

1.气管切开

全麻成功后,先由耳鼻喉科行气管切开。

2.显露

常规消毒铺巾,两眼涂红霉素药膏,贴透明保护贴膜,患侧外耳道内塞入小棉球,消毒患侧面部至颧弓上四指,耳后四指、全颈及第 4 肋间以上胸部皮肤。头部用两块手术巾包头遮发露耳,使全部口唇、患侧面部、耳朵、颈部及上胸部显露。

3.根治性颈部淋巴结清扫

(1)颈部切口设计成类矩形切口,自下颌骨下缘 2 cm 处,自下唇正中至乳突做横切口,自乳突端切口向下做纵形切口至锁骨上,切开颈部皮肤、皮下组织至颈阔肌。

(2)从颈阔肌下翻瓣,翻出皮肤-颈阔肌瓣。

(3)切断颈内静脉下端,将胸锁乳突肌向上翻起,于锁骨上 1.5 cm 处切开颈血管鞘,显露颈内静脉下部,结扎、切断可能遇到的侧支血管,细心分离出颈内静脉,查明居其内前方的颈总动脉与迷走神经后,1-0 丝线、2-0 丝线、3-0 丝线结扎、切断颈内静脉,将其近心端贯穿缝扎固定于胸锁乳突肌残端上。

(4)游离手术野下界。

(5)清扫颈后三角区淋巴结。

(6)清扫颈前三角舌骨下区淋巴结。

(7)清扫颌下及颈下三角区淋巴结。

(8)处理颈内静脉上端淋巴结。

(9)颈清扫术完毕后,再继续切除原发肿瘤病灶。

4.下颌骨及原发灶切除

当舌肿瘤侵犯至牙龈,甚至下颌骨时不应保留下颌骨。下唇正中全层切开,沿肿瘤边缘外1.5 cm切开龈唇及龈颊沟,在浅层表情肌或皮下组织层面将颊瓣与下颌骨分离从下唇正中切开,沿左侧下颌骨面翻至唇颊瓣,咬除喙突,根据要切除的下颌骨形态,准备下颌骨重建板,钻孔定位,估计创区范围。

5.制作胸大肌皮瓣

设计 7 cm×5 cm 皮瓣,切开至胸大肌,游离皮瓣包括胸大肌,防止皮肤撕脱,找出胸肩峰动脉瓣予以保护,在其两侧至少保留 2 cm 肌蒂,在锁骨下 5 cm 游离出血管蒂,切断胸锁乳突肌,锁骨上隧道向上翻瓣。

6.缝合、包扎

生理盐水反复冲洗创腔,化疗药物处理创面,彻底止血,分别在取皮瓣处及颈内两侧于创腔内安置负压引流球 3 个,口内缝合,下颌骨重建板固定,口外缝合,将皮肤-颈阔肌瓣用 3-0 丝线、4-0 丝线分层缝合,最后轻压包扎创口。

(五)手术配合注意事项

(1)手术时间长,应注意患者皮肤的保护。

(2)认真核对标本,标记并保管好各组淋巴结。

(3)分离、结扎颈内静脉时注意准备好止血纱布或吸收性明胶海绵,以免意外损伤颈内静脉时及时填塞止血。

十四、根治性颈淋巴清扫术

(一)术前准备

1.器械敷料

甲状腺器械包、甲状腺单、基础敷料包、手术衣、盆、持物钳、灯把手。

2.一次性物品

1-0 丝线、2-0 丝线、3-0 丝线、4-0 丝线、甲状腺针、手套、电刀手柄、吸引器连接管、吸引器头、敷贴、吸收性明胶海绵、负压引流球、电刀清洁片。

(二)麻醉方法

气管插管全身麻醉。

(三)手术体位

侧头仰卧位、垫肩。

(四)手术配合

(1)常规消毒铺巾。

(2)切开皮肤及皮下组织,电刀止血,锐性剥离皮瓣,蚊式钳止血,电刀止血或 3-0 丝线结扎,保留颈阔肌,但有肿瘤侵及时应切除。将颈外静脉用中号血管钳钳夹并切断,7×17 圆针、1-0 丝线缝扎。

(3)暴露胸锁乳突肌:在锁骨上方约 2 cm 处,游离胸锁乳突肌的下端,切断胸锁乳突肌,7×17 圆针、2-0 丝线缝扎。

(4)结扎、切断颈内静脉的近心端:向上翻起切断的胸锁乳突肌下端,仔细分层切开颈血管鞘,显露颈内静脉、颈总动脉和迷走神经。小心分离颈内静脉,保护其内后侧的迷走神经和颈总动脉,分别用 1-0 丝线、2-0 丝线结扎颈内静脉切断,3-0 丝线缝扎其近心端并将其固定于胸锁乳突肌的残端深面以保护。

(5)清扫肩锁三角区和枕三角区淋巴结。

(6)清扫颈动脉三角区淋巴结。

(7)清扫颈前三角区淋巴结。

(8)清扫颏下和颌下三角区及周围淋巴结:在下颌角平面切断腮腺尾叶下极,缝扎残端,以免术后形成涎瘘。

(9)结扎、切断颈内静脉远心端:从乳突附着部位切断胸锁乳突肌,颈内静脉远心端分别用 1-0 丝线、2-0 丝线结扎颈内静脉切断,1-0 丝线缝扎固定其残端,以防结扎线松脱出血。取下包括颈静脉上淋巴结的颈部大块组织。

(10)冲洗创口,彻底止血,放置负压引流球,清点物品无误,缝合切口。

(五)手术配合注意事项

(1)认真核对标本,标记并保管好各组淋巴结。

(2)手术时间长,保证患者体位舒适、安全。

(3)分离、结扎颈内静脉时注意准备好止血纱布或吸收性明胶海绵,以免意外损伤颈内静脉时及时填塞止血。

(4)其余同下颌下腺摘除术。

(郑　英)

第二节　隆　鼻　术

隆鼻术是沿一侧鼻孔缘内侧形成切口,在鼻背筋膜下或鼻骨骨膜下分离出一个合适的腔隙,将雕刻好的自体、异体、异种组织或组织代用品安置在适当的位置,以隆高鼻背,达到改善容貌的目的的手术。

一、护理措施

(一)术前护理

1.心理护理

向患者介绍手术的程序、术中可能有的感受,缓解患者的紧张情绪。术前彻底清洁面部和鼻腔,剪鼻毛。

2.感染

鼻部皮肤有疖肿或近期有上呼吸道感染,鼻腔分泌物较多时应暂停手术。

(二)术后护理

1.清洁

切口局部保持清洁干燥,术后1天换药。如有血痂,用无菌棉签蘸取3%过氧化氢溶液清洁。

2.观察鼻尖部血运

观察鼻尖部血运,如有皮肤发红应及时通知医师。

3.饮食

一周内禁食辛辣、刺激性食物。

4.避免碰撞局部

避免碰撞局部,防止假体移位。

5.拆线

术后7天拆线,近期避免用力清洁鼻腔分泌物,可用棉签轻轻蘸取。

二、主要护理问题

1.疼痛

与手术切口有关。

2.清理呼吸道低效

与手术切口有关。

(郑 英)

第三节 面部除皱术

面部除皱术是将面部松弛下垂的皮肤去除,使面部皮肤皱纹舒平,患者年轻化。

一、护理措施

(一)术前护理

1.心理支持

心理支持包括以下几点。①向患者讲解:手术后由于头部加压包扎和麻醉药物的不良反应,出现恶心、呕吐现象是正常反应,消除不必要的紧张,以取得患者的理解,使其有充分的思想准备,减轻思想顾虑;②教会患者应对不适反应的办法,如头偏向一侧,避免恶心、呕吐时引起窒息;③如有恶心、呕吐等不适症状,及时通知医务人员;④翻身时动作不宜过大;⑤可遵医嘱使用止吐药物。

2.术前准备

术前准备有:①于术前1天晚和术日晨用0.05%氯己定洗头各1次,并戴一次性圆帽。洗头时注意勿使消毒液流入眼、耳内,引起不适。②根据医师需要,剃除手术野部位头发。

3.手术病历准备

手术病历准备:①了解患者一般情况,测生命体征并记录,询问女患者有无月经来潮,如有异常情况及时通知医师;②再次检查术区皮肤准备情况;③遵医嘱按时给予术前用药;④嘱患者取下身上所有饰物及眼镜、义齿等,准备病历及手术所需物品(如胸腹带等),与手术室人员交班。

(二)术后护理

1.术后麻醉恢复期护理

术后麻醉恢复期护理有:①准备氧气、负压吸引器和心电监护仪。②患者回病房后取去枕平卧位4~6小时,头偏向一侧,防止呕吐后窒息和吸入性肺炎的发生。患者完全清醒后,取头高卧位(25°),以减轻头面部水肿。③密切观察生命体征,随时做好记录。④及时执行术后医嘱。

2.饮食护理

术后最好进流食,少说话,减少面部肌肉运动。

3.病情及引流观察

局部观察及护理:头部加压包扎3天,有利于创面修复愈合。随时检查敷料有无脱落或移位,引流是否通畅,伤口有无新鲜渗血及血肿。术后2~3天拔除引流。如发现异常,及时通知医师。

4.拆线

耳前切口可7~8天可拆线,头皮切口需2周左右拆线。拆线前,可由护士用0.05%氯己定给患者进行治疗性洗头,清洁伤口结痂,有利于拆线。

(三)健康指导

(1)2~3周内可将缝线完全拆除,嘱患者可以次日洗头,但不能强行揭掉头皮伤口上的痂皮,避免伤口感染、裂开,洗后,及时烘干头发。

(2)手术部位感觉未完全恢复,建议局部不要热敷,不做理疗,必要时,可在医师指导下进行。

(3)当局部发现青紫、血肿时,应及时复诊。

(4)面部感觉异常如麻木、面具感、脱发等一般可于术后3~6个月逐渐恢复。

二、主要护理问题

1.疼痛

与手术有关。

2.焦虑

与担心术后效果有关。

3.有受伤的危险

与术后加压包扎有关。

4.潜在并发症:血肿、面部肿胀

与术后加压包扎不够有关。

5.舒适的改变

与术后加压包扎有关。

（郑　英）

第四节　隆　乳　术

隆乳术是指在乳房深层填充内容物的方法来矫正发育不良的乳房的外科手术，能塑造出外形美观的乳房。

一、护理措施

（一）术前护理

1.心理护理

解除患者的思想顾虑，使之以最佳的心理状态愉快地接受手术治疗。

2.手术区皮肤的准备

保持术区皮肤清洁干燥，备皮范围：胸部、双腋下。

3.胃肠道准备

手术前 1 天晚嘱患者进清淡饮食，晚 12 时禁食，手术前 4～6 小时禁水。

4.手术标记

根据患者的自身特点与要求，协助医师为患者选择合适的假体，并做好手术标记（切口及剥离范围）。

5.术前材料准备

遵医嘱，备齐手术用药及敷料。

（二）术后护理

1.体位

患者返回病室后平卧 4～6 小时，待完全清醒后，取半卧位。

2.伤口引流的护理

妥善固定引流管，避免打折、牵拉、受压、脱出。定时观察引流液的颜色、性质及量，及时更换。

3.病情观察

术后除按医嘱给予止血药外，护士应密切观察患者是否有局部肿痛及皮肤淤血、青紫，引流液量等表现，如发现异常应通知并协助医师检查伤口，必要时需进手术室打开伤口清除血肿并彻底止血。

4.术后恢复

患者术后应早下地，早活动，利于引流和恢复。

5.术后活动

术后限制患者上臂活动 1～3 个月，以防假体移位。

（三）健康指导

（1）术后 7～10 天拆线，防止用力压迫、碰撞胸部，遵医嘱穿着合适文胸。

253

（2）术后 1 个月内禁止做剧烈运动，尤其是两臂上举、持重物、扩胸等运动。

（3）手术切口处，遵医嘱应用抑制瘢痕增生的药物。

二、主要护理问题

1.疼痛

与手术有关。

2.潜在并发症

有术区血肿的危险，与术后引流管更换不及时有关。

（郑　英）

第五节　乳头、乳晕缩小整形术

乳头、乳晕缩小整形术是对乳头、乳晕客观或主观大于正常的患者，将原有的乳头、乳晕部分切除至合适大小的手术。

一、护理措施

（一）术前准备

（1）患者无严重器质性疾病和麻醉药物过敏史方可进行手术，如为女性应避开妊娠期及月经期。

（2）患者在术前应与医师充分交流，对手术的过程和愈合效果有一个客观的认识，以平和的心态迎接手术。

（3）患者术前应沐浴并清洗乳头的污垢，备舒适内衣，术后穿着。

（4）患者按手术预约日前来手术。手术当天需要携带身份证或其他有效证件，办理手续。

（二）术后护理

（1）手术当天回家后轻微疼痛是正常反应，如出现剧烈疼痛或局部异常肿大，应及时就医。

（2）术后第一天要来医院换药，观察伤口情况及清理伤口。

（3）术后按医师的指导口服抗生素 3 天，预防伤口感染。

（4）术后一周应禁食辛辣、刺激的食物，忌烟酒，避免沐浴。

（5）术后一般 7～10 天拆线。

二、主要护理问题

1.疼痛

与手术有关。

2.感染

与手术有关。

3.形态不满意

与期望过高有关。

（郑　英）

第六节　包皮环切术

包皮环切术是对龟头部分堆积的皮肤或龟头不能显露的患者实施梭形环状切除,使龟头能够正常显露的手术。

一、护理措施

(一)术前护理

1.局部皮肤准备

术前 3 天开始,每天用肥皂水清洗会阴。包皮过长者,应翻转包皮清洗干净。

2.炎症

局部皮肤有炎症应先治愈后再行手术,瘢痕体质者不宜手术。

3.衣服

准备好宽松衣裤。

(二)术后护理

1.防感染

术后应穿宽松的裤子,避免衣物直接接触伤口,排尿时避免尿液污染敷料,以减少污染伤口的机会。

2.饮食的护理

术后一周要禁食辛辣、刺激性食物。

3.伤口护理

观察血运,保持局部清洁。密切观察阴茎局部肿胀程度,如阴茎迅速肿胀,龟头有充血、血肿、颜色发绀等,提示血运不佳,应及时来院进行处理。

4.用药

术后为防止阴茎勃起,防止伤口裂开,遵医嘱口服抗生素 3 天,必要时口服结合雌激素 0.3～0.625 mg,每晚 1 次。

5.减少运动

术后一周尽量减少运动,一个月内禁止剧烈活动,一个月避免性生活,术后 7～8 天拆线。

二、主要护理问题

1.疼痛

与手术伤口有关。

2.生活自理能力部分缺陷

与手术后减少活动有关。

3.潜在并发症

出血、感染。

（郑　英）

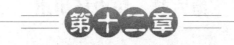

眼科手术室护理

第一节　青光眼小梁切除术

小梁切除术的原理是在角膜缘建立一条新的眼外引流途径,将房水自前房直接或间接引流至球结膜下间隙,然后经球结膜渗漏至周围组织吸收,是青光眼外科治疗的经典术式。该术式的优点是适应证较为宽泛,操作较为简单,降眼压效果稳定可靠。缺点是术后可加重白内障的发展,部分患者术后需联合治疗青光眼药物控制眼压,且不适用于新生血管性青光眼等难治性青光眼。

一、青光眼滤过术的局部解剖

角膜缘的切口位置与青光眼手术的成败有直接关系,选择正确的切口位置,是施行青光眼手术的基本要求。

(一)球结膜和眼球筋膜

球结膜和眼球筋膜组织从穹隆部向前延伸至角膜缘,覆盖前部巩膜及角膜缘,向后和视神经硬膜移行,其与巩膜间的间隙叫巩膜上腔。所有的青光眼滤过手术均需利用球结膜和眼球筋膜覆盖滤过部分并构成滤过泡。

(二)角膜缘

角膜缘指角膜和巩膜相结合的部位,构成了前房角的外侧壁,也是青光眼手术的重要标志之一。图 12-1 角膜缘结构示意图。

(三)虹膜

虹膜是构成前房角后内侧壁的组织,其根部附着在睫状体的起始部位。

(四)睫状体

睫状体可分为睫状体冠部和平坦部。

(五)晶状体

晶状体位于虹膜的后方,任何切开前房的操作,房水外流、前房消失,晶状体虹膜隔随之前移。

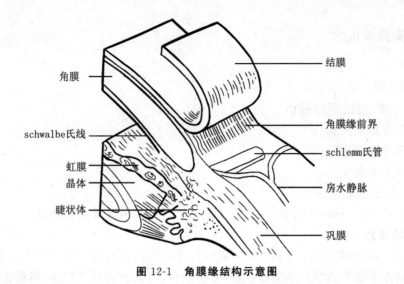

角膜

schwalbe氏线

虹膜

晶体

睫状体

结膜

角膜缘前界

schlemm氏管

房水静脉

巩膜

图 12-1　角膜缘结构示意图

二、术前准备

(一)患者准备

手术前一日,禁戴首饰等贵重物品,女患者不化妆;手术医师与患者及其家属现场核对眼别并用防褪色记号笔标记;剪除睫毛,冲洗泪道,冲洗术眼结膜囊。

(二)用物准备

1.常规物品

青光眼手术器械包、聚维酮碘、2 mL 针筒、5 mL 针筒、10 mL 针筒各 1,眼科医用膜 1 个等。

2.特殊仪器

眼科手术显微镜。

3.特殊物品

4-0 涤纶编织线、8-0 薇乔线、10-0 缝线、酒精灯等。

4.备用物品

暂无。

三、麻醉方式

(一)局部麻醉

以 2％利多卡因与 0.75％布比卡因 1:1 混合做球后或球周麻醉。

(二)全身麻醉

小儿或不合作者可行全身麻醉。

四、手术体位

取仰卧位,前额和下颌保持水平。

五、手术切口

正上方球结膜及巩膜。

六、手术步骤及配合

(一)整理
整理无菌器械台、清点物品。

(二)消毒皮肤,协助医师铺巾
碘伏棉球消毒眼周皮肤。

(三)术野贴手术薄膜
递眼科手术薄膜粘贴。

(四)开睑,缝上直肌牵引线
递开睑器牵开上下眼睑,眼科有齿镊、持针器、4-0 涤纶编织线做直肌牵引。

(五)制作结膜瓣
递烧灼器,点燃酒精灯,在上方制作以角膜缘为基底的结膜瓣或以穹隆部为基底的结膜瓣,用烧灼器在准备做巩膜瓣的切口处烧灼止血;递显微镊、角膜剪剪开球结膜,暴露准备做巩膜瓣的区域。

(六)制作巩膜瓣
递45°宝石刀、显微有齿镊,用宝石刀做以角膜缘为基底的巩膜瓣,先做两条垂直于角膜缘的切口,前端直至清亮的角膜。然后做一平行于角膜缘的切口,并将三边连起,做成 3 mm× 3 mm的四边形。切口的深度约为1/2 或 1/3 巩膜厚度。用镊子夹住巩膜瓣边缘,尽量翻转,向瞳孔侧轻轻牵拉。用宝石刀划断巩膜层间的纤维向前分离,直至清亮角膜区内 1 mm。

(七)前房穿刺
递显微镊、15°穿刺刀,在离巩膜瓣稍远位置的角膜缘前1~2 mm 的透明角膜内,用穿刺刀做前房穿刺。

(八)切除小梁组织
递宝石刀、显微镊、小梁剪,助手用镊子夹住巩膜瓣边缘,向瞳孔侧牵拉。术者用宝石刀尖先做两条间隔约为 1.5~2.0 mm 从角巩膜缘前界至其后界的平行巩膜切口,在两条切口之间的角巩膜缘前界做平行于角巩膜缘的切口。用镊子夹住角巩膜组织的游离边缘,并向后翻转,然后用剪刀剪除角巩膜深层组织 1.5 mm×1.0 mm 或 2.0 mm×1.5 mm。

(九)周边虹膜切除
递显微镊、虹膜剪、虹膜恢复器。用镊子夹住角巩膜切口中暴露的虹膜组织,将虹膜剪刀平行于角巩膜缘做周边部虹膜切除。冲洗角巩膜切除部位,用虹膜恢复器恢复虹膜。

(十)缝合巩膜瓣
递显微针持、显微镊、角膜剪、10-0 线缝合。将巩膜瓣复位,于其两游离角各用 10-0 尼龙线间断缝合。

(十一)结膜瓣缝合
递显微针持、显微镊、角膜剪、8-0 薇乔线缝合。如果是以角膜缘为基底的球结膜瓣,用 10-0 尼龙线间断或连续褥式缝合伤口。如果是以穹隆部为基底的球结膜瓣,于球结膜切口的两端角巩膜处各缝一针。

(十二)恢复前房
递冲洗平针头、平衡盐水冲洗前房,观察有无渗漏。缝合球结膜伤口后,经角膜穿刺处向前房内注入平衡盐水,以便恢复前房和了解结膜伤口渗漏情况。如果发现渗漏,应加缝线。

(十三)术眼遮盖、包扎

结膜囊内涂妥布霉素地塞米松眼膏,纱布覆盖,并用绷带加压包扎术眼。

七、围术期巡回护士应该关注的问题

(1)严格执行核对制度:手术医师、麻醉医师、巡回护士在麻醉前、手术切皮前、手术结束时根据手术安全核查表的各项内容认真核对并签名。

(2)加强患者沟通,解除紧张情绪。

八、青光眼的外科治疗及进展

青光眼作为导致现代人失明的三大致盲眼病之一,严重影响到人们正常的工作、生活。虽然很多证据证实采用药物治疗青光眼,早期效果明显,但考虑到绝大多数患者就诊时已经处于疾病的中晚期,如果此时用药物治疗则不能有效满足"靶眼压"需求,故目前手术疗法依旧是主要疗法。下面就常见的抗青光眼手术作简单的介绍。

(一)经典小梁切除术的改良

小梁切除手术的目的是建立一个永久性的,经过巩膜引流房水至前部结膜下的手术方式,是具有代表性的防护性滤过术,其理想的成功手术应是建立一个永久性的中等度隆起、较弥散、无瘢痕形成的滤过泡。

(二)非穿透小梁切除术

非穿透小梁切除术手术目的是切除部分巩膜、阻碍房水外流的 Schelemm 管外壁及部分角膜基质、近管小梁及深层的巩膜瓣,由此建立一个巩膜内的空间,使房水在巩膜腔中经不同的流出通道进行引流的过程。

(三)传统的引流物植入手术

Ahmed 青光眼引流阀(ahmed glaucoma valve,AGV)是目前引流物中的代表性植入物,其以独特的单向压力敏感控制阀门限制引流装置在眼压 1.1～1.3 kPa(8～10 mmHg)的情况下开放,防止了房水的过度引流以及随之而来的低眼压、浅前房等术后早期、晚期并发症,提高了手术的成功率。

(四)显微小梁手术

小梁切开与房角切开的治疗目的就是解除房角解剖结构的异常,使前房与 Schelemm 管形成直接的连通而引流房水、降低眼压。近年来随着激光技术在眼科的广泛应用,小梁手术也呈现出精细化、微创化的操作趋势,其中内路激光小梁切开术是近年来兴起的术式代表之一。

(五)微创青光眼手术

微创青光眼手术是经过一个清晰的角膜切口而实施的内部青光眼手术,没有做结膜切口,也没有明显的瘢痕形成。目前有 AqueSys 植入物、Cypass 脉络膜上腔微支架、准分子激光小梁切除术、Hydrus 微支架、iStent 注入设备、iStent Supra、小梁微通道支架(iStent 微支架)植入术、内路小梁消融术。

(苗冬霞)

第二节　泪囊摘除术

一、术前准备

(一)器械敷料

眼科器械包、泪囊专用器械、眼敷料包、手术衣、持物钳、灯把手。

(二)一次性物品

4-0 丝线、5-0 或 7-0 丝线、眼科缝针、手套、5 mL 注射器 2 个(5 号、7 号针头各 1 个)、20 mL 注射器 1 个。

二、麻醉方法

局部浸润麻醉。

三、手术体位

水平仰卧位。

四、手术配合

(1)于内眦鼻侧 3 mm、内眦韧带平面上 3 mm 处,做平行于泪前嵴、长 15～20 mm 的弧形切口。

(2)钝性分离皮下组织及眼轮匝肌,置入泪囊撑开器,暴露内前嵴。

(3)完全或部分剪开泪囊前的泪筋膜,剪断内眦腱。

(4)骨膜剥离器分离泪筋膜和泪囊壁。

(5)将泪囊自泪囊窝骨壁分离,血管钳夹压泪总管,尽可能远离泪囊剪断。

(6)检查摘除的泪囊是否完整,如有泪囊组织残留于泪囊窝,应用刮匙刮尽。3%碘酊烧灼鼻泪管内、泪总管断端及泪囊窝空腔。

(7)探针探入鼻泪管,直达下鼻道。

(8)5-0 丝线缝合内眦韧带,7-0 丝线依次间断缝合皮下组织和皮肤。

(9)纱布块、绷带单眼加压包扎。

五、手术配合注意事项

(1)术中要保护好内眦动静脉,避免损伤。

(2)泪囊窝内残留组织必须刮净,以免泪囊炎复发。

(苗冬霞)

第三节 泪囊鼻腔吻合术

一、术前准备

(一)器械敷料
眼科器械包、泪囊鼻腔吻合器械、眼敷料包、手术衣、持物钳、灯把手。

(二)一次性物品
4-0 丝线、5-0 或 7-0 丝线、眼科缝针、手套、5 mL 注射器 2 个(5 号、7 号针头各 1 个)、20 mL 注射器 1 个、吸引器连接管。

(三)仪器
电钻。

二、麻醉方法

局部浸润麻醉。

三、手术体位

水平仰卧位。

四、手术配合

(1)泪小管注入少量亚甲蓝。

(2)于内眦内 3~4 mm、内上 4 mm 向外下做弧形切口,长 1.8~2.0 cm,并放入扩张器。

(3)紧靠泪前嵴切开骨膜,小剥离器、沿泪囊窝骨壁由前向后分离泪囊,注意勿穿破泪囊。

(4)于泪囊窝骨壁较薄处凿孔,小咬骨钳扩大造孔至 15 mm×20 mm,注意勿损伤泪囊及鼻黏膜。

(5)于泪囊及相应的鼻黏膜处各做一"1"字形切开,使成前后两页,分别用细线将前、后页缝合。

(6)间断缝合皮下组织和皮肤,包扎伤口。

五、手术配合注意事项

(1)局部皮肤消毒时注意勿使消毒液进入眼内,避免损伤角膜。

(2)随时调整光源。

(3)准备好亚甲蓝及注射针头。

(4)准备丁卡因加肾上腺素棉片,切开鼻黏膜后止血用。

(5)切口包扎不宜加压,以免使吻合口前叶受压,与后页粘连,造成手术失败。

(苗冬霞)

第四节　泪小管泪囊吻合术

一、术前准备

(一)器械敷料

眼科器械包、眼外伤器械、猪尾巴钩 2 个、泪小管扩张器 1 个、眼敷料包、手术衣、持物钳、灯把手。

(二)一次性物

4×10 三角针、3×8 圆针、5-0 或 7-0 丝线、7-0 或 8-0 Prolene 线、5 mL 注射器 2 个(5 号、7 号针头各 1 个)、20 mL 注射器 1 个、手套、泪小管吻合管 1 根。

二、麻醉方法

局部浸润麻醉、眶下及滑车下神经阻滞麻醉。

三、手术体位

水平仰卧位。

四、手术配合

(1)于内眦鼻侧 4～5 mm、内眦韧带上方约 4 mm 处,向下做一稍弯向颞侧之弧状纵向皮肤切口,切开皮下,牵开器牵开切口,蚊式钳和剪刀分离皮下组织,暴露剪断内眦韧带。

(2)镊子、剪刀沿前泪嵴、眼轮匝肌走向分离肌纤维,暴露泪隔,手术刀切开泪隔,直至泪囊前壁完全暴露。

(3)泪道探针从泪点探入,探至泪小管阻塞部位,手术刀紧贴探针头垂直切断泪小管,再切开泪囊,切成"T"形瓣翻转,7-0 丝线将泪小管断端下部与其瓣对端吻合,泪小管断端上部与泪囊瓣的对侧缘吻合。

(4)细塑料管由上至下穿入泪小管,经泪囊鼻泪管,最后从鼻前庭引出。

(5)5-0 或 1-0 丝线依次缝合泪隔、内眦韧带及皮肤。

(6)注射消炎药,涂红霉素眼膏,包扎伤口。

五、手术配合注意事项

(1)局部皮肤消毒时注意勿使消毒液进入眼内,避免损伤角膜。

(2)随时调整光源。

(苗冬霞)

第五节　睫状体冷凝术

一、术前准备

(一)器械敷料

眼科器械包、网脱器械、睫状体冷凝笔、眼敷料包、手术衣、持物钳、灯把手。

(二)一次性物品

手套、5 mL 注射器 2 个(5 号、7 号针头各 1 个)、20 mL 注射器 1 个。

(三)仪器

冷凝仪、制冷源、计时器。

二、麻醉方法

球后阻滞麻醉。

三、手术体位

水平仰卧位。

四、手术配合

(1)冷凝器处于备用状态,备好 20°检眼镜。

(2)开睑器开睑,用固定镊向冷冻部位对侧牵引眼球,暴露冷凝部位。

(3)冷冻头定位,吸干球结膜表面的液体,将冷冻头紧压冷凝部位开始计时,根据时间关闭开关。

五、手术配合注意事项

(1)术前应调好并试用冷冻系统,保证功能正常。

(2)每一冷冻点冷冻时间要持续 40～60 秒。

(3)冷冻范围通常为两个象限,每个象限做 2～4 个冷冻点。

(4)应适当控制室温。

(苗冬霞)

第六节　巩膜外垫压冷凝环扎术

一、术前准备

(一)器械敷料

眼科器械包、网脱器械、冷凝笔、眼敷料包、手术衣、持物钳。

（二）一次性物品

1-0 丝线、4-0 丝线、7-0 丝线、4-0 无损伤线、眼科缝针、手套、5 mL 注射器 2 个(5 号、7 号针头各 1 个)、1 mL 注射器 1 个、20 mL 注射器 1 个、硅胶海绵、环扎带、套袖、眼科护皮膜。

（三）仪器

冷凝仪、检眼镜。

二、麻醉方法

球后或球周阻滞麻醉。

三、手术体位

水平仰卧位。

四、手术配合

(1)开睑器开睑。

(2)暴露手术野,置直肌的牵引线。

(3)裂孔定位,巩膜外冷凝。

(4)巩膜预置缝线,置外加压物和环扎带。

(5)视情况视网膜下放液。

(6)检查眼底,注意眼压及有无视网膜中央动脉搏动。

(7)缝合球结膜,单眼包扎。

五、手术配合注意事项

(1)环扎带为 62～65 mm,切勿因视网膜下放液后眼球变软而过度缩短环扎带。

(2)如眼压仍低,可做眼内气体填充。

(3)注意调节室内光线。

（苗冬霞）

第七节　羊膜移植术

一、术前准备

（一）器械敷料

眼科器械包、眼外伤器械、眼敷料包、手术衣、持物钳、灯把手。

（二）一次性物品

10-0 尼龙线、手套、5 mL 注射器 2 个(5 号、7 号针头各 1 个)、20 mL 注射器 1 个、眼科手术薄膜。

(三)仪器

显微镜。

二、麻醉方法

表面浸润麻醉、球后或球周阻滞麻醉。

三、手术体位

水平仰卧位。

四、手术配合

(1)消毒,铺巾。

(2)开睑器开睑。

(3)圆刀片刮除病变角膜上皮及坏死的组织,生理盐水冲洗结膜囊。

(4)取羊膜平铺于眼表,上皮面向上。

(5)10-0 尼龙线沿角巩膜缘环形连续缝合 1 周,角巩膜缘外 3~5 mm 间断缝合 1 周。

(6)角巩膜剪剪除周边多余羊膜组织。

(7)斜视钩驱赶羊膜下积液。

(8)术后涂眼膏,包眼。

五、手术配合注意事项

(1)羊膜妥善保存在冰箱内,温度 4 ℃。

(2)羊膜的基底膜使用前用生理盐水充分冲洗干净,放入庆大霉素溶液中浸泡 10 分钟备用,防止丢失,避免污染。

(苗冬霞)

第八节　角膜病手术

一、概述

角膜病引起视力障碍目前在我国诸多致盲原因中居第二位,200 年以来无数先驱者采用各种手术方法,直到 1914 年 Oriti 发现:①使用自家角膜移植效果最好;②同种异体角膜移植术亦能得到良好效果;③异种角膜移植术不能成功。近年来,国内外众多学者提出了板层角膜移植术,前深板层角膜移植及角膜内皮移植术等多种新型手术方式,现就穿透角膜移植术及板层角膜移植术做简单介绍。

(一)穿透角膜移植术

穿透角膜移植术指的是包括所有 5 层角膜结构在内的全层角膜移植,治疗的主要目的是提高视力,恢复角膜完整性或控制角膜病变。其适应证包括:①不可控制的圆锥角膜;②各种原因所致的角膜瘢痕;③各种角膜营养不良和变性;④各种原因所致的营养不良和变性等。

(二)板层角膜移植术

板层角膜移植术是一种部分厚度的角膜移植术,其理念是仅仅替换病变组织的角膜,完整保留健康的角膜组织,将相应厚度的植片移植到植床上,使得最小的损伤获得最大的收益。

(三)角膜的应用解剖

角膜位于眼球前部中央,呈略向前凸的透明近圆形组织结构,成年男性角膜横径平均值为11.04 mm,女性为10.05 mm,竖径平均值男性为10.13 mm,女性为10.08 mm,3 岁以上儿童的角膜直径已接近成人。中央瞳孔区约 4 mm 直径的圆形区内近似球形,其各点的曲率半径基本相等,而中央区以外的中间区和边缘部角膜较为扁平,各点曲率半径也不相等。角膜完全透明,约占纤维膜的前 1/6,无血管,透过泪液及房水获取养分及氧气。角膜分为 5 层,由前向后依次为上皮细胞层、前弹力层(又称 bowman 膜)、基质层、后弹力层(又称 descemet 膜)、内皮细胞层(见图 12-2、图 12-3)。

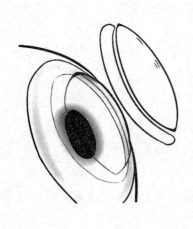

图 12-2　角膜

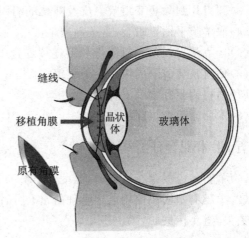

图 12-3　角膜移植术

二、术前准备

(一)患者准备

手术前一日,做好术眼准备;要求清洁局部皮肤,术前用左氧氟沙星(可乐必妥)或其他广谱抗生素滴眼液滴眼,预防感染,禁戴首饰等贵重物品,女患者不化妆;手术医师与患者及其家属现场核对手术部位并用防褪色记号笔标记。

(二)用物准备

1.手术敷料

眼科敷料包。

2.手术器械

眼科显微手术器械包、角膜环钻一套、无损伤镊。

3.一次性物品

2 mL 针筒、5 mL 针筒、10 mL 针筒各 1 副、眼科医用膜 1 张、10-0 角膜缝线、4-0 涤纶缝线。

4.特殊物品

无菌干燥平皿、眼科用医用透明质酸钠(粘弹剂)、酒精灯。

5.仪器设备

显微镜。

6.冷藏

冷藏的供体眼球或保存的角膜。

三、麻醉方式

(1)一般采用0.4%盐酸奥布卡因眼液(倍诺喜)表面麻醉联合2%利多卡因5 mL＋0.75%布比卡因5 mL等量混合后,行球后或球周阻滞麻醉。

(2)儿童及不能配合手术者采用全身麻醉。

四、手术体位

取平卧位,前额和下颌保持水平。

五、手术步骤及配合

(一)板层角膜移植术的护理配合

1.开睑

递开睑器分开眼睑。

2.直肌缝一针作牵引线

4×10圆针4-0涤纶缝线缝合牵开。

3.止血

用烧灼器烧灼角膜缘新生血管。

4.消毒供体眼球

用左氧氟沙星滴眼液多次冲洗供体眼球尤其是角膜,用纱布包裹固定。

5.供体植片制作

调解显微镜,给予大于植床0.25～0.50 mm的环钻取合适的植片,将植片切面朝上置于干燥平皿中,内皮面滴一滴平衡盐溶液或粘弹剂,放于手术器械台上备用。

6.钻切病变角膜

据病变范围,选择合适的环钻,压切角膜一定深度,用显微有齿镊提起切口边缘,用宝石刀分离并切除病变角膜组织。

7.缝合角膜植片

将角膜移植片覆盖于患眼角膜创面缘,用10-0无损伤线对边固定缝合。递虹膜恢复器整复切口,调整缝线的松紧度。

8.重建前房并检查

按需给予粘弹剂或者生理盐水5 mL以形成前房,检查切口的闭合状态。

9.注射药物,覆盖伤口

结膜下注射地塞米松,点散瞳剂,术眼涂抗生素眼膏,轻度加压包扎。

(二)透性角膜移植术的护理配合

1.开睑

常规消毒铺巾后递开睑器分开眼睑。

2.直肌缝一针作牵引线

4×10 圆针 4-0 涤纶缝线缝合牵开。

3.止血

用烧灼器烧灼角膜缘新生血管。

4.选择移植片的大小、制移植片

冲洗供眼球,用生理盐水加庆大霉素冲洗多次,用纱布包裹固定,在显微镜下检查,用合适的角膜环钻钻取植片,用角膜剪剪下角膜植片,将植片内皮面朝上置于干燥平皿中,内皮面滴一滴平衡盐溶液或粘弹剂,放于手术器械台上备用。

5.制移植床

定位,卡米可林缩瞳,用角膜环钻压切钻通病变角膜,用角膜剪剪下病变角膜,立即将角膜植片内皮面朝下置植床,用 10-0 无损伤线缝合固定。

6.重建前房并检查

按需给予粘弹剂,从植片缘注入平衡盐溶液,递虹膜恢复器整复切口,重建前房,调整缝线的松紧度,并检查切口的闭合度。

7.注射药物,覆盖伤口

结膜下注射地塞米松,术眼涂抗生素眼膏,轻度加压包扎。

六、围术期巡回护士应该关注的问题

(1)严格执行核对制度:手术医师、麻醉医师、巡回护士在麻醉前、手术切皮前、手术结束时根据手术安全核查表的各项内容认真核对并签名。

(2)供体材料应按要求妥善存放保管,避免污染、损伤或丢失。

(3)角膜环钻术前应检查手术器械性能,确保角膜环钻锋利,以确保手术顺利完成。

(4)剪下病变角膜时提前缩瞳,防止眼内容物突出。

(5)加强患者保暖工作:由于手术时间长、麻醉剂等因素,容易导致患者体温下降,因此需加强各项保暖措施。体位摆放好用小棉被及科室自制垫肩覆盖患者下肢及肩部,输入的液体及冲洗液要预先加温。

(苗冬霞)

第九节　胬肉切除术

一、术前准备

(一)器械敷料

眼科器械包、眼外伤器械、眼敷料包、手术衣、持物钳、灯把手。

(二)一次性物品

10-0 尼龙线、手套、5 mL 注射器 2 个(5 号、7 号针头各 1 个)、1 mL 注射器 1 个、20 mL 注射器 1 个、眼科手术薄膜。

(三)仪器

显微镜。

二、麻醉方法

表面浸润麻醉、局部浸润麻醉。

三、手术体位

水平仰卧位。

四、手术配合

(1)开睑器撑开眼睑,有齿显微镊夹住胬肉头部,15 号一次性刀片沿胬肉头部外方 0.5 mm 的透明角膜作一浅层的划切,沿此界限做角膜浅层分离,将胬肉头部包括在内,分离至角膜缘部。

(2)沿胬肉的上下侧将球结膜剪开,切口约 5 mm 长,将胬肉和巩膜分开。助手用镊子提起胬肉头部的结膜组织,术者一手持镊子夹住胬肉下的组织,另一手持剪刀将结膜与病变组织分开,直至半月皱襞并剪除。

(3)切除胬肉头部,颈部及 2 mm 体部,将球结膜切口的边缘铺平,并用线将其固定在距角膜缘外 4 mm 处的浅层巩膜上,结膜囊内涂红霉素眼膏。

五、手术配合注意事项

做角膜浅层剥离时,务必将胬肉组织切除干净,但注意不可穿通角膜。

(苗冬霞)

第十节　前房穿刺术

一、术前准备

(一)器械敷料

眼科器械包、眼外伤器械、眼敷料包、手术衣、持物钳。

(二)一次性物品

1 mL 注射器 1 个、手套、眼科手术薄膜。

(三)仪器

显微镜。

二、麻醉方法

表面浸润麻醉。

三、手术体位

水平仰卧位。

四、手术配合

(1)开睑器开眼睑。

(2)固定镊在穿刺点对侧角膜缘固定眼球。

(3)1 mL 注射器抽取房水,注入空气、生理盐水或黏弹剂,穿刺口要小,以免房水流失。

(4)用穿刺刀或 7 号针在透明角膜缘内 1 mm 行前房穿刺。

(5)涂抗生素眼膏,单眼包扎(如为前房积血可双眼包扎)。

五、手术配合注意事项

(1)穿刺时针的斜面应朝向角膜,速度一定要缓慢,以免突然前房变浅,针尖划伤虹膜。

(2)前房内注射速度不宜太快,以免前房过深,虹膜晶状体隔急剧后移,损伤虹膜根部或使晶状体悬韧带断裂。

(苗冬霞)

第十一节　虹膜周边切除术

一、术前准备

(一)器械敷料

眼科器械包、青光眼器械、眼敷料包、手术衣、持物钳。

(二)一次性物品

15°刀 1 把、10-0 尼龙线、手套、5 mL 注射器 2 个(5 号、7 号针头各 1 个)、20 mL 注射器 1 个、眼科手术薄膜。

(三)仪器

显微镜。

二、麻醉方法

表面浸润麻醉、球后或球周阻滞麻醉。

三、手术体位

水平仰卧位。

四、手术配合

(1)上直肌固定缝线,在颞上或上方距角膜缘 6 mm 外平行角膜缘,将结膜和 Tenon 剪开,并向前剥离到角膜缘。

(2)在角膜缘前界后约 1 mm 外,划开巩膜,做一与角膜缘平行的垂直切口,长约 3 mm。刀片剥离浅层巩膜,制作巩膜瓣至角膜缘。

(3)角膜缘穿刺放液,切除巩膜瓣下 1 mm×2 mm 巩膜,切口穿通后房水流出时,虹膜随之脱出,用虹膜剪平行角膜缘将虹膜切除。

(4)在角膜缘表面用虹膜恢复器向角膜中央轻轻按摩,将虹膜轻轻恢复至瞳孔呈圆形。

(5)缝合角膜瓣。

(6)结膜下注射抗生素及皮质激素。

五、手术配合注意事项

(1)做好心理护理,缓解其紧张情绪。

(2)术中严格无菌操作。

(苗冬霞)

第十二节　虹膜外伤缝合术

一、术前准备

(一)器械敷料
眼科器械包、眼外伤器械、眼敷料包、手术衣、持物钳、灯把手。

(二)一次性物品
10-0 尼龙线、手套、5 mL 注射器 2 个(5 号、7 号针头各 1 个)、20 mL 注射器 1 个、眼科手术薄膜。

(三)仪器
显微镜。

二、麻醉方法

表面浸润麻醉、球后或球周阻滞麻醉。

三、手术体位

水平仰卧位。

四、手术配合

(一)McCannel 虹膜根部离断修复术
(1)在虹膜根部离断的方向做直肌牵引固定眼球。距角膜缘 10 mm 切开球结膜,用 10-0 尼龙线上的铲型针对应在离断外 1/3 交界处,从角膜缘后 0.5 mm 处与虹膜平行刺入巩膜,针尖向前伸到游离端的根部虹膜后面,距断缘 0.5 mm 垂直向角膜方向转针并从周边角膜穿出。

（2）用同样的方法穿好第 2 根或第 3 根缝线。在离断中央部做一 2 mm 水平巩膜穿刺。

（3）伸入虹膜钩,从虹膜与角膜之间拉出缝线至切口外。

（4）在巩膜外将缝线收紧并结扎。

（5）离断的虹膜根部将被牵引至前房角,剪去多余的缝线,结膜不必缝合。术后表面盖纱布后,绷带包扎。

(二)经切口缝合术

相对于虹膜根部离断处的角膜缘处做一水平切口,长度略小于离断区。经离断区做局部玻璃体切除,冲洗前房出血,待能清晰看到虹膜根部后,平镊夹住虹膜根部向切口外拉出少许,10-0 尼龙线穿过根部约 0.5 mm,然后再从切口后唇内侧巩膜瓣下穿过,打结使线结留在切口内。根据离断的大小决定是否需增加缝线,一般间隔 2~3 mm,间断缝合主切口达水密状态,以免虹膜从漏口脱出。术后表面盖纱布后,绷带包扎。

(三)放射状虹膜切开缝合术

1.Machenson 缝合法

在靠近切口处的周边虹膜断缘内 0.5 mm 穿入 10-0 尼龙线并从对侧断缘内 0.5 mm 处穿出,将缝线拉出切口外,轻轻打结,保留原线做牵引线。向切口外拉出 2~3 mm 虹膜,靠近瞳孔缘再做一针相似的断缘缝合,最内一针位于瞳孔缘,线结位于虹膜表面,恢复虹膜,缝合角巩膜切口。

2.经角膜缝合术

与虹膜断缘所在子午线垂直方向,相距 6~8 mm 各做一个 1 mm 的全层角膜穿刺口,前房注入少许黏弹剂,用半径 8~12 mm 的弧形针 10-0 尼龙线,从右侧切口穿入,在虹膜断缘约 0.5 mm 处两侧穿过再从左侧切口穿出。针从左侧切口返回经虹膜前表面跨过,从右侧穿刺口穿出,收紧 10-0 尼龙线,将虹膜缝合缘拉至切口外打结,剪去多余的线头,用虹膜恢复器或黏弹剂将位于切口的虹膜推入前房,根据断缘宽度决定是否再做第 2~3 针缝合。位于睑裂区者,可缝合 2~3 针,位于上方者缝 1~2 针。术后表面盖纱布后,绷带包扎。

五、手术配合注意事项

（1）缝线尽量靠近瞳孔缘,可得到一较圆形的瞳孔形状。

（2）缝合组织不宜太窄,以免撕裂虹膜。

（3）角膜穿刺口不宜太小,以免针尖从原切口旁的角膜组织穿过。如果遇到此情况,可从 12 点切口拉出缝线打结。

（4）严密缝合切口,以免切口漏导致虹膜切口嵌顿。

（5）确认虹膜完全复原,无切口嵌顿时方可结束手术。

（6）若虹膜较软,可用一平针头从对侧切口伸入,抵住虹膜,以免变形和撕裂。

（7）注意防止损伤晶状体,针尖朝上,后房注入黏弹剂。

（8）已萎缩的虹膜,应尽量在原位缝合和打结,以免撕裂虹膜造成出血。

（9）线结留在虹膜前表面,防止摩擦损伤晶状体。

（苗冬霞）

第十三节　眼眶外伤缝合术

一、术前准备

(一)器械敷料
眼科器械包、眼外伤器械、眼敷料包、手术衣、持物钳、灯把手。

(二)一次性物品
5-0 或 7-0 丝线、4×10 三角针、手套、5 mL 注射器 2 个(5 号、7 号针头各 1 个)、20 mL 注射器 1 个。

二、麻醉方法

局部浸润麻醉。

三、手术体位

水平仰卧位。

四、手术配合

(一)睑板睑结膜移行瓣修补术
(1)修整创面呈矩形,沿矩形创面两侧向后做垂直切口,将其后部的睑板睑结膜切断,切口向穹隆结膜做适当伸延。分离睑板面的眼轮匝肌,形成睑板睑结膜移行瓣。

(2)将睑板睑结膜瓣向睑缘部推进,注意对齐睑缘,并与两侧睑缘断端缝合,睑结膜面的睑板创缘做间断缝合。

(3)术后包扎伤口。

(二)移位睑板睑结膜瓣修补术
适合于上睑缺损创面宽度不大于 1/3 睑长。

(1)整修创面呈矩形,于邻近的正常睑板组织的后 1/2 处,做宽度与缺损创面相等同的睑板睑结膜瓣,分离睑板睑结膜瓣。

(2)将睑板睑结膜瓣移位至缺损创面的睑缘部分,对齐睑缘,并与两侧睑缘断端缝合,睑结膜面的睑板及结膜创缘做间断缝合。

(3)术后包扎伤口。

(三)对侧眼睑舌形睑板移行瓣修补术
舌形睑板移行瓣用来修补对侧眼睑部分睑板缺损,临床上多用上眼舌形睑板移行瓣修补下睑部分睑板缺损,因为上睑板比下睑板宽。

(1)修整下睑部分睑板缺损创面使其呈矩形。并将两侧睑缘唇间劈开为前后两层。上睑对应部位的睑缘也做唇间劈开,使呈前后两层。和下睑缺损的两侧缘相对应的上睑后层均垂直切断睑板睑结膜,达穹隆部。切除其睑缘部位的上皮组织,使呈舌形睑板睑结膜移行瓣。

(2)对舌形睑板移行瓣向下推移,插入下睑缺损处。舌形睑板移行瓣远端与下睑深部软组织缝合。舌形睑板移行瓣远端与下睑深部软组织缝合。舌形睑板移行瓣两侧与上下睑两侧睑板创缘做埋藏缝合。特别注意睑缘部位的睑板对齐缝合。前层眼睑缺损,做移行皮瓣修复。

(3)术后包扎伤口。

(四)眼睑前层缺损的修复术

眼睑前层的缺损指眼睑皮肤与眼轮匝肌、前层组织缺损于修补前需要做整修外形,便于修补。

1.眼睑前层三角形缺损的修补

(1)将眼睑前层组织缺损整修成三角形缺损创面。于肿物部位两侧做睑缘唇间劈开,将眼睑劈为前、后两层。

(2)潜行分离两侧创缘四周的皮下组织与眼轮匝肌,使之充分松动,然后拉拢分层缝合。

(3)表面盖纱布后,绷带包扎。

2.眼睑前层矩形缺损的修复——移行皮瓣修复术

(1)肿物切除后,将缺损创面整修成矩形。如缺损创面在眼睑中央部,向两侧做一定范围的睑缘唇间劈开,范围大小根据缺损范围决定。于肿物下缘做平行睑缘的另一切口,切开皮肤与眼轮匝肌。眼轮匝肌与睑板间做潜行分离,使呈条状皮瓣。

(2)将两侧皮瓣向创面拉拢,覆盖缺损创面,间断缝合。

(3)如切口远端在皮瓣拉拢缝合后出现猫耳现象,则于上下切口远端向外各切除一个三角形皮肤,使之平展,间断缝合。

(4)如缺损创面位于鼻侧,则移行皮瓣选择创面颞侧。

(5)如缺损创面较为窄长,虽两侧各做一移行皮瓣也难于拉拢缝合。可于窄长的矩形皮瓣下方做一移行皮瓣。

(6)术后包扎伤口。

3.移位皮瓣修复术修复下睑颞侧前层创面

(1)整修创面后,于缺损创面的颞侧向下或向上做移位皮瓣,其宽度与长度应较实际缺损创面为大,一般要大1/4~1/3,注意移位皮瓣的蒂部与长度的比最好不超过1.0∶2.5。分离移位皮瓣下方的皮下组织,可以在移位皮瓣下带有脂肪组织。充分分离创面四周皮下组织。

(2)完善止血。将易位皮瓣转位覆盖缺损创面,间断缝合。易位皮瓣的缺损创面拉拢缝合。

(3)术后包扎伤口。

五、手术配合注意事项

(1)做好术前访视,缓解患者紧张情绪。
(2)术前备好用物,必要时提前与医师联系,了解手术特殊用物。
(3)根据手术部位随时调节灯光。

(苗冬霞)

第十四节 眶内肿瘤摘除术

一、术前准备

(一)器械敷料
眼科器械包、眶肿瘤器械、眼敷料包、手术衣、持物钳。

(二)一次性物品
7-0丝线、眼科缝针、手套、5 mL注射器2个(5号、7号针头各1个)、1 mL注射器1个、20 mL注射器1个、眼科手术薄膜、电刀手柄、吸引器连接管。

二、手术体位

水平仰卧位。

三、麻醉方法

局部浸润麻醉或气管插管全身麻醉。

四、手术配合

(1)经皮肤切口入眶。
(2)分离皮下组织及眼轮匝肌,暴露眶缘骨膜。
(3)沿外上眶缘切开骨膜,再沿眶缘用骨膜剥离器分离眶内骨膜。
(4)探知肿瘤确切位置,分离肿瘤并完整摘除。
(5)庆大霉素生理盐水冲洗眶内血块并抽吸干净。
(6)依次缝合骨膜、皮下组织及皮肤切口,结膜囊涂抗生素眼药膏。

五、手术配合注意事项

(1)术中注意调节灯光。
(2)备好庆大霉素生理盐水用于冲洗。

(苗冬霞)

第十五节 提上睑肌缩短和前徙术

一、术前准备

(一)器械敷料
眼科器械包、睑下垂器械、眼敷料包、手术衣、持物钳。

(二)一次性物品

5-0 可吸收线、7-0 丝线、眼科缝针、5-0 无损伤线、手套、5 mL 注射器 2 个(5 号、7 号针头各 1 个)、20 mL 注射器 1 个。

二、麻醉方法

表面麻醉、局部浸润麻醉。

三、手术体位

水平仰卧位。

四、手术配合

(1)常采用皮肤结膜联合切口,用亚甲蓝或甲紫在相当于上睑皱褶处做皮肤切口标志。

(2)在穹隆部结膜下与 Muller 肌之间注入麻醉药,在睑板上缘 1～2 mm 处用刀平行睑板上缘切开结膜,分离结膜到上穹隆顶部。局部皮肤和皮下注入麻醉药,然后做皮肤切口。

(3)暴露并分离提上睑肌。

(4)7-0 丝线或者可吸收线缝合结膜,线端从结膜囊引出,尖端外露 10 mm,并放置于结膜囊内。

(5)提上睑肌缩短:睑板中部与提上睑肌相接处即为要缩短的肌肉长度。在拟定缩短处稍后 1～2 mm、在提上睑肌肌瓣中央和睑板的中上 1/3 处做褥式缝合,系上活结,撤除器械让患者起身坐起向前平视,检查眼睑上提高度。如高度合适,重新铺巾暴露切口,松开活结,并在该缝线内外侧各做一组同样缝线,缝线系上活结,让患者再坐起,检查上睑提高的高度、睑缘外形及弧度是否理想、有无畸形。如效果满意分别结扎缝线,将多余提上睑肌剪除。

(6)缝合皮肤,结膜囊内涂抗生素眼膏,盖消毒纱布包扎。

五、手术配合注意事项

(1)手术尽量在局麻下进行,术毕可立即检验手术效果,全麻下手术容易发生误差,以至两眼不对称。

(2)术中严格无菌操作,怀疑物品有污染时立即更换,以防止感染。

(苗冬霞)

第十六节　眼球摘除术

一、术前准备

(一)器械敷料

眼科器械包、眼外伤器械、泪囊器械、眼敷料包、手术衣、持物钳、灯把手。

(二)一次性物品

7-0 丝线、眼科缝针、手套、绷带、油纱、5 mL 注射器 2 个(5 号、7 号针头各 1 个)、20 mL 注射器 1 个、眼科手术薄膜。

二、麻醉方法

表面麻醉、球后或球周阻滞麻醉。

三、手术体位

水平仰卧位。

四、手术配合

(1)常规消毒铺巾,用开睑器开睑。

(2)沿角膜缘 360°环形剪开球结膜。

(3)暴露眼外肌,在相邻直肌之间用剪刀分离筋膜与巩膜。

(4)剪断 4 条直肌和上斜肌、下斜肌。

(5)眼球半脱白。

(6)探查视神经,用视神经剪尽量贴眶尖处剪断视神经。

(7)摘除眼球检查眼体是否完整,眼球取出后迅速用湿热纱布填塞眶内压迫止血。

(8)7-0 丝线缝合眼外肌。

(9)7-0 丝线水平连续缝合球结膜创缘,结膜囊内填入油纱条,单眼垫消毒纱布,绷带加压包扎。

五、手术配合注意事项

(1)严格执行无菌技术操作。

(2)摘除眼球前准备好热盐水纱布,取出眼球后迅速填塞眼眶,防止出血。

(3)术中注意观察,患者如有躁动,应及时安慰,取得合作,防止影响术者操作,损伤组织。

(4)摘除眼球送病理。

(苗冬霞)

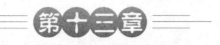

血液透析室护理

第一节　血液透析概述

一、定义及概述

利用弥散、超滤和对流原理清除血液中有害物质和过多水分,是最常用的肾脏替代治疗方法之一,也可用于治疗药物或毒物中毒等。

二、患者血液透析治疗前准备

(一)加强专科随访

(1)CKD 4 期[估算肾小球滤过率 eGFR<30 mL/(min·1.73 m²)]患者均应转至肾脏专科随访。

(2)建议每 3 个月评估一次 eGFR。

(3)积极处理并发症。①贫血:建议外周血 Hb<100 g/L 开始促红细胞生成素治疗。②骨病和矿物质代谢障碍:应用钙剂和/或活性维生素 D 等治疗,建议维持血钙 2.1~2.4 mmol/L、血磷0.9~1.5 mmol/L、血 iPTH 70~110 pg/mL。③高血压:应用降压药治疗,建议控制血压于17.3/10.7 kPa(130/80 mmHg)以下。④其他:纠正脂代谢异常、糖代谢异常和高尿酸血症等。

(二)加强患者教育,为透析治疗做好思想准备

(1)教育患者纠正不良习惯,包括戒烟、戒酒及饮食调控。

(2)当 eGFR<20 mL/(min·1.73 m²)或预计 6 个月内需接受透析治疗时,对患者进行透析知识宣教,增强其对透析的了解,消除顾虑,为透析治疗做好思想准备。

(三)对患者进行系统检查及评估,决定透析模式及血管通路方式

(1)系统病史询问及体格检查。

(2)进行心脏、肢体血管、肺、肝、腹腔等器官组织检查,了解其结构及功能。

(3)在全面评估基础上,制订患者病历档案。

(四)择期建立血管通路

(1)对于 eGFR<30 mL/(min·1.73 m²)患者进行上肢血管保护教育,以避免损伤血管,为以后建立血管通路创造好的血管条件。

(2)血管通路应于透析前合适的时机建立。

（3）对患者加强血管通路的维护、保养、锻炼教育。

（4）建立血管通路。

（5）定期随访、评估及维护保养血管通路。

（五）患者 eGFR＜15 mL/（min·1.73 m²）时，应更密切随访

（1）建议每 2～4 周进行一次全面评估。

（2）评估指标包括症状、体征、肾功能、血电解质（血钾、血钙、血磷等）及酸碱平衡（血 HCO_3^-、或 CO_2CP、动脉血气等）、Hb 等指标，以决定透析时机。

（3）开始透析前应检测患者肝炎病毒指标、HIV 和梅毒血清学指标。

（4）开始透析治疗前应对患者凝血功能进行评估，为透析抗凝方案的决定做准备。

（5）透析治疗前患者应签署知情同意书。

三、适应证及禁忌证

患者是否需要血液透析治疗应由有资质的肾脏专科医师决定。肾脏专科医师负责患者的筛选、治疗方案的确定等。

（一）适应证

（1）终末期肾病透析指征：非糖尿病肾病 eGFR＜10 mL/（min·1.73 m²）；糖尿病肾病 eGFR＜15 mL/（min·1.73 m²）。

当有下列情况时，可酌情提前开始透析治疗：严重并发症，经药物治疗等不能有效控制者，如容量过多包括急性心力衰竭、顽固性高血压；高钾血症；代谢性酸中毒；高磷血症；贫血；体重明显下降和营养状态恶化，尤其是伴有恶心、呕吐等。

（2）急性肾损伤。

（3）药物或毒物中毒。

（4）严重水、电解质和酸碱平衡紊乱。

（5）其他：如严重高热、低体温等。

（二）禁忌证

无绝对禁忌证，但下列情况应慎用。

（1）颅内出血或颅内压增高。

（2）药物难以纠正的严重休克。

（3）严重心肌病变并有难治性心力衰竭。

（4）活动性出血。

（5）精神障碍不能配合血液透析治疗。

四、血管通路的建立

临时或短期血液透析患者可以选用临时中心静脉置管血管通路，需较长期血液透析患者应选用长期血管通路。

五、透析处方确定及调整

（一）首次透析患者（诱导透析期）

1.透析前准备

透析前应有肝炎病毒、HIV 和梅毒血清学指标，以决定透析治疗分区及血透机安排。

2.确立抗凝方案

(1)治疗前患者凝血状态评估:评估内容包括患者出血性疾病发生的危险、临床上血栓栓塞性疾病发生的危险和凝血指标的检测。

(2)抗凝剂的合理选择:①对于临床上没有出血性疾病的发生和风险;没有显著的脂代谢和骨代谢的异常;血浆抗凝血酶Ⅲ活性在50%以上;血小板计数、血浆部分凝血活酶时间、凝血酶原时间、国际标准化比值、D-双聚体正常或升高的患者,推荐选择普通肝素作为抗凝药物。②对于临床上没有活动性出血性疾病,血浆抗凝血酶Ⅲ活性在50%以上,血小板数量基本正常;但脂代谢和骨代谢的异常程度较重,或血浆部分凝血活酶时间、凝血酶原时间和国际标准化比值轻度延长具有潜在出血风险的患者,推荐选择低分子肝素作为抗凝药物。③对于临床上存在明确的活动性出血性疾病或明显的出血倾向,或血浆部分凝血活酶时间、凝血酶原时间和国际标准化比值明显延长的患者,推荐选择阿加曲班、枸橼酸钠作为抗凝药物,或采用无抗凝剂的方式实施血液净化治疗。④对于以糖尿病肾病、高血压性肾损害等疾病为原发疾病,临床上心血管事件发生风险较大,而血小板数量正常或升高、血小板功能正常或亢进的患者,推荐每天给予抗血小板药物作为基础抗凝治疗。⑤对于长期卧床具有血栓栓塞性疾病发生的风险,国际标准化比值较低、血浆 D-双聚体水平升高,血浆抗凝血酶Ⅲ活性在50%以上的患者,推荐每天给予低分子肝素作为基础抗凝治疗。⑥合并肝素诱发的血小板减少症,或先天性、后天性抗凝血酶Ⅲ活性在50%以下的患者,推荐选择阿加曲班或枸橼酸钠作为抗凝药物。此时不宜选择普通肝素或低分子肝素作为抗凝剂。

(3)抗凝方案。①普通肝素:一般首剂量 0.3~0.5 mg/kg,追加剂量 5~10 mg/h,间歇性静脉注射或持续性静脉输注(常用);血液透析结束前 30~60 分钟停止追加。应依据患者的凝血状态个体化调整剂量。②低分子肝素:一般选择 60~80 U/kg,推荐在治疗前 20~30 分钟静脉注射,无须追加剂量。③局部枸橼酸抗凝:枸橼酸浓度为 4%~46.7%,以临床常用的 4%枸橼酸钠为例。4%枸橼酸钠 180 mL/h 滤器前持续注入,控制滤器后的游离钙离子浓度 0.25~0.35 mmol/L;在静脉端给予 0.056 mmol/L 氯化钙生理盐水(10%氯化钙 80 mL 加入 1 000 mL 生理盐水中)40 mL/h,控制患者体内游离钙离子浓度 1.0~1.35 mmol/L;直至血液净化治疗结束。也可采用枸橼酸置换液实施。重要的是,临床应用局部枸橼酸抗凝时,需要考虑患者实际血流量,并应依据游离钙离子的检测相应调整枸橼酸钠(或枸橼酸置换液)和氯化钙生理盐水的输入速度。④阿加曲班:一般首剂量 250 μg/kg,追加剂量 2 μg/(kg·min),或 2 μg/(kg·min)持续滤器前给药,应依据患者血浆部分活化凝血酶原时间的监测,调整剂量。⑤无抗凝剂:治疗前给予 0.4 mg/L(4 mg/dL)的肝素生理盐水预冲、保留灌注 20 分钟后,再给予生理盐水 500 mL 冲洗;血液净化治疗过程每 30~60 分钟,给予 100~200 mL 生理盐水冲洗管路和滤器。

(4)抗凝治疗的监测:由于血液净化患者的年龄、性别、生活方式、原发疾病以及并发症的不同,患者间血液凝血状态差异较大。因此,为确定个体化的抗凝治疗方案,应实施凝血状态监测。包括血液净化前、净化中和结束后凝血状态的监测。不同的药物有不同的监测指标。

(5)并发症处理:并发症主要包括抗凝不足引起的凝血而形成血栓栓塞性疾病、抗凝太过而导致的出血及药物本身的不良反应等。根据病因不同而做相应的处理。

3.确定每次透析治疗时间

建议首次透析时间不超过 2~3 小时,以后每次逐渐延长透析时间,直至达到设定的透析时间(每周2次透析者 5.0～5.5 小时/次,每周 3 次者 4.0～4.5 小时/次;每周总治疗时间不低于 10 小时)。

4.确定血流量

首次透析血流速度宜适当减慢,可设定为 150～200 mL/min。以后根据患者情况逐渐调高血流速度。

5.选择合适膜面积透析器

首次透析应选择相对小面积透析器,以减少透析失衡综合征发生。

6.透析液流速

透析液流速可设定为 500 mL/min。通常不需调整,如首次透析中发生严重透析失衡表现,可调低透析液流速。

7.透析液成分

透析液成分常不做特别要求,可参照透析室常规应用。但如果患者严重低钙,则可适当选择高浓度钙的透析液。

8.透析液温度

透析液温度常设定为 36.5 ℃左右。

9.确定透析超滤总量和速度

根据患者容量状态及心肺功能、残肾功能等情况设定透析超滤量和超滤速度。建议每次透析超滤总量不超过体重的 5%。存在严重水肿、急性肺水肿等情况时,超滤速度和总量可适当提高。在 1～3 个月逐步使患者透后体重达到理想的"干体重"。

10.透析频率

诱导透析期内为避免透析失衡综合征,建议适当调高患者每周透析频率。根据患者透前残肾功能,可采取开始透析的第 1 周透析 3～5 次,以后根据治疗反应及残肾功能、机体容量状态等,逐步过渡到每周2～3 次透析。

(二)维持透析期

维持透析患者每次透析前均应进行症状和体征评估,观察有无出血,测量体重,评估血管通路,并定期进行血生化检查及透析充分性评估,以调整透析处方。

1.超滤量及超滤速度设定

(1)干体重的设定:干体重是指透析后患者体内过多的液体全部或绝大部分被清除时的体重。由于患者营养状态等的变化会影响体重,故建议每 2 周评估一次干体重。

(2)每次透析前根据患者既往透析过程中血压和透析前血压情况、机体容量状况以及透前实际体重,计算需要超滤量。建议每次透析超滤总量不超过体重的 5%。存在严重水肿、急性肺水肿等情况时,超滤速度和总量可适当提高。

(3)根据透析总超滤量及预计治疗时间,设定超滤速度。同时在治疗中应密切监测血压变化,避免透析中低血压等并发症发生。

2.透析治疗时间

依据透析治疗频率,设定透析治疗时间。建议每周 2 次透析者为每次 5.0～5.5 小时,每周 3 次者为4.0～4.5 小时/次,每周透析时间至少 10 小时以上。

3.透析治疗频率

一般建议每周 3 次透析;对于残肾功能较好[Kru 2 mL/(min·1.73 m²)以上]、每天尿量

200 mL 以上且透析间期体重增长不超过 3%～5%、心功能较好者,可予每周 2 次透析,但不作为常规透析方案。

4.血流速度

每次透析时,先予 150 mL/min 血流速度治疗 15 分钟左右,如无不适反应,调高血流速度至 200～400 mL/min。要求每次透析时血流速度最低 200～250 mL/min。但存在严重心律失常患者,可酌情减慢血流速度,并密切监测患者治疗中心律的变化。

5.透析液设定

(1)每次透析时要对透析液流速、透析液溶质浓度及温度进行设定。

(2)透析液流速:一般设定为 500 mL/min。如采用高通量透析,可适当提高透析液流速至 800 mL/min。

(3)透析液溶质浓度。①钠浓度:常为 135～140 mmol/L,应根据血压情况选择。顽固高血压时可选用低钠透析液,但应注意肌肉抽搐、透析失衡综合征及透析中低血压或高血压的发生危险;反复透析中低血压可选用较高钠浓度透析液,或透析液钠浓度由高到低的序贯钠浓度透析,但易并发口渴、透析间期体重增长过多、顽固性高血压等。②钾浓度:为 0～4.0 mmol/L,常设定为 2.0 mmol/L。对慢性透析患者,根据患者血钾水平、存在心律失常等并发症、输血治疗、透析模式(如每天透析者可适当选择较高钾浓度透析液)情况,选择合适钾浓度透析液。过低钾浓度透析液可引起血钾下降过快,并导致心律失常甚至心搏骤停。③钙浓度:常用透析液钙浓度为 1.25～1.75 mmol/L。透析液钙浓度过高易引起高钙血症,并导致机体发生严重异位钙化等并发症,因此当前应用最多的是钙浓度为 1.25 mmol/L 的透析液。当存在高钙血症、难以控制的继发性甲旁亢时,选用低钙透析液,但建议联合应用活性维生素 D 和磷结合剂治疗;血 iPTH 水平过低时也应选用相对低浓度钙的透析液;当透析中反复出现低钙抽搐、血钙较低、血管反应性差导致反复透析低血压时,可短期选用高钙透析液,但此时应密切监测血钙、血磷、血 iPTH 水平,并定期评估组织器官的钙化情况,防止出现严重骨盐代谢异常。

(4)透析液温度:为 35.5～36.5 ℃,常设定为 36.5 ℃。透析中常不对透析液温度进行调整。但如反复发作透析低血压且与血管反应性有关,可适当调低透析液温度。对于高热患者,也可适当调低透析液温度,以达到降低体温作用。

六、血液透析操作

血液透析操作流程见图 13-1。

操作步骤如以下几个方面。

(一)物品准备

血液透析器、血液透析管路、穿刺针、无菌治疗巾、生理盐水、碘伏和棉签等消毒物品、止血带、一次性手套、透析液等。

护士治疗前应核对 A、B 浓缩透析液浓度、有效期;检查 A、B 透析液连接。

(二)开机自检

(1)检查透析机电源线连接是否正常。

(2)打开机器电源总开关。

(3)按照要求进行机器自检。

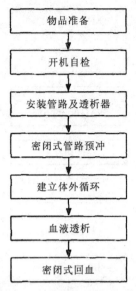

图 13-1　**血液透析操作流程**

(三)血液透析器和管路的安装

(1)检查血液透析器及透析管路有无破损,外包装是否完好。

(2)查看有效日期、型号。

(3)按照无菌原则进行操作。

(4)安装管路顺序按照体外循环的血流方向依次安装。

(四)密闭式预冲

(1)启动透析机血泵 80～100 mL/min,用生理盐水先排净透析管路和透析器血室(膜内)的气体。生理盐水流向为动脉端→透析器→静脉端,不得逆向预冲。

(2)将泵速调至 200～300 mL/min,连接透析液接头与透析器旁路,排净透析器透析液室(膜外)气体。

(3)生理盐水预冲量应严格按照透析器说明书中的要求;若需要进行闭式循环或肝素生理盐水预冲,应在生理盐水预冲量达到后再进行。

(4)推荐预冲生理盐水直接流入废液收集袋中,并且废液收集袋放于机器液体架上,不得低于操作者腰部以下;不建议预冲生理盐水直接流入开放式废液桶中。

(5)冲洗完毕后根据医嘱设置治疗参数。

(五)建立体外循环(上机)

1.操作流程

如图 13-2。

2.血管通路准备

(1)动静脉内瘘穿刺。①检查血管通路:有无红肿、渗血、硬结,并摸清血管走向和搏动。②选择穿刺点后,用碘伏消毒穿刺部位。③根据血管的粗细和血流量要求等选择穿刺针。④采用阶梯式、纽扣式等方法,以合适的角度穿刺血管。先穿刺静脉、再穿刺动脉,以动脉端穿刺点距动静脉内瘘口 3 cm 以上、动静脉穿刺点的距离 10 cm 以上为宜,固定穿刺针。根据医嘱推注首剂量肝素(使用低分子肝素作为抗凝剂,应根据医嘱上机前静脉一次性注射)。

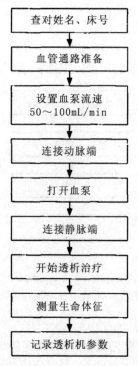

```
查对姓名、床号
      ↓
  血管通路准备
      ↓
 设置血泵流速
 50～100mL/min
      ↓
  连接动脉端
      ↓
   打开血泵
      ↓
  连接静脉端
      ↓
  开始透析治疗
      ↓
  测量生命体征
      ↓
 记录透析机参数
```

图 13-2　建立体外循环操作流程

(2)中心静脉留置导管连接。①准备碘伏消毒棉签和医用垃圾袋。②打开静脉导管外层敷料。③患者头偏向对侧,将无菌治疗巾垫于静脉导管下。④取下静脉导管内层敷料,将导管放于无菌治疗巾上。⑤分别消毒导管和导管夹子,放于无菌治疗巾内。⑥先检查导管夹子处于夹闭状态,再取下导管肝素帽。⑦分别消毒导管接头。⑧用注射器回抽导管内封管肝素,推注在纱布上检查是否有凝血块,回抽量为动、静脉管各 2 mL 左右。如果导管回抽血流不畅时,认真查找原因,严禁使用注射器用力推注导管腔。⑨根据医嘱从导管静脉端推注首剂量肝素(使用低分子肝素作为抗凝剂,应根据医嘱上机前静脉一次性注射),连接体外循环。⑩医疗污物放于医疗垃圾桶中。

3.血液透析中的监测

(1)体外循环建立后,立即测量血压、脉搏,询问患者的自我感觉,详细记录在血液透析记录单上。

(2)自我查对。①按照体外循环管路走向的顺序,依次查对体外循环管路系统各连接处和管路开口处,未使用的管路开口应处于加帽密封和夹闭管夹的双保险状态。②根据医嘱查对机器治疗参数。

(3)双人查对:自我查对后,与另一名护士同时再次查对上述内容,并在治疗记录单上签字。

(4)血液透析治疗过程中,每小时 1 次仔细询问患者自我感觉,测量血压、脉搏,观察穿刺部位有无渗血、穿刺针有无脱出移位,并准确记录。

(5)如果患者血压、脉搏等生命体征出现明显变化,应随时监测,必要时给予心电监护。

(六)回血下机

1.基本方法

(1)消毒用于回血的生理盐水瓶塞和瓶口。

(2)插入无菌大针头,放置在机器顶部。

(3)调整血液流量至50～100 mL/min。

(4)关闭血泵。

(5)夹闭动脉穿刺针夹子,拔出动脉针,按压穿刺部位。

(6)拧下穿刺针,将动脉管路与生理盐水上的无菌大针头连接。

(7)打开血泵,用生理盐水全程回血。回血过程中,可使用双手揉搓透析器,但不得用手挤压静脉端管路;当生理盐水回输至静脉壶、安全夹自动关闭后,停止继续回血;不宜将管路从安全夹中强制取出,将管路液体完全回输至患者体内(否则易发生凝血块入血或空气栓塞)。

(8)夹闭静脉管路夹子和静脉穿刺针处夹子,拔出静脉针,压迫穿刺部位2～3分钟。

(9)用弹力绷带或胶布加压包扎动、静脉穿刺部位10～20分钟后,检查动、静脉穿刺针部位无出血或渗血后松开包扎带。

(10)整理用物。

(11)测量生命体征,记录治疗单,签名。

(12)治疗结束嘱患者平卧10～20分钟,生命体征平稳,穿刺部位无出血,听诊内瘘杂音良好。

(13)向患者交代注意事项,送患者离开血液净化中心。

2.推荐密闭式回血下机

(1)调整血液流量至50～100 mL/min。

(2)打开动脉端预冲侧管,用生理盐水将残留在动脉侧管内的血液回输到动脉壶。

(3)关闭血泵,靠重力将动脉侧管近心侧的血液回输入患者体内。

(4)夹闭动脉管路夹子和动脉穿刺针处夹子。

(5)打开血泵,用生理盐水全程回血。回血过程中,可使用双手揉搓滤器,但不得用手挤压静脉端管路。当生理盐水回输至静脉壶、安全夹自动关闭后,停止继续回血。不宜将管路从安全夹中强制取出,将管路液体完全回输至患者体内(否则易发生凝血块入血或空气栓塞)。

(6)夹闭静脉管路夹子和静脉穿刺针处夹子。

(7)先拔出动脉内瘘针,再拔出静脉内瘘针,压迫穿刺部位2～3分钟。用弹力绷带或胶布加压包扎动、静脉穿刺部位10～20分钟后,检查动、静脉穿刺针部位无出血或渗血后松开包扎带。

(8)整理用物。

(9)测量生命体征,记录治疗单,签名。

(10)治疗结束嘱患者平卧10～20分钟,生命体征平稳,穿刺点无出血。

(11)听诊内瘘杂音良好。

(12)向患者交代注意事项,送患者离开血液净化中心。

七、透析患者的管理及监测

加强维持性血液透析患者的管理及监测是保证透析效果、提高患者生活质量、改善患者预后的重要手段,包括建立系统而完整的病历档案和透析间期患者的教育管理,定期监测、评估各种并发症和并发症情况,并做出相应处理。

(一)建立系统完整的病历档案

应建立透析病史,记录患者原发病、并发症和并发症情况,并对每次透析中出现的不良反应、平时的药物及其他器械等治疗情况、患者的实验室和影像学检查结果进行记录。有利于医护人员全面了解患者病情,调整治疗方案,最终提高患者生活质量和长期生存率。

(二)透析间期的患者管理

(1)加强教育,纠正不良生活习惯。包括戒烟、戒酒、生活规律等。

(2)饮食控制。包括控制水和钠盐摄入,使透析间期体重增长不超过 5% 或每天体重增长不超过1 kg;控制饮食中磷的摄入,少食高磷食物;控制饮食中钾的摄入,以避免发生高钾血症。保证患者每天蛋白质摄入量达到 1.0~1.2 g/kg,并保证足够的糖类摄入,以避免出现营养不良。

(3)指导患者记录每天尿量及每天体重情况,并保证大便通畅;教育患者有条件时每天测量血压情况并记录。

(4)指导患者维护和监测血管通路。对采用动静脉内瘘者每天应对内瘘进行检查,包括触诊检查有无震颤,也可听诊检查有无杂音;对中心静脉置管患者每天应注意置管部位出血、局部分泌物和局部出现不适表现等,一旦发现异常应及时就诊。

(三)并发症和并发症定期评估与处理

常规监测指标及其评估频率如下(表 13-1)。

表 13-1　血液透析患者常规监测指标及评估频率

指标	推荐频率
血常规,肝、肾功能,血电解质(包括血钾、血钙、血磷、HCO_3^- 或 CO_2CP 等)	每月 1 次
血糖、血脂等代谢指标	每 1~3 个月(有条件者)
铁状态评估血	3 个月 1 次
iPTH 水平	3 个月 1 次
营养及炎症状态评估	3 个月 1 次
Kt/V 和 URR 评估	3 个月 1 次
传染病学指标必须检查(包括乙肝、丙肝、HIV 和梅毒血清学指标)	开始透析 6 个月内,应每 1~3 个月 1 次;维持透析超过 6 个月,应 6 个月 1 次
心血管结构和功能	6~12 个月 1 次
内瘘血管检查评估	

1.血常规、肾功能、血电解质等指标

建议每月检测 1 次。一旦发现异常应及时调整透析处方和药物治疗。血糖和血脂等代谢指标,建议有条件者每 1~3 个月检测 1 次。

2.铁指标

建议每 3 个月检查 1 次。一旦发现血清铁蛋白低于 200 ng/mL 或转铁蛋白饱和度低于20%,需补铁治疗;如血红蛋白(Hb)低于 110 g/L,则应调整促红细胞生成素用量,以维持 Hb 在110~120 g/L。

3.iPTH 监测

建议血 iPTH 水平每 3 个月检查 1 次。要求血清校正钙水平维持在正常低限,为 2.10~2.37 mmol/L(8.4~9.5 mg/dL);血磷水平维持在 1.13~1.78 mmol/L(3.5~5.5 mg/dL);血钙磷乘积维持在 55 mg/dL 及以下;血 iPTH 维持在 150~300 pg/mL。

4.整体营养评估及炎症状态评估

建议每 3 个月评估 1 次。包括血清营养学指标、血 hsCRP 水平、nPCR 及与营养相关的体格检查指标等。

5.Kt/V 和 URR 评估

建议每 3 个月评估 1 次。要求 spKt/V 至少 1.2,目标为 1.4;URR 至少 65%,目标为 70%。

6.传染病学指标

必须检查。包括肝炎病毒标记、HIV 和梅毒血清学指标。要求开始透析不满 6 个月患者,应每1~3 个月检测 1 次;维持性透析 6 个月以上患者,应每 6 个月检测 1 次。

7.心血管结构和功能测定

包括心电图、心脏超声波、外周血管彩色超声波等检查。建议每6~12 个月 1 次。

8.内瘘血管检查评估

每次内瘘穿刺前均应检查内瘘皮肤、血管震颤、有无肿块等改变。并定期进行内瘘血管流量、血管壁彩色超声等检查。

八、血液透析并发症及处理

(一)透析中低血压

透析中低血压是指透析中收缩压下降超过 2.7 kPa(20 mmHg)或平均动脉压降低 1.3 kPa(10 mmHg)以上,并有低血压症状。其处理程序如下。

1.紧急处理

对有症状的透析中低血压应立即采取措施处理。

(1)采取头低位。

(2)停止超滤。

(3)补充生理盐水 100 mL,或 20%甘露醇、或清蛋白溶液等。

(4)上述处理后,如血压好转,则逐步恢复超滤,期间仍应密切监测血压变化;如血压无好转,应再次予以补充生理盐水等扩容治疗,减慢血流速度,并立即寻找原因,对可纠正诱因进行干预。如上述处理后血压仍快速降低,则需应用升压药物治疗,并停止血透,必要时可以转换治疗模式,如单纯超滤、血液滤过或腹膜透析。其中最常采用的技术是单纯超滤与透析治疗结合的序贯治疗。如临床治疗中开始先进行单纯超滤,然后再透析,称为序贯超滤透析;如先行透析,然后再行单纯超滤,称为序贯透析超滤。

2.积极寻找透析中低血压原因

为紧急处理及以后预防提供依据。常见原因有以下几种。

(1)容量相关性因素:包括超滤速度过快[0.35 mL/(kg·min)]、设定的干体重过低、透析机超滤故障或透析液钠浓度偏低等。

(2)血管收缩功能障碍:包括透析液温度较高、透前应用降压药物、透析中进食、中重度贫血、自主神经功能障碍(如糖尿病神经病变患者)及采用醋酸盐透析者。

(3)心脏因素:如心脏舒张功能障碍、心律失常(如房颤)、心脏缺血、心脏压塞、心肌梗死等。

(4)其他少见原因:如出血、溶血、空气栓塞、透析器反应、脓毒血症等。

3.预防

(1)建议应用带超滤控制系统的血透机。

(2)对于容量相关因素导致的透析低血压患者,应限制透析间期钠盐和水的摄入量,控制透析间期体重增长不超过 5%;重新评估干体重;适当延长每次透析时间(如每次透析延长30分钟)等。

(3)与血管功能障碍有关的透析低血压患者,应调整降压药物的剂量和给药时间,如改为透析后用药;避免透析中进食;采用低温透析或梯度钠浓度透析液进行透析;避免应用醋酸盐透析,采用碳酸氢盐透析液进行透析。

(4)心脏因素导致的应积极治疗原发病及可能的诱因。

(5)有条件时可应用容量监测装置对患者进行透析中血容量监测,避免超滤速度过快。

(6)如透析中低血压反复出现,而上述方法无效,可考虑改变透析方式,如采用单纯超滤、序贯透析和血液滤过,或改为腹膜透析。

(二)肌肉痉挛

肌肉痉挛多出现在每次透析的中后期。一旦出现应首先寻找诱因,然后根据原因采取处理措施,并在以后的透析中采取措施,预防再次发作。

1.寻找诱因

寻找诱因是处理的关键。透析中低血压、低血容量、超滤速度过快及应用低钠透析液治疗等导致肌肉血流灌注降低是引起透析中肌肉痉挛最常见的原因;血电解质紊乱和酸碱失衡也可引起肌肉痉挛,如低镁血症、低钙血症、低钾血症等。

2.治疗

根据诱发原因酌情采取措施,可快速输注生理盐水 100 mL(可酌情重复)、高渗葡萄糖溶液或甘露醇溶液,对痉挛肌肉进行外力挤压按摩也有一定疗效。

3.预防

针对可能的诱发因素,采取措施。

(1)防止透析低血压发生及透析间期体重增长过多,每次透析间期体重增长不超过干体重的 5%。

(2)适当提高透析液钠浓度,采用高钠透析或序贯钠浓度透析。但应注意患者血压及透析间期体重增长。

(3)积极纠正低镁血症、低钙血症和低钾血症等电解质紊乱。

(4)鼓励患者加强肌肉锻炼。

(三)恶心和呕吐

1.积极寻找原因

常见原因有透析低血压、透析失衡综合征、透析器反应、糖尿病导致的胃轻瘫、透析液受污染或电解质成分异常(如高钠、高钙)等。

2.处理

(1)对低血压导致者采取紧急处理措施。

(2)在针对病因处理基础上采取对症处理,如应用止吐药。

(3)加强对患者的观察及护理,避免发生误吸事件,尤其是神志欠清者。

3.预防

针对诱因采取相应预防措施是避免出现恶心呕吐的关键,如采取措施避免透析中低血压发生。

(四)头痛

1.积极寻找原因

常见原因有透析失衡综合征、严重高血压和脑血管意外等。对于长期饮用咖啡者,由于透析中咖啡血浓度降低,也可出现头痛表现。

2.治疗

(1)明确病因,针对病因进行干预。

(2)如无脑血管意外等颅内器质性病变,可应用对乙酰氨基酚等止痛对症治疗。

3.预防

针对诱因采取适当措施是预防关键,包括应用低钠透析,避免透析中高血压发生,规律透析等。

(五)胸痛和背痛

1.积极寻找原因

常见原因是心绞痛(心肌缺血),其他原因还有透析中溶血、低血压、空气栓塞、透析失衡综合征、心包炎、胸膜炎等。

2.治疗

在明确病因的基础上采取相应治疗。

3.预防

应针对胸背疼痛的原因采取相应预防措施。

(六)皮肤瘙痒

皮肤瘙痒是透析患者常见不适症状,有时严重影响患者生活质量。透析治疗会促发或加重症状。

1.寻找可能原因

尿毒症患者皮肤瘙痒发病机制尚不完全清楚,与尿毒症本身、透析治疗及钙磷代谢紊乱等有关。其中透析过程中发生的皮肤瘙痒需要考虑与透析器反应等变态反应有关。一些药物或肝病也可诱发皮肤瘙痒。

2.治疗

可采取适当的对症处理措施,包括应用抗组胺药物、外用含镇痛药的皮肤润滑油等。

3.预防

针对可能的原因采取相应的预防手段,包括控制患者血清钙、磷和 iPTH 于适当水平,避免应用一些可能会引起瘙痒的药物,使用生物相容性好的透析器和管路,避免应用对皮肤刺激大的清洁剂,应用一些保湿护肤品以保持皮肤湿度,衣服尽量选用全棉制品等。

(七)失衡综合征

失衡综合征是指发生于透析中或透析后早期,以脑电图异常及全身和神经系统症状为特征的一组病症,轻者可表现为头痛、恶心、呕吐及躁动,重者出现抽搐、意识障碍甚至昏迷。

1.病因

发病机制是由于血液透析快速清除溶质,导致患者血液溶质浓度快速下降,血浆渗透压下降,血液和脑组织液渗透压差增大,水向脑组织转移,从而引起颅内压增高、颅内 pH 改变。失衡综合征可以发生在任何一次透析过程中,但多见于首次透析、透前血肌酐和血尿素很高、快速清除毒素(如高效透析)等情况。

2.治疗

(1)轻者仅需减慢血流速度,以减少溶质清除,减轻血浆渗透压和 pH 过度变化。对伴肌肉痉挛者可同时输注高张盐水或高渗葡萄糖,并予相应对症处理。如经上述处理仍无缓解,则提前终止透析。

(2)重者(出现抽搐、意识障碍和昏迷)建议立即终止透析,并做出鉴别诊断,排除脑血管意外,同时予输注甘露醇。之后根据治疗反应予其他相应处理。透析失衡综合征引起的昏迷一般于 24 小时内好转。

3.预防

针对高危人群采取预防措施,是避免发生透析失衡综合征的关键。

(1)首次透析患者:避免短时间内快速清除大量溶质。首次透析血清尿素氮下降控制在30%～40%。建议采用低效透析方法,包括减慢血流速度、缩短每次透析时间(每次透析时间控制在 2～3 小时内)、应用面积小的透析器等。

(2)维持性透析患者:采用钠浓度曲线透析液序贯透析可降低失衡综合征的发生率。另外,规律和充分透析,增加透析频率、缩短每次透析时间等对预防有益。

(八)透析器反应

既往又名"首次使用综合征",但也见于透析器复用患者。临床分为 A 型反应(变态反应型)和B型反应(表 13-2)。其防治程序分别如下。

表 13-2　透析器反应

	A 型透析器反应	B 型透析器反应
发生率	较低,<5 次/10 000 透析例次	3～5 次/100 透析例次
发生时间	多于透析开始后 5 分钟内,部分迟至 30 分钟	透析开始 30～60 分钟
症状	程度较重,表现为皮肤瘙痒、荨麻疹、咳嗽、喷嚏、流清涕、腹痛腹泻、呼吸困难、休克、甚至死亡	轻微,表现胸痛和背痛
原因	环氧乙烷、透析膜材料、透析器复用、透析液受污染、肝素过敏、高敏人群及应用 ACEI 等	原因不清,可能与补体激活有关
处理	立即终止透析;夹闭血路管,丢弃管路和透析器中血液;严重者予抗组胺药、激素或肾上腺素药物治疗;需要时予心肺支持治疗	排除其他引起胸痛原因;予对症及支持治疗;吸氧;如情况好转则继续透析
预后	与原因有关,重者死亡	常于 30～60 分钟后缓解
预防	避免应用环氧乙烷消毒透析器和管路;透析前充分冲洗透析器和管路;停用 ACEI 药物;换用其他类型透析器;采用无肝素透析等	换用合成膜透析器(生物相容性好的透析器);复用透析器可能有一定预防作用

1.A 型反应

主要发病机制为快速的变态反应,常于透析开始后 5 分钟内发生,少数迟至透析开始后30 分钟。发病率不到 5 次/10 000 透析例次。依据反应轻重可表现为皮肤瘙痒、荨麻疹、咳嗽、喷嚏、流清涕、腹痛、腹泻,甚至呼吸困难、休克、死亡等。一旦考虑 A 型透析器反应,应立即采取处理措施,并寻找原因,采取预防措施,避免以后再次发生。

(1)紧急处理:①立即停止透析,夹闭血路管,丢弃管路和透析器中血液。②予抗组胺药、激素或肾上腺素药物治疗。③如出现呼吸循环障碍,立即予心脏呼吸支持治疗。

(2)明确病因:主要是患者对与血液接触的体外循环管路、透析膜等物质发生变态反应所致,可能的致病因素包括透析膜材料、管路和透析器的消毒剂(如环氧乙烷)、透析器复用的消毒液、透析液受污染、肝素过敏等。另外,有过敏病史及高嗜酸性粒细胞血症、血管紧张素转换酶抑制药(ACEI)应用者,也易出现 A 型反应。

(3)预防措施:依据可能的诱因,采取相应措施。①透析前充分冲洗透析器和管路。②选用蒸汽或γ射线消毒透析器和管路。③进行透析器复用。④对于高危人群可于透前应用抗组胺药物,并停用 ACEI。

2.B 型反应

常于透析开始后 20～60 分钟出现,发病率为 3%～5%透析例次。其发作程度常较轻,多表现为胸痛和背痛。其诊疗过程如下。

(1)明确病因:透析中出现胸痛和背痛,首先应排除心脏等器质性疾病,如心绞痛、心包炎等。如排除后考虑 B 型透析器反应,则应寻找可能的诱因。B 型反应多认为是补体激活所致,与应用新的透析器及生物相容性差的透析器有关。

(2)处理:B 型透析器反应多较轻,予鼻导管吸氧及对症处理即可,常不需终止透析。

(3)预防:采用透析器复用及选择生物相容性好的透析器可预防部分 B 型透析器反应。

(九)心律失常

多数无症状。其诊疗程序如下。

(1)明确心律失常类型。

(2)找到并纠正诱发因素,常见的诱发因素有血电解质紊乱,如高钾血症或低钾血症、低钙血症等,酸碱失衡如酸中毒,心脏器质性疾病等。

(3)合理应用抗心律失常药物及电复律对于有症状或一些特殊类型心律失常如频发室性心律失常,需要应用抗心律失常药物,但应用时需考虑肾衰竭导致的药物蓄积。建议在有经验的心脏科医师指导下应用。

(4)严重者需安装起搏器,对于重度心动过缓及潜在致命性心律失常者可安装起搏器。

(十)溶血

表现为胸痛、胸部压迫感、呼吸急促、腹痛、发热、畏寒等。一旦发生应立即寻找原因,并采取措施予以处置。

1.明确病因

(1)血路管相关因素:如狭窄或梗阻等引起对红细胞的机械性损伤。

(2)透析液相关因素:如透析液钠过低,透析液温度过高,透析液受消毒剂、氯胺、漂白粉、铜、锌、甲醛、氟化物、过氧化氢、硝酸盐等污染。

(3)透析中错误输血。

2.处理

一旦发现溶血,应立即予以处理。

(1)重者应终止透析,夹闭血路管,丢弃管路中血液。

(2)及时纠正贫血,必要时可输新鲜全血,将 Hb 提高至许可范围。

(3)严密监测血钾,避免发生高钾血症。

3.预防

(1)透析中严密监测血路管压力,一旦压力出现异常,应仔细寻找原因,并及时处理。

(2)避免采用过低钠浓度透析及高温透析。

(3)严格监测透析用水和透析液,严格消毒操作,避免透析液污染。

(十一)空气栓塞

一旦发现应紧急处理,立即抢救。其处理程序如下。

1.紧急抢救

(1)立即夹闭静脉血路管,停止血泵。

(2)采取左侧卧位,并头和胸部低、脚高位。

(3)心肺支持,包括吸纯氧,采用面罩或气管插管。

(4)如空气量较多,有条件者可予右心房或右心室穿刺抽气。

2.明确病因

与任何可能导致空气进入管腔部位的连接松开、脱落有关,刺针脱落、管路接口松开或脱落等,另有部分与管路或透析器破损开裂等有关。

3.预防

空气栓塞一旦发生,死亡率极高。严格遵守血透操作规章操作,如动脉穿刺避免发生空气栓塞。

(1)上机前严格检查管路和透析器有无破损。

(2)做好内瘘针或深静脉插管的固定,透析管路之间、管路与透析器之间的连接。

(3)透析过程中密切观察内瘘针或插管、透析管路连接等有无松动或脱落。

(4)透析结束时不用空气回血。

(5)注意透析机空气报警装置的维护。

(十二)发热

透析相关发热可出现在透析中,表现为透析开始后1~2小时出现;也可出现在透析结束后。一旦血液透析患者出现发热,应首先分析与血液透析有无关系。如由血液透析引起,则应分析原因,并采取相应的防治措施。

1.原因

(1)多由致热原进入血液引起,如透析管路和透析器等复用不规范、透析液受污染等。

(2)透析时无菌操作不严,可引起病原体进入血液或原有感染因透析而扩散,而引起发热。

(3)其他少见原因如急性溶血、高温透析等也可出现发热。

2.处理

(1)对于出现高热患者,首先予对症处理,包括物理降温、口服退热药等,并适当调低透析液温度。

(2)考虑细菌感染时做血培养,并予抗生素治疗。通常由致热源引起者24小时内好转,如无好转应考虑是感染引起,应继续寻找病原体证据和抗生素治疗。

(3)考虑非感染引起者,可以应用小剂量糖皮质激素治疗。

3.预防

(1)在透析操作、透析管路和透析器复用中应严格规范操作,避免因操作引起致热原污染。

(2)有条件可使用一次性透析器和透析管路。

(3)透析前应充分冲洗透析管路和透析器。

(4)加强透析用水及透析液监测,避免使用受污染的透析液进行透析。

(十三)透析器破膜

1.紧急处理

(1)一旦发现应立即夹闭透析管路的动脉端和静脉端,丢弃体外循环中血液。

(2)更换新的透析器和透析管路进行透析。

(3)严密监测患者生命体征、症状和体征情况,一旦出现发热、溶血等表现,应采取相应处理措施。

2.寻找原因

(1)透析器质量问题。

(2)透析器储存不当,如冬天储存在温度过低的环境中。

(3)透析中因凝血或大量超滤等而导致跨膜压过高。

(4)对于复用透析器,如复用处理和储存不当、复用次数过多也易发生破膜。

3.预防

(1)透析前应仔细检查透析器。

(2)透析中严密监测跨膜压,避免出现过高跨膜压。

(3)透析机漏血报警等装置应定期检测,避免发生故障。

(4)透析器复用时应严格进行破膜试验。

(十四)体外循环凝血

1.原因

寻找体外循环发生凝血的原因是预防以后再次发生及调整抗凝剂用量的重要依据。凝血发生常与不用抗凝剂或抗凝剂用量不足等有关。另外如下因素易促发凝血,包括以下几个方面。

(1)血流速度过慢。

(2)外周血 Hb 过高。

(3)超滤率过高。

(4)透析中输血、血制品或脂肪乳剂。

(5)透析通路再循环过大。

(6)使用了管路中补液壶(引起血液暴露于空气、壶内产生血液泡沫或血液发生湍流)。

2.处理

(1)轻度凝血:常可通过追加抗凝剂用量,调高血流速度来解决。在治疗中仍应严密检测患者体外循环凝血变化情况,一旦凝血程度加重,应立即回血,更换透析器和管路。

(2)重度凝血:常需立即回血。如凝血重而不能回血,则建议直接丢弃体外循环管路和透析器,不主张强行回血,以免凝血块进入体内发生栓塞。

3.预防

(1)透析治疗前全面评估患者凝血状态、合理选择和应用抗凝剂是预防关键。

(2)加强透析中凝血状况的监测,并早期采取措施进行防治。包括:压力参数改变(动脉压力和静脉压力快速升高、静脉压力快速降低)、管路和透析器血液颜色变暗、透析器见小黑线、管路(动脉壶或静脉壶内)小凝血块出现等。

(3)避免透析中输注血液、血制品和脂肪乳等,特别是输注凝血因子。

(4)定期监测血管通路血流量,避免透析中再循环过大。

(5)避免透析时血流速度过低。如需调低血流速度,且时间较长,应加大抗凝剂用量。

九、血液透析充分性评估

对终末期肾病患者进行充分的血液透析治疗,是提高患者生活质量,减少并发症,改善预后的重要保证。对血液透析进行充分性评估是改进透析,保证透析质量的重要方法。

(一)血液透析充分性评价指标及其标准

广义的透析充分性指患者通过透析治疗达到并维持较好的临床状态,包括血压和容量状态、营养、心功能、贫血、食欲、体力、电解质和酸碱平衡、生活质量等。狭义的透析充分性指标主要是指透析对小分子溶质的清除,常以尿素为代表,即尿素清除指数 Kt/V[包括单室 Kt/V（spKt/V）、平衡 Kt/V（eKt/V）和每周标准 Kt/V(std-Kt/V)]和尿素下降率(URR)。

1.评价指标

(1)临床综合指标:临床症状如食欲、体力等;体征如水肿、血压等;干体重的准确评价;血液生化指标如血肌酐、尿素氮、电解质、酸碱指标;营养指标包括血清蛋白等;影像学检查如心脏超声波检查等。

(2)尿素清除指标:URR、spKt/V、eKt/V 和 std-Kt/V。

2.充分性评估及其标准

达到如下要求即可认为患者得到了充分透析。

(1)患者自我感觉良好。

(2)透析并发症较少,程度较轻。

(3)患者血压和容量状态控制较好。透析间期体重增长不超过干体重 5%,透析前血压低于 18.7/12.0 kPa(140/90 mmHg),透析后血压低于 17.3/10.7 kPa(130/80 mmHg)。

(4)血电解质和酸碱平衡指标基本维持在正常范围。

(5)营养状况良好。

(6)血液透析溶质清除较好。具体标准见后。小分子溶质清除指标单次血透 URR 达到 65%,spKt/V 达到 1.2;目标值 URR 70%,spKt/V 1.4。

(二)采取措施达到充分透析

(1)加强患者教育,提高治疗依从性,以保证完成每次设定透析时间及每周透析计划。

(2)控制患者透析间期容量增长。要求透析间期控制钠盐和水分摄入,透析间期体重增长不超过干体重的 5%,一般每天体重增长不超过 1 kg。

(3)定期评估和调整干体重。

(4)加强饮食指导,定期进行营养状况评估和干预。

(5)通过调整透析时间和透析频率、采用生物相容性和溶质清除性能好的透析器、调整透析参数等方式保证血液透析对毒素的有效充分清除。

(6)通过改变透析模式(如进行透析滤过治疗)及应用高通量透析膜等方法,努力提高血液透析对中大分子毒素的清除能力。

(7)定期对心血管、贫血、钙磷和骨代谢等尿毒症并发症进行评估,并及时调整治疗方案。

(三)Kt/V 测定及评估

Kt/V 是评价小分子溶质清除量的重要指标。主要是根据尿素动力学模型,通过测定透析前后血尿素水平并计算得来。目前常用的是 spKt/V、eKt/V 和 std-Kt/V,其中 spKt/V 因计算相对简单而应用较广。

1.spKt/V 计算

spKt/V＝－In[透后血尿素/透前血尿素－0.008×治疗时间]＋[4－3.5×**透后血尿素/透前血尿素**]×(透后体重－透前体重)/透后体重

治疗时间单位:小时(h)。

2.eKt/V 计算

这是基于 spKt/V 计算得来。根据血管通路不同,计算公式也不同。

(1)动静脉内瘘者:eKt/V＝spKt/V(0.6×spKt/V)＋0.03。

(2)中心静脉置管者:eKt/V＝spKt/V－(0.47×spKt/V)＋0.02。

3.Kt/V 评价标准

当 Kru<2 mL/(min·1.73 m²)时,每周 3 次透析患者达到最低要求 spKt/V 1.2(或 eKt/V 1.0,不包括 Kru),相当于 stdKt/V 2.0;如每次透析时间短于 5 小时,达到 URR 65%。目标值是 spKt/V 1.4(或eKt/V 1.2,不包括 Kru),URR 70%。当 Kru 2 mL/(min·1.73 m²)时,spKt/V 的最低要求可略有降低(表 13-3),目标值应该比最低要求高 15%。

表 13-3 不同残肾功能和透析频率时 spt/V 最低要求

透析次数(次/周)	Kru<2 mL/(mino1.73 m²)	Kur 2 mL/(mino1.73 m²)
2	不推荐	2.0 *
3	1.2	0.9
4	0.8	0.6
6	0.5	0.4

* 一般不推荐每周 2 次透析,除非 Kru>3 mL/(min·1.73 m²)。

(1)残肾尿素清除率(Kru)2 mL/(min·1.73 m²)时[相当于 GFR 4.0 mL/(min·1.73 m²)],spKt/V 的最低要求。①每周 3 次透析:spKt/V 需达到 1.2。②每周 4 次透析:spKt/V 需达到 0.8。

(2)Kru≥2 mL/(min·1.73 m²)时,spKt/V 的最低要求。①当 Kru 3 mL/(min·1.73 m²)时,可考虑每周 2 次透析,spKt/V 需达到 2.0。②每周 3 次透析,spKt/V 需达到 0.9。③每周 4 次透析,spKt/V 需达到 0.6。

为保证透析充分,要求无残肾功能、每周 3 次透析患者每次透析时间最少不能低于 3 小时,每周透析时间需 10 小时以上。

4.血标本的留取

采取准确的抽血方法是保证精确评价患者 Kt/V 的前提。根据患者血管通路及抽血时间等的不同,操作规程如下。

(1)透析前抽血。①动静脉内瘘者:于透析开始前从静脉端内瘘穿刺针处直接抽血。②深静脉置管者:于透析前先抽取 10 mL 血液并丢弃后,再抽血样送检。避免血液标本被肝素封管溶液等稀释。

(2)透后抽血:为排除透析及透后尿素反弹等因素影响血尿素水平,要求在透析将结束时,采取如下抽血方法。①方法 1:首先设定超滤速度为 0,然后减慢血流速度至 50 mL/min 维持 10 秒,停止血泵,于20 S 内从动脉端抽取血标本。或首先设定超滤速度为 0,然后减慢血流速度至100 mL/min,15～30秒后从动脉端抽取血标本。②方法2:首先设定超滤速度为0,然后将透析液设置为旁路,血流仍以正常速度运转3～5分钟后,从血路管任何部位抽取血标本。

5.Kt/V监测

对于透析稳定患者,建议至少每3个月评估1次;对于不稳定患者,建议每月评估1次。

6.Kt/V不达标的原因及处理

(1)原因分析。①治疗时间没有达到透析处方要求。如:透析中出现并发症而提前停止或中间暂停透析;患者晚到或因穿刺困难而影响治疗时间;透析机是否因报警等原因而使实际透析时间短于处方透析时间;提前终止透析。②分析绝对血流速度是否达到透析处方要求:因血管通路或透析并发症原因,透析中减慢了血流速度;血流速度相对降低如血管通路因素导致血流速度难以达到透析处方要求,此时虽然设定血流速度较高,但很大部分为再循环血流,为无效血流。③血标本采集不规范可影响Kt/V的估算:检查透前血标本采集是否规范,如是否在开始前采血、中心静脉导管患者抽取送检的血标本前是否把封管液全部抽出并弃除;检查透后抽血是否规范,如是否停止了超滤、血流速度是否调低或停止血泵、是否把透析液设置为旁路、血流调低后是否有一定的稳定时间再抽血;抽血部位是否正确。④应对透析器进行分析及检测:透析器内是否有凝血;透析器选择是否合适(如选择了小面积或KoA小的透析器);是否高估了透析器性能,如透析器说明书上的清除率数据高于实际清除性能。⑤血液检测:如怀疑血液检测有问题,应该再次抽血重新检测,或送检其他单位;抽取的血样应尽快送检,否则会影响检测结果。⑥其他:透析液流速设置错误;错误关闭了透析液(使透析液旁路了);患者机体内尿素分布异常,如心功能异常患者外周组织中尿素蓄积量增大。

(2)透析方案调整流程。①保证每次透析时间,必要时需要适当延长透析时间。②保证透析中血流速度达到处方要求。③严格规范采血,以准确评估Kt/V。④定期评估血管通路,检测血流量及再循环情况。至少3个月检测1次。⑤合理选用透析器。⑥治疗中严密监测,包括管路和透析器凝血、各种压力监测结果、各种透析参数设置是否正确等。

(刘 清)

第二节 血液透析装置

一、透析室的设立和管理

(一)空间

血液透析室要按实际需要合理布局,清洁区、污染区等功能区域划分清晰。

血液透析室主要分为普通透析治疗区、隔离透析治疗区、水处理间、治疗室、临时存放耗材的库房、污物处理区和候诊区、接诊区、医务人员办公区等。透析室如需自行配制A、B浓缩液,应设置配液间;如需开展透析器复用,应设立复用间。透析治疗区域应达到《医院消毒卫生标准》(GB15982-1995)中规定的Ⅲ类环境的要求。并且应根据透析机的数量保证合理的使用面积。床间距不小于0.8 m。透析治疗间通道应保证治疗车、轮椅、床、担架等顺利通行,以保证日常工作的顺利进行、不能因为通道不畅延误抢救时机。

（二）设备

血液透析室主要设备包括血液透析机、透析用水处理设备、抢救监护设备（心电监护仪，除颤仪，简易呼吸器）等。

根据情况决定是否配备浓缩液配制设备及中心供液设备。每一个透析单元（一台血液透析机与一张透析床/椅）应有电源插座组、反渗水供给接口、透析废液排水接口。透析单元应配备供氧装置、中心负压接口或配备可移动负压抽吸装置；可配备网络接口、耳机或呼叫系统等；如果采用的是中心供液系统，还应有浓缩液供液接口或透析液接口。

血液透析室应具备双路供电系统，并保证足够的功率，以避免因电力故障造成设备损坏，甚至体外循环凝血等危险。另外每台血液透析机也应装备能供应血泵有效运转至少20分钟的蓄电池，以确保电力中断后能将体外循环的血液回输至患者体内。

血液透析机和水处理设备的安装条件及环境应考虑湿度、温度、电压、供水压力、废水排放等。抢救监护设备放置在方便获得的位置。靠蓄电池工作的设备，如除颤仪，应经常检查并保持电池的电力充足，以备紧急需要。

（三）人员

血液透析室的人员主要由持有执业证书的医师、护士和医学工程技术人员组成。

1.医师

血液透析室应由副高级以上职称、有透析专业知识和工作经验的医师担任负责人，安排医疗、教学和科研工作；组织业务学习、技术考核等；定期查房，解决临床疑难问题，负责实施透析室的规范化管理及新技术的开展。经过透析专业培训的主治医师的日常工作包括患者透析方案的制订、调整，急、慢性并发症的处理等，定期查房，根据患者的病情变化及时调整透析方案和治疗药物，记录并保管好病历资料以及负责透析登记工作等。

2.护士

透析室配备护士长（或护理组长）和护士。护士的配备应根据透析机和患者数量及透析环境等合理安排。护士执行透析医嘱；熟练掌握血液透析机的操作及各种透析通路的操作及护理；透析治疗中看护患者，观察机器并做好透析记录。

3.技师

10～20台透析机需要有专职医学工程技术人员一名；要与医师、护士密切合作，参与整体的团队医疗工作。负责透析用水和透析液相关指标的检测；负责透析机、水处理及相关设备的日常维护保养及消毒、浓缩液的配制、制定设备常规的操作规程、确保透析设备正常运转及各项技术参数准确可靠并建立设备档案做好维护保养记录等。

（四）制度

1.感染控制监测制度

感染控制监测包括新患者应进行感染相关指标（乙肝、丙肝、艾滋病、梅毒等）筛查，维持性血液透析患者至少每年检测1次上述感染相关指标。对乙肝患者应当分区、分机器进行隔离透析等，具体内容可参照血液净化标准操作规程。

2.病历档案管理制度

加强实施血液透析患者资料的计算机管理，做好透析患者资料的登记及上报工作。透析病历包括首次病历、透析记录、化验记录、用药记录等。

3.透析设备管理制度

对每一台透析设备进行编号并建立档案;内容包括设备出厂信息、运转情况、维护维修记录等。

4.其他

诸如透析器复用、各种治疗操作常规、签署知情同意书、工作人员继续教育等,可参照各级医院及卫生行政部门相关规定。

二、血液管路

血液管路指体外循环时血液流动的通道(图 13-3),由动脉血液管路和静脉血液管路组成。通过动脉穿刺针将患者血液引入体外循环的动脉管路。血液最先进入动脉壶,在此处可以监测动脉压。血泵提供体外循环动力以适当的血流速将血液输送至透析器的血液侧入口。血液流经透析器从透析器的血液侧出口流入联接的静脉血液管路,再流入静脉壶。在静脉壶监测体外循环静脉管路中的压力。然后血液流经气泡探测器,再经静脉穿刺针返回到患者体内。

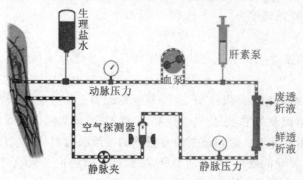

图 13-3　体外循环血流通路示意图

三、透析液管路

透析液管路(俗称水路系统)指透析浓缩液经稀释配比后流动的通道。尽管血液透析机厂家很多,设计思路和实现手段各不相同,但是原理基本相似。

透析用水连接血液透析机进水减压阀,调整进水压力,经过热交换器进行热能转换,再经加热器加温后,与 A、B 浓缩液按比例混合稀释,成为电解质接近人体血浆的透析液,由除气泵产生负压,在除气装置中进行水气分离,防止透析液中气体过多,附着在透析器膜表面,使有效膜面积减少,还会引起超滤误差及干预其他传感器的灵敏度。经除气后的透析液,一般以 500 mL/min(或特殊设定)的流速,进入透析机容量平衡装置的新鲜透析液通道,并由温度、电导度传感器检测透析液温度、电导度是否在设定范围,将合格的透析液输送至透析器新鲜透析液入口端,由流量泵产生负压,将透析废液自透析器透析液出口端引出,进入漏血检测器,检测废液中是否有血液漏出,判断透析器是否破膜。然后,同样以 500 mL/min(或特殊设定)的流速返回平衡装置的废液通道,大部分品牌透析机都是由超滤泵控制患者的脱水量,最终这两部分废液全部汇入热交换器,通过透析机废液管道排放。

四、现代透析机的监测装置

(一)动脉压

动脉压指体外循环时动脉管路与血泵之间的压力,反映了动脉穿刺点提供血流量的能力。

开始治疗时体外循环管路的动脉端传感器保护罩应与血液透析机上的动脉压检测装置接口紧密联接。如果联接不紧密,当血泵启动后动脉压力为负压时,空气可进入体外循环管路中;当动脉压力为正压时,血液可沿压力监测管路上行到传感器保护罩,导致监测失准、污染和设备损坏。

动脉压力的测量范围一般在$+26.7$ kPa($+200$ mmHg)到-37.3 kPa(-280 mmHg)左右,各品牌血液透析机略有差别。正常透析治疗过程中,动脉压力通常为负值,其大小取决于血泵的转速、动静脉瘘口血流量、动脉针的内径以及在血管内的位置等。当血液被引入体外循环系统后,安装在空气探测器下方的光学探测器测到信号由亮变暗(即体外循环管路中的预冲盐水被血液替代时),机器即自动缩小警报范围功能,报警窗口的宽度将以检测到的实际动脉压为中点$\pm$2.7 kPa(±20 mmHg)左右(各品牌机器可能略有差别)。治疗过程中一旦检测到动脉压超过上限或下限时即触发报警,同时血泵停转,保证患者安全。

动脉压力可用于计算有效血流速。设备显示的血流速实际上是血泵旋转的速度(mL/min),只与泵头直径(mm)、血泵转速(r/min)和泵管直径(mm)有关,并不是体外管路中血液流动的速度(实际血流速或有效血流速)。有效血流速与动脉管路压力有关,正常治疗过程中,动脉压力通常为负值,负值越大说明通路出血越不好,实际血流速与泵速的差值越大。有些血液透析机可以通过动脉压值计算出有效血流速。

通路功能不良时,可观察到动脉管路颤动,并在动脉壶中可观察到"抽吸现象",动脉负压值变得很大,甚至超过设备允许的最低负值。有的单位为了保证透析过程"顺利进行",就先将泵速调下来,获得一个允许的动脉压读数,然后夹闭动脉压力的管路,再将泵速调整到期望的范围,或者根本不使用动脉压监测(将设备动脉压接口暴露于空气中,使其监测到的动脉压力为0)。这些做法都是十分危险的,可能会导致:①当体外循环出血或动脉针脱落时将没有报警;②发生血管内溶血。

(二)静脉压

静脉压监测点是在静脉壶上,接近于整个体外循环的末端,开始治疗后,体外循环管路中的静脉端传感器保护罩应与透析机静脉压检测装置接口需紧密联接,一方面防止空气进入体外循环管路、维持静脉壶内正常液面,另一方面可以避免因静脉压力突然变化时,血液进入静脉压力检测装置造成污染和机器损坏,正常情况下静脉压应是正值。一般血液透析机静脉压的测量范围是-6.7 kPa(-50 mmHg)到$+67.0$ kPa($+500$ mmHg)左右,各品牌机器略有差别。

同动脉压测量原理一样,当安装在空气探测器下方的光学探测器检测到信号由亮变暗时,报警窗口的宽度自动缩小以实际静脉压为中点$\pm$2.7 kPa(20 mmHg)左右。同时国家医药标准YY0054-2010规定:治疗模式下静脉压自动设置的下限不小于1.3 kPa(10 mmHg),以避免当静脉血路管或针脱落时,无法触发声光警报提示操作者。静脉压测量值的大小主要取决于血泵的速度及回流血液在体外循环中的阻力。

(三)空气监测

防止空气进入体外循环是血液透析机重要的监测内容。有些透析机采用静脉壶监测,另有些透析机采用静脉管监测。静脉壶监测又称液面监测,而静脉管监测时由于静脉管路比较细,监测精度更高一些。一般透析机的空气探测大多采用超声装置,将体外循环管路中的静脉壶或静脉管放置在超声探测器中,使超声探测器紧贴在静脉壶或静脉管的两侧,一侧是谐振发射器,发射一定频率的超声波,由另一侧谐振器接收,接收到的信号幅度大小依赖谐振器之间的介质,随着血液中气泡含量的增加,超声信号幅度降低。在血流量为200 mL/min时,流经静脉壶或静脉管的气泡或累积泡沫在 0.03～0.05 mL/min 时即可触发机器报警,同时静脉壶下方的静脉夹自动夹闭,血泵停转,以避免空气进入回血管路造成空气栓塞。

(四)破膜监测

在治疗过程中,透析器膜可能会发生破裂导致血液漏到膜外透析液中。为避免治疗中破膜导致的失血或污染,在透析废液管路中安装有漏血检测器。漏血探测器由一只双色发光管交替发出红光和绿光穿过测量容器,由另一只光电元件将收到的光通量转换成与光通量成对数的电压,如果测量容器中透析废液混有血液,红色光通量几乎不受影响,绿色光通量减弱进而触发血液透析机漏血报警。漏血报警发生时血液透析机将自动停止血液和透析液进出透析器、关闭超滤,使透析器处于隔离状态。此时需要按照操作规程更换新透析器。当透析液流速为 500 mL/min 时,血细胞比容为 25% 时,通常漏血<0.35 mL/min 即可触发报警。当漏血传感器被气泡、晶体、蛋白等污染时,红色光通量和绿色光通量会发生等幅衰减,此时机器一般不会触发漏血报警,自动识别为漏血传感器污染。当污染达到一定程度时,自动识别的灵敏度降低。一旦发生漏血,报警是否发生和报警速度取决于跨膜压、透析器膜破裂的程度、透析液流速(双面作用:漏血量小透析液流速快可能监测不到漏血;漏血量大透析液流速快可快速被监测装置监测到)、透析器与漏血装置之间水路的容积(容积大则漏血到达监测装置慢)和超滤速率等。单纯超滤状态下,因透析液侧的液体流速慢,探测到漏血会有延迟。

(五)透析液电导度

透析机显示的电导度是测量透析液导电能力的一个参数(单位为 mS/cm)。它反映透析液中阳离子浓度的总和。透析液中含有大量电解质,有一定的导电能力。因此,透析机普遍通过安装在透析液通路中的电导度传感器测量并计算出透析液的钠离子浓度(单位为 mmol/L 或 mEq/L)。换句话说,透析机显示的电导度值间接反映出透析液离子的浓度。而透析液是由透析浓缩液与透析用水,通过透析机按比例配制而成。有些品牌透析机采用开环控制,即 A、B 浓缩液根据血液透析机设定的处方定容量吸入,按比例稀释后将实测的电导度值直接显示在操作面板上,过高或过低的电导度值需要医护人员参与修正;另外有些品牌透析机则采用闭环控制,根据实测电导度值与设定处方比较,血液透析机在一定范围内自动修正 A、B 液泵速,对浓缩液配制误差进行补偿。无论采用开环或闭环控制,触发电导度警报一般以处方值为中心±不超过5%。报警的同时透析液旁路排放,离子浓度不合格的透析液不会流入透析器,以保证血液透析治疗的安全。

(六)透析液温度

透析液在进入透析器之前需要加温。一般透析液温度设定范围在 35～39 ℃ 之间可以调整。温度控制原理非常简单,几乎所有厂家的血液透析机都使用电加热棒加热,有的直接加热反渗水,或者直接加热透析液。至少有两个温度传感器,一个温度传感器安装在加热装置出口位置,控制加热棒工作以保持透析液恒定在操作者设定的温度范围。另一个温度传感器安装在透析液进入透析器前的位置,对透析液在配比输送过程中的温度变化进行实时监测,并显示温度实际值,当透析液温度发生异常时,触发报警。报警温度下限一般为 34 ℃,上限为 40 ℃,控制精度±0.5 ℃以内。报警的同时透析液旁路排放,温度不合格的透析液不会流入透析器,以保证血液透析治疗的安全。

(七)透析充分性监测

在线透析充分性监测是在患者进行血液透析治疗过程中即时测量的尿素清除率,在引血前后打开监测装置,输入装置菜单中相应参数即可开始。尿素分子和钠离子的大小相似且无蛋白结合,透析器的尿素和钠清除率几乎相等,可以用钠清除率代替尿素清除率。透析液中含有大量的钠离子,很容易通过电导度传感器测量到。因此在透析液进入透析器前和出透析器后的位置各加装一个电导度传感器,通过控制使透析液电导度在进入透析器前有一个脉动变化,例如,透析液中电导度升高时,钠离子会向透析器血液侧弥散,测量出口处透析液中电导度会降低,相反进入透析器前透析液电导度降低时,血液中的钠离子会向透析液侧弥散,测量出口处电导度会升高。测量透析液流入和流出透析器时的电导度变化曲线,结合血液和透析液,即可计算出尿素的清除率(图 13-4),间隔 20～30 分钟重复测量,获得一系列尿素清除率,根据 Kt/Vurea 的定义计算出每个时间段的 Kt/Vurea,将这些值相加即为当时达到的 Kt/Vurea。测量周期可以根据情况设定。测量期间,血液透析机面板电导度报警界限将打开,从而屏蔽电导度报警。医师可根据测量结果,对透析剂量立即作出调整,也可通过显示的数据对有关治疗中,诸如穿刺针位置不合适以及瘘口再循环等问题进行估计和修正,从而保证透析治疗的效果。

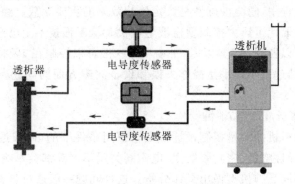

图 13-4　尿素清除率的测量原理

另一种尿素清除率监测方法是通过连续监测废透析液实现的。当透析开始时,废透析液尿素浓度最高,随着透析的进行,废透析液的尿素浓度逐渐下降。把透析过程中任一时间点废透析液尿素浓度与初始浓度进行比较,计算尿素下降率,再用 Daugirdas 公式计算 Kt/Vurea。这样,了解开始透析后一段时间达到的 Kt/Vurea 值。根据尿素可以吸收特定波长的紫外光的特性,可以在透明的废透析液管线上安装紫外光发射器和接收器,随着透析的进程,发射同样强度的紫外光,接收器接收到的信号将逐渐增强,根据信号增强的百分比来估计尿素下降率。

(八)血压监测

在线血压监测是在血液透析机上加装了一台电子血压计,治疗过程中随时可以监测患者血压的变化情况,可以即时监测和定时监测,还可以根据患者的情况设置警报界限。一旦超出界限值,即刻发出警报提示。有些品牌的透析机还有控制功能,如低血压发生时,自动降低超滤率等。

(九)血容量监测

为了减少透析过程中的并发症,现代血液透析机除了必要的透析参数的监测外,还增加了对患者的生理参数的监测与控制。在线血容量监测是即时监测血液透析过程中患者的相对血容量的变化,即相对于透析开始时的血容量下降的百分比。透析治疗过程中,患者红细胞数量和总体积几乎不变,改变的只是血浆中水的含量,通过监测红细胞体积的上升程度,换算出相对血容量变化。容量型低血压发生与其对应的相对血容量是一致的,通过对患者治疗的观察,医师可以找到不同患者可耐受的血容量下降阈值,从而避免透析过程中低血压的发生。同时,通过血容量监测也有利于更好地评估患者的干体重。目前血液透析机上安装的血容量监测装置使用的测量方法为超声波测量法和光学测量法。超声波在血液中的传播速度与血液的密度成正比关系,通过比较透析过程中超声波传播速度变化量来计算相对血容量变化。光学测量法在血液中可以较容易地测量血红蛋白的吸光度,并利用比尔定律来计算出血液浓度。利用三个半导体发光二极管发出三种不同波长的可见光,通过测量光的衰减(吸光度)和干涉来计算血细胞比容、血容量、血氧饱和度等。把透析开始时测得的患者血液浓度作为基准,透析过程中测得的即时血液浓度与基准比较后的变化情况,就可计算出相对血容量。无论使用哪种方法测量,大部分品牌血液透析机都需要使用专用的动脉管路或专用耗材。只有个别品牌的机器不需要专用管路和耗材。

五、透析机的常见故障

(一)超滤失准

在血液透析治疗过程中,超滤准确性是决定治疗效果的重要参数。经过数十年的发展,容量控制型血液透析机基本取代了压力控制型血液透析机。从工程技术上已经完全满足了对精度的要求。超滤误差一般可以控制在1%以内,平衡误差一般可以控制在1‰以内。然而事实上超滤失准依然普遍发生,总结起来不外乎是操作失误和设备故障方面的问题。本文只讨论设备故障问题。

1.水路密闭系统(透析液通路)泄漏

任何品牌的血液透析机的容量控制设计都是在密闭条件下的,血液透析机在使用过程中由于连接部位管路老化、弹性降低、密封圈磨损、电磁阀关闭不严等都会影响水路系统密闭性能,导致超滤失准。应针对不同品牌机型做出具体分析。这种问题一般通过日常的预防性维护可基本避免。

2.超滤泵与平衡装置故障、超滤泵工作不正常直接关系到超滤失准

尽管超滤泵是非常精密的仪器,但是长时间使用、疏于维护也会失准。在使用中超滤泵损坏极少,大部分是精度下降、使用环境(进出口压力)变化导致超滤出现偏差。平衡装置的故障表现在进出液(新鲜透析液与废液)的容量误差过大。为减少此类故障的发生,需要遵循血液透析机厂家的建议,在安全使用期限内对超滤泵及平衡装置进行校准,防患于未然。

3.透析液除气不良

当除气泵效率降低,透析液中有气体时会影响容量控制装置的进出液量,最终导致超滤失准。应及时查找除气不良的原因,必要时更换除气泵。

(二)电导度漂移

(1)电导度测量显示误差:当透析液的实际浓度超出治疗设定的浓度范围,电导度显示值却依然正常,透析机未发生报警,因此透析液也不会旁路。此故障会导致患者严重的电解质失衡。常见原因:电导度传感器结垢导致测量信号错误(传感器敏感系数会随附着层增加而变化)、传感器连接件接触不良、传感器工作点漂移等。为避免此类问题发生,应使用高质量的浓缩液、血液透析机适时进行清洗除钙以避免结垢、每天观察电导度的变化情况并及时调校电导度传感器和显示值。工程技术人员也应配备相应的调校工具。

(2)电导度间歇式警报可能的原因是 A、B 液吸液管连接不良、吸液管路漏气、堵塞、透析机内透析液管路有些较轻微碳酸钙沉积,影响透析液流量等。此类问题较常见,应加强日常维护,

及时更换密封圈、使用枸橼酸、醋酸及时除钙防止结晶。

(3)多台血液透析机同时电导度报警,这种情况的发生大部分是由于浓缩液供给错误,如果也伴随温度警报,应考虑反渗水供水不足。

(4)硬件故障 A、B 浓缩液泵吸液不准或损坏、除气泵、流量泵损坏、配比系统问题等都会影响电导度,需要找出原因进行校准或更换相应零配件。

(三)漏血假报警

1.血液透析机消毒清洗除钙不足

由透析器出来的废液污染了血液透析机的漏血探测器使之触发误报警,一般常规用高温热消毒加上间断使用次氯酸钠消毒,可以避免上述故障发生。如果有必要,可以取下漏血探测器进行人工清洁或擦拭。

2.其他的干扰

有些血液透析机在单超治疗模式时或透析液除气不足时发生假漏血报警,可能是含有气体的废液干扰了漏血探测器的灵敏度触发误报警,结束单超模式即可解除,但应查找除气不足的原因。

3.灵敏度偏移

在治疗过程中经常出现假漏血报警,需要在治疗结束进行有效消毒,并参照血液透析机维修手册对漏血探测器灵敏度进行校准。

(四)血泵泵管不匹配

1.血泵泵管直径与血泵泵头的间距不匹配

一般常规使用的泵管内径为 8 mm,也有一些针对儿童或特殊情况下使用的不同内径的泵管。不同内径的泵管对应不同的泵管壁厚,如果管壁过厚或泵头间距过小,会导致挤压过度,造成红细胞破坏,可能导致溶血;管壁过薄或泵头间距过大,则不能有效驱动血液流动,导致体外循环血流不足,引起透析不充分或凝血事件。因为血泵无法识别泵管直径,因此当更换使用不同型号泵管时,应核对是否匹配,否则需要通过人工调整间距,或在血液透析机血泵模组上更改相应泵管数据后方能使用。

2.血泵泵管弹性不足

由于泵管的材料问题导致的不良事件不容易被发现。血泵工作时由泵头滚轮挤压泵管带动血液流动,由于泵管的弹性不足,导致实际血流量与血泵显示的数值不符,这个偏差对动静脉压力的测量虽然有影响,但却是稳定的,所以在不足以引起动静脉压报警时,不容易被发现。细心的医护人员会发现,有些患者回血时透析器不干净,以致增加肝素的用量。还有的发现预冲管路的时间有所延长;透析开始时动脉端出血很好,然而血泵开启后血液不能顺利引出;静脉压很低,反复报警等。碰到此类问题后,应核对泵管尺寸,并观察泵头挤压泵管后是否有血液回流现象,适当增加血流速情况会有所改善。也可做模拟实验,用盐水代替血液模拟透析,以观察泵管出水情况与血泵显示的速率是否相符。当然还要考虑到盐水的放置高度和液体黏稠度的干扰。

(刘 清)

第三节 透析用水和透析液

一、透析用水的标准

随着科学技术的发展和使用污染透析液对患者产生不良影响的深入研究，以及许多治疗新方法的应用（在线血滤和高通量透析）等，世界各国均制定了相关的透析用水和透析液的国家或行业标准，主要从理化和微生物两大方面对水质进行规范。例如，美国 AAMI、加拿大 Z364.2.2、国际标准 ISO13959 等，我国也于 2005 年正式发布了行业标准 YY0572-2005，分析各国透析用水的标准可以发现，各标准的化学污染物指标和微生物指标基本接近。

二、透析用水的生产系统

透析用水生产系统主要由三部分组成。预处理部分包括砂滤罐、药用碳罐、树脂罐、保安过滤器等。核心部分是反渗透部分，包括反渗透膜、高压泵及电导度监测等，最后一部分是供水系统。

(一)粒子过滤器

粒子过滤器俗称砂滤罐，罐内的滤料多为石英砂，一般装在透析用水处理系统预处理部分的最前端，主要作用是清除水中的悬浮物和颗粒物。也可以在罐内添加一些锰砂，增强对铁的清除。市政水中有细小的悬浮颗粒，这些杂质会影响透析用水设备的性能，如堵塞树脂交联网孔，降低离子交换树脂的交换容量，还会使药用炭老化或失效。经过粒子过滤器后，出水浊度应小于 5 mg/L。为保障过滤效果，应适时设定反冲洗周期以除去蓄积在滤层的泥沙，恢复滤过能力。

(二)离子交换树脂(软水器)

离子交换树脂是带有可交换基团的高分子化合物，内部具有网状结构。由于化学稳定性好、交换容量大、机械强度高等优点被广泛应用于透析用水处理生产系统的软化预处理部分，俗称软水器。为了降低水的硬度和碱度，一般使用 Na 型阳离子交换树脂，用氯化钠做再生剂。当水处理投入运行后，树脂上的可交换 Na^+ 与水中的 Ca^{2+}、Mg^{2+} 进行交换，达到软化水的目的。随着交换反应的进行，当树脂上的可交换 Na^+ 被交换"完了"后，软化器出水中则会有硬度离子"漏过"，此时软化器"失效"了，需要"再生"，即将一定量的饱和盐水（再生液）用射流的原理吸入软水器，再生液中的 Na^+ 将树脂上的 Ca^{2+}、Mg^{2+} 交换下来，树脂重新获得交换水中 Ca^{2+}、Mg^{2+} 的能力。软水器就是经过"运行—失效—再生—运行"这样的过程来工作的，在正常运行过程中应根据实际使用情况把握好再生周期，保证供给反渗膜前的水硬度达标，同时也不因为频繁再生浪费过多的氯化钠。在透析治疗结束后进行每周数次固定时间及频率的方式进行再生，称为时间控制方式；另一种称为流量控制方式。流量控制方式的优势在于使用两个并联树脂罐，当达到设定用水量时自动切换进行再生，在运行过程中一旦发现透析用水硬度升高，即使还没有达到设定用水量时，也可手动即时进行再生，并同时自动切换到另一支树脂罐供水。

(三)药用炭过滤器

药用炭过滤器简称碳罐，罐内填充物一般应选用优质果壳类的药用炭，以确保良好的机械强度并满足吸附速度快、吸附容量大的要求。在水处理系统中，药用炭过滤器主要有两个作用，一是除去自来水中起消毒作用的游离氯及氯胺,药用炭对氯的吸附不仅是其表面对氯的物理吸附作用,而是由于药用炭表面起了催化作用,促进游离氯的水解和产生新生态氧的过程加速。第二个作用是除去水中的有机物。通过药用炭过滤处理可除去水中 60%～80% 的胶体物,50% 左右的铁和 50%～60% 的有机物。为了保证药用炭的正常运行效果,应适时设定反洗周期,以除去药用炭吸附的有机物、避免细菌繁殖。另一方面可以冲去被截留的物质、松动滤料、保持性能稳定。避免杂质堵塞滤料间隔和药用炭表面,从而保证其吸附效果。由于下游的反渗膜对游离氯和氯胺的清除能力有限,如果药用炭失效会导致余氯超标,使溶血性贫血的概率升高,也会使反渗膜过早失效。通常透析用水应配置两个药用碳罐串联,水与药用炭接触时间应大于 10 分钟,并每天检测余氯是否达标。

(四)反渗透膜

反渗膜是整个水处理系统的核心,利用反渗透技术将原水中的无机离子、细菌、病毒、有机物及胶体等杂质去除,以获得高质量的纯净水。其工作原理与渗透原理相反,是渗透的一种反向迁移运动。即在浓溶液一侧施加一个大于渗透压的压力,使溶剂的流动方向与渗透方向相反,在压力驱动下借助于半透膜的选择截留作用,将溶液中的溶质与溶剂分开的分离方法。膜材料主要为乙酸纤维素、芳香族聚酰胺等。复合膜,透水量极大,除盐率高达 99%,是理想的反渗透膜,广泛用于纯水制备和水处理行业中。对高价离子的去除可大于 99%,对单价离子的清除稍低,但也超过了 98%,对分子量大于 100 的有机物的清除也可达 98% 以上。但是由于复合膜的多孔支撑层以聚砜材料最为普遍,尽管有很多优势,其缺点是对水中游离氯敏感,因此在消毒反渗膜时避免使用含氯消毒剂。

(五)反渗水输送管路

由反渗透装置生产出的纯净水通过输送管路到达透析中心每一台透析机,如何避免生物污染是保证水质质量的主要问题。输送管路的连接方法和输送管路的材质有极大影响。如配管材料中不纯物的溶出、黏结剂中有机物的溶出以及管内表面粗糙有利于细菌的繁殖等。应使用符合要求的材料并合理设计流程和施工方法。U-PVC 管材为低溶出材料,价格相对低廉而被普遍应用。另一种 PEX 管材因其耐高温,管壁光滑、机械性能好、易弯曲有取代 U-PVC 的趋势。近年来为了更好地抑制生物污染,配合可以进行热消毒的反渗透系统,316L 不锈钢管和 Teflon 管也被用于临床。比起不锈钢管,Teflon 管安装非常简单,内壁更光滑。除好的选材以外,在设计施工中应尽可能避免输送管路过长、弯头和接口过多,尽量不使用纯水储水罐,管内水流保持足够流速以加大水流的剪切力,并采用密闭循环的供水方式。

三、透析液的配制

(一)个体配液和集中配液

透析液配制常见有两种模式,一种是血液透析机独立配液模式,即通过透析机将浓缩液和透析用水按比例稀释而成。不同品牌的透析机的稀释比例不同,因此提供的浓缩液配方也不同,但稀释后的透析液离子浓度大致相同。透析机独立的配液系统的优势是可以很方便地提供个体化的透析液处方。另一种是集中配液模式,使用一个单独的配比设备将浓缩液和透析用水按比例稀释成透析液,再通过管道输送到所有的透析机。这种供液方式使得血液透析机的结构设计大大简化,完全替代了血液透析机的配比系统,很大程度上减少了透析机的单机故障率,但是无法实现个体化的透析液处方。

(二)浓缩液配制

浓缩液是指提供给透析机,用于配制透析液的浓缩 A 液和 B 液。有粉剂和桶装液体两种商品选择,两种商品又可以有多种组合。粉剂在透析中心溶解配制,如 A 液 B 粉、A 粉 B 粉、A 液 B 液、A 粉 B 液等。为了保证配液品质,特别是在实施血滤和高通量治疗时,很多品牌血液透析机还配备了联机的一次性使用干粉的装置。如果使用商品 B 液应注意存放环境及时间,过低的温度会使 B 液结晶。另外由于 B 液的主要成分是碳酸氢钠,化学成分不够稳定,容易在曝晒及强烈振动过程中分解。分解后的 B 液中含有大量的碳酸根,在透析液的稀释过程中遇到 A 液中的钙镁离子会产生沉淀,影响透析液的电解质浓度,并会干扰透析机的正常运行。因此如果采用 B 粉统一在透析中心(室)配制时,应现用现配。

控制搅拌时间不宜过长、搅拌力度不宜过强,以保证 B 液成分稳定。寒冷季节可以对配液用水适当加热,温度一般不超过 25 ℃。但应注意避免加热装备带来离子污染,以及用电安全等问题。每天将剩余的碳酸氢盐浓缩液彻底排放。遵循相关规范或配液设备生产厂家的建议,及时对配液桶及储液桶进行有效消毒,消毒结束后为避免消毒液残留,应检查消毒液的残余浓度在安全范围内。

四、透析液的标准

透析液是一类有多种离子和非离子物质的溶液,具有一定的渗透压。关于透析液,国家发布了两个医药标准:YY0572 透析用水和 YY0598 血液透析及相关治疗用浓缩物。因为透析液中的主要成分是水,所以,关于透析用水的相关化学污染物检测和生物学污染检测,适用于对透析液进行检测。透析液直接参与血液透析治疗,能起到充分清除体内代谢废物,提供机体正常代谢所需要的物质(如葡萄糖等)并能维持电解质及酸碱平衡的作用。血液透析液中不能含有毒物质、致热原、重金属等对机体有害的物质。透析液的电解质浓度和正常血浆中的浓度相似,略有不同。由于尿毒症患者普遍存在高钾和酸中毒,因此透析液中钾离子的浓度低于正常值;碳酸氢根高于正常值。透析液的渗透压应与血液渗透压相近。几种市场常见的透析机标准配方[使用 A、B 浓缩液(粉)混合稀释后的透析液电解质浓度(表 13-4)]。临床医师还可以根据患者情况,实行透析液个体化治疗方案。透析液生物污染标准根据治疗方法而有不同(表 13-5,AAMI2012)。

表 13-4 透析液电解质浓度(mmol/L)

适用机型	Na^+	K^+	Ca^{2+}	Mg^{2+}	Cl^-	HCO_3^-	CH_3COO^-	$C_6H_{12}O_6$
金宝机 D360 方	A:75	2.0	1.75	0.5	A:82	35	4.0	
1:1.83:34	B:65				B:26			
日装机、贝朗机	A:109	2.0	1.5	0.50	110	29	8.0	1 g/L
1:1.226:32.774	B:29							
费森尤斯	A:103	2.0	1.75	0.5	109	35	3.0	
1:1.225:32.775	B:35							
尼普洛机	A:108	2.0	1.5	0.75	108	30	8.0	1 g/L
1:1.83:34	B:30							
东丽机	A:105	2.0	1.75	0.75	106	30	8.0	1 g/L
1:1.225:32.775	B:30							

表 13-5　选择不同治疗方法的透析液标准(AAMI2012)

透析方法	微生物含量(CFU/mL)	细菌内毒素(IU/mL)
普通透析	<100(50)	<1(0.25E)
高通量透析	<0.1	<0.003(0.001 J)
血液(透析)滤过	<0.03	$<10^{-6}$

五、透析用水的质量监测

为了保证反渗透装置的正常运行,保证透析用水的产水品质,操作者应全面加强对水处理系统运行状态的监控和记录。

(一)预处理

1.过滤器

前过滤器主要保护前级泵,根据压差更换,过滤器入出口压差超过 10 psi(1 psi＝6.89 kPa),就需要更换。后过滤器,也称保安过滤器,一般 1 个月更换 1 次。

2.药用碳罐

药用碳罐性能监测应在每天(班)治疗开始之前检查。检查标准是总余氯<0.1 mg/L;余氯测量透析室一般采用简单易行的比色分析法。它通过试剂与有效氯经过化学反应生成有色物质,根据这一物质颜色的深浅来比较浓度的大小。如果比色超标必须终止治疗,直到问题解决。建议设置双罐串联结构,在双罐中间取样检测,在前一个药用炭失效时,后边第二个药用炭应每小时取样检测一次,并尽快更换前一个药用炭的滤料。目前有的厂家推出在线残余氯连续监测技术,可供使用。发现不可预料的残余氯突然升高时报警。另外为防止填料板结降低效率,应设定合适的反冲周期。

3.树脂罐

用于去除原水中的钙镁离子。每天透析结束后在树脂罐出水口取样检测,硬度应<17.22 mg/L。树脂再生的效果与吸入盐水浓度和总量相关。应提供足够的、稳定的供水压力,确保射流器吸入的饱和盐水量足够。硬度超标如果不能通过缩短再生周期的方式解决,就必须更换填料。虽然反渗膜也有去除钙镁离子的能力,但是原水硬度超标会使反渗透膜使用寿命缩短。

(二)反渗透装置及供水

1.反渗透膜

反渗透膜是水处理的核心元件,其检验标准就是反渗水的化学污染物和生物学污染物。我国 YY0572-2005 标准中规定了透析用水化学污染物的质量透析用水的最高微量元素的含量,我国卫生和计划生育委员会发布的标准化操作流程(SOP)要求每年应检测一次。这些离子在反渗水中也可以用电导率度量。但水处理电导率的数值并不能用于判断透析用水化学污染物是否合格。单纯的查看反渗水的电导率并持续记录,有助于使用者了解水处理水质的变化规律和变化趋势。由于温度影响反渗膜的产水量,因此反渗水的电导度随水温变化。如果发现电导率的突然变化或短时间内持续升高,须引起操作者的高度重视,可能原因有预处理系统失效、膜的污染及破裂。应及时分析原因并采取补救措施,避免反渗透膜性能急剧下降而最终必须更换。必要时,重新检测透析用水的化学污染物。

反渗透膜的离子清除率一般在 98％以上,如果由于原水中某种元素的含量非常高,通过一级反渗透不能达到透析用水标准,就必须要使用双级反渗透。很多双级反渗透设备在说明书上都会提示,双级反渗透可以单级使用。但是前提是要做每个单级的水质化学污染物检测,单级水也必须符合要求,否则不能单级运转;即使可以单级使用也仅应用于应急方案,因为双级反渗透的任何一级的浓水回收率都是和独立单级不同,长时间使用可能会对设备造成不可逆的伤害。

2.生物污染物

虽然理论上认为,通过反渗透技术处理过的水可以清除细菌、病毒、内毒素等,但是水处理在运行过程中受诸多因素影响,无法杜绝生物污染。生物污染是膜材料、流体流动参数(如溶解物、流动速度、压力等)和微生物间复杂的相互作用的结果。黏附是饥饿幸存的微生物求生存的方式,黏附的结果是生成十分复杂的微生物薄膜,并不断释放内毒素,从而污染透析液。透析液中的内毒素会通过透析膜进入血液,导致患者致热源反应。而少量的内毒素进入人体虽然不足以立刻出现明显反应,但会引起患者体内炎性介质和细胞因子的增加,成为一些透析常见的慢性并发症的重要原因。由于生物薄膜陈化后去除的难度很大,因此快速反应可以节约大量的精力。AAMI 标准中建议细菌培养结果＞50 CFU/mL 时必须采取干预措施。过氧醋酸类的消毒剂是比较通用的,浓度为 0.2% 左右。市场上也有专用于反渗膜的商品消毒剂,在消毒的同时还有清洁的作用。然而由于目前很多医院采用用于培养致病菌的血琼脂平板之类的富营养培养基和方法来培养透析用水和透析液中的细菌,造成有些时候我们的细菌培养结果得不到正确的反馈信息,会低估透析用水和透析液中的真正的细菌数量。而结合内毒素的监测更有意义。培养应使用YY0572 推荐的膜过滤技术,滤过 500～1 000 mL 透析用水,接种于如 R2A 这样的低营养琼脂培养基上,28～32 ℃下培养 5 天或更长时间。国内也有一些研究通过适当提高温度、缩短时间来改进EBPG 建议的方法从而更方便临床使用。例如,使用 R2A 培养基、37 ℃条件下培养 48 小时。

定期的消毒是必要的保障手段。消毒方法、消毒剂的使用与膜材料相关,应参照设备的使用说明书进行。

3.反渗水输送

为了降低透析用水的生物学污染,一些品牌的反渗机设计增加细菌过滤器。细菌过滤器应参照说明书规定更换,否则可能会成为附加的污染源。也有些设计在反渗水出口位置加装紫外线消毒灯,虽然细菌被杀死,但仍然可能会发生透析用水的内毒素超标。传输管道应设置为直供式循环回路,即使没有透析机在使用,也要定时启动以保证管道内的反渗水流动,抑制细菌在管道内繁殖及生物膜的形成。同时还需要进行预防性消毒。除常规化学消毒外,目前市场上很多品牌的水处理设备具有膜或管路热消毒功能,与化学消毒相比更加方便,因而可以更频繁地进行输送管路的消毒。

六、透析液的质量监测

透析液的质量主要从电解质浓度和生物污染 2 个方面监测。

(一)电解质浓度

所有透析机都是利用电导度来监视透析液浓度,并将电导度换算成钠离子浓度反馈给操作者,但是通过取样检查实际的透析液电解质浓度是必要的。透析液在采样时,应对样本做出标记:如机器编号、采样时显示浓度等。否则化验结果无法和样本、机器对应,失去参考价值。实验室的化验结果也可能存在一定的偏差范围。国家行业标准 YY0598 规定的离子检测方法适用于浓缩液生产厂家。医院的一些针对血液中的离子化验设备,用来化验透析液得到的结果也会有一定程度的偏差。另外在采样时使用了可调钠程序也会使测得的透析液离子浓度偏离预设值。总之,参照化验室的检测结果,透析工程师应核对浓缩液及透析机混合配比是否正确,并定期校准。必要时,可用生理盐水作为参照物同时送检来验证化验结果。

(二)生物污染

在一般情况下,细菌无法通过透析膜,所以,国家标准的要求中透析液并不是绝对无菌的,允许<100 CFU/mL。透析液中的细菌来源主要有两个方面:透析用水和浓缩液。由细菌产生的内毒素及其片段可以通过透析膜,是产生生物污染相关不良反应的主要原因。当透析液细菌培养超过 50 CFU/mL 时需要检查反渗膜出水、透析机入水、浓缩液 A、浓缩液 B、透析液以及容器等部位,用排除法来确定出现问题的主要部位,便于临床有针对性地制订解决方案。参照卫生和计划生育委员会所制定的 SOP 的要求,每个月应对反渗水及透析液的细菌含量进行监测,每3 个月监测内毒素检测。内毒素和细菌培养的样本采样时,应避免采样干扰。有些品牌透析机在透析器快速接头的管路上,有硅胶帽型采样口,可以通过外表消毒针刺采样的方式采样。但是这种采样口多次采样后,可能会有泄漏,必须定期更换。还可以在透析器的快速接头处采样,但是应掌握取样技巧避免再污染。最好使用内毒素检测专用采样工具。

随着透析技术的发展,越来越多高通量透析器应用于临床,并取得了很好的疗效。而容量控制的透析机在超滤率较小、高通量透析情况下反超是不可避免的,也就是说产生了从透析液侧到血液侧的对流现象,相当于一定剂量的血液透析滤过(HDF)后稀释。因此对透析液的质量控制也提出了更高的要求。超纯透析液应运而生,对延缓血液透析患者的并发症,提高生活质量起到了积极的作用。普通的低通量透析时,要求透析液细菌含量不超过 200 CFU/mL,内毒素不超过 2 EU/mL;当进行没有置换液的高通量透析时,要求透析液细菌含量不超过 0.1 CFU/mL,内毒素不超过 0.03 EU/mL;当进行血液滤过和血液透析滤过时,要求置换液达到静脉输液标准,即细菌数不超过 0.03 CFU/mL,内毒素不超过 10^{-6} EU/mL。

(刘　清)

第四节　影响透析效率的因素

血液透析中影响溶质清除效率的主要因素有血流素、透析液流速、透析器性质及效能、溶质分子量及浓度梯度。

一、血流速

随着血液流速的增加,透析弥散清除效率也相应会增加,但是二者并不是线性关系,即血流增加到一定程度后,对溶质的清除效率增加会变缓。如在透析液流速不变情况下,当血流速从200 mL/min 增高至 400 mL/min 时,对尿素的清除率仅能增加 30%～40%。对于正常体型的成人,通常血液流速设置为200～300 mL/min,美国血液透析患者常可以到达 400～500 mL/min。在一些特殊的透析情况下,血流速可能会降低至<200 mL/min。如为了避免透析失衡,刚进入血液透析患者的诱导透析中常把血流速设置为 150～200 mL/min。在透析时间明显延长的情况下,如CRRT 以及日间延长的透析等模式时,血流速也会相应降低。

二、透析液流速

通常设置的透析液流速为 500 mL/min，低于此值会使透析效率降低。透析液流速进一步增加会增加溶质清除效率，但是效果有限，并且要求血流速也达到一定的较高范围。如在用高效透析器进行透析时，如果血流速设置在 350 mL/min 以上，将透析液流速从 500 mL/min 提高到 800 mL/min，仅可以使尿素清除率大约增加 12%。与降低血流速一样，在夜间透析、延长的日间透析或持续性肾脏替代治疗模式时，因为透析时间延长会增加透析溶质清除率，这些情况下可以相应降低透析液的流速。新开始透析的患者在诱导透析时可以将透析液流速设置为 300 mL/min，以避免失衡综合征。

三、透析器性能

透析器效能直接影响透析效率。在血流速与透析液流速相同情况下，使用较大膜表面积、壁薄、孔径大、透析液与血液能充分接触的透析器可以获得更高的溶质清除率。

通常来说，由于各种透析器对水溶性小分子毒素（如尿素）的弥散效率都很高，通过增加膜表面积即可提高小分子毒素的清除效率。如果通过合理地提高血流速和/或透析液流速仍然不能使患者尿素清除达标，则可以选用透析膜面积更大的透析器来进行治疗。

透析器的通量反映对水的清除能力。高通量透析器对弥散作用没有太大提高，即小分子溶质清除影响不显著，但是高通量膜孔径增加可以使对流效率及对流清除溶质的分子量阈值大大提高。

四、溶质分子量

(一)弥散

溶质分子量影响分子热运动的速度。分子量越小的溶质运动越快、弥散越快。随着分子量增加，溶质分子热运动的速率下降、与膜碰撞的概率减低，弥散效率也随之下降直至消失。即使用了更大孔径的透析膜，中大分子溶质也几乎不能通过弥散清除。常规低通量透析以弥散为主要毒素清除方式，可以较好地清除分子量<500 Da 的小分子水溶性毒素。如血液通过透析器后，尿素（MW60）可以清除 75%，肌酐（MW113）可以清除 60%。分子量大于 1 000 Da 的毒素弥散清除显著降低，如维生素 B_{12}（MW1355）的清除仅为 25%。中分子及大分子毒素则完全不能清除。

(二)对流

分子量还影响到对流时的溶质通过膜的阻力，分子量越大、阻力越高，清除效率越低。但是对流比弥散可以清除更大的分子。对于分子量较大、弥散不能清除的溶质，可以通过对流清除，如菊粉（MW5200）。当溶质分子量增加至大于透析膜孔径时，β_2 微球蛋白（MW11818），即使对流也不能清除这些溶质。这时可以采用膜孔径更大的高通量透析膜来满足特定溶质清除需求，可以很好地清除分子量 50 000 Da 以下的溶质。

五、溶质蛋白结合率

由于透析膜不能透过蛋白质，或仅能通过少量清蛋白，因此蛋白结合率会明显影响溶质的清除。高蛋白结合率的毒素不宜被常规透析清除，常在体内蓄积导致透析长期并发症。蛋白结合的溶质清除率除了受上述因素影响外,还取决于其在血浆中的游离浓度以及与蛋白的解离速度。蛋白结合率高、解离速度慢的溶质用常规透析方法清除非常有限,在紧急情况下如高蛋白结合率的药物中毒时,通常采用吸附材料如药用炭、吸附树脂来进行清除。

六、超滤量

由于对流方式清除溶质仅伴随着超滤而发生,而对流是中分子毒素的主要清除方式,因此超滤量主要影响中分子毒素的清除率,对小分子毒素的清除也会轻度有影响。增加超滤量可以增加对流清除。用传统的低通量透析器进行血液透析时,每次透析中超滤量等于患者透析间期增加的体重,约为 $1\sim4$ kg,对流清除非常有限,并且膜孔径小基本不能清除分子量较大的溶质,导致 β_2 微球蛋白等中分子毒素在体内蓄积及相关并发症的发生,并可能会增加患者的死亡率。为了增加中分子毒素的清除,使用膜孔径更大的高通量透析器,并通过透析管路向血液中注射置换液,同时等速将与置换液相同体积的液体经透析器超滤出来的技术—血液滤过技术,可以数十倍地增加透析中的超滤量,从而较好地清除中分子毒素。使用高通量透析器进行的血液透析,由于透析中存在反向超滤现象,因此在没有补充置换液的情况下也使实际通过透析膜的超滤量明显增加,从而也可以明显增加透析时中分子毒素通过对流方式的清除。

（刘　清）

第五节　诱导透析和高通量透析

一、诱导透析

用非透析疗法无法维持肾衰患者生命时,即可考虑透析疗法。血液透析过程可导致内环境的剧烈波动,需要进行几次低效率透析,使患者适应血液透析过程,并逐渐过渡到常规透析,这个使患者适应的低效率透析称为诱导透析,这个时期称为诱导期。

（一）诱导透析前准备

开始透析前必须先了解病情、询问患者症状、各种化验检查数据。根据对患者的全面了解,综合分析,制订出透析诱导方案。

（二）诱导透析方案

在透析过程中,由于水溶性溶质丢失导致血浆渗透压明显下降,而细胞内液、脑脊液渗透压下降缓慢,形成血浆与其他体液之间的渗透梯度,导致体液向细胞内液和脑脊液重新分布,可形成脑水肿和颅内高压。临床上可出现恶心、呕吐、头痛、血压增高、抽搐、昏迷等所谓"失衡综合征"表现。诱导的目的是通过降低透析效率,增加透析频率,使血浆渗透压缓慢下降,使机体内环境有平衡适应过程,减少不良反应,使患者逐渐耐受透析过程。

（三）诱导应包括以下措施

1.使用小面积低效率透析器

使用面积为 0.7～0.8 m² 空心纤维透析器,血流量 100～150 mL/min,也可适当减少透析液流量。

2.多次短时透析

首次透析最好2小时,次日再透析3小时,逐渐过渡到规律透析。

3.增加血浆渗透压

透析中主要由于尿素等溶质的排除导致血浆渗透压下降,如果同时输入一些对人体无害的渗透性物质,即可以补偿由于尿素的下降所造成渗透梯度变化。

4.选择适当的血液净化方法

对氮质血症显著和病情严重的患者,或心血管功能不稳定的老年患者,对接受血液透析难以耐受者,可以考虑用血液滤过或腹膜透析作为过渡,病情稳定后再转为常规血液透析。

二、高通量透析

(一)高通量血液透析的定义

应用高通量透析器在容量控制的血液透析机上进行常规的血液透析即为高通量透析(HFHD)。透析器的超滤系数[Kuf$<$10 mL/(mmHg·h)]称为低通量透析器,Kuf$>$20 mL/(mmHg·h)称为高通量透析器。HFHD与常规维持性透析相比,小分子物质的清除效果与普通透析相同或相似,对以 β_2 微球蛋白为代表的中大分子物质的清除增加。

(二)高通量血液透析的临床研究

近年来经多项临床研究表明,HFHD可保护残余肾功能;因有效清除 β_2 微球蛋白,从而可延迟透析相关性淀粉样变;改善透析患者的慢性炎症和营养状况;减少血脂代谢紊乱;降低MHD患者心脑血管并发症的发生;降低患者死亡率。由于 HFHD 可减少长期血液透析所致的各种并发症,故对 MHD 患者的生存率及生活质量有明显改善。

(三)使用高通量血液透析的注意事项

1.透析用水和透析液

低通量透析、无置换液的高通量透析、血液滤过和血液透析滤过对透析用水的品质要求不同,要定期进行透析液的检测。普通的低通量透析时,要求透析液细菌含量不超过 200 CFU/mL,内毒素不超过2 EU/mL;当进行没有置换液的高通量透析时,要求透析液细菌含量不超过 0.1 CFU/mL,内毒素不超过 0.03 EU/mL;当进行血液滤过和血液透析滤过时,要求置换液达到静脉输液标准,即细菌数不超过0.03 CFU/mL,内毒素不超过 10^{-6} EU/mL。

建议使用双反渗超纯水,确保透析液化学污染物达标。为保证透析用水和透析液的质量,保证无致热源,建议透析液要直接使用浓缩液原液,且保证使用时要在浓缩液桶上加盖,以避免被细菌污染。碳酸氢盐浓缩液原液开封后应当天使用,避免细菌生长。建议使用超纯透析液,在透析液进入透析器前加装细菌和内毒素滤器,以阻挡可能从反渗水或浓缩液中而来的致热源。

2.反超滤

反超滤是指透析液在压力作用下对流到血液侧。在透析过程中,血液进入透析器从入口到出口压力逐渐降低,透析液流动方向与血液反之,压力也是从入口到出口逐渐降低。虽然透析器血液侧总体压力要高出透析液侧,但由于 HFHD 透析膜孔径较大、Kuf 高,在血液出口处,透析液侧压力要高于血液侧,即出现了反超滤。若透析用水和透析液无法保证质量,内毒素或其片段即可进入人体,轻者可引起微炎症状态,严重者可引起致热源反应。

3.严格遵守透析机内部水路的消毒规程

根据需要,严格按照透析机制造商的说明完整地进行消毒程序,不可简化流程。在透析机内部水路、反渗水管道进行消毒后,要保证消毒剂无残留。

4.必须使用自动容量控制型血液透析机

由于 HFHD 膜孔径大、Kuf 高,微小的压力变化都可导致脱水速率的巨大改变快速脱水或液体快速进入患者体内。

(刘　清)

第六节　单纯超滤和序贯透析

一、单纯超滤

单纯超滤指血液引入透析器后,不用透析液,单纯依赖增加负压,扩大透析膜跨膜压力差达到清除体内水分的目的。单纯超滤与常规透析时超滤不同,前者是依赖于静水压梯度和跨膜压差达到单纯超滤脱水,不进行透析;后者超滤系在透析的同时进行超滤,它除依赖于静水压梯度外,尚取决于透析液的渗透浓度。单纯超滤与血液滤过也不同,后者一次超滤出液体 18～20 L,并同时从静脉径路内补充置换液;而单纯超滤是单纯清除 1～3 L 水分以减轻体液过多或以控制心力衰竭为目的,一般不需补液,由于超滤量相对少,不能满意清除潴留的溶质和纠正代谢性酸中毒,而体内丢失氨基酸、激素等显著少于血液滤过。

(一)方法

单纯超滤法的操作简单,将中空纤维透析器直立,动脉端朝上,透析液侧出口孔用橡皮塞封紧,透析液入口孔连接在负压瓶上(上有刻度),后者连接负压泵,当血液引入透析器时启动负压泵,以增加跨膜压差,液体依赖静水压梯度而被超滤入负压瓶内,一般用负压 2.7 kPa(20 mmHg);亦可使用透析机上配有的单纯超滤系统进行透析。1 小时可超滤水分 1 200～1 500 mL,共 1～2 小时。负压的大小应根据患者体液潴留多少、心力衰竭程度、血流量、个体耐受情况及透析膜耐压差等因素而定。

(二)临床应用

1.对中小分子量物质和水的清除

单纯超滤系血浆水在跨膜压力作用下通过半透膜被清除出体外,在这一过程中,血浆水中小于膜孔的溶质分子也随水分一起被动地被清除,但因单纯超滤清除体内水分 1～3 L,以减轻体液过多或控制心力衰竭为主要目的,由于超滤量较少,随水分被清除的溶质和中分子量物质有限,不能达到有效清除氮质、钾离子和纠正酸中毒的目的,如在单纯超滤前或后进行弥散透析,则可达到此目的。

2.对血流动力学的影响

单纯超滤为等张性脱水。其次,单纯超滤时血浆去甲肾上腺素及血浆肾素Ⅱ的含量均显著上升,此可能是单纯超滤不易发生低血压的原因。

3.适应证

单纯超滤法能迅速有效地清除体内过多水分,在 1～2 小时内控制或改善心力衰竭症状,疗效确切,操作方便,不良反应少。因此,本疗法最适用于下列情况。①尿毒症性急性肺水肿或严重充血性心力衰竭的急救。②维持性血液透析的尿毒症患者,未能满意控制体液潴留者。③常规透析易发生低血压者。④老年患者、心血管状态不稳定者。⑤肾移植术前准备:有体液潴留的受肾者,术前超滤净脱水 2～3 L,以减轻心脏负荷能力,增加术中快速补液的耐受能力。

4.不良反应

(1)低血压:单纯超滤一般安全可靠,但过度或过快超滤脱水亦可发生低血压。

(2)心脏骤停:对重危患者,特别对终末期尿毒症患者伴心脏明显扩大或严重心力衰竭和急性肺水肿者,要掌握超滤量与速度,注意透析低氧血症的发生和程度,重危患者用单纯超滤纠正心力衰竭后不要立即转为弥散透析,以策安全。在整个治疗过程中仍应严密观察血压、心率和呼吸,以防止发生透析意外。

二、序贯透析

常规血液透析系将弥散和超滤两个过程同时进行。序贯超滤弥散透析(简称序贯透析)则是将超滤和弥散两个过程分别进行,即在单纯超滤时不进行弥散透析,只靠增加跨膜压力差,以清除体内水分;在单纯弥散时不用负压超滤脱水,只单纯清除溶质。这样可明显降低症状性低血压发生率,它特别适合于伴有心力衰竭或症状性低血压的急慢性肾衰竭患者的急救。

(一)方法

序贯透析在单纯超滤结束时,撤去负压瓶及泵,将透析器倒置,静脉端朝上,透析器的透析液孔连接到透析液供给装置,继续血液透析 3～5 小时。当然也可将弥散过程置于超滤之前。目前有行序贯透析的透析机,操作更方便。序贯透析时氮质清除效果与常规透析相同,水分清除多于常规透析,超滤总量也易控制,低血压发生率低,但因弥散与超滤分别进行,故每次治疗时间稍长于常规透析。

(二)临床应用

1.单纯超滤与血液透析的顺序

超滤与弥散透析顺序,视病况决定。一般在有明显体液潴留、心力衰竭时应先行单纯超滤,若有严重高钾血症、代谢性酸中毒时应先行弥散透析,无心力衰竭患者先弥散后超滤,低血压发生率更少。超滤后透析可获得较好的疗效,对少数病例无论先超滤或先透析均易引起低血压,这时应将超滤和血液透析隔时分开进行,以免透析不良反应的发生。

2.序贯透析适应证

序贯透析后体内潴留的氮质下降和二氧化碳结合力的上升均较单纯超滤显著,故除了急救目的或垂危病例不宜透析者外,凡能耐受单纯超滤的体液潴留尿毒症患者均可选择序贯透析,这样既能清除水分控制心力衰竭症状,又能达到清除体内代谢废物、改善尿毒症症状的目的。

(刘　清)

第七节　连续性动静脉血液滤过、透析

一、连续性动静脉血液滤过

已广泛应用于重症监护室中急性肾衰竭伴多脏器衰竭的急救。

(一)方法

临时建立血管通路,血液经动脉(目前多用颈内静脉或股静脉 CVVH)引入一小型高效能、低阻力的滤过器,依赖血液在滤器内跨膜压差,每分钟可超滤血浆水 5~10 mL,然后血液经滤过器静脉端回输到体内,如此 24 小时不断进行超滤,每天可清除水分 7~14 L,既防治了体液潴留,又保证了治疗计划包括全静脉内营养的实施。回补液常用静脉端补液(后稀释法)。

1.滤器

目前有美国 Amicon 公司 Diafilter20 和 30,瑞典金宝公司 FH55 和费森尤斯公司 F8 等。不使用血泵时,滤器应置于患者心脏或床面等高位置。CVVH 需用血泵驱动,保证血流量和静水压。

2.置换液

由于 CVVH 的每天超滤量多在 7~10 L 或以上,故需补充液体。补液成分因患者而异,常需每天调整,原则上电解质补充应接近细胞外液成分,此外尚需补充碱基。目前虽然有市售商品,但仍需进行若干变动以符合患者要求。置换液输入方法可经滤器前端(动脉端)管路输入(前稀释)或滤器后端(静脉端)管路输入(后稀释法)。临床上多采用后稀释法,从静脉端输入置换液。

3.肝素的应用

无活动性出血病例,滤器与血路管道应先用含肝素的生理盐水(1 万 U/2 L)冲洗、预充。滤过开始后经动脉端补充 10 U/(kg·h)或每小时 5 mg 以维持滤器静脉端试管法凝血时间在 30~45 分钟,对有出血倾向及有活动性出血病例应严格掌握肝素用量,防止创面和腔道出血。有条件者应使用枸橼酸抗凝。

(二)影响滤过率的因素

主要的影响因素为跨膜压,其次为血流量等因素。影响净跨膜压的因素如下。

1.静水压

滤器内静水压远较平均动脉压力为低,约为 4.0~5.3 kPa(30~40 mmHg),其压力降低与否受血管通路种类、穿刺针内径和管道长度以及滤器内阻力及静脉压等影响。

2.滤液侧压力

当滤器位置高于滤液收集袋时,滤液侧为由势能引起的相对压力差,该压力差是产生超滤的主要因素,其大小取决于滤液收集袋与滤器之间的垂直距离,每相距 1 cm,可产生 0.1 kPa(0.74 mmHg)差压,若相距40 cm,则有 4.0 kPa(30 mmHg)差压。理论上跨膜压等于静水压和滤液侧相对压力差之和。

3.胶体渗透压

为抵消跨膜压的反作用力,即胶体渗透压愈高,跨膜压愈低,由于超滤结果滤器出口端血浆蛋白浓度常较入口端为高,该部位胶体渗透压常等于跨膜压,使胶体跨膜压为零,导致滤过停止,使用血泵可增加血流量,提高静水压。

(三)适应证

(1)任何原因引起的急性肾衰竭少尿期,尤其是需行静脉营养疗法者。

(2)急性肾衰竭伴多脏器衰竭,如肺弥散功能障碍伴循环衰竭。

(3)体液过多,如心脏手术后,心肌梗死急性期,败血症,对强心、利尿无效的泵衰竭,容量负荷的心力衰竭和急性肺水肿。

(4)严重电解质紊乱、酸碱平衡失调,特别是高钠、低钠、代谢性酸中毒。

(四)优缺点

主要优点：①方法简便，不需透析装置，可在 20 分钟内投入急救。②滤器生物相容性好，低氧血症较轻，适于多脏器衰竭治疗。③持续低流率地替代肾小球滤过，维持体液容量及其成分相对稳定，对心血管功能影响少，在血压偏低时仍可缓慢超滤。④对高分解状态可施行静脉内高营养疗法。

缺点是滤器内凝血，清除血氮质有限，故近年又发展了连续性动静脉血液滤过透析。

二、连续性动静脉血液滤过透析

为弥补 CVVH 清除血氮质不足而设计，连续性静脉静脉血液滤过透析(continuous venous-venous hemofiltration and dialysis，CVVHD)在 CVVH 的同时施行弥散透析。CVVHD 与一般血液透析不同之处在于透析液量仅为常规透析的 3%，不需人工肾供液装置，故亦可用于床旁急救。透析液可用腹膜透析液经调整后替代，每小时用 1 L，故透析液液量近 17 mL/min，清除率为 22～27 mL/min。若透析液每小时用 2 L 则透析液流量增至 34 mL/min，加上超滤 10～16 mL/min，则每分钟清除率达44～50 mL/min，故 CVVHD 除具有 CVVH 优点外，尚能增加溶质清除。近年来已用于治疗重危急性肾衰伴高分解状态。

三、日间连续性静脉静脉血液滤过透析

CVVHD 已被全球公认为治疗急性肾衰，特别是伴多脏器衰竭和需要全静脉营养患者较为有效的方法，但这一方法有三个缺点。①需要连续 24 小时治疗和监护。②需要连续 24 小时补充肝素和出凝血监护。③需要 24 小时调整水、电解质和酸碱平衡。为了克服上述缺点，有学者采用 DTCVVHD 方法，即在日间进行 8～12 小时 CVVHD，每天超滤量 6～8 L，这样可满足全静脉营养补液需要，且调节电解质及酸碱平衡较为方便，需要肝素量少，对相对稳定急性肾衰需全静脉营养的病例较为合适，若因透析时间缩短清除氮质少，可采取增加每小时透析液量的方法增加清除率，如每小时用 2 L 透析液等，对人力紧张，患者病情许可时，不失为明智之举。

四、连续性高通量透析

伴高分解代谢的 ARF 患者，尿素清除率需达 20～30 L/d 以上才能较好地控制氮质血症。全身炎症反应综合征常引起急性肾衰竭和多系统脏器功能衰竭，这些患者血浆中存在大量化学介质、血管活性物质及细胞因子(肿瘤坏死因子、白细胞介素等)，通过血液净化清除上述物质，可能有助于控制病情发展。采用高通量、筛选系数大的合成膜血滤器进行血液净化治疗，增加对流清除溶质，可能达到这一目的。CHFD 首先由 Ronco 提出，该系统包括连续性血液透析和一个透析液容量控制系统，采用高通量血滤器，10 L 碳酸氢盐透析液以 100 mL/min 速度再循环。超滤过程由速度不同的两个泵控制，第一个泵输送已加温的透析液，第二个泵调节透析液流出量和控制超滤。透析 4 小时左右后，透析袋中的尿素和肌酐浓度与血浆中浓度达到平衡，此时更换透析液继续 CHFD。该系统尿素清除率可达 60 L/d，菊粉清除率可达 36 L/d。如连续进行治疗，周 Kt/V 指数很容易达到 7～10，可很好控制氮质水平。有研究显示清除炎症介质可减轻全身炎症反应综合征，降低病死率。

五、高容量血液滤过(HVHF)

在连续血液滤过治疗中,增加滤过量,使每天滤过达到50 L以上,称为 HVHF。据报道如此大量的滤过可降低全身炎症反应综合征患者血浆炎症介质和细胞因子,改善败血症患者的血流动力学参数,但此举是否能改善这类患者的预后,仍有待证实。HVHF 有两种方法。①使用CVVH,使滤过量维持3~4 L/h。②夜间用 CVVH 维持,白天以 6 L/h 滤过,滤过总量>60 L/d。要求应用高通量滤器,面积1.6~2.2 m²。

(刘　清)

第八节　持续肾脏替代治疗

一、定义

持续肾脏替代治疗(continuous renal replacement therapy,CRRT)是近年来血液净化治疗技术的一项重要发展,它不仅使急性肾损伤及多脏器衰竭的治疗出现了新局面,也为其他危重患者的救治带来了新途径。实际临床应用范围已远远超出了肾脏病的领域。具体指持续肾脏替代治疗是采用每天持续 24 小时或接近 24 小时的一种长时间连续的体外血液净化疗法以替代受损的肾功能。

根据治疗模式的不同,常用的 CRRT 技术有以下几种。

(一)连续性动(静)静脉血液滤过

连续性血液滤过是 CRRT 技术中首先描述的,它是一种以对流为基础的血液净化技术。当血液流经血滤器时,在血液与超滤液之间有一跨膜压梯度,使血液中的水分经高流量膜过滤出来。当水分通过膜时,一些小的及大中分子物质可随水的流出而被清除,同时,可经滤器前或后补充置换液(平衡的电解质溶液)来补充超滤液的丢失,使体内液体相对平衡但是又能达到相对大量的超滤及超滤带来的对流清除。

(二)连续性动(静)静脉血液透析

连续性血液透析是 CRRT 技术中以弥散为基础的血液净化技术。当血液流经透析器时,在血液与透析液之间存在溶质的浓度梯度,使血液中的一些小分子水溶性物质向透析液中弥散。而水分的清除靠施加在透析液侧的负压造成的跨膜压来完成。

(三)连续性动(静)静脉血液透析滤过

在连续性血液滤过的基础上,在滤器膜外侧运行透析液,是透析与滤过的结合。但因设置及操作更复杂一些,不如连续性血液滤过和连续性血液透析应用普遍。

(四)缓慢连续超滤

SCUF 也是 CA(V)VH 的一种类型,不同点是不补充置换液,也不需要透析液。主要机制是超滤脱水来降低容量负荷,对溶质清除很少。

(五)缓慢低效透析

缓慢低效透析也称为"延长的每天透析"(extended daily dialysis,EDD)。它不是持续

24 小时的治疗,但每天透析治疗时间为 6～8 小时或更长一些,采用较低的血流速和透析液流速。它不仅有利于体内毒素及过多水分的清除、维持血流动力学的稳定性,减少肝素的用量及出血的危险,还可使患者夜间得到休息。可采用 CA(V)VH 或 CA(V)VHDF 模式。

二、临床适应证

(一)连续性动(静)静脉血液滤过

对于存在严重水潴留并且血流动力学不稳定的患者,特别是需要清除大中分子物质时,此方式可以在保证血浆渗透压相对稳定的前提下,缓慢脱水和清除毒素。

(二)连续性动(静)静脉血液透析

对于存在较高尿毒症毒素水平伴水潴留和高分解代谢的患者,该方法可以较快地清除小分子毒素,维持水、电解质和酸碱平衡。

(三)连续性动(静)静脉血液透析滤过

当患者既需要清除大中分子物质也需要清除小分子物质的时候,可采用此方法,但需要的置换液和透析液累计量会很大,且比较老式的设备可能不具有此功能。

(四)缓慢连续超滤

适用于液体潴留突出者,毒素水平不高,或者每天需接受大量的液体输注,如药物治疗及营养物质的供给的患者。

(五)缓慢低效透析

适用于以小分子毒素蓄积为主和水潴留不很严重的患者,或者每天需要补充一定量的药物和液体,生命体征相对还稳定但不能耐受常规血液透析的患者。

不同的 CRRT 技术模式有着各自的特点,医师应该根据患者的具体情况和所在单位的技术条件,灵活选择。即使是同一例患者,根据治疗过程中的病情变化,也可选择不同的方式。

CRRT 技术问世至今,其临床使用范围越来越广,已经超出肾脏病范畴,成为整个危重症医学领域的不可缺少的利器。

CRRT 的临床适应证可以归纳为以下几种类别。

(1)各种原因造成的急性肾损伤并伴有:①血流动力学不稳定;②外科手术后(心脏、肺、肝等);③心肌梗死;④败血症;⑤肾病综合征;⑥其他并发症:心力衰竭、脑水肿、高分解代谢。

(2)慢性肾衰竭合并:①急性肺水肿或者肺部感染并伴有呼吸衰竭;②尿毒症脑病或者脑血管疾病并有严重的神志障碍;③心肌梗死或心力衰竭需要行心脏监护治疗;④其他原因导致的血流动力学不稳定。

(3)肾脏病以外的一些领域:①多器官功能障碍综合征;②全身炎症反应综合征;③ARDS;④挤压综合征;⑤乳酸酸中毒;⑥急性坏死性胰腺炎;⑦慢性心力衰竭;⑧肝性脑病;⑨药物或毒物中毒;⑩严重液体潴留;⑪需要大量补液;⑫电解质和酸碱代谢紊乱。

三、血管通路的选择

CRRT 技术在问世之初,因为多属于紧急抢救手段,且受设备及环境条件制约,很多人采用动静脉分别插管作为血管通路,利用动静脉之间的压力阶差驱动血液流动,不需要电力驱动的血泵,这也是命名上 CAVH、CAVHD、CAVHDF 等名称的由来。随着设备的进步,人们多采用两根静脉插管作为血管通路,并由电力驱动的血泵控制合适的血流量,大大提高了安全保证,因此,动静脉分别插管的方式已经几乎没有人使用。但在一些极其特殊的场合,比如没有电力供应,没有现成的设备甚至血泵,动静脉分别插管仍有可能是唯一的选择。

随着单根双腔中心静脉导管的广泛普及,利用双腔静脉导管作为 CRRT 的血管通路已经成为目前国际上最广泛使用的手段。因此,目前的 CRRT 技术的命名,基本上都是 CVVH、CVVHD、CVVHDF 等。

目前双腔中心静脉留置导管有两种,一种是不带有涤纶套、不需要建立皮下隧道的导管,简称临时导管;一种是带有涤纶套和需要建立皮下隧道的导管,简称长期导管。根据目前的一些国际上的指南,临时导管留置时间一般仅为数天,如颈内静脉临时导管留置时间一般建议为 1 周,最长不超过 3 周。股静脉临时导管仅适用于卧床患者,留置时间不超过 1 周。长期导管的留置时间则可有数天到数月不等。

CRRT 作为一种紧急的救治措施,通常治疗的时间不超过 2 周,基于此观点,KDIGO 指南建议使用临时导管作为 CRRT 的首选血管通路。如果患者已经留置有长期导管,可用来做 CRRT。如果急性肾衰竭患者,且预计肾功能不可能恢复,可使用带涤纶套的导管,以给后期建立的自体动脉静脉内瘘一个成熟期。

中心静脉双腔导管的留置部位,首选为双侧颈内静脉,如果考虑到患者将来有可能转为维持性透析,颈内静脉插管的部位要选择在未来打算做瘘的肢体的对侧。当颈内静脉不能选择时,次选的静脉是双侧股静脉。锁骨下静脉要作为最后的选择,因为此部位发生中心静脉狭窄机会最高。

成年人中心静脉临时导管的直径一般为 11~13 Fr,颈内静脉导管的长度为 13~16 cm(右侧稍短,左侧偏长),股静脉导管的长度为大于 19 cm,锁骨下静脉的长度为 14~16 cm。

对于已经有成熟的动静脉内瘘的患者,CRRT 是否可用动静脉内瘘作为血管通路目前没有指南和建议。多数人不建议使用动静脉内瘘,这是因为 CRRT 的治疗时间通常是常规血液透析的数倍。用于动静脉内瘘的穿刺针需要留置的时间会很长,可能造成患者不适、不好护理且很容易造成内瘘的损伤、停止治疗后的压迫止血也存在一定的难度。

四、选择透析器(血液滤过器)

CRRT 治疗的模式有很多种,患者的病情差别也很大。因此,在透析器(滤器)的选择上可以有很多种方案。

对于以清除大中分子物质为主要目的的治疗,多选用高通透性滤器,此时往往使用对流的原理,单位时间大量的液体要进行跨膜转运,滤器的通透性和超滤系数要大,生物相容性要好。有些材料的滤器,膜材料还具有对一些炎症介质的吸附功能(如 AN69 膜),可以增加炎症介质的清除,因此多用在炎症状态明显的患者,比如败血症、重症胰腺炎等。

对于炎症状态不明显、以小分子物质清除为主,可以利用弥散的原理,采用 CVVHD 的模式,甚至采用缓慢低效率透析模式。此时可以使用常规的普通低通量透析器或者高通量透析器。此类透析器价格低廉,方便得到,对于纠正严重的酸碱平衡紊乱,水、电解质紊乱效果已经足够。

CRRT 的特点是长时间缓慢的清除毒素和水分,不太追求单位时间的清除效果,因此膜面积的选择一般不必太大,成年人通常 0.8~1.3 m² 即可。

五、透析液和置换液

CRRT 设备大多数采用袋装置换液和透析液,而且两者为同一成分。如同常规血液透析,碳酸氢盐置换液/透析液具有最佳的生物学性能,但其中的碳酸氢盐和钙离子会产生沉淀,目前国际上仅有少数几种成品置换液解决了这个问题,国内还没有完美解决这个问题的成品,仍需要在使用前临时配制或者采用另外的通路分开输注碳酸氢钠和钙。乳酸盐置换液成品可以长期保存和运输,使用也简单方便,但对于肝脏功能不全和乳酸酸中毒的患者,使用上有所禁忌。

腹透液的基本成分和乳酸置换液(透析液)相似,但制剂标准是只能用于透析模式,不能作为置换液直接入血。因此,在一些确定只使用低通量透析器进行 CVVHD 的场合,可以使用腹透液代替。但腹透液仍存在乳酸盐的问题,一定要注意。

大多数 CRRT 模式都是 CVVH,采用的滤器也是高通透性的膜材料。置换液直接进入血液,即使是 CVVHD 模式,很多透析器采用的也是高通量的透析器或者使用滤器代替,这时透析液通过反超滤在透析器进入血液,因此,置换液/透析液的配制和制剂标准视同静脉输液。在没有完美的成品置换液时,国际上大多数采用 Port 配方。

一个循环包括 4 组。①1 组:生理盐水 1 000 mL+10%CaCl₂ 10 mL。②2 组:生理盐水 1 000 mL+50%MgSO₄ 1.6 mL。③3 组:生理盐水 1 000 mL。④4 组:5%碳酸氢钠 250 mL+5%葡萄糖 1 000 mL。

根据患者血钾情况酌情加入一定量的 15%氯化钾。

如要配成含钾 3.0 mmol/L 的透析液,则每一循环液体中共加入 15%氯化钾 7 mL,平均分配在各组液体中。Port 配方中电解质含量(mmol/L)。①钠离子:143。②氯离子:116。③钙离子:2.07。④镁离子:1.56。⑤碳酸氢根:34.9。⑥葡萄糖:65.6。

此配方是高糖溶液,在糖尿病或血糖不稳定的患者,需要使用胰岛素泵进行调节。

实际使用中,该配方分成 4 组分别输注,特别是在需要置换液量很大的时候,很不方便,因此很多改良方案都建议将 3 组生理盐水合并成一组,配方中的 50%MgSO₄ 1.6 mL(国内多用 25%MgSO₄ 3.2 mL),15%氯化钾(根据病情调整用量),5%葡萄糖 1 000 mL 也一并加入,成为 4 000 mL 的一袋溶液(3 000 mL 的袋装生理盐水可以容纳)。不同的地方是 5%碳酸氢钠 250 mL 和 10%CaCl₂ 10 mL 只能选其中一种加入。推荐将 5%碳酸氢钠 250 mL 加入,剩下的 10%CaCl₂ 10 mL 可用注射器泵(甚至设备上的肝素泵)由治疗管路的滤器前按照置换液流量的相应速度泵入。这样的好处是不需要额外使用输液泵输注碳酸氢钠,超滤量也不需要额外调整,患者的酸碱状态也不需要经常检查以调整碳酸氢钠的输注速度。

六、置换液补充方案

(一)前稀释、后稀释

在单纯的 CVVH 模式下,置换液补充途径有两种:补充到滤器前叫前稀释(也有叫前置换),补充到滤器后叫后稀释(也有叫后置换)。两种方法各有优缺点。

前稀释的时候,进入滤器的血液被大量的置换液稀释,滤器内部分血液的血细胞比容减少,不容易凝血。但滤器内的血液里各种物质浓度也降低,清除效率下降。后稀释的时候,滤器内血液浓缩,容易凝血,但滤出液物质浓度高,清除效率高。

CVVHDF 模式的时候,有些设备可能不允许在置换液的补充上进行前后稀释的选择。

(二)剂量和预后

早期的 CRRT 治疗,置换液(透析液)的流量相对于当今趋势,都是低剂量。一般的置换液流量为 $1\,000\sim2\,000$ mL/h。这个剂量对于纠正电解质酸碱紊乱和水的平衡是足够的。2000 年 Ronco 等人研究指出对于危重患者,置换液流量与患者的生存相关,高流量的置换液组患者的生存率显著高于低流量置换液组。由此掀起了一阵高流量 CRRT 的热潮。置换液流量一般认为要达到 35 mL/(kg·h)。此研究的对象主要是伴有脓毒血症的外科手术后患者。随后欧洲和美国又进行了更大样本的针对内科疾病监护室患者的 RCT 研究(ATN 和 RENAL 研究),结果却证实高剂量并没有显示出额外的优势。更多的关于剂量和生存率的研究和争论还在进行中,比较共同的观点是认为针对不同的患者,存在一个合适的剂量(治疗窗口),低于和超过这个窗口剂量,可能都是无益的。

目前多数人采用的剂量是 35 mL/(kg·h),可以按照体重计算。曾有人基于常规血液透析的 Kt/V 方法设计过很多烦琐的公式,多数以尿素浓度作为评价 CRRT 剂量的依据,实际临床操作中意义不大。有学者以为,临床上主要是依据治疗的目的。清除小分子物质,置换液 $2\,000$ mL/h 即可;如果患者伴有脓毒血症等炎症状态明显的疾病,通常要给到 $3\,000\sim4\,000$ mL/h 的补液量。如果以清除炎症介质为主要目的的治疗,除了要高流量外,考虑到膜材料的吸附饱和问题,可能还需要 $6\sim12$ 小时更换滤器来保证清除效果。

七、设备

(一)无设备方案

CRRT 技术诞生在血液透析技术之后,最早的临床实践是在不能移动的重症患者床边进行的,当时状态下,没有现成的 CRRT 设备,常规血液透析设备也不可能搬到患者床边,只能采用动静脉插管的方式,利用动静脉的压力差,驱动血液流动经过滤器,产生超滤液,清除患者体内过多的水分和毒素。随着各种成熟的设备问世,这种方法已经淘汰。但改良的无设备方案仍有其存在的价值。当没有现成的设备时,我们可以只使用一个简单的血泵,搭建一套简单的 CRRT 系统,在一些特殊的场合,确实能起到挽救患者生命的奇效。

通过调整输液泵的速度和透析液流出透析器的速度来调整脱水速度。如果使用高通量滤器并将液体更换成输入血液管路,则形成一个 CVVH 装置。

(二)常用设备

目前,绝大多数 CRRT 都是利用专业的设备进行的。这类设备整合了整个治疗所需要的治疗剂量、治疗模式、抗凝方案,以及完善的安全监测保护系统。工作人员经过简单的培训即可操作。设备的功能也从早期的 3 个泵标准(血泵、补液泵、出液泵,只能进行 CVVH 或者 CVVHD)发展到现在的 4 个泵标准(血泵、置换液泵、透析液泵、废液泵,可以进行 CVVHDF)。更加先进的设备还配有枸橼酸体外抗凝系统。

八、设定超滤速率

接受 CRRT 治疗的患者,几乎都有容量平衡问题。危重症病情又需要每天大量的各种液体进入体内。多数患者还伴有血流动力学不稳定的状态。因此,不论是哪一种 CRRT 模式,可能都要使用超滤功能。常规的普通血液透析模式(每周 3 次或者隔天 1 次,每次 4 个小时)肯定是不适合这种患者的。研究表明,超滤速度比起超滤总量更能影响患者的血流动力学稳定。

根据既往研究,脱水速度越快越容易发生低血压,当脱水率平均为 $0.1 \sim 0.2$ mL/(kg·min) 时的低血压发生率仅为 $10\% \sim 15\%$,而脱水率达到 $0.5 \sim 0.6$ mL/(kg·min)时,低血压的发生率高达$60\% \sim 100\%$。

有人比较了 CAVH、CAVHD 和常规血液透析三种模式对于血压的影响,发现 CAVH(CVVH) 对血压的影响最小,甚至还有好的改善作用;而 CAVHD,特别是常规透析,血压的下降最剧烈。

因此,对于血流动力学不稳定的患者,特别是已经有低血压的患者,应首选 CVVH 模式。同时,使用尽可能低的超滤速度。超滤总量要根据患者每天的出入量进行评估,特别是一定要考虑到每天患者液体出入量的正负平衡状态。总之,CRRT 的超滤速度、超滤总量和治疗时间都要结合到一起进行准确计算。

九、抗凝方案

CRRT 治疗是基于体外循环的血液净化技术,因此需要抗凝作为顺利实施的保障。而且 CRRT 的特点又是持续时间长,抗凝本身带来的风险会更大。

(一)肝素

肝素是目前在血液净化领域采用最广泛的抗凝剂,包括普通肝素和低分子肝素。

普通肝素首剂:2 000 IU(16 mg),追加:500 IU/h(4 mg)。监测 ACT,维持在 $180 \sim 250$ 秒,试管法凝血时,维持在正常值的 $2 \sim 2.5$ 倍。

低分子量肝素由于引起出血的风险较普通肝素低,是目前 CRRT 中使用较普遍的抗凝剂。但因抗 Ⅹa 活性并非常规检测,加之个体凝血状况的不同,尚无成熟方案,应用方法有待进一步探讨。通常的经验方法是首剂量:3 000 ~ 5 000 抗 ⅩaIU,追加量:开始后 12 小时,每 4 小时追加 3 000 ~ 4 000 抗 ⅩaIU,开始后的 12~24 小时,每 6 小时追加 3 000 ~ 4 000 抗 ⅩaIU,24 小时以后,每 8 小时追加 3 000 ~ 4 000 抗 ⅩaIU。用药过程中应密切观察出血倾向,根据情况可调整剂量或给药间隔,为避免凝血发生,给药间隔期可予生理盐水冲洗。

(二)无肝素方法

CRRT 的治疗时间比常规血液透析要长得多,单纯靠盐水定时冲洗管路来达到顺利完成全程治疗几乎不可能,但当患者存在凝血功能障碍的时候,则有可能持续数小时甚至数十小时的无抗凝剂治疗。近来有些滤器的膜材料可以有一定的吸附肝素功能,在治疗前使用浓肝素溶液冲洗滤器,可以减少全身肝素的用量甚至无肝素治疗,效果还是要依赖于患者自身的凝血状况。至于不具备肝素吸附能力的滤器,浓肝素盐水冲洗滤器的方式效果甚微。

(三)局部枸橼酸盐抗凝

体外抗凝技术是利用一些抗凝剂能被特异性拮抗剂中和的原理,达到仅在体外循环管路产生抗凝效果,而不影响患者体内血液系统的凝血功能来保证治疗过程顺利完成的方案。目前国际上最常用的方法是局部枸橼酸盐抗凝。在血液管路的动脉端输注枸橼酸盐,该物质可以结合血液中的钙离子,从而抑制血液凝固过程,达到管路里抗凝的效果。同时在血液管路的静脉端补充适量的钙离子,使得血液流回患者体内的时候,血液中的钙离子恢复正常,凝血状态也恢复正常,从而不影响患者体内的凝血状态。

具体方法:不论是 CVVH 还是 CVVHD,均应使用无钙低碱基置换液(透析液)。枸橼酸盐的输注:一般使用 4% 枸橼酸钠溶液,按照 $140 \sim 200$ mL/h(有报道认为 $17 \sim 26$ mmol/h)的速度输注在治疗管路的动脉端,血流量一般在 $150 \sim 200$ mL/min,在静脉端输注钙离子,可以使用氯化钙或者葡萄糖酸钙,控制补钙的速度在 2～4 mmol/h。治疗过程中一定要定期监测全身和体外部分的游离钙离子水平。通常可以将体外管路里的游离钙离子(枸橼酸盐输注口之后)控制在 0.2～0.4 mmol/L 左右,而全身(体内部分,可以在外周血管取血,或者在治疗管路的枸橼酸盐输注口之前取血)的游离钙离子水平应该在正常范围。同时还要监测全身的血钠水平和碳酸氢根水平,枸橼酸在体内代谢生成碳酸氢根,因此治疗中应该减少碳酸氢盐的使用量,甚至可以停止使用。具体用量要根据患者血气的结果进行调整。同样,枸橼酸盐可导致高钠血症,也要注意监测和调整。通常这些指标在治疗开始的几个小时应该每间隔 2 小时查一次,稳定后可以 4～6 个小时检查一次。总之要在治疗过程中,保证患者血液里的钙离子、钠离子和碳酸氢根离子的水平在安全范围内。在设定超滤速度时,要将枸橼酸盐的补液速度考虑在内。也有人将枸橼酸盐加入置换液中,进行前稀释的 CVVH 治疗,来代替从动脉端直接输注枸橼酸钠溶液,仍从静脉端补充钙剂,也可成为局部枸橼酸盐抗凝的方法之一。需要计算好置换液里枸橼酸钠的浓度和置换液输注的速度,保证枸橼酸盐进入管路时的速度在 17～26 mmol/h,好处是可以不必在超滤率中加上枸橼酸盐的补液速度,据报道引起高钠血症和代谢性碱中毒的概率也低一些,但仍需要不断的监测以调整各种溶液的输注速度。

(四)凝血酶抑制物

目前报道的一些凝血酶抑制物,如水蛭素,Nafamostate Mesylate 等,可以用于对肝素不耐受的患者,如肝素诱导的血小板减少症(HIT)患者。但国内尚未见到,且价格昂贵,大规模临床应用尚有待时日。

十、药物清除

危重症患者的救治过程中各种药物的使用会很多,与之同时进行的 CRRT 则会对药物产生不同程度的影响,主要是对药物的清除,可能会导致药物的治疗效果下降。但到目前为止,大多数药物在 CRRT 时的药代动力学资料仍很缺乏,这主要是由于 CRRT 的治疗参数变异很大,各种膜材料对药物的清除和吸附能力也很不同,再加上患者本身的生理病理状态差别也很大(如肝、肾功能),因此,用于研究的各种药物动力学模型的计算公式可能并不适用于临床的具体情况。最理想的状态是根据药物在 CRRT 时的血液浓度变化,进行相应的给药剂量和频率调整。但这种方法在大多数临床实践中的可操作性较差,除非一些治疗浓度窗口较窄,毒性较大的药物,我们必须依赖血药浓度不断地进行调整,大多数药物只能参考药物本身的资料,甚至只能依赖临床效果,如各种血管活性药物。对于没有任何有关 CRRT 时剂量调整资料的药物,我们可以参考药物的蛋白结合率。一般认为,蛋白结合率大于 80% 的药物,CRRT 的清除量很小。对于蛋白结合率小的药物,特别是小分子量的药物,CRRT 的清除相当于 GFR 15～30 mL/min 的肾脏清除,可供参考。

(刘 清)

第九节 短时透析

以每周 12～15 小时透析时间为主要特征的标准血液透析已成为最主要的透析方式,但患者几乎每隔一天就要花费白天的一半时间在透析机旁,它不仅给患者的生活和工作带来诸多不便,增加精神压力,而且标准透析仍存在透析不充分问题,故透析界一直在探索由标准透析进一步缩短透析时间的方法和技术,以求提高透析效果和满足透析患者及其家属省时的期望。国外使用数年后发现并发症和死亡率略高于常规血透,故国内目前已很少采用。

一、短时透析的定义和种类

短时透析可将每周透析时间缩短到 6～9 小时,即由传统的每次 4～5 小时缩短为 3 小时或 2 小时。短时透析要求:①每次透析时间<3 小时。②血流速>300 mL/min。③尿素清除率>210 mL/min 或>3 mL/(min·kg)。依照采用方法的特点,短时透析可分为以下几种。

(一)高效率透析

高效率透析(high efficiency dialysis,HED)主要通过增加透析膜面积与血流速度来提高溶质(主要是小分子溶质)的清除率。高效率透析器在高血流速下,超滤率小于 10 mL/(h·mmHg)时尿素清除率较高,高效率透析器费用较低,常规铜仿膜可在较高的血流速下使尿素清除率达到较高的水平。采用碳酸氢盐透析和超滤控制系统,超滤量相当于治疗时所需的脱水量。

(二)高通量透析

高通量透析(high flux dialysis,HFD)是应用血液滤过器进行血液透析的一种技术。由于合成的高分子聚合膜具有很高的扩散性能和水通透性,血液与透析液之间有更多的和分子量更大的溶质进行转运,可清除分子量 10～60 D 的物质,如 β_2-微球蛋白。高通量指溶质和/或水高速率通过半透膜从血液侧向透析液侧移动。是否真正属高通量透析取决于所选用透析器膜的超滤系数[需大于 15 mL/(h·mmHg)],而非指血液与透析液的流量,当然若同时提高血液与透析液的流速,透析效果会进一步提高。用高通量透析技术,其溶质清除范围大于高效率透析。在净超滤增高时,反超滤及蛋白漏出会带来新的问题。此技术必须在有容量控制超滤的设备中应用,但不需要像血液滤过机那样复杂的设备,不补充置换液。因有可能出现反超滤,还必须保证透析液无菌和无致热原。

(三)血液透析滤过

血液透析滤过(hemodiafiltration,HDF)是将间断血液滤过与血液透析相结合的一种治疗方法。HDF 结合了弥散和对流两种清除方式的优点,其总清除率比单纯血滤和血透都高。HDF 的超滤量明显大于治疗期间体重的增加量,用后稀释法补充置换液,其目的是使清除的溶质大小与肾小球滤过的溶质大小相当。可以使用与高通量透析相同的滤器与设备。

二、短时透析的技术要求

(一)透析器

用于短时透析的透析器要求面积大(>1.4 m²)、阻力小,即使在血流速为 400 mL/min 时,血液在透析器内也能保持均匀分布,这样才能充分利用透析膜的表面积,以保持溶质交换。高通透性膜现有的材料分为三类,纤维素膜、非醋酸纤维素膜和高通量膜。三种膜材料均能清除小分子物质,但对于中分子物质,高通量膜的清除率及筛漏系数最高,生物相容性最优。改进的铜仿膜生物相容性明显提高,由于膜的厚度薄(5 μm),水的通透性增加,对中分子物质的通透性提高 20%。

(二)血流量

标准血液透析的血流量为 200～250 mL/min,短时透析要求血流量增加至 300～500 mL/min。

最好是事先用超声多普勒进行检查。进行高速体外循环时必须有：①高质量血泵。②短而粗(14～15 G)的内瘘穿刺针。③短的血路管道。④成对的泵管。⑤范围较宽的压力报警系统。

(三)透析液流速

短时透析的透析液流速要求提高到 600～700 mL/min，而一般的透析机当透析液流速超过 500 mL/min 时，透析液的配制、加温和压力都会出现问题，故应及时检测上述参数。

(四)透析液

进行短时透析时因有一定量的透析液反超滤到血液中，因此要求透析液无菌、无致热原，常用的方法是用滤器过滤透析液。流水线式置换液制备系统利用反渗水与浓缩液混合，经细菌滤器后制成透析液，临床证明该装置经济、安全。用未过滤的透析液透析前内毒素<1 Eu/mL，透析后>10 Eu/mL，而用过滤后的透析液透析前后的内毒素分别<0.03 Eu/mL 和<0.5 Eu/mL，白介素-1 和肿瘤坏死因子用过滤的透析液透析后亦明显降低。

(五)透析液中的缓冲剂

短时透析必须使用碳酸氢盐透析液，否则会导致醋酸盐过度负荷，发生血流动力学与代谢紊乱。此外，血与透析液中缓冲剂的浓度差、置换液中缓冲剂的浓度与输入量、反滤过量和血液的再循环量等均可影响酸碱平衡。

(六)超滤率

短时透析要求准确控制超滤液，以保证患者能耐受治疗。目前的血透机多采用容量或重量超滤控制系统。

(七)肝素

肝素泵必须能在高达 133.3 kPa(1 000 mmHg)的压力下保证精确的功能。若无此条件且治疗时间为 2.5 小时或更少，开始的肝素冲击量应轻度增加而不进行连续性肝素输入。

三、影响短时透析效果的因素

(一)透析效率降低

由于短时透析治疗时间短，若在治疗过程中发生报警、透析液短路、低血压、血管通路障碍等情况，即使时间不长，也会对透析效果产生明显的影响，因此必须认真仔细地监测上述情况。

(二)血流量

当血流量>300 mL/min 时，泵管内径的误差、动脉内的负压及设定错误等均可影响血流量。

(三)再循环

动脉穿刺的远端形成负压，静脉穿刺的近端压力也增高，这样就形成了两个穿刺之间的再循环。再循环对大分子物质的清除率影响较小，对小分子物质如肌酐，清除率可减少至再循环率的 3/4。短时透析时再循环量可达 20%，显著降低透析效果。

(四)反超滤

反超滤是指液体由透析液侧流向血液侧。是由于透析器内血液与透析器间的压力差所造成。使用通透性强的透析器，其静脉端的透析液平均压力超过血压，结果透析液反超滤到血液中。反超滤也可以使透析液中的内毒素等致热原进入体内。

(五)低血压

低血压是短时透析失败的主要原因，是由于透析时间缩短，使单位时间内去除体内水分量过多过快，组织液未能及时进入血液，引起患者血管容量缺失而造成低血压。低血压的发生率与超滤量呈指数相关关系,若超滤率>0.7 mL/(kg·min),即每小时2.4 L,低血压的发生率大于80%,每小时超滤量在1.5 L以下时,低血压的发生率小于20%,因此必须设定透析间期体重增量范围及透析过程中超滤量。

(六)心血管功能

部分患者心脏储备功能欠佳,用标准醋酸盐透析时低血压发生率>50%,改用碳酸氢盐透析低血压亦常发生,此类患者不适宜进行短时透析。

(七)失衡综合征

失衡综合征是由于血-脑屏障两侧的渗透压不平衡,导致水分进入脑脊液。避免失衡综合征的措施首先是透析治疗的强度,即透析第1周后血浆尿素氮水平也至少为透析前的70%~80%;控制超滤量和采用高钠透析液亦为避免失衡综合征发生的重要措施。

四、短时透析的优缺点和适应证

短时透析可采用生物相容性较好的膜,有碳酸氢盐透析液(钠浓度可变成高钠)和超滤控制系统,使患者对透析的耐受性增加,溶质的清除范围更广,不仅能清除小分子和中分子物质,还能清除β_2-微球蛋白等,减少了血透的长期并发症。同时由于治疗时间缩短,提高了患者的生活质量。但患者在透析期间需要更严格地控制饮食和水钠的摄入。由于血流速高,增加了血液回路出现并发症的危险,血管通路的有效寿命会减少,出现进行性狭窄和再循环。还需要严格控制透析用水和透析液浓缩物的质量,需要高流量透析器及昂贵的设备,使其治疗费用增加。短时透析对血透操作人员的要求更高。

短时透析理论上几乎适用于所有透析患者,但下列情况下最好不要进行短时透析。①不能保证血流速在300~400 mL/min的血管通路。②透析间期体重增加过快,达5~6 kg。③心血管功能不稳定。④营养状况欠佳、体重过低的患者。

(刘 清)

第十节 血 液 滤 过

血液滤过使用具有良好性能的滤过器,在跨膜压作用下,在4~5小时内从体内均匀滤过出水分20~25 L,并依靠输液装置从滤器的动脉端或静脉端同步输入与细胞外液成分相仿的等量或略低于超滤量的置换液。由于模拟了肾小球滤过和肾小管重吸收过程,所以血液滤过是一种更接近于生理状态的血液净化疗法,但超滤液中丢失一定量氨基酸、蛋白质和某些对体内有用的生物活性物质。血液滤过是一个对流过程,它对中分子物质的清除优于血液透析,因滤过量的限制,其对小分子物质的清除逊于常规血液透析。

一、方法

(一)滤过器装置

目前常用的滤过器有瑞典Gambro的FH55、费森尤斯的F8(聚砜膜)及日本Toray的BK16(聚丙烯酸甲酯膜PMMA)等。此类滤过膜生物相容性相对好、滤过性能优良、去除中分子量物质多,能负荷的跨膜压力达 66.7 kPa(500 mmHg),每小时可超滤体内血浆水约 4~6 L。

(二)调节输液速率平衡控制系统

可自动调节超滤量与补液量平衡,避免血容量不足或过多。动脉端输液(前稀释法)由于血液稀释,可滤过溶质的浓度减低,清除率下降,但非滤过物质不易在滤膜上形成覆盖层,故随着滤过时间延长不至于降低滤液量,滤出量和补入置换液量均增大;而静脉端输液的(后稀释法)主要优点为可滤过物质清除率高,但非滤过物质如蛋白质等易在滤膜上形成覆盖层,致使阻力增加,影响滤液量。目前多使用滤器静脉端的补液法。

(三)置换液成分

补充液体成分应与血浆电解质成分相当。多数使用改良的复方氯化钠溶液,含电解质的浓度(mmol/L)为钠 140 mmol/L、钾 2.0 mmol/L、钙 1.75 mmol/L、镁 1.0 mmol/L、氯 110 mmol/L、乳酸根 34 mmol/L;但乳酸盐系非生理性体液物质,故主张改补碳酸氢盐为宜,每次治疗所需补充碳酸氢盐量为体内所需估计量及从滤液中丢失碳酸氢盐量的总和。

(四)滤过时间

每周 3 次,每次 4~5 小时,一般每次滤出液为 20~25 L,故每分钟超滤血浆水为 80~100 mL。

二、原理

血液滤过是一个对流过程,即血浆内水分在跨膜压力差作用下通过滤过膜时,溶液中小于膜孔的溶质也随着血浆水分被动地转移到滤出液中,这就是溶质的对流转运。若每周滤出 60~75 L 滤出液,则其清除中小分子溶质量是相当可观的,可达到既清除水分又清除溶质的目的。由于它的置换液中缓冲碱可用碳酸氢盐代替,更符合生理状态,免疫学反应也少。

三、临床应用

(一)对中小分子量物质和水的清除

血液滤过对大中分子量物质的清除显著优于血液透析,滤过量增加,清除的溶质也增多。溶质随滤过而被清除,清除率还与超滤率和膜的筛系数有关,一般溶质的筛系数在 0.6 以上属甚满意。血液滤过清除水分属等张性脱水,血浆渗透浓度不降低,且因血液浓缩,其胶体渗透压还有所增加,使细胞间质内水分向血管内移动,而细胞内水分则又向细胞间质转移,故可以认为血液滤过所清除的水分主要来自细胞内,而对有效循环血容量影响甚微。

(二)血液滤过对血流动力学的影响

测定患者在血液滤过前后的各项血流动力学指标,结果表明血液滤过可使心排血量和心搏出量降低,但周围血管阻力增高,故血压保持稳定。此外,血液滤过对血氧、二氧化碳分压、血浆蛋白浓度等改变较一般透析的影响为少。

(三)适应证

血液滤过是治疗慢性肾衰竭患者较为安全且有效的方法。适用于:①慢性肾衰患者采用常规维持性透析不能控制的体液过多、高血压和心力衰竭。②常规透析易发生低血压和失衡综合征者。③明显高磷血症或有严重继发性甲状旁腺功能亢进的患者,经血液滤过可清除较多的甲状旁腺激素,减轻肾性骨营养不良。

(四)不良反应

(1)蛋白质和氨基酸的丢失:有报道血液滤过 5 小时可丢失氨基酸 4～6 g,蛋白质 1 g 左右,故应保证营养,提高蛋白质摄入。

(2)体内生物活性物质的丢失:长期血液滤过可丢失一定量的激素,如皮质素、胰岛素、生长激素,出现激素丢失综合征。此外尚丢失一定量体内必需的微量元素。

(刘　清)

第十一节　血液灌流

血液灌流(hemoperfusion,HP)是指将患者血液引到体外,流经装有固态吸附剂的血液灌流器,以吸附的方法清除体内有害的代谢产物或外源性毒物,达到血液净化的目的。

血液灌流吸附剂包括活性炭及吸附树脂。活性炭是一种广谱吸附剂,能吸附多种化合物,特点是吸附速度快、吸附量大,但机械强度差,易有微粒脱落。树脂是具有网状立体结构的高分子聚合物,聚合物骨架上带有极性基团时称为极性吸附树脂,易吸附极性大且溶于水的物质;而非极性吸附树脂易吸附脂溶性物质。吸附剂小孔的孔径和表面积是影响吸附树脂吸附性能的两个重要因素。血液灌流器一般为圆柱形,容量为 100～300 g 炭量体积。

一、方法

(一)灌流器装置

目前已有空心纤维型的灌流器等多种市售商品,尚有将灌流器和超滤器相连接,而起到解毒、清除溶质和脱水的作用。

(二)消毒方式

所有吸附剂均不能使用化学剂消毒,常用 γ 射线照射消毒。清蛋白包裹的吸附材料也不能用高温消毒。应用明胶子母囊活性炭灌流器,则可用高压蒸汽消毒。

(三)灌流器放置方法

建立临时血管通路后,将动脉血液引入灌流器,为避免空气进入体内,一般将动脉端置于下方,静脉端置于上方,经血液灌流后,血液从静脉端回输入体内。结束前,为减少罐内残存血量和空气进入体内,应将动脉端置于上方,静脉端置于下方。

(四)灌流时间

每次灌流时间取决于所用吸附材料的吸附能力和饱和速度。活性炭吸附剂对大多数溶质的吸附在 2～3 小时接近饱和。

(五)肝素化剂量

首次剂量为 1.5～2.0 mg/kg,以后每半小时补加 5～6 mg。由于吸附剂表面较透析膜粗糙,故肝素化剂量较血液透析时为多。

(六)灌流开始时注意事项

一般需用血泵,灌流开始时流量以不超过 100 mL/min 为宜,待灌流器及血管通道内预充液已为血液完全替代再逐渐增至并维持在 200 mL/min。减少血液灌流反应的方法有灌流前先用肝素液(10 mg/100 mL)预充灌流器并保留30分钟以上,室温低时可对灌流器和/或静脉回路管道加温,如水浴等。

(七)关于灌流后药物、毒物反跳现象

多数镇静催眠药物或有机磷等毒物为高度脂溶性,分布容积大,药物与毒药的清除动力学并非一室模型,所以一次血液灌流后药物或毒物血浓度下降,患者意识转为清醒,但在几小时或一天后,因血浓度又增高,而再次昏迷。故对危重病例应严密观察,必要时留置股静脉导管,以备再次灌流。

二、吸附谱

吸附剂清除毒物的效能,主要取决于吸附剂与毒物间亲和力的大小,血液灌流可清除一些与蛋白质或脂类相结合而为一般血液透析所不能清除的物质。不同吸附剂其吸附谱不同,临床上应按其特点选择,如活性炭和大孔树脂的吸附谱包括。①安眠药:如巴比妥类、格鲁米特、甲喹酮、地西泮、甲丙氨酯和水合氯醛等。②解热镇痛药:如水杨酸类和对乙酰氨基酚等。③三环类抗抑郁剂:如丙米嗪和阿米替林等。④洋地黄、某些抗癌药和异烟肼等。⑤有机磷和有机氯等。⑥毒蕈类。⑦尿毒症毒素和可能导致肝性脑病的代谢毒物等。

三、临床应用

目前血液灌流的适应证主要为急性药物和毒物中毒。对镇静催眠药和神经安定药引起的深昏迷,应首选血液灌流。对已知药物或毒物可被有效清除,理应选择本法,效果较血液透析为优;对未知可否被吸附的严重中毒患者可从疑似物质的理化特性推测血液灌流清除能力,加以选择。一般认为分子结构总体或大部分表现为亲脂性或带有较多芳香环及带有较长的烷基碳链可适时试行血液灌流。如果药物毒性低,中毒剂量不大,程度不深,或用其他疗法已有好转,则不必行血液灌流。

微囊活性炭和中性树脂对有机磷、有机氯等农药中毒有较好的吸附作用,但对重危病例,特别是已发生急性肺水肿、呼吸抑制和休克者疗效欠佳,故应早期治疗。此外,微囊活性炭对有机磷农药解毒剂如解磷定、阿托品等亦有吸附作用,应注意补充这类药物剂量以免影响疗效。

四、不良反应和并发症

血液透析中一切不良反应,如发热、出血、凝血、空气栓塞、失血量过多等均可发生。此外,下列不良反应应予重视。

(一)血相容性和对血小板和凝血因子的影响

各种膜材料的血相容性均不相同,在各种灌流器材料使用中仍需注意出血倾向和血液有形成分的破坏。一般在灌流时血小板计数下降,血白细胞在前30分钟下降最显著,以后逐渐回升。

(二)微粒脱落导致血管栓塞

使用的各种材料均需严格检查,灌流后液体中所含微粒等均应符合大补液的药典法规要求。

(三)血容量波动

灌流开始时可发生血压下降等低血容量表现,在结束时,瞬间回血量以及冲洗装置使用盐水或糖水,亦可使血容量骤增导致心力衰竭发生。

(四)由吸附材料引起的其他不良反应

如包膜致孔工艺中洗濯不良,残存醛过多,可引起溶血、头痛或其他毒性。烘干的吸附剂在灌流开始时可放出许多微小气泡不能为空气捕捉器清除,宜在术前先用盐水与吸附剂充分灌流,予以清洗。

(五)对激素和氨基酸的影响

血液灌流吸附血中氨基酸和甲状腺激素、胰岛素以及生长激素等,使这些激素水平下降。

(曹　秀)

第十二节　血　浆　置　换

血浆置换(plasma exchange,PE)是指将患者血液引至体外,经离心法或膜分离法分离血浆和细胞成分,弃去血浆,而把细胞成分以及所需补充的清蛋白、血浆及平衡液等回输体内,以清除体内致病物质,包括自身抗体、免疫复合物、胆固醇、胆红素、药物和毒物等。

血浆置换可分为非选择性血浆置换和选择性血浆置换两大类,后者可选择性去除血浆中的病理性因子,大大减少置换液量和治疗费用。目前此技术已广泛地应用于治疗急进性肾炎和各种难治性自身免疫性疾病。

一、方法

(一)血浆分离装置

早期多采用离心分离装置,目前常用的为膜式。膜式血浆滤过器有空心纤维型和平板型,前者常用,可分为单滤器或双滤器,滤过膜系采用不同的合成膜,最大截留分子量为 300 万 D 和 10~50 万 D。整个置换系统类似血液滤过装置。

(二)血管通路

大多数膜式血浆分离装置血流量为 50~80 mL/min,故多采用肘前或股静脉穿刺置管作为输出径路,一般选用 16 号有背侧孔的穿刺针,血液回路可选用 18 号针穿刺浅表静脉。血浆置换的不良反应与置换液回输速度有关,置换液回输以 30~50 mL/min 为宜。对那些有潜在肾功能损害的患者(如各种急进性肾炎),要选择股静脉或颈内静脉穿刺置管,以保留周围静脉,以备日后做内瘘所需。

(三)抗凝

可用肝素和枸橼酸抗凝。首次肝素剂量为 2 000~5 000 U,以后 300~1 200 U/h 持续注射。枸橼酸(ACDA)用量与血液量为 1∶15~1∶30。有严重出血倾向患者肝素应减量,并注意监测 APTT。

(四)操作技术

血浆滤过器的跨膜压力应保持在 13.3 kPa(100 mmHg)以下,高于 13.3 kPa(100 mmHg)易引起破膜。每次置换量应根据患者的病情决定,一般为每次置换 2 L 左右,随着交换量的增加,总的清除效率反而下降。置换液从另开的静脉处等量输入。常用的置换液为含 4%~5% 人体血清蛋白的林格液。为了减少费用也可使用代血浆(如中分子右旋糖酐),但不能超过置换量的

20%。对于凝血功能障碍的患者可选用新鲜冰冻血浆。

(五)血浆交换间隔时间和总疗程

主要根据病情严重程度和疗效而定,一般每周 3～4 次,亦有每天 1 次,共 3～5 次后改为隔天或每周 2 次,或隔天或每隔 2 天 1 次。

二、临床应用

(一)适应证

据报道血浆置换可治疗 200 多种疾病,目前常用于:①抗肾小球基膜抗体肾小球肾炎。②非抗肾小球基膜新月体肾炎。③其他类型肾炎,如 IgA 肾炎、膜增生性肾炎Ⅱ型、韦格纳肉芽肿及多发性动脉炎的肾损害。④多种风湿病如重症系统性红斑狼疮等。⑤自身免疫溶血性贫血、溶血性尿毒症综合征和血栓性血小板减少性紫癜等。⑥重症肌无力,多发性神经根炎。⑦甲状腺危象。⑧肾移植,如肾移植后急慢性排异反应,移植前清除细胞毒性抗体及移植肾复发肾小球疾病。⑨急性药物毒物中毒,用血液灌流疗效欠佳。

(二)不良反应

包括变态反应、低血压、发热、低钙血症、低球蛋白血症、易诱发感染及肝素引起的不良反应等。有报道每 500～3 000 次治疗中有 1 次发生意外死亡。

(曹 秀)

第十三节 免 疫 吸 附

免疫吸附技术是将特异性的抗原或抗体或具某种特定理化特性的物质与吸附材料结合制备成吸附剂,当血浆或全血通过吸附剂时,即可选择性或特异性地吸附清除体内相应的致病因子。根据吸附剂选择性的不同,可将免疫吸附剂分为非选择性、半选择性和高度选择性 3 种。非选择性吸附剂(如硫酸右旋糖酐、苯基丙氨酸)可同时吸附血浆中多种类型物质,如纤维蛋白原、脂质和免疫球蛋白等,半选择性的吸附剂(如葡萄球菌 A 蛋白,SPA)只对血浆中的某种类蛋白有亲和力,高选择性吸附剂则清除血浆中的某特定物质,而对其他成分无影响。根据吸附剂与被吸附物质之间的作用原理,又可将免疫吸附剂分为物理化学亲和型及生物亲和型,后者又分为抗原抗体结合型、补体结合型和 Fc 结合型。物理化学亲和型指吸附剂与被吸附物质靠静电作用力而结合。抗原抗体结合型则是将抗原或抗体固定在载体上,利用抗原抗体可特异性结合的特点,吸附清除血浆中的相应抗原或抗体,常用以吸附抗 DNA 抗体、抗血型物质抗体、抗因子Ⅷ抗体和低密度脂蛋白等。补体结合型采用 C1q 作配基,通过 C1q 与免疫复合物的 Fc 段结合吸附血液循环中的免疫复合物。Fc 结合型则以 SPA 为配基,吸附 IgG 的 Fc 片段。SPA 是葡萄球菌壁上的多肽物质,其氨基末端含有 4 个高度类似的免疫球蛋白结合区,能吸附免疫球蛋白,对 IgG 及其碎片的吸附具有特异性强、敏感性高的特点,且 SPA 性质十分稳定,高度耐热、耐酸。用琼脂为载体包裹 SPA 制成的吸附柱,目前在临床上应用得最多。

免疫吸附治疗可采用血浆灌注和全血灌注两种方式,因吸附剂可能导致血细胞损伤,全血灌注已很少采用。进行血浆灌注时,分离出来的血浆通过吸附柱,再与细胞成分汇合并回输体内。

至于治疗的频度和强度,尚无定论。免疫球蛋白既分布在血管内,也分布于血管外,二者大致相等,炎症反应常发生在组织内而不是在血管内,免疫吸附仅清除血液循环中的免疫球蛋白,故不一定能阻断炎症过程。治疗后常可见到抗体或被吸附物质的反跳现象。因此,除非重复多次治疗,并在每次治疗时吸附足够多的血浆量,否则难以得到较好和持续的疗效。静脉输注大剂量丙种球蛋白也是治疗自身免疫性疾病的方法之一,若在静脉输注免疫球蛋白期间实行免疫吸附治疗,可降低免疫吸附的疗效。

免疫吸附与血浆置换的临床适应证相似,已被用于下列疾病。①神经系统疾病:如吉兰-巴雷综合征、多发性硬化、肌肉萎缩、帕金森病等。②肾脏疾病:如 Goodpas ture 综合征、局灶性硬化性肾小球肾炎、狼疮性肾炎、血管炎肾损害、抗 HLA 阳性的肾移植受者等,个别学者用该技术治疗膜性肾病和紫癜性肾炎等。③自身免疫性疾病:如系统性红斑狼疮、干燥综合征、混合性结缔组织病和类风湿关节炎等。④消化系疾病:如原发性胆汁性肝硬化、溃疡性结肠炎和克罗恩病等。⑤内分泌疾病:如糖尿病。⑥血液系统疾病:如血栓性血小板减少症、血友病 A 和 B、恶性贫血、浆细胞病。⑦其他:心脏疾病如扩张型心肌病、地高辛中毒。⑧恶性肿瘤:如艾滋病相关性卡波肉瘤、结肠腺癌、乳腺癌、非燕麦细胞性肺癌等。绝大多数关于免疫吸附疗效的认识都来源于缺乏对照的观察或个案报道,由于治疗的例数都较少,缺乏前瞻性的对照研究,针对免疫吸附治疗在治疗以上疾病中的作用和地位尚难定论。目前主要推荐应用于抗 HLA 阳性的肾移植受者、Ⅰ型快速进展型急进型肾小球肾炎、药物治疗引起的溶血性尿毒症综合征、威胁生命的自身免疫性疾病或对细胞毒药物治疗有禁忌的自身免疫性疾病患者。联合应用免疫吸附治疗和免疫抑制剂是否可降低后者的用量亦未定论。

与血浆置换相比,免疫吸附治疗回输自身血浆,不需替代液,不增加传染性疾病如病毒性肝炎的传染机会;由于选择性吸附,对正常血浆成分如凝血因子等几无影响,价格亦较便宜。其不良反应主要有:激活补体系统、凝血系统和纤溶系统等,刺激血管活性物质的释放,损伤血细胞,其程度与免疫吸附柱、血浆分离装置及血液通道的生物相容性有关,一般表现为发热、寒战、全身酸痛等流感样症状,偶有皮疹、恶心、呕吐、心跳加速、头晕、关节痛、血压降低或升高等,数小时后多可自愈,个别病例反应剧烈,需及时中断治疗并给予糖皮质激素等治疗。过多清除血液循环中的 IgG,将增加感染并发症。

(曹　秀)

第十四节　血液透析监控与护理

患者在接受血液透析治疗时,由于各种因素会导致发生与透析相关的一系列并发症。血液透析护士在患者接受治疗前、治疗中、治疗结束后加强护理并严密监控是降低血液透析急性并发症发生率、保证治疗安全性和治疗效果的重要手段。

一、患者入室教育

患者在接受血液透析前,建议血液透析护士对患者进行一次入室教育,内容包括以下几条。

(1)让患者了解为什么要进行血液透析,了解血液透析对延长患者生命和提高生活质量的意义。重要的是,让患者理解并接受血液透析将是一种终身的替代治疗。

（2）介绍血液透析在国内外的进展情况,建议带患者和家属参观血液透析室,提高患者对治疗的信心。

（3）了解患者的心理问题,进行辅导和心理安抚。

（4）指导患者掌握自我保护和自我护理的技能。

（5）签署医疗风险知情同意书和治疗同意书。

（6）介绍血液透析的环境和规章制度:挂号、付费、入室流程及透析作息制度、透析室消毒隔离制度,并介绍护士长、主治医师等工作人员。

（7）进行全套生化(肾功能、电解质)检查,并了解患者的肝功能及乙型肝炎病毒(HBV)、丙型肝炎病毒(HCV)、人类免疫缺陷病毒(HIV)、梅毒(RPR)等感染情况。

（8）填写患者信息:姓名、性别、年龄、婚姻状况、原发病、家庭角色、家庭地址、联系方法(必须有2个家庭主要成员)、医疗费用支付情况等。做好实名制登记,患者需提供身份证。

二、患者透析前准备及评估

透析前对患者进行评估是预防和降低血液透析并发症的重要环节,内容如下。

（1）了解患者病史(原发病、治疗方法、治疗时间),透析间期自觉症状及饮食情况,查看患者之前的透析记录。

（2）测量血压、脉搏,有感染、发热及中心静脉留置导管者必须测量体温。

（3）称体重,了解患者干体重和体重增长情况,同时结合临床症状与尿量,评估患者水负荷状况,为患者超滤量的设定提供依据。

（4）抗凝:抗凝应个体化并经常进行回顾性分析,可根据患者凝血机制、有无出血倾向、结束回血后透析器残血量等诸多因素,遵医嘱采用抗凝方法和抗凝剂量。

（5）血液通道评估:检查动静脉内瘘有无感染、肿胀和皮疹,吻合口是否扪及搏动和震颤,以确定血液通道是否畅通,做好内瘘穿刺前的准备;检查中心静脉导管的固定、穿刺出口处有否血肿及感染等情况。

（6）对于维持性透析患者,要进行心理、营养状况、居家自我照顾能力及治疗依从性的评估,以便对患者实施个体化护理方案,提高治疗的顺应性;对糖尿病或老年患者应采取针对性的护理措施;对危重患者,应详细了解病情,在及时正确执行医嘱之外,应进行重病患者的风险评估,并积极做好相应的风险防范准备,如备齐各种抢救用品及药物等。

（7）透析前治疗参数的设定。①透析时间:诱导期透析患者,每次透析时间为2～3小时;维持性血液透析患者每周透析3次,每次透析时间为4.0～4.5小时。②目标脱水量的设定:根据患者水潴留情况和干体重,结合临床症状,按医嘱设定,并可采用超滤曲线进行脱水,有助于改善患者对水分超滤的耐受性。若透析机有血容量监测(BVM)装置,可借助其确定超滤量。同时,也可应用钠曲线帮助达到超滤目标,降低高血压或低血压的发生率,但应注意钠超负荷的风险。③肝素追加剂量:常规透析患者全身肝素化后,按医嘱设定每小时追加剂量,若应用低分子肝素或无抗凝剂透析则关闭抗凝泵。④血液流量的设定(开始透析后):血液流量值(以 mL/min 为单位)一般取患者体重(以 kg 为单位)的4倍,在此基础上可根据患者的年龄和心血管状况予以增减。

以上各项参数在治疗过程中均可根据患者治疗状况予以调整。

三、首次血液透析护理

首次血液透析的患者需要经过诱导透析。诱导透析是指终末期肾衰竭患者从非透析治疗向维持性透析过渡的一段适应性的透析过程。诱导血液透析的目的是最大限度地减少透析中渗透压梯度对血流动力学的影响和毒素的异常分布,防止发生失衡综合征,如恶心、呕吐、头痛、血压增高、肌肉痉挛等症状。因此,首次血液透析通常采用低效透析,使血液尿素氮下降不超过30%,增加透析频率,使机体内环境有一个平衡适应过程。

(一)诱导血液透析前评估

(1)确认已签署了透析医疗风险知情同意书,已做了肝炎病毒标志物、HIV 和 RPR 检查,并根据检验结果确定患者透析区域。

(2)评估患者病情,如原发病、生化检查等;评估患者对自己疾病的认知度;询问患者的饮食情况,观察有无水肿、意识和精神状况异常等其他并发症,根据患者病情制定诱导透析的护理方案。

(二)诱导透析监护

除常规内容之外,诱导期内的透析监护还应包括以下内容。

(1)使用小面积、低效率透析器,尿素氮清除率(KOA)不超过 400。

(2)原则上超滤量不超过 2.0 L,如患者有严重的水钠潴留或心力衰竭可选用单纯超滤法。

(3)血液流量 150~200 mL/min,必要时降低透析液流量。体表面积较大者或体重较重者,可适当增加血液流量。

(4)首次透析时间一般为 2 小时,通常第 2 次为 3 小时,第 3 次为 4 小时。如第 2 天或第 3 天患者透析前尿素浓度仍旧很高,同样需要缩短时间。通过几次短而频的诱导,逐渐延长透析时间,过渡至规律性透析。

(5)最初几次透析中,患者容易出现失衡症状,因此应密切注意患者透析中有无恶心、呕吐、头痛、血压增高等症状,出现上述症状时应及时处理,必要时根据医嘱终止透析。

(6)首次血液透析选用抗凝方法和剂量应谨慎,防止出血,观察抗凝效果。血液透析过程中注意静脉压、跨膜压(TMP)、血液颜色变化,注意动静脉空气捕集器有无凝血块以及凝血指标的变化。透析结束时观察透析器以及血液循环管路的残血量,判断抗凝效果。

(7)健康教育:终末期肾衰竭患者通过诱导期的透析后,最终将进入维持性血液透析。由于终末期肾脏病带给他们压力,透析治疗又打破了他们原有的生活规律,给他们的工作也带来了很大的影响,由此导致患者普遍存在复杂的生理、心理和社会问题。因此,在患者最初几次的透析中,血液透析护士要通过与患者沟通,了解他们的需要,向患者解释血液透析治疗相关的问题,并进行血管通路自我护理和饮食营养的指导等,帮助患者调整饮食结构,制定食谱,告知限制水分、钠、钾、磷摄入的重要性,防止急慢性心血管并发症的发生。指导患者认识肾脏替代治疗不是单一的治疗,需要多方面的治疗相结合才能达到最佳效果。通过交流,进一步促进护患双方的信任,建立良好的护患关系,使患者得到有效的"康复"护理。

四、血液透析治疗过程中的监控与护理

血液透析治疗过程中的监控与护理包括对患者治疗过程的监护和对机器设备的监控与处理。

(一)患者治疗过程的监控和护理

1.建立体外循环

患者体外循环建立后,护士在离开该患者前应确定:动静脉穿刺针以及体外循环血液管路已妥善固定;机器已处于透析状态;患者舒适度佳;抗凝泵已启动;各项参数正确设定;悬挂 500 mL 生理盐水,连接于体外循环血液管路以备急用。

2.严密观察病情变化

严密监测生命体征和意识变化,每小时测量并记录一次血压和脉搏。对容量负荷过多、心血管功能不稳定、老年体弱、首次透析、重症患者应加强生命体征的监测和巡视,危重患者可应用心电监护仪连续监护。

3.预防急性并发症

加强对生命体征的监测,重视患者主诉及透析机运转时各参数的变化,对预防和早期治疗急性并发症有着重要意义。

4.抗凝

既要保证抗凝效果,又要防止出现出血并发症。根据患者的病情采用低分子肝素、小剂量低分子肝素、常规肝素、小剂量肝素、无肝素等方法。

5.观察出血倾向

出血现象包括:患者抗凝后的消化道便血、呕血;黏膜、牙龈出血;血尿;高血压患者脑出血;女性月经增多;穿刺伤口渗血、血肿;循环管路破裂、透析器漏血、穿刺针脱落等。若发现患者有出血倾向,应及时向医师汇报,视情况减少肝素用量,或在结束时应用鱼精蛋白中和肝素,必要时终止透析。对于出血或手术后患者,可根据医嘱酌情采用低分子肝素或无抗凝剂透析。依从性差的患者治疗时应严加看护,使用约束带制动,以防躁动引起穿刺针脱离血管导致出血。

(二)透析机的监控和处理

观察透析机的运转情况。任何偏离正常治疗参数的状况均会导致机器发出报警,如血流量、动脉压、静脉压、跨膜压、电导度、漏血等。若发生报警,先消音,然后查明报警原因,排除问题后再按回车键确认,继续透析。查明报警原因至关重要,例如,当静脉穿刺针脱离血管时,静脉压出现超下限警报,若操作者在没有查明报警原因的情况下,将机器的回车键按了两下(按第一下为警报消音,按第二下为确认消除警报),此时透析机静脉压监测软件将会按照静脉压力的在线信息重新设置上下限报警范围,以使机器继续运转,若未及时发现穿刺针滑脱、出血状况,将会导致大出血而危及生命的严重后果。

常见血液透析机报警的原因及处理措施见表13-6。

表 13-6　常见血液透析机报警原因及处理措施

报警	原因	处理
静脉高压报警	穿刺针位置不妥或针头刺破静脉血管,导致皮下血肿	移动或调整穿刺针位置,重新选择血管进行穿刺
	静脉狭窄	避开狭窄区域,重新穿刺
	透析器或体外循环血液管路血栓形成	更换透析器和体外循环血液管路,重新评估抗凝
静脉低压报警	静脉传感器保护期空气通透性下降,原因有传感器膜破裂或液体、血液堵塞	更换传感器保护罩

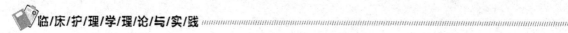

续表

报警	原因	处理
动脉低压报警	针头脱出静脉穿刺处	观察出血量并按照出血量多少行相应紧急处理；重新穿刺，建立通道；对症处理
	血液流量不佳	分析流量不佳的原因，予以纠正
	穿刺针针头位置不妥	移动或调整针头
	血管狭窄	避开狭窄区域
	动脉管路被夹毕	打开夹子
	血液流量差	寻找原因，调整流量
	低血容量	确保患者体重不低于干体重
空气报警	查找空气或小气泡进入体外循环血管管路中原因；泵前输液支未夹毕、循环管路连接处有破损、机器透析液排气装置故障	增加静脉壶液面高度
		如果发现循环管路中出现气泡，应脱机，寻找原因，直至起泡清除，再恢复循环
		怀疑患者可能是空气栓塞，使患者保持头低脚高左侧体位，给予氧气吸入，并通知急救
	血流量过快产生湍流	降低血液流速纸质湍流停止
漏血报警	透析器破膜至血液漏出或透析液中的空气致假报警	监测透析液流出口是否有血液，确认漏血，更换透析器后继续透析
电导度报警	透析液浓度错误	纠正错误
	浓缩液吸管扭曲	
	浓缩液罐空	
	机器电导度范围错误	监测点导读，及时复查透析液生化
TMP 高报警	超滤过高、过快	降低超滤率
	抗凝剂应用不足	评估抗凝效果
	血液黏稠度过高	

五、血液透析结束后患者的评估与护理

(1)评估患者透析后的体重是否达到干体重，可根据患者在透析中的反应及血压状况进行评估，并可针对患者对脱水量的耐受情况，于下次透析中酌情调整处方。若透析后体重与实际超滤量不符，原因有体重计算错误、透析过程中额外丢失液体、透析过程中静脉补液、患者饮食摄入过多、机器超滤误差等。

(2)对伴有感染和中心静脉留置导管的患者，必须测量体温。

(3)透析当天4小时内禁忌肌内注射或创伤性的检查和手术。透析中有出血倾向者，可遵医嘱应用鱼精蛋白中和肝素。

(4)透析中发生低血压、高血压、抽搐等不适反应的患者，透析结束后应待血压稳定、不适症状改善才可由家属陪护回家，住院患者须由相关人员护送回病房。危重患者的透析情况、用药情况、病情变化情况应与相关病房工作人员详细交班。

(5)患者起床测体重时要注意安全，防止跌倒。血压偏低或身材高大的患者，要防止直立性低血压的发生。

（6）应用弹力绷带压迫动静脉内瘘穿刺点进行止血的患者，包扎后应触摸内瘘有震颤和搏动，避免过紧而使内瘘闭塞。10～30分钟后，检查动、静脉穿刺部位无出血或渗血后，方可松开绷带。血压偏低者慎用弹力绷带压迫动静脉内瘘。

六、夜间长时血液透析

夜间长时血液透析（nocturnal hemo dialysis，NHD）是指利用患者夜间睡眠时间行透析治疗。

（一）夜间长时血液透析的优势

1.提高透析患者的生活质量

同传统的间歇性血液透析相比，该治疗方式能够改善患者高血压、左心室肥大、贫血、营养等问题，进而降低了急、慢性并发症，提高了患者生存率及生活质量。根据6年多的经验及临床结果，夜间长时透析6个月后，患者在生理功能、生理职能、活力和社会功能等方面均有较大改善。

2.有效降低患者心血管并发症

夜间长时透析可有效改善血压状况。进入夜间长时透析3～6个月的患者，透析前后血压维持在较理想状态，透析中高血压及低血压发生率显著减少。

3.改善贫血

导致患者贫血难以纠正的一个主要原因是透析不充分，夜间长时透析患者每周透析3次，每次7～8小时，透析充分性较好，患者血液中促使红细胞增生的表达基因增多，贫血改善明显。

4.对钙、磷和尿素的清除增加

越来越多的文献显示，高血磷可增加终末期肾脏病患者的心血管疾病发生率和病死率，常规血液透析清除磷不理想，而降低血磷取决于透析时间，每次7～8小时的夜间透析可明显降低血磷，降低病死率。进入夜间长时透析6个月后，患者血磷、甲状旁腺素、血钙、低密度脂蛋白、尿素下降率等都有较大改善。

5.提高经济效益，降低医疗费用

据统计，夜间长时透析患者年平均住院次数明显减少，住院费用显著降低，用药费用与传统间歇性透析患者相比差距明显。

6.保持患者健康的心态

患者在晚上10点以后透析，一边透析一边进入梦乡，白天不耽误上班，做到了职业"康复"，改善了患者的心境，提升了患者对治疗的依从性。

（二）夜间长时血液透析的护理

1.患者准入评估

进入夜间透析的患者，需由主治医师或护士长进行全面评估。

评估内容：自愿参加夜间透析；一般情况良好，体表面积较大；有自主活动能力；长期透析但伴有贫血、钙磷代谢控制不佳；透析不充分。

2.透析方案

每周3次，每次7～8小时。运用高通量透析器，血流量为180～220 mL/min，透析液流量为300 mL/min，个体化抗凝。

3.环境方面

舒适、安静、整洁、光线柔和,给患者创造在家中睡眠的感觉。

4.制定安全管理制度及工作流程

(1)完善制度:①治疗开始的时间、陪客制度和患者转运制度等。②规范夜间工作流程,注重环节管理。③定期召开安全分析会,对容易发生护理缺陷和差错的工作环节进行分析,修订夜间工作制度和工作流程;保证治疗的安全性和可靠性。

(2)加强透析中对患者的巡视工作:透析时血液都在体外循环,稍有不慎便会带来不良后果。①在透析过程中护士应严密巡视,监测生命体征,监测循环管路、机器等,及时帮助患者解决夜间可能出现的问题。②观察患者有无急性并发症,积极处理机器报警。③完成患者其他治疗,保证透析安全。

(3)做好透析后患者的管理工作:①防止发生跌倒等意外,做好患者的安全转运。②透析后及时测量患者的血压,做好安全评估,嘱咐患者卧床休息10分钟后再起床。

(4)加强沟通和交流:个别患者对夜间长时透析会产生不适应、不信任,有疑虑。只要患者选择了夜间透析,我们就应该积极鼓励、支持他们的决定,让其对自己的选择充满信心。对于有些因为习惯改变而出现入睡困难或失眠的患者,需要传授一些对抗失眠的方法,如教会患者放松、听音乐;告知患者不必太紧张;寻找失眠的原因,改善睡眠质量。如果患者确实不适合夜间透析,应该及时与医师、患者及其家属进行沟通,寻找更适合患者的透析方式。

(曹　秀)

第十五节　血液透析相关血标本采集

血液透析前、透析后的血尿素氮(BUN)、肌酐(Cr)、电解质等标本必须采自同一次血液透析。血液透析前血样必须采自透析开始前,避免血样被生理盐水或肝素稀释;血液透析后血样采用慢泵或停泵技术采集,避免血样被再循环的血液稀释,并且可以减少尿素反弹的影响。血液透析过程中血尿素氮等采样应标准化,以保证血液透析前后结果的可比性。

一、血液透析前血样采集

(一)以动静脉内瘘或人造血管为血管通路时的血样采集

(1)在连接动脉管路前,可由动脉或静脉端采血,必须确保采血前穿刺针或管腔内没有生理盐水(或肝素)。目的是为了防止血样被稀释。

(2)如果血液透析已经开始或管腔内有生理盐水(或肝素),则不能采样。目的是防止采集透析后的血样或血样被稀释。

(二)以留置导管为血管通路时的血样采集

(1)血液透析前,从动脉或静脉导管内抽出封管用的生理盐水(或肝素),必须确保采血前穿刺针或管腔内没有生理盐水(或肝素)。目的为防止血样被稀释。

(2)对成人患者,采用无菌技术,从动脉导管内抽出10 mL血液;对儿童患者,根据封管量抽出3~5 mL血液。如果准备回输,则不要丢弃这些血液并保持无菌。可确保血样不被肝素稀释。

（3）更换注射器,抽取血样。可以回输步骤（2）中预先抽取的血液（注意:回输液必须从静脉端滤网回输）。目的为回输可以减少失血,对儿童患者尤为有益。

（4）开始血液透析。

二、血液透析后血样采集

(一)慢泵技术

减慢血泵至 $50\sim100$ mL/min,持续 15 秒。

1.目的

去除动脉穿刺针及管腔内的无效腔,使动脉穿刺针及管腔内充满没有再循环的血液,防止血管通路再循环对采样的影响。

2.方法

（1）维持血泵转速在 $50\sim100$ mL/min,持续 15 秒,从动脉管路采样点采集透析后的血液样本。目的:保证采集的血样是未经过透析的血液。

（2）停止血泵,按常规回血及卸下管路。

(二)停泵技术

透析完成后,关闭透析液或减至容许的最低血液流速,降低超滤率至 50 mL/h,或降至可能的最低跨膜压,或停止超滤。

1.目的

停止血液透析但不停止血液循环,减低体外管路凝血的危险性。

2.方法

（1）立即停止血泵。

（2）钳闭动静脉管路,钳闭动脉针管。

（3）从动脉管路采样点采集透析后的血液样本,或者在卸下动脉管路后,由动脉穿刺针直接采血。

（4）按常规回血及卸下管路。

（曹　秀）

第十六节　维持性血液透析用药指导与护理

透析疗法是慢性肾衰竭的一种替代疗法,它不能完全代替肾脏的功能。维持性血液透析患者在漫长的透析之路中,需要一个综合、全面的治疗,包括一定的药物治疗,只有这样才能提高患者的生存率,提升患者的生活质量,降低和减少透析并发症。本节介绍维持性血液透析患者药物应用的指导和护理。

一、降血压药

(一)用药指导

1.钙通道阻滞剂(CCB)

根据分子结构的不同,分为二氢吡啶类和非二氢吡啶类;根据药物作用时间,可分为长效和短效制剂。目前临床上以长效二氢吡啶类最为常用,以氨氯地平为代表。优点是降压起效快,效果强,个体差异小,除心力衰竭外较少有治疗禁忌证;缺点是可能会引起心率增快、面色潮红、头痛和下肢水肿等。

2.血管紧张素转换酶抑制药(ACEI)

短效的有卡托普利,长效的有福辛普利、贝那普利、依那普利等。起效较快,逐渐增强,3~4周达最大作用,对糖尿病患者及心血管等靶器官损害者尤为合适;不良反应是刺激性干咳和血管性水肿,用于肾衰竭患者时应注意发生高血钾的可能。

3.血管紧张素Ⅱ受体阻滞剂(ARB)

降压作用起效缓慢、持久、平稳,6~8周才达最大作用,持续时间达24小时以上,不良反应很少,常作为ACEI发生不良反应后的替换药,具有自身独特的优点。

4.β受体阻滞剂

起效较迅速,较适用于心率较快或合并心绞痛的患者,主要不良反应为心动过缓和传导阻滞,突然停药可能导致撤药综合征,还有可能掩盖糖尿病患者的低血糖症状。急性心力衰竭和支气管哮喘等禁用。

尿毒症患者90%以上均有不同程度的高血压,且绝大多数都需联合用药、长期口服药,较常用的联合方案是CCB+ACEI/ARB+β受体阻滞剂,并酌情增减剂量,不要随意停止治疗或改变治疗方案。控制血压对降低尿毒症患者心脑血管疾病病死率具有重要作用。常用降压药物见表13-7。

表 13-7　尿毒症患者常用降压药物

药物分类	名称	剂量	用法
CCB	硝苯地平	5~10 mg	3 次/天
	非洛地平	5~10 mg	1 次/天
	氨氯地平	5~10 mg	1 次/天
ACEI	卡托普利	12.5~50.0 mg	2~3 次/天
	贝那普利	10~20 mg	1 次/天
	赖诺普利	10~20 mg	1 次/天
	福辛普利	10~20 mg	1 次/天
	培哚普利	4~8 mg	1 次/天
ARB	氯沙坦	50~100 mg	1 次/天
β受体阻滞剂	美托洛尔	25~50 mg	2 次/天

(二)用药护理

(1)高血压发病率较高,是脑卒中、冠心病的主要危险因素。因此,防治高血压是预防心血管疾病的关键。常规降压药物治疗能有效降压,但如果不坚持用药或用药不规范,血压控制效果欠佳。

(2)降压治疗宜缓慢、平稳、持续,以防止诱发心绞痛、心肌梗死、脑血管意外等;根据医嘱选择和调整合适的降压药物,可先用一种药物,开始时小剂量,逐渐加大剂量;尽量选用保护靶器官的长效降压药物。

(3)用药前,讲解药物治疗的重要性,以及需使用的药物名称、用法、使用时间、可能出现的不良反应,解除患者的顾虑和恐惧。

（4）用药时，老年患者因记忆力较差，应指导其按时、正规用药，及时测量血压，判断药物效果及不良反应。当患者出现头晕、头痛、面色潮红、心悸、出汗、恶心、呕吐、血压较大波动等不良反应时，应及时就医。

（5）尽量选择在血压高峰前服用降压药物，注意监测血压，掌握服药规律。

（6）向患者宣教，提醒用药后应预防直立性低血压，避免跌倒和受伤。

（7）教会患者自测血压，注意在同一时间、使用同一血压计测量血压。

（8）透析时易发生低血压的患者，透析前降压药需减量或停用一次。

（9）透析时服用降压药者，透析结束后，嘱患者缓慢起床活动，以防止发生直立性低血压。有眩晕、恶心、四肢无力感时，应立即平卧，增加脑部血供。

二、抗贫血药

（一）用药指导

1.促红细胞生成素

起始每周用量 80～100 U/kg，分 2～3 次皮下注射，不良反应是高血压。

（1）重组人红细胞生成素注射液：每支 1 万 U。皮下注射，每次 1 万 U，1 次/周。少数患者可能有血压升高。

（2）重组人红细胞生成素-β 注射液：每支 2 000 U。皮下注射，每次 4 000 U，2 次/周。

（3）重组人促生素注射液：每支 3 000 U。皮下注射，每次 3 000 U，2 次/周。

同等剂量的促红细胞生成素，静脉注射后的半衰期仅 4～5 小时，皮下注射后的半衰期长达 22 小时。皮下注射后 4 天，药物浓度仍保持在高浓度，因此皮下注射效果优于静脉注射。

2.铁剂

（1）维铁缓释片：口服，饭后 30 分钟口服，1 片/次，1 次/天，整片吞服，不得咬碎。服药期间不要喝浓茶，勿食用鞣酸过多的食物；与维生素 C 同服可增加该药吸收。

（2）琥珀酸亚铁片：每片 0.1 g。口服，1～2 片/次，3 次/天，饭后立即服用，可减轻胃肠道局部刺激。

（3）右旋糖酐铁注射液（科莫非）：每支 100 mg。静脉注射或静脉点滴，每次 100 mg，2 次/周。可发生变态反应。给予首次剂量时，先缓慢静脉注射或静脉点滴 25 mg，至少15 分钟，如无不良反应发生，可将剩余剂量在 30 分钟内注射完。

3.其他

（1）脱氧核苷酸钠片：每片 20 mg。口服，2 片/次，3 次/天。有促进细胞生长、增强细胞活力、改变机体代谢的作用。用药期间应经常检查白细胞计数。

（2）鲨肝醇片：每片 20 mg。口服，2 片/次，3 次/天。用于各种原因引起的粒细胞计数减少。

（3）利可君片（利血生）：每片 20 mg。口服，2 片/次，3 次/天。用于各种原因引起的白细胞、血小板减少症。

（4）叶酸片：每片 5 mg。口服，2 片/次，3 次/天。肾性贫血辅助用药。大量服用后，尿呈黄色。

（二）用药护理

（1）促红细胞生成素，皮下注射效果优于静脉注射。

（2）剂量分散效果更好，如"5 000 U，每周 2 次"优于"10 000 U，每周 1 次"。

(3)透析后注射促红细胞生成素,注意按压注射部位,防止出血。

(4)剂量准确,使用1 mL注射器抽取药液。

(5)仔细倾听患者主诉,特别是有无头痛等不适。

(6)用药期间监测血压,定期查血红蛋白和肝功能。

(7)促红细胞生成素于2～8 ℃冰箱内冷藏、避光。

三、钙磷代谢相关药物

(一)用药指导

1.骨化三醇胶丸

每粒0.25 μg。口服,1粒/天。应根据患者血钙水平制定每天最佳剂量。

2.阿法骨化醇胶丸(阿法D₃)

每粒0.25 μg。口服,2粒/天。长期大剂量服用可能出现恶心、头昏、皮疹、便秘等,停药后恢复正常。

3.葡萄糖酸钙片

每片0.5 g。口服,2片/次,3次/天。大量饮用含酒精和咖啡因的饮料、大量吸烟,均会抑制口服钙剂的吸收;大量进食含纤维素的食物,能抑制钙的吸收;活性维生素D能增加钙经肠道的吸收。

4.碳酸钙片

每片0.5 g。口服,2片/次,3次/天。

(二)用药护理

(1)磷结合剂宜在吃饭时服用,与饭菜一起咬碎吞下,在肠道内充分形成磷酸盐,减少钙的吸收,降磷效果好。

(2)骨化三醇胶丸应在睡前空腹服,以减少肠道磷的吸收。

(3)补充血钙时,给药时间应在两餐之间。

(4)用药期间定期检测血磷、血钙、甲状旁腺素(PTH)。

四、维生素

(一)维生素C

每片0.1 g。口服,2片/次,3次/天。不宜长期服用。

(二)维生素E

每片10 mg。口服,2片/次,3次/天。不宜长期服用。大量维生素E可致血清胆固醇及血清甘油三酯浓度升高。

五、其他

(一)左卡尼汀注射液

每支1 g。用于防治慢性肾衰竭患者因血液透析所致的左卡尼汀缺乏;改善心肌的氧化代谢和能量代谢,加强心肌收缩力,改善心脏功能,减少心律失常的发生;改善低血压;提高骨骼肌内肉碱的含量,使肌肉脂肪酸氧化得到改善,从而使透析中肌肉痉挛的发生率明显减少。

左卡尼汀1 g+20 mL生理盐水,缓慢静脉注射2～3分钟。不良反应主要为一过性的恶心和呕吐,停药可缓解。

(二)鲑鱼降钙素注射液

每支 50 U。每天或隔天一次,皮下、肌内或静脉注射。用于治疗老年骨质疏松症、绝经后骨质疏松症、骨转移癌致高钙血症。用药期间监测血钙,观察有无食欲缺乏、恶心、双手与颜面潮红等不良反应。

(曹 秀)

第十七节 血液透析常见急性并发症护理

在血液透析过程中或血液透析结束时发生的与透析相关的并发症称为急性并发症。

一、低血压

血液透析中的低血压是指平均动脉压比透析前下降 4.0 kPa(30 mmHg)以上或收缩压降至 12.0 kPa(90 mmHg)以下。它是血液透析患者常见的并发症之一,发生率为 25%~50%。

(一)护理评估

(1)评估早期低血压症状:打哈欠、腹痛、便意、腰背酸痛、出汗、心率加快等。

(2)评估透析液温度、电解质、渗透压、超滤量或超滤率、干体重等。

(3)了解透析中患者是否进食、透析前是否应用短效降压药、患者是否存在严重贫血等。

(4)加强高危患者的基础疾病和生命体征的评估和观察,如老年患者及糖尿病、心功能不全患者等。

(二)预防

(1)注意水分和钠离子的摄入,透析间期体重增加控制在 3%~5%。对体重增长过多的患者可适当延长透析时间,防止透析过程中超滤过多、过快,以减少低血压的发生。

(2)对易发生低血压的患者,建议采用调钠透析、钠曲线透析、序贯透析或血容量监测,并适当调低透析液温度,这样可有效防止低血压的发生。

(3)识别打哈欠、便意、腹痛、腰背酸痛等低血压的先兆症状,观察脉压的变化。如发现患者有低血压先兆症状,应先测血压,如血压下降可先快速补充生理盐水。

(4)对年老体弱、糖尿病、低蛋白血症、贫血、心包炎、心律失常等血液透析患者,可应用心电监护,随时观察血压变化。透析时改变常规治疗方法,应用容量监测。对血浆蛋白浓度低的患者,应鼓励患者多进食优质动物性蛋白质。透析过程应控制饮食。

(5)及时评估和调整患者的干体重。

(6)血液透析过程应加强观察和护理,防止失血、破膜、溶血和凝血等并发症的发生。

(7)经常、及时给患者进行健康教育,如饮食控制的重要性、低血压的先兆表现、低血压的自我救治以及低血压的自我护理和防范。

(8)有些患者低血压时无明显症状,直到血压降到很低水平时才出现症状,所以透析过程必须严密监测血压。监测血压的时间,应根据患者的个体情况(如老年或儿童、糖尿病患者、体重增长过多的患者、心血管功能及生命体征不稳定患者等)而定。

(三)护理措施

低血压是血液透析过程中最常见的并发症之一,应密切观察,特别是对老年、反应迟钝及病情危重的患者要加强观察,发现低血压应立即治疗和抢救。

(1)给予患者平卧位或适当抬高患者下肢,减慢血液流速,降低超滤率,严重时快速输入生理盐水,待血压恢复正常后,再继续透析。

(2)如患者出现神志不清、呕吐,应立即给予平卧位,头侧向一边,防止窒息。

(3)密切观察血压,根据血压情况增减超滤量。如输入 500 mL 或更多生理盐水仍不能缓解者,应遵医嘱终止透析,并根据病因给予处理。

(4)如低血压症状明显,患者出现意识不清、烦躁不安时,应先补充生理盐水,再测量血压。如低血压未得到控制,可继续补充生理盐水,给高流量吸氧。如未出现血压下降,仅有肌肉痉挛,可减慢血流量,提高透析液 Na^+ 浓度,减少超滤量或使用高渗药物如 50%葡萄糖、10%氯化钠或 20%甘露醇。

(5)大多数低血压是由于超滤过多、过快引起的,补充水分后可很快得到纠正。如补充液体后血压仍旧不能恢复,应考虑心脏疾病或其他原因。

(6)患者血压稳定后,在密切观察血压的同时,应重新评估超滤总量。

(7)对透析中出现低血压的患者,要寻找产生低血压的原因并做好宣教。

(8)透析过程出现低血压的患者,应待病情稳定后方能离开医院。注意防止直立性低血压发生。

(9)向患者及家属做好宣教:控制水分、自我护理和安全防范。

(10)注意观察内瘘是否通畅。

二、失衡综合征

失衡综合征是指血液透析中或透析结束后数小时所发生的暂时性以中枢神经系统症状为主的全身症候群,伴有脑电图特征性的改变。它的发生率为 3.4%~20.0%。

(一)护理评估

(1)对刚开始接受血液透析的患者,特别是血肌酐、尿素水平比较高的患者,应严密监测患者血压变化,注意有无头疼、恶心、呕吐等症状。

(2)对出现神志改变、癫痫发作、反应迟钝者,应加强护理和监测,并及时抢救。

(3)维持性血液透析患者因故中断或减少血液透析,应警惕失衡综合征的发生。

(二)护理措施

失衡综合征是可以预防的,充分合理的诱导透析是减少失衡综合征的主要措施。

(1)建立培训制度,早期进行宣教干预,如对于氮质血症期的患者,要告知早期血液透析的重要性。

(2)首次透析时应使用低效透析器,透析器的面积不宜过大,采用低血流量、短时透析的方法,透析时间<3 小时,同时可根据患者水肿程度、血肌酐和尿素氮生化指标,于次日或隔天透析,逐步过渡到规律性透析。

(3)超滤量不超过 2.0 L。

(4)血液流量<150 mL/min,也可适当降低透析液流量。

(5)密切观察患者血压、神志等症状,防止出现失平衡。出现严重失平衡时,除了做好相应治疗外,必要时终止透析。

(6)症状严重者可提高透析液钠浓度至 140～148 mmol/L。透析过程中静脉点滴高渗糖、高渗钠或 20%甘露醇,是防止发生失衡综合征的有效方法。

(7)对已经发生失衡综合征患者,轻者可缩短透析时间,给予高渗性液体;重者给予吸氧;严重者终止透析治疗,根据患者情况采用必要的抢救措施。

(8)对首次透析、高血压、剧烈头痛的患者,应加强心理上的疏导,避免紧张情绪。如出现呕吐,应立即将头偏向一侧,以防呕吐物进入气管导致窒息。

(9)对于肌肉痉挛、躁动及出现精神异常者,应加强安全防护措施,使用床护栏或约束带,以防止意外。

(10)严密观察患者的生命体征、精神及意识状态。

(11)加强患者宣教和饮食营养管理,指导患者早期、规律、定期、充分血液透析是降低透析并发症的关键。

三、肌肉痉挛

血液透析过程中,大约有 90%的患者出现过肌肉痉挛,大多发生于透析后期。发生肌肉痉挛是提前终止透析的一个重要原因。

(一)护理评估

(1)评估发生肌肉痉挛的诱因。

(2)评估肌肉痉挛部位及肌肉的强硬度。

(3)评估透析液浓度、透析液温度和患者体重增长情况。

(二)预防

(1)对患者进行宣教,控制透析间期的水分增长,体重增加控制在 3%～5%。

(2)对反复发生肌肉痉挛的患者应考虑重新评估干体重,并可通过适当提高透析液钠浓度、改变治疗模式(如序贯透析或血液滤过)等,有效预防或降低肌肉痉挛的发生。

(三)护理措施

(1)发生肌肉痉挛时,首先降低超滤速度,减慢血液流速,必要时暂停超滤。

(2)对痉挛处进行按摩,对需要站立才能舒缓疼痛的患者,必须注意患者安全。

(3)因温度过低引起的痉挛,可适当提高透析液温度,但必须确认患者不存在肌肉低灌注。

(4)根据医嘱输入生理盐水或 10%氯化钠或 10%葡萄糖酸钙等。

(5)使用高钠透析或钠曲线透析可减少低血压的发生,缓解肌肉痉挛症状。

(6)根据发生肌肉痉挛的原因,对患者进行宣教。

四、空气栓塞

血液透析中,空气进入体内引起血管栓塞称为空气栓塞。在当前血液净化设备和技术比较完善的状况下,空气栓塞较少发生。一旦发生空气栓塞常可危及患者生命,应紧急抢救。

(一)护理评估

(1)体外循环血液管路气泡捕获器是否置入空气监测装置。

(2)血液透析结束时全程应用生理盐水回血。

(3)确认体外循环血液管路没有气泡时,才能连接患者。

(4)确认透析器和体外循环血液管路无破损等。

(5)血液透析中心(室)对患者出现空气栓塞的紧急处理预案和抢救物品的准备是否妥当。

(二)预防

空气栓塞是威胁患者生命的严重并发症之一,应以预防为重。护士在各项操作时都应做到仔细认真,必须按照操作规范进行严格核对和检查,以杜绝血液透析时发生空气栓塞。

(1)严禁使用空气监测故障及透析液脱气装置故障的机器。

(2)上机前严格检查透析器和体外循环血液管路有否破损;预冲过程中再次检查破损和漏气。有血路密闭自检的机器,应按流程进行血路密闭自检。

(3)连接患者时,再次检查穿刺针、透析器和体外循环血液管路之间的连接,注意端口间和连接处是否锁住;上机前必须夹闭血路管各分支。

(4)动、静脉壶液面分别调节于壶的 3/4 处,避免液面过低。

(5)血泵前快速补液时,护士必须守候在旁,补液完毕后及时夹闭血路管输液分支和输液器。

(6)血液透析过程中若发现体外循环血液管路内有气泡,应立即寻找原因,避免空气进入体内。空气若已进入气泡捕获器,机器将会发出警报,并终止血泵运转,同时捕获器下的静脉管路被自动夹闭,操作者切忌将静脉管路从管夹中拽出,否则空气会因压力顺管路进入体内。

(7)若空气已经通过气泡捕获器,可将动、静脉夹闭,将体外循环血液脱机循环,使管路内的气泡循环至动脉壶排气,确认整个体外循环血液管路中没有空气后,再连接患者继续血液透析。

(8)回血操作时必须思想集中,忌用空气回血,应用生理盐水回血,不可违规先打开空气监测阀。血液灌流治疗必须使用空气回血时,必须由两名护士操作,泵速不得超过 100 mL/min;血液进入静脉壶后必须关泵,依靠重力将血液缓慢地回入患者体内,并及时夹闭管夹。

(9)护士在取下中心静脉留置导管的肝素帽或注射器前,确认导管管夹为夹闭状态。

(10)一旦发生空气栓塞,应立即通知医师并按照急救流程进行应急处理。

(三)护理措施

(1)发现空气栓塞后,立即停血泵,夹闭静脉穿刺针,通知医师。

(2)抬高下肢,使患者处于头低足高、左侧卧位,使空气进入右心房顶端并积存在此,而不进入肺动脉和肺。轻拍患者背部,鼓励患者咳嗽,将空气从肺动脉的入口处排出。

(3)高流量吸氧(有条件者给予纯氧)或面罩吸氧。

(4)当进入右心房空气量较多时,影响到心脏排血,应考虑行右心房穿刺抽气。

(5)必要时应用激素、呼吸兴奋剂等。

(6)发生空气栓塞时禁忌心脏按压,避免空气进入肺血管床和左心房。

(7)病情严重者送高压氧舱。

五、电解质紊乱

血液透析过程出现严重的电解质紊乱,往往会危及患者的生命。

(一)护理评估

(1)评估透析液型号、浓度、批号、标识等。

(2)评估透析机电导度的默认值和允许范围。

(3)评估水处理系统的质量。

(4)对"开始透析后不久患者即出现不良反应"应予足够重视,评估患者的主诉和不适症状,及时寻找原因,及时留取血液标本和透析液标本送检。

(二)预防

(1)不同型号的透析液必须有明确、醒目的标识;A、B液应有明确标识;透析液吸管置入A、B液浓缩液桶前必须核对。

(2)透析液配制必须两人核对,并记录;剩余透析液合并时必须两人核对。

(3)新的血液透析机安装和调试后,必须进行生化检测。在血液透析开始后不久(30~60分钟)即出现不明原因的恶心、头痛、头晕、烦躁等症状时,应尽快进行透析液生化检测。

(4)定期对血液透析机进行维护保养,对监控系统进行检测、校对与定标,以保证血液透析机电导度显示值与实际值的偏差在可接受的范围内。调整浓缩液混合比例泵后,必须进行透析液生化检测后方可进行血液透析。长时间不用的备用机,使用前需消毒和重新检测透析液电解质。

(5)保证透析用水的质量,水处理装置必须按要求定人、定时进行处理和维护,按质控要求定时对水质进行余氯、水质硬度、重金属、细菌等各项指标的检测。

(6)水处理装置日常运行状况由专人负责监管和督查,记录要有监管和督查者双人签名。

(三)护理措施

(1)疑有电解质紊乱时,应立即停止该机的血液透析。寻找原因,安慰患者,降低患者恐惧心理。

(2)留取患者血液标本,立即送检电解质(血清钾、钠、氯、钙和镁),并检测血红蛋白、网织红细胞计数、乳酸脱氢酶等溶血指标。留取透析液标本并送检(血清钾、钠、钙、镁及pH)。

(3)疑有透析机故障时,必须立即更换透析机;疑有透析液浓度错误时,必须立即更换正常透析液;如发现水处理存在质量问题时,必须停止所有血液透析,严重时应用腹膜透析或CRRT过渡,以纠正电解质紊乱。

(4)肉眼观察到患者血液已有溶血时,透析器内和体外循环血液管路中的血液不得回输患者体内。

(5)症状严重时给予吸氧、平卧,低钠时输入高渗盐水,输入新鲜血等。必要时应用皮质激素。

(6)严重溶血时出现高钾血症,应积极组织力量进行抢救和处理。进行有效准确的血液透析治疗,必要时行CRRT治疗。在恢复透析2~3小时后必须复查患者血液生化,直到患者电解质正常、无心力衰竭、无肺水肿,方可终止透析。

(7)评估、分析事发原因,寻找薄弱环节,完善预防制度。

六、体外循环装置渗血、漏血

体外循环装置渗血、漏血常见于穿刺点渗血,动、静脉穿刺针脱离血管,体外循环装置连接端口出血,透析器破膜,血路管及透析器外壳破裂等。除了透析器破膜和动、静脉穿刺针脱离血管导致机器报警之外,其他状况的渗、漏血难以被透析机及时监测到,可能滞后报警或不报警,这是血液透析监护装置不尽完善之处。为了弥补这一盲点,需要护士具有高度的责任心,在护理过程中严密观察,才能有效防止体外循环渗血、漏血的发生。因此,预防渗血、漏血的发生,重要的是操作者必须严格执行操作规程和核对制度,加强巡视和病情观察。

(一)穿刺针脱离血管导致出血

1.护理评估

(1)连接患者前再次检查和确认,确保体外循环装置安全可靠。

(2)血液透析过程中加强观察和护理,及时发现和解决问题。

(3)对可能引起体外循环装置漏血的患者,如老年、意识不清、不能配合伴有烦躁者,加强巡视观察和护理,加强沟通或约束,以防穿刺针脱落导致出血等并发症。

2.预防

(1)血液透析过程中,严格巡视和观察穿刺部位是否有出血、渗血等情况。

(2)穿刺时刺入血管的穿刺针应不少于钢针的4/5。妥善固定穿刺针及血路管,加强观察和宣教,取得患者配合。

(3)告诫患者透析中内瘘穿刺侧手臂不能随意活动,变换体位时请护士协助。

(4)对于意识不清或躁动者,应用约束带将穿刺部位固定并严密观察。

(5)透析过程中穿刺部位不应被棉被包裹。

3.护理措施

(1)发现穿刺点渗血,寻找原因并即刻处理,如压迫、调整针刺位置、调整固定方法等,做好记录。

(2)穿刺针、血路管、透析器端口衔接不严密而引起漏血时,尽快将血路管、透析器端口重新连接并锁紧。各端口连接锁扣时注意不能用力过大,防止锁扣破裂出血。

(3)静脉穿刺针脱离血管会引起机器静脉低限报警,应先消音,仔细检查报警原因,排除问题后再按回车键继续透析;若不查明状况即予以消除警报,机器的静脉压监测软件将会按照静脉压力的在线信号重新设置上下限报警范围,使机器继续运转,将导致患者继续失血:①若静脉穿刺针脱离血管,患者出血量较多或已发生出血性休克,应尽快将体外循环的血液回输给患者,以补充血容量,立即通知医师。②必要时根据医嘱、患者失血情况予以输血、输液、吸氧等对症处理。③血容量补足后可继续血液透析。④做好患者安抚工作,分析原因,进一步完善预防措施。

(4)动脉穿刺针脱离血管会导致患者血液从动脉穿刺点快速渗出,同时空气会被吸入动脉管内,此时机器动、静脉压监测器亦会发出低限警报:①如动脉穿刺针脱离血管,快速压迫动脉穿刺点,消毒后重新做动脉穿刺。若空气已进入透析器,则将空气排出。若发现与处理及时,无须特殊用药处理。②根据患者血压、失血量及时予以输血、输液、吸氧等对症处理。③血容量补足后可继续血液透析。④做好患者安抚工作,分析原因,进一步完善预防措施。

(二)体外循环装置出血

1.护理评估

(1)使用的血路管、透析器应是证照齐全的合格产品。

(2)在引血前应确认装置连接准确。

(3)及时判断出血位置、出血量,评估患者病情。

(4)及时处理和汇报。

2.预防

(1)体外循环装置各端口连接严密。

(2)有血路密闭自检功能的机器,必须进行血路密闭自检。

(3)患者上机后应再次检查血路管、透析器连接端口是否严密,侧支是否夹闭。

(4)复用透析器必须进行破膜测试。

(5)危重患者做好安全防范。

3.护理措施

(1)血路管或透析器外壳破裂时,应及时更换血路管或透析器。

（2）若透析器外壳破裂,造成患者失血较多时,立即将体外循环血液全部回输患者体内或补充血容量。观察患者血压、神志,做好配血、输血、吸氧等。

（3）透析器破裂更换:①预冲新透析器。②关闭血泵,关闭透析液。将透析器破裂端向上,夹闭透析器破裂端穿刺针或导管,取下透析器破裂端连接的血路管,利用重力或压力将透析器内血液缓慢回输患者体内。严格注意无菌操作,防范空气栓塞。③取下破裂透析器,连接新透析器,打开夹子,缓慢开启血液泵和透析液,继续血液透析(注意:若按常规回血或输液,血液将会从透析器破口处漏出,增加患者出血量)。

（4）穿刺针保留在原位,根据医嘱进行对症处理。分析原因,完善防范措施。

七、破膜漏血

血液透析机一般采用光电传感器或红外线测量透析液中有无血液有形成分存在。在规定的最大透析液流量下,当每分钟漏血＞0.5 mL时,漏血报警器发出声光报警,同时自动关闭血泵,并阻止透析液进入透析器。

(一)护理评估

（1）从透析器静脉端出口监测透析液,鉴别真假漏血。

（2）寻找漏血原因,如静脉回路受阻、透析器跨膜压过高、抗凝不当等。

（3）排除假漏血。

(二)预防

（1）使用前加强检查,注意透析器的运输和储存,运输过程应表明"小心轻放",湿膜透析器储存温度不得低于4 ℃。临床使用时,如透析器不慎跌地或撞击,应先做破膜测试后再使用。

（2）透析器复用时严格按照规定的复用程序操作;建议复用机清洗消毒;冲洗透析器时,要注意透析管路不要扭曲,接头不能堵塞,水压控制在0.096～0.145 MPa(1.0～1.5 kg/cm^2)。

（3）透析器与次氯酸钠等消毒剂在高浓度和长时间接触后对透析膜有损害,易导致破膜。因此,在消毒透析器时消毒剂浓度应按标准配制,不能随意提高浓度。

（4）在血液透析过程中或复用透析器时,避免造成血液侧或透析液侧压力过高的各种可能原因。

（5）复用透析器应做破膜测试;复用透析器储存柜温度为4～10 ℃,不可低于4 ℃。

（6）透析机必须定时维护,若漏血监护装置发生故障,应及时修复,排除故障后方可使用。

(三)护理措施

（1）使用前加强检查。

（2）当发生漏血时,做如下处理:①血泵停止运转,透析液呈旁路。②恢复血泵运转,将血流量减至150 mL/min(血泵运转可保持正压)。③当确认为漏血时,将透析液接头从透析器上返回机器冲洗桥,排尽膜外透析液,防止透析液从破膜处反渗至膜内污染血液。④立即进行回血(同时进行新透析器的预冲准备),回血后更换透析器,继续透析。⑤有报道称,当透析器破膜面积较大时,应弃去透析器内血液。

（3）恢复患者原治疗参数,但中途回血所用生理盐水量应计算于超滤量内。

（4）可根据医嘱,决定是否应用抗生素。

（5）安慰患者,缓解患者紧张情绪。

（6）当机器出现假漏血报警或真漏血不报警时,请工程师检查机器状况。

八、凝血

透析器凝血后可以使透析膜的通透性下降而影响透析效果,严重时可堵塞透析管路造成无法继续透析,导致透析患者的血液大量丢失。

(一)凝血分级指标

0级:抗凝好,没有或少有几条纤维凝血。

1级:少有部分凝血或少有几条纤维凝血。

2级:透析器明显凝血或半数以上纤维凝血。

3级:严重凝血,必须及时更换透析器及管路。

(二)护理评估

(1)操作者肉眼观察或用生理盐水冲洗后观察,可见血液颜色变深、透析器发现条纹、透析器动静脉端出现血凝块、传感器被血液充满。

(2)体外循环的压力改变:透析器阻塞,引起泵前压力上升,静脉压力下降;静脉壶或静脉穿刺针阻塞,泵前压和静脉压上升;凝血广泛,所有压力均升高。

(三)预防

(1)规范预冲透析器是防止透析器凝血的关键措施之一。

(2)在患者没有出血的状态下,合理规范应用抗凝剂(除非患者病情需要应用无肝素和小剂量肝素治疗)。

(3)维持生命体征的平稳,血液流量能够维持在200～300 mL/min;注意血管通路的准确选择,防止再循环;防止超滤过多、过快,导致血液浓缩。

(4)严密观察血流量、静脉压、跨膜压变化,观察有无血液分层;观察血液、滤器颜色,静脉壶是否变硬,及时发现凝血征兆。

(5)无抗凝、小剂量抗凝或患者有高凝史者,血液透析过程中要保证足够的血液流量;透析过程应间歇(15～30分钟)用生理盐水冲洗透析器及血路管,注意观察血路管及透析器颜色、静脉压力变化等。

(6)建议高凝患者血液透析过程不在体外循环中输血液制品或脂肪制剂,减少促凝因素。

(7)透析器的复用应严格按照质控要求进行,充分氧化残存纤维蛋白,如果透析器残血不能完全清除干净,则应丢弃。

(四)更换透析器护理流程

(1)减慢或停止血泵,向患者做简单说明和心理安慰。

(2)预冲新的透析器。

(3)停止血泵,透析液呈旁路。卸下透析液连接端,夹闭动脉管路,利用压力将透析器内残余血回输患者体内。夹闭静脉端管路,连接循环管路和透析器,打开各端夹子,重新启动血液循环。

(4)根据医嘱确定是否加强抗凝;恢复或重新设置治疗参数。

(5)观察患者对更换透析器的反应,及时做好相应护理记录。

九、溶血

血液透析过程中发生溶血的事件比较少见,但一旦发生溶血,后果严重,危及患者生命。

（一）护理评估

（1）患者的主诉和不适症状，有相关体征和症状时立即通知医师。

（2）透析液型号、浓度；透析机电导度、温度。

（3）水处理系统的质量状况。

（4）血液透析过程有否输血等。

（5）循环血液管路的血液颜色。

（二）预防

（1）严格查对透析液型号。

（2）定期对血液透析机进行维护和检测。透析机出现浓度故障时，维修后必须检测电解质；新的透析机在使用前必须测定电解质2次以上；闲置透析机再使用前，应进行消毒后测定透析液电解质；患者在血液透析过程中出现发热等症状时应及时测试透析液温度；定期对血泵进行矫正和检测。

（3）加强对水处理系统的管理，定期对水质进行检测，定期更换活性炭。

（4）严格重复使用制度，复用透析器时上机前充分预冲并检测消毒剂残余量。

（5）严格执行查对制度，杜绝异型输血的发生。

（三）护理措施

（1）一旦发现溶血，必须立即关闭血泵、夹住体外循环血液管路，并终止透析；通知医师，寻找原因。

（2）留取患者血液标本，立即送检电解质（血清钾、钠、氯、钙和镁），并检测血红蛋白含量、网织红细胞计数、乳酸脱氢酶等溶血指标；留取透析液标本送检（钾、钠、钙、镁及pH）。

（3）如确诊溶血，丢弃透析器及体外循环血液管路中的血液。

（4）给予患者吸氧、平卧、心理安慰，严密观察患者生命体征。

（5）当出现严重高钾血症或伴有低钠血症时，必须重新建立体外循环，进行有效血液透析，纠正电解质紊乱；当水处理系统发生故障且不能很快修复时，患者出现严重电解质紊乱，需以CRRT过渡，及时挽救患者生命。

（6）及时处理相关并发症如低血压、脑水肿、高血钾等，及时纠正贫血，必要时输注新鲜血液。

（7）评估、分析事发原因，寻找薄弱环节，完善预防制度。

十、发热

血液透析中的发热是指在透析过程中或结束后出现发热，原因有热源反应、各种感染、输血反应、高温透析及原因不明的发热等。

（一）护理评估

（1）血液透析治疗之前应了解患者透析间期是否有发热现象，是否存在感染、感冒、咳嗽等，并测量体温。

（2）评估留置导管患者局部伤口是否清洁、干燥，导管出口处是否存在渗血、渗液、红肿等现象，透析间期和透析前后是否有发冷、寒战等。

（3）检查体外循环血液管路、透析器、采血器、生理盐水等消毒有效期，注意外包装无破损等。

（4）合理评估血液透析过程中无菌操作技术是否存在缺陷等。

（5）评估水处理系统的维护质量和检测方法。

(二)预防

(1)严格遵守无菌技术操作规程,杜绝因违反操作规程而发生的感染,并随时观察、及时处理。

(2)对疑似感染或深静脉留置导管患者上机前必须先测量体温。如发现患者已有发热,应由医师确认原因给予治疗后再行血液透析。

(3)一旦发热,应立即查找原因,如为器械污染或疑似污染,应立即更换。

(4)加强水处理系统的管理和监测。

(三)护理措施

(1)做好心理护理,缓解患者紧张焦虑情绪。

(2)密切观察患者体温、脉搏、呼吸、血压等生命体征的变化,根据医嘱采用物理或药物等降温方法。

(3)遵医嘱对体温≥39 ℃者给予物理降温、降低透析液温度或药物治疗,服用退热剂后应密切注意血压变化,防止血压下降。降温后30分钟需复测体温并详细记录。

(4)对畏寒、寒战的患者应注意保暖,并注意穿刺部位的安全、固定,防止针头滑脱。

(5)患者出现恶心、呕吐时,应让其头偏向一侧,避免呕吐物进入气道引起窒息。

(6)高热患者由于发热和出汗,超滤量设定不宜过多,必要时加以调整。

(7)为了维持一定的血药浓度,发热患者的抗生素应根据药代动力学原理给予合理应用,大多数药物应在血液透析结束后使用,确保疗效。

(8)血液透析结束后再次测量体温。

(9)做好高热护理的宣教和指导,嘱患者发生特殊情况及时就医。

十一、高血压和高血压危象

血液透析过程中出现的高血压往往发生于血液透析过程中或透析结束后,表现:①平均动脉压较透析前增高≥2.0 kPa(15 mmHg)。②超滤后2～3小时,血压升高。③血液透析结束前30～60分钟,出现血压增高。

(一)护理评估

(1)监测血压,透析过程中,当患者动脉压较透析前增高≥2.0 kPa(15 mmHg)时,应加强观察和护理。

(2)再次检测和确认透析液温度、电导度、超滤量、钠曲线、干体重等。

(3)患者出现头晕、与平时不同的头痛、恶心、呕吐、活动不灵、肢体无力、肢体麻木或突然感到一侧面部或手脚麻木等时,要注意因为高血压引起的脑卒中。

(二)预防

血液透析过程中避免出现高血压,预防工作很重要。

(1)全面评估患者病情和生活环境,根据患者实际情况进行积极的宣传教育。戒烟、戒酒,控制钠盐,每天摄入4～5 g;透析间期体重增加控制在3％～5％;维持合理的运动和良好的生活习惯。

(2)嘱患者按时血液透析。

(3)按照医嘱及时合理应用药物,有条件者每天早、中、晚各测量血压一次。

(4)利用血液透析治疗的先进模式,如调钠透析、钠曲线透析、序贯透析或血容量监测等程序,防止和减少高血压的发生率。

(5)加强对高血压患者的监测和护理,防止高血压危象及脑卒中。

(三)护理措施

高血压是血液透析过程中最常见的并发症之一,应密切观察并积极处理。

(1)血液透析过程中患者血压有上升趋势时,应加强观察和护理。

(2)进行心理疏导,缓解患者紧张情绪。

(3)根据患者血压,应用透析程序如调钠、序贯、容量监测等,合理超滤和达到干体重。

(4)根据医嘱及时应用降压药物,并注意药物的应用规则,如浓度、滴速、避光等。

(5)血液透析过程中出现高血压,进行治疗后应再测血压,待患者血压平稳后才可离开。

(6)出现高血压并发脑卒中时,注意下列护理:①患者绝对卧床,保持安静,控制情绪;对神志不清的患者注意安全护理;病情严重时及时通知家属并进行沟通。②危重患者减少搬动,给予吸氧、心电监护,必要时脑部用冰帽冷敷。③根据医嘱及时给予治疗,应用降压药物时应严格注意血压变化和药物滴速,防止血压波动;注意血管通路的保护,防止通路滑脱或出血;患者出现剧烈头痛、呕吐等神经系统改变时,应立即头侧向一边,及时清除呕吐物,保持气道通畅,必要时停止血液透析;停止血液透析前根据医嘱应用肝素拮抗剂,防止抗凝剂造成出血。

据报道,加强健康教育、限制水钠、调整透析处方、控制干体重增长、合理应用降压药是减少血液透析过程中发生高血压的主要方法。

十二、心力衰竭

血液透析过程出现心力衰竭较为少见,但是不少患者因为疾病因素加上情绪激动、烦躁、紧张、高血压等,在透析过程中或尚未透析时出现心力衰竭。

(一)护理评估

(1)透析前严格查体,评估患者的体重增长、血压情况及心功能状况。

(2)评估患者的情绪和心理状况,消除其抑郁、紧张情绪。

(3)评估患者血管通路的流量,对高位或严重扩张的动静脉内瘘进行监测和护理观察。

(4)对贫血及严重营养不良者进行干预。

(二)预防及护理

(1)患者取坐位或半卧位,两腿下垂,以减少回心血量。对诱发原因进行及时了解,稳定患者情绪,防止坠床和导管脱落。

(2)高流量吸氧,必要时给予20%～30%乙醇湿化吸氧。

(3)立即给予单纯超滤,排出体内多余的水分。

(4)血流量控制在150～200 mL/min,以免增加心脏负担。

(5)根据医嘱给予强心和血管扩张药。

(6)向患者做好解释工作,减轻患者的恐惧和焦虑情绪,减轻心脏负担,降低心肌的耗氧量。

(7)充分血液透析,严格控制水分,对有营养不良和低蛋白血症的患者应鼓励其摄入高蛋白质饮食。

十三、恶心、呕吐

恶心为上腹部不适、紧迫欲吐的感觉,呕吐是胃或部分小肠内容物通过食管逆流经口腔排出体外的现象。恶心常为呕吐的前期表现,常伴有面色苍白、出汗、流涎、血压下降等,但也可只有恶心没有呕吐,或只有呕吐没有恶心。在血液透析急性并发症中,恶心、呕吐较为常见,发生率为10%～15%。

(一)护理评估

(1)透析前严格查体,了解个体透析前已有的症状与体征,并初步评估导致此症状与体征的原因。

(2)透析前严格执行透析机的自检程序,确保各项透析安全界限在正常范围,各程序均在正常透析状态。

(3)每天检查水处理系统的总氯、余氯、水质硬度;每月检测内毒素一次;每年检测重金属一次;保持水质良好。

(4)详细了解患者的饮食与精神状态,加强沟通与宣教。

(5)加强患者透析中的监测、观察,及时发现呕吐先兆,对症处理,减轻患者痛苦。

(二)预防

恶心、呕吐不是一个独立的并发症,由很多因素所致,应密切观察。特别是刚进入透析治疗阶段的患者、老年患者、反应迟钝及病情危重的患者更应加强观察,及时干预、治疗以预防相关并发症。

(1)严格处理透析用水及透析液,严密监测,保证透析用水的纯度。水质各项指标均在正常范围,杜绝透析液连接错误。

(2)严格控制超滤量和超滤率,根据恶心、呕吐的原因,采取干预措施:控制患者透析间期的体重增长,防止因超滤过多、过快导致低血压而出现恶心、呕吐症状;透析前减少降压药、胰岛素用量,防止透析中出现低血压、低血糖;定期评估干体重。

(3)加强健康教育,特别是个体化、针对性的健康教育,帮助患者适应透析生活。

(4)严格按照操作规程进行规范化操作,可有效减少各类并发症的发生。

(三)护理措施

(1)患者出现恶心、呕吐时,立即停止超滤,减慢血液流速,头偏向一侧,及时清理呕吐物,避免呕吐物进入气管引起窒息。

(2)如果患者血压低、大汗,应监测血压、血糖等情况,根据患者的病情补充生理盐水或高渗糖、高渗钠等。

(3)按压合谷穴可缓解恶心、呕吐症状。

(4)严格观察患者,注意呕吐的量、性状、气味、呕吐方式及特征,及时报告医师,采取相应措施。注意根据呕吐量减少超滤量,必要时及时下机。

十四、心律失常

维持性血液透析(MHD)患者由于存在心脏结构和功能的改变及内环境的异常,心律失常是常见的并发症。Rubin 等报告透析患者心律失常发生率为50%,是维持性血液透析患者发生猝死的重要原因之一。

(一)护理评估

(1)透析过程中定时观察患者的症状,一旦发现有心律失常,立即行心电监护和心电图检查,确定心律失常类型,并记录发生的时间。

（2）早期认识心律失常的伴随症状,如胸闷、心悸、胸痛、头昏、头痛、恶心、呕吐、出汗等。

（3）了解透析患者有无心脏疾病、有无严重贫血、是否服用洋地黄类药物等。

（4）了解患者相关检查结果,如电解质、酸碱平衡情况等。

（5）加强对高危者的基础疾病和生命体征的密切观察,如老年患者、儿童、初次透析及心功能不全患者等。

（二）预防

（1）老年人、超滤脱水量大、严重贫血、既往有心肌缺血病史者,易在透析中发生心律失常,且多发生在透析后2～5小时,以室性期前收缩最多见。

（2）宣教患者控制透析间期体重增长,避免超滤脱水过多、过快,以免血管再充盈速率低于超滤率,血容量快速下降,使原有的心肌缺血进一步加重。必要时增加透析次数或采用序贯透析法。

（3）透析过程中应严密监测患者的临床表现,如出现心悸、胸闷、心前区疼痛、头晕、出汗、躁动等症状时应考虑低血压可能,及时停止超滤,减慢血流速度,迅速补充血容量,使用抗心律失常药物或回血终止透析。

（4）及时纠正患者的营养不良和贫血,提高其免疫力及生命质量,增强患者对透析的耐受性。

（5）对透析中出现心律失常的患者,透前需了解患者电解质、酸碱平衡、心电图等检查结果;应用碳酸氢盐透析液及生物相容性好的透析膜,透析开始时预防性吸氧,超滤速度适当,可减少心律失常的发生;根据患者心脏功能合理调整透析中血流量,反复发生心律失常者改用腹膜透析。

对透析中出现的心律失常要积极寻找原因,消除诱因,必要时采用药物治疗。只有这样,才能有效降低心律失常的发生,提高透析患者的生活质量。

（三）护理措施

（1）加强心理护理,缓解患者的紧张情绪。

（2）加强生命体征的观察,倾听患者的主诉,一旦发现脉律不齐、脉搏无力、脉率增快、血压下降,应减慢血流量,降低超滤率或暂停超滤,给予吸氧,通知医师及时处理。

（3）密切观察胸闷、气促等症状有无好转或恶化,观察神志、生命体征、心率和心律变化,尤其是中后期心率、心律、血压的观察尤为重要,症状加重时应终止治疗。

（4）对老年、儿童、初次透析患者及心功能不佳者、动脉硬化性冠心病患者,应注意控制血流量和超滤量,给予吸氧,减轻心脏负担。

（5）做好患者宣教,指导患者做好自我护理。

（曹　秀）

第十八节　血液净化患者管理质量评价

持续质量改进是一个根据问题制订解决方案、实施方案、总结实施效果、发现新的问题、重新制订方案并实施的一个循环上升过程。此过程的重复执行,使得血液净化管理质量持续得到提高。

血液透析室或腹膜透析中心需要定期召开质量评估会议,整理一段时间来日常工作中收集的数据,与本室(中心)的既往资料进行对比,也可与国际资料和国内同行的资料进行横向比较和纵向比较,寻找可质量改进的关键点。例如,上个月的中心静脉插管感染率是 20/200,偏高,这是个问题。应根据这一问题寻找可能的原因,制订改进措施,并实施这些措施。本月如果感染率下降到 10/200,说明措施有效,但仍然偏高,需要继续寻找另外的原因并采取措施;如果本月感染率仍居高不下,应寻找其他方面的原因并采取措施。在这种循环上升的过程中感染率逐渐下降,质量得到提高。

血液透析室或腹膜透析中心可以根据自身情况制订持续质量改进方案。例如,可针对贫血治疗达标率过低、高血压构成比过高、住院率过高、高钾血症发生率过高和透析过程中低血压发生率过高等问题制订相应的质量改进措施,并实施和跟踪。

医院内血液透析室或腹膜透析中心的各监管部门也应定期对质量管理的诸方面进行督查,并提出改进意见。

一、血液透析和腹膜透析管理通用评价指标

(一)死亡率

透析室某时间点有维持性透析患者 100 例,当年住院 10 人,粗略估计年住院率为 10%。这种情况只适合透析室透析患者数恒定、很少发生进入透析和退出透析的情况。但是,当 1 年内接受透析治疗的患者变化较大时,这个粗住院率就不精确,例如,年初透析室有 50 例患者,年内死亡 5 例,年内进入透析的患者 70 例,非死亡退出透析的患者 15 例,年底有 100 例患者。按照上述方法计算年度死亡率是 5%,这显然不合理。可以用年初患者数和年底患者数的均值作为基数来计算死亡率,为 6.7%。但是,这样做仍然不合理。

合理的计算方法是使用(患者年)作为基数来计算死亡率。例如,某透析室在 2012 年共治疗了 3 例患者。A 患者在 2012 年从 1 月 1 日到 12 月 31 日都在本透析室接受治疗,其患者年为 1;B 患者从 7 月 1 日到 12 月 31 日在本透析室治疗,其患者年为 0.5;C 患者从 4 月 1 日到 6 月 30 日接受治疗,其患者年为 0.25;假设 C 患者死亡。这样 A、B 和 C 三患者的(患者年)为(1.0+0.5+0.25)1.75,该透析室 2012 年的死亡率为(1/1.75)0.57 例/(患者年)。当死亡率很低时,可以将基数放大,如 0.57 例/(患者年)=57 例/(100 患者年)。

对本年度死亡原因的分析,有助于采取适当的预防措施。

(二)住院率

计算方法同死亡率。不同的是,一例患者在年度内可反复住院,因此报告的住院率的形式类似 57 例次/(100 患者年)的样子。

对本年度导致住院原因的分析有助于采取措施降低住院率。可提炼出反复住院的患者,并对其病因进行分析。

(三)血红蛋白达标率

应根据最新指南的要求,血红蛋白的质量控制以月作为评估时间段。应报告当月在透患者的血红蛋白检测率,例如,10 月份在透析 100 例,90 例接受了检测,检测率为 90%。每月对此指标进行评估和改进。

对当月血红蛋白化验值进行分析。计算低于指南建议的目标范围、高于目标范围和达到目标范围的患者构成比例。

(四)透析充分性达标率

小分子毒素透析充分性的质量控制仍以月作为质量控制时间段。除了报告在透患者接受检验的百分比,还要统计 stdKt/Vurea 达到 2.0 的患者比例。

(五)钙、磷和全段甲状旁腺激素达标率

钙、磷的评估应每月一次,全段甲状旁腺激的评估应每 3 个月至少一次。评估检测率和达标率。

(六)血源传播性疾病发生率和患病率

每半年筛查乙型肝炎病毒、丙型肝炎病毒、艾滋病病毒、梅毒螺旋体等血源性传播疾病,记录筛查率和阳转率。

(七)高钾血症发生率

每月至少一次血清电解质化验,计算检测率、高钾血症的发病率。

二、血液透析管理使用的评价指标

(一)自体动脉静脉内瘘使用率

一个是年度新患者自体动脉静脉内瘘使用率。在本年度新进入透析的患者中,使用自体动脉静脉内瘘的患者占全部新入患者的比例。

另一个是时间点在透患者自体动脉静脉内瘘使用率。某时间点全部在透的患者中,使用自体动脉静脉内瘘的患者所占比例。

(二)中心静脉插管感染率

中心静脉插管感染率的计算方法与年度住院率的计算方法类似。一根导管年度内可能多次感染,因此,可用类似 15 例次/(100 导管年)的形式报告。

(三)透析过程中各种症状发生率

在一年进行的 10 000 次透析治疗过程中,可能发生了 1 000 例次各种症状,则症状的发生率为 10%。

可列表表示透析中出现的各种导致了医学干预的症状或异常的构成比,如高血压、低血压、低血糖、心律失常等。找出经常出现的透析过程中异常,从而可采取措施尽快降低透析过程中症状的发生率。

也可列表找出经常在透析过程中出现症状的患者。这可能是责任护士的操作方法所致、也可能是患者自身疾病使然。

三、腹膜透析管理使用的评价指标

(一)腹透导管功能不良发生率

统计结果用 20 例次/(100 患者年)的方式表达。方法同住院率的计算,可提取反复功能不良患者分析其原因并采取措施纠正。

(二)创口感染发生率

统计结果用 20 例次/(100 患者年)的方式表达。方法同住院率的计算,可提取反复创口感染的患者分析其原因并采取措施纠正。

(三)腹膜炎发生率

统计结果用 20 例次/(100 患者年)的方式表达。方法同住院率的计算,可提取反复腹膜炎的患者分析其原因并采取措施纠正。

(四)腹膜透析掉队率

统计结果用 20 例/（100 患者年）的方式表达。可列表显示掉队原因构成比，针对性采取措施降低掉队率。

（曹　秀）

第十九节　透析患者精神异常的防治

透析患者出现的精神异常临床上多为反应性精神病，属于心因性精神疾病的范畴，与单纯的心理障碍有所不同，它以精神异常为主，多由剧烈持久的精神紧张或精神创伤直接引起。临床上常见于刚被确诊为尿毒症、即将接受透析（HD 或 PD）治疗或透析治疗初始不顺利的患者。主要表现为起病比较突然，多发生在存在个性缺陷（胆怯、敏感等）或神经类型偏弱（神经官能症的个性特点）的患者，症状常反映精神刺激的内容，一旦消除了精神刺激或引起发病的处境有了改变，并给予适当的治疗，精神状态通常可以恢复正常，预后良好且不易复发。

一、发病机制

按照巴甫洛夫学派的观点，急遽强烈的刺激作用于高级神经活动过程，可以引起兴奋、抑制或灵活性的过度紧张及相互冲突；中枢神经系统为了避免进一步的损伤或"破裂"则往往引起超限抑制，而在抑制过程的扩散过程中，中枢神经系统低级部位的功能，包括一些非条件反射，就会脱抑制而释放出来，这样就产生了大脑皮质与皮质下活动相互作用异常的各种形式。在临床上可表现为不受意识控制的情绪变化、无目的的零乱动作和原始性反应；由于抑制扩散的深度和广度不同，患者可出现不同程度的意识障碍或呈现出木僵状态；临床上也的确可以经常看到患者先表现为兴奋过程增强，而后转向抑制状态；超强刺激还可激发大脑皮质的惰性兴奋灶，这就是幻觉和妄想发生的病理基础；网状结构上升激活系统功能亢进对皮质兴奋灶的形成，也起着一定的作用。一般认为遗传因素对反应性精神病的发生没有重大作用，根据北京安定医院的资料分析，有精神病家族史者占 29%，其中以患者的父母及兄弟姐妹多见，这是否意味着反应性精神病有遗传素质的倾向，尚有待于做进一步研究。

二、临床特征

大多数尿毒症患者发生反应性精神病有一个逐渐形成的过程。一般多在知道自己患尿毒症这个事实后 1～3 周发病，其前常有烦躁不安、苦思冥想、焦虑难眠、不能自制等情况存在；少数患者呈急性起病或在即将开始做 HD 前 1～2 天发病，也有个别患者在透析数月、数年后发生。

临床上可分为以下四种类型。

(一)反应性意识模糊状态

在国外文献中，常用"confusion"（混乱）或"amentia"（错乱）一词来描述这种状态，它是一种轻度的意识障碍，急性起病中比较常见。通常这一状态持续时间较短，有学者体会，如给予适当治疗，一般 1 周左右即可恢复正常。患者清醒后可有片段回忆，似有大梦一场的感觉。主要表现：①迷惑、注意力涣散及定向力障碍(尤其对时间的定向力)，似处于从睡眠到清醒的过渡状态中；②患者的自我意识往往保持良好，可出现幻觉，但较简单，不像在症状性精神病所见到的那样生动和鲜明；③言语零乱，条理性差，有时令人难以理解；显得更为突出的是表情紧张或恐惧，言语不连贯，表现茫然；④动作杂乱而无目的性，或运动性不安，可见冲动性行为；⑤意识障碍的程度极易波动，有时表现为安静合作，有时则兴奋不安，难以接触。

(二)反应性兴奋状态

这一类型病程较短，多数在 1 周左右恢复正常。主要表现：①精神运动性兴奋，哭笑无常、言语错乱，但定向力基本存在；②有时可类似躁狂状态，并有打人毁物现象；③有的患者先表现为一过性木僵，后转入兴奋状态，此时可出现轻度意识障碍，到处乱走，或做出一些无意义的动作；④可有幻觉、错觉体验和妄想症状。

(三)反应性木僵状态

这一类状态比较少见。主要表现：①表情呆木，僵住不动，患者可长时间呆坐或卧床不起，甚至对痛觉刺激也无反应，终日缄默少语，毫无情感反应，难以交谈；②一般历时短暂，通常为几小时，长者 1~2 天恢复正常或转入意识模糊状态。

(四)反应性抑郁症

本型在 MHD 患者中比较常见，尤以中年以上的患者为多，男女差别并不明显。主要表现：①情绪低落、唉声叹气、焦虑苦闷、自责自卑，甚至产生生不如死的绝望念头；②对疾病的痛苦体验不因时过境迁而冲淡，常触景生情、伤心落泪；③由于情绪的影响，入睡困难或易为噩梦惊醒；④患者常主诉疲乏无力、不思饮食及躯体不适等。

三、诊断

有人片面地把凡在起病中有精神因素(特别是负性情绪)参与的，均诊断为反应性精神病，尤其容易与心理疾病混为一谈，以至造成诊断上的扩大化。为此有必要拟出下列 4 条作为本病的诊断标准。

(1)发病由明显的精神刺激所引起，这一刺激对于患者来说具有一定强度，甚至是难以忍受的。

(2)起病在时间上与精神刺激有密切关系。

(3)精神症状在内容上围绕着创伤性体验及其处境，并伴有相应的情感反应，一般无荒唐离奇的思维内容。

(4)通常病程不长，改变环境及接受适当的治疗后可较快地恢复正常。

四、治疗

本病的治疗应以精神治疗为主，配合必要的药物治疗，并针对不同的临床表现采取恰当的综合治疗措施，预后是良好的。

(一)精神治疗

有学者认为，精神治疗一定要因人而异，缓急并重，对个别患者甚至可采取暂时回避的方法(安排家属陪住并提供必要的医疗监护)，通常可以有较好的临床效果。具体做法：①采用向患者多解释、安慰和保证等方法，向患者分析并指出如何对待发病的精神刺激，如何正确对待和处理现实生活中的各种困难；②详细讲明尿毒症及透析治疗的本质，解除顾虑，充分调动患者的主观能动性;③同时做好家属工作,争取社会支持,促使病情向有利的方面转化。

(二)药物治疗

首先要保证患者充足的睡眠,对具有焦虑不安、心烦不眠的患者,通过延长生理睡眠,可以加强内抑制过程,使弱化的高级神经功能得以恢复,从而调节整个大脑的功能状态。常用的药物有地西泮、咪达唑仑、氟西汀等,并可根据患者的个体情况做相应处理。具体做法如下。

(1)对表现为兴奋、幻觉及妄想症状的患者,可给予氯丙嗪、奋乃静、氟哌啶醇等药物,用中等治疗量即可,如奋乃静 2~4 mg,3 次/天,口服;或氟哌啶醇 1~2 mg,3 次/天,口服;或 5 mg,肌内注射,效果肯定。

(2)对兴奋、激动严重者,可给予氯丙嗪 25~50 mg,肌内注射,1 次/天 d~2 次/天。

(3)对不能主动进食的患者,如木僵和抑郁状态的患者,应注意给予鼻饲或输液,以保证必要的营养支持。

（曹　秀）

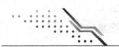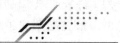

参 考 文 献

[1] 张世叶.临床护理与护理管理[M].哈尔滨:黑龙江科学技术出版社,2020.

[2] 窦超.临床护理规范与护理管理[M].北京:科学技术文献出版社,2020.

[3] 王婷,王美灵,董红岩,等.实用临床护理技术与护理管理[M].北京:科学技术文献出版社,2020.

[4] 方习红,赵春苗,高莹.临床护理实践[M].长春:吉林科学技术出版社,2019.

[5] 赵安芝.新编临床护理理论与实践[M].北京:中国纺织出版社,2020.

[6] 蒙黎.现代临床护理实践[M].北京:科学技术文献出版社,2018.

[7] 王林霞.临床常见病的防治与护理[M].北京:中国纺织出版社,2020.

[8] 沈燕.实用临床护理实践[M].北京:科学技术文献出版社,2019.

[9] 程娟.临床专科护理理论与实践[M].开封:河南大学出版社,2020.

[10] 张文燕,冯英,柳国芳,等.护理临床实践[M].青岛:中国海洋大学出版社,2019.

[11] 彭旭玲.现代临床护理要点[M].长春:吉林科学技术出版社,2019.

[12] 尹玉梅.实用临床常见疾病护理常规[M].青岛:中国海洋大学出版社,2020.

[13] 姜永杰.常见疾病临床护理[M].长春:吉林科学技术出版社,2019.

[14] 管清芬.基础护理与护理实践[M].长春:吉林科学技术出版社,2020.

[15] 孙彩粉,李亚兰.临床护理理论与实践[M].南昌:江西科学技术出版社,2018.

[16] 万霞.现代专科护理及护理实践[M].开封:河南大学出版社,2020.

[17] 刘有林.实用临床护理实践[M].哈尔滨:黑龙江科学技术出版社,2018.

[18] 任潇勤.临床实用护理技术与常见病护理[M].昆明:云南科技出版社,2020.

[19] 吴欣娟.临床护理常规[M].北京:中国医药科技出版社,2020.

[20] 孙平.实用临床护理实践[M].天津:天津科学技术出版社,2018.

[21] 吕巧英.医学临床护理实践[M].开封:河南大学出版社,2020.

[22] 徐宁.实用临床护理常规[M].长春:吉林科学技术出版社,2019.

[23] 孙丽博.现代临床护理精要[M].北京:中国纺织出版社,2020.

[24] 赵倩.现代临床护理实践[M].北京:科学技术文献出版社,2019.

[25] 池末珍,刘晓敏,王朝.临床护理实践[M].武汉:湖北科学技术出版社,2018.

[26] 张铁晶.现代临床护理常规[M].汕头:汕头大学出版社,2019.

[27] 周英,赵静,孙欣.实用临床护理[M].长春:吉林科学技术出版社,2019.

[28] 邵小平,杨丽娟,叶向红,等.实用急危重症护理技术规范[M].上海:上海科学技术出版社,2020.

[29] 黄俊蕾,赵娜,李丽沙.新编实用临床与护理[M].青岛:中国海洋大学出版社,2019.

[30] 伍海燕,贺大菊,金丹.临床护理技术实践[M].武汉:湖北科学技术出版社,2018.

[31] 许家明.实用临床护理实践[M].北京:中国纺织出版社,2019.

[32] 张俊花.临床护理常规及专科护理技术[M].北京:科学技术文献出版社,2020.

[33] 王绍利.临床护理新进展[M].长春:吉林科学技术出版社,2019.

[34] 刘淑芹.综合临床护理实践[M].北京:科学技术文献出版社,2020.

[35] 明艳.临床护理实践[M].北京:科学技术文献出版社,2019.

[36] 陈晓丹.急诊护理干预对脑出血昏迷患者并发症发生率的影响[J].中国医药科学,2022,12(05):134-137.

[37] 王静.全科护理模式在哮喘患者中的应用[J].吉林医药学院学报,2022,43(1):39-40.

[38] 李馨宇,姚春艳,肖清.预见性护理程序的临床应用现状[J].全科护理,2022,20(25)3476-3479.

[39] 陈小红.综合护理干预在腹腔镜治疗子宫内膜异位症患者的临床效果[J].中外医疗,2021,40(34):160-164.

[40] 高晔秋,刘娟.信息化技术在基础护理技术实训教学中的应用[J].医药高职教育与现代护理,2023,6(1)22-25.